Gesundheitserziehung

Gesundheitserziehung

im Kindergarten

2. Auflage

Volk und Wissen
Volkseigener Verlag Berlin
1987

Antje Kolbe

Autoren:
MR Dr. med. Ursula Boßdorf (Kapitel 5.6.)
Dr. med. Gerda Burmeister (Kapitel 2.3.5.; 2.3.6.; 4.3.1.; 4.3.2.; 4.3.4.; Mitarbeit Kapitel 4)
Paul Eckstein, Fachschuldozent, Studienrat (Kapitel 5.1.1.; 5.1.3.; Mitarbeit Kapitel 5.1.2.; 5.2.)
Harald Fankhänel, Fachschuldozent, Studienrat (Kapitel 1)
MR. Prof. Dr. sc. med. Gisela Graehn (Kapitel 2.3.3.)
Brigitte Hannemann, Dipl.-Päd., Oberlehrer (Kapitel 4)
Helga Klotzsche, Dipl.-Päd., Fachschullehrer (Kapitel 3.3.7.)
Erna Powitz, Oberlehrer (Kapitel 3.3.3.; 3.3.4.; 3.3.5.)
Emmi Philippzig, Fachschullehrer (Kapitel 4)
Dr. sc. med. Peter Rabenalt (Kapitel 2.3.7.; 5.1.2.; 5.2.; 5.3.; 5.5.;
Mitarbeit Kapitel 2.3.4; 3.1.1.; 3.1.2.; 3.2.1.)
Marga Riedel, Fachschuldozent (Kapitel 2.1.; 2.2.; 2.3.1.; 2.3.2.; 2.3.4.; 2.3.8.; 2.4.; 2.5; 2.6.)
Dr. paed. Sieglinde Sende, Fachschullehrer (Kapitel 2.7.; 5.4.; 6.)
Christa Unbehaun, Fachschullehrer (Kapitel 3.1.; 3.2.; 3.3.1.; 3.3.2.; 3.3.6.; 3.3.8.)

Redaktion: Brigitte Hannemann

Zur Ausbildung von Kindergärtnerinnen
für das Fach Gesundheitserziehung an pädagogischen Schulen

Inhaltsverzeichnis

Zeichenerklärungen:

Umrahmungen	Definitionen, Merksätze, wesentliche Zusammenfassungen
●	Aufzählungen wichtiger Aussagen
■	Beispiele, methodische Möglichkeiten
([1]; S. 15)	Literaturangabe
[1]	Literatur entsprechend der Numerierung im Literaturverzeichnis
↗	Hinweis auf eine Textstelle innerhalb dieses Buches

1. Gesundheitserziehung – ihre Ziele und Aufgaben im Kindergarten

»Wenn wir die Gesundheitserziehung als wichtiges Prinzip bei der Gestaltung der pädagogischen Arbeit im Kindergarten durchsetzen, so werden wesentliche Voraussetzungen für Leistungsfähigkeit, Aktivität und für eine optimistische Grundhaltung der Kinder im gegenwärtigen und zukünftigen Leben geschaffen. Die Erfahrungen der Praxis beweisen, daß die Gestaltung des Lebens der Kinder dann gesundheitsfördernd wirkt, wenn alle Kinder aktiv in die Tätigkeiten einbezogen werden, ihr Tun durch Freude und Vergnügen gekennzeichnet ist, sie ausreichend an frischer Luft spielen, lernen und arbeiten, wenn ein richtiger Wechsel zwischen Ruhe und Bewegung besteht und Ordnung und Sauberkeit als Grundforderung der pädagogischen Arbeit betrachtet werden. Für die gesunde Entwicklung der Kinder ist auch von großer Bedeutung, Körpererziehung und Sport systematisch zu betreiben, auf gesunde Ernährung und zweckmäßige Bekleidung zu achten. Es kommt darauf an, schon bei den Kindern erste Fertigkeiten und Gewohnheiten zur gesunden Lebensweise herauszubilden und ihnen das dazu erforderliche Wissen und Können zu vermitteln« ([35]; S. 29 ff.). In den Mittelpunkt gesundheitserzieherischer Arbeit sind Aufgaben gerückt, die eine umfassende prophylaktische Betreuung der Kinder gewährleisten.

1.1. Gesundheitserziehung – ein gesamtgesellschaftliches Anliegen

Gesundheit und Gesundheitserziehung berühren Grundinteressen und Bedürfnisse aller Bürger unseres Landes und der sozialistischen Gesellschaft überhaupt.
Die tiefgreifenden gesellschaftlichen Veränderungen, die bewußte Nutzung der Triebkräfte und Vorzüge des Sozialismus erfordern im wachsenden Maße das Streben nach Gesundheit, Leistungsfähigkeit, Wohlbefinden und verbessern zugleich die Bedingungen dafür. Dieses Streben ist Ausdruck der sozialistischen Lebensweise, in der, wie im Parteiprogramm der SED ([64]; S. 26) hervorgehoben wird, gesunde Lebensführung, Körperkultur und Sport ihren festen Platz haben.
»Sozialistische Lebensweise ist die für die entwickelte sozialistische Gesellschaft charakteristische Art und Weise des gesellschaftlichen Lebens und individuellen Verhaltens in allen Lebensbereichen, bei der Arbeit und in der Freizeit, im Arbeitskollektiv und in der Familie sowie in den Lebensgewohnheiten. Und ein Element der sozialistischen Lebensweise ist die gesunde Lebensführung« ([41]; S. 2).
Es ist ein Anliegen der sozialistischen Gesellschaft, jeden Bürger zu befähigen, sich

gesund zu erhalten, damit er aktiv und schöpferisch für die Gesellschaft tätig sein und persönliches Glück empfinden kann.
»Die sozialistische Gesellschaft kann erstmals in der Geschichte der Menschheit die Aufgabe stellen, alle Bürger für eine gesunde Lebensführung zu gewinnen, weil der Sozialismus – und nur er – auch die dafür erforderlichen Bedingungen schafft, weil er wissenschaftlich-technischen Fortschritt zielstrebig in ökonomischen und sozialen Fortschritt im Interesse der Werktätigen umsetzt« ([41]; S. 4).
Grundrechte, wie z. B. das Recht auf Arbeit, auf soziale Sicherheit und Geborgenheit, auf einen umfassenden Versicherungsschutz und eine unentgeltliche qualifizierte gesundheitliche Betreuung, auf menschenwürdige Wohnbedingungen durch Lösung der Wohnungsfrage als soziales Problem, das Recht auf besondere Fürsorge für Kinder, Frauen, alte und behinderte Menschen oder auch der Schutz von Ehe und Familie – also all jene Bedingungen, die für die günstige Entwicklung der heranwachsenden Generation von Bedeutung sind –, sind in unserem Staat verfassungsmäßig verbürgt, sind lebendige Wirklichkeit.
Unser sozialistischer Staat hat es von jeher als oberstes Gebot angesehen, alles zu tun für das Wohl der Kinder, für ihre glückliche, sichere und friedliche Zukunft.
Besonders seit dem VIII. Parteitag der SED haben sich im Zusammenhang mit der weiteren Gestaltung der entwickelten sozialistischen Gesellschaft und der konsequenten Verwirklichung des sozialpolitischen Programms der Partei in unserem sozialistischen Bildungswesen wesentliche Entwicklungen vollzogen, höhere Ansprüche und die Bedingungen für ihre Befriedigung herausgebildet. So ist der volle Ausbau des Kindergartens als Stufe des einheitlichen sozialistischen Bildungssystems eine große gesellschaftliche Leistung, eine bedeutende soziale und bildungspolitische Errungenschaft.
Alle drei- bis sechsjährigen Kinder, deren Eltern es wünschen, können einen Kindergarten besuchen. Damit wird vom Kindergarten in engem Zusammenwirken mit den Eltern die Verantwortung für die Betreuung, Erziehung und gute Schulvorbereitung für fast eine Million Kinder wahrgenommen. Diese Tatsache verpflichtet uns, mit noch größerer Konsequenz die Gesundheitserziehung im Kindergarten zu beachten, um das Wohlbefinden und die Entwicklung der körperlichen Leistungsfähigkeit noch besser zu gewährleisten ([28]; S. 51). Dafür fühlt sich die ganze Gesellschaft verantwortlich. Im Zuge der fortschreitenden gesellschaftlichen Entwicklung wurden entsprechende gesetzliche Grundlagen geschaffen. Mit der »Verordnung über Kindereinrichtungen der Vorschulerziehung« vom 22. April 1976 hat der Ministerrat der DDR die Gesunderhaltung der Kinder, ihr körperliches und geistiges Wohlbefinden, die Gewährleistung einer gesunden Lebensweise sowie die Kräftigung des kindlichen Organismus in gesamtgesellschaftliche Verantwortung gelegt. Spezielle Aufgaben, z. B. für die örtlichen Organe, Ärzte, Betriebe u. a., sind in der Verordnung und in nachfolgenden Materialien fixiert. Mit der »Kindergartenordnung« vom 23. Juni 1983 werden pädagogische, bildungsrechtliche und hygienische Normen stufenspezifisch für den Kindergarten festgelegt.
Im Zentrum aller Dokumente steht die gesunde allseitige Entwicklung eines jeden Kindes.
Die Sorge der Gesellschaft für die Gesunderhaltung der Kinder und den Schutz ihres Lebens wirkt über die Grenzen unseres Landes hinaus. Die DDR gehört insbesondere mit ihren Maßnahmen zur gesundheitlichen Betreuung der Kinder und Mütter, der Anzahl der Plätze in Kindergärten und Kinderkrippen, den gleichen Bildungschancen für alle Kinder des Volkes zu jenen Ländern, die in der Welt an vorderster Stelle stehen. Aktiv arbeitet sie in der UNO und den entsprechenden Spezialorganisationen mit und bringt dort ihre Erfahrungen ein.

1.2. Zum Zusammenhang von Gesundheit, Gesundheitserziehung und Lebensweise

Zur *Gesundheit* hat die Weltgesundheitsorganisation (WHO) in der Präambel ihrer Verfassung eine vor der ganzen Welt angenommene Erklärung gegeben: »Die Gesundheit ist der Zustand des vollständigen körperlichen, geistigen und sozialen Wohlbefindens und nicht nur das Freisein von Krankheiten und Gebrechen« ([33]; S. 99).

Wir verstehen unter Gesundheit keinen *statischen* Zustand, sondern ein *dynamisches* Geschehen, das maßgeblich von den Umweltbedingungen und damit von den *gesellschaftlichen und sozialpolitischen Bedingungen* abhängig ist. In unserem sozialistischen Staat gehören die Erhaltung, Förderung und Wiederherstellung der Gesundheit, Leistungsfähigkeit und Lebensfreude eines jeden Bürgers zu den humanistischen Grundanliegen und edelsten Zielen.

Nur in der sozialistischen Gesellschaft, in der es auf Grund der sozialistischen Produktionsverhältnisse keine Ausbeutung des Menschen durch den Menschen gibt, ist eine solche auf das Wohl des Menschen gerichtete Politik möglich, werden Bedingungen zur Erhaltung und Förderung der Gesundheit, zur Sicherung des Friedens und der weiteren Entwicklung des Sozialismus geschaffen.

Die sozialistische Lebensweise ist die Grundlage für das körperliche, geistige und soziale Wohlbefinden der Menschen. Sie wirkt jedoch nicht automatisch gesundheitsfördernd. Aber in dem Maße, wie sich die Menschen die Weltanschauung der Arbeiterklasse, den Marxismus-Leninismus, aneignen, entwickelt sich u. a. auch zunehmend ihre Einsicht, daß es notwendig ist, das eigene Leben gesundheitsfördernd zu gestalten.

Besonders die Jugend soll aus Einsicht und Überzeugung einen Lebensstil finden, der den gesellschaftlichen und damit auch den persönlichen Interessen entspricht, der umweltbewußtes und gesundheitsförderndes Verhalten, aktive Mitgestaltung der Lebensbedingungen einschließt. Für seine Gesundheit muß jeder mit Verantwortung tragen – das kann ihm die Gesellschaft nicht abnehmen. Gesundheitsbewußtes Verhalten ist keine Privatangelegenheit. Jedes Mitglied der Gesellschaft trägt mit der bewußten Erhaltung und Förderung seiner Gesundheit auch zur Stärkung unseres sozialistischen Staates bei.

Zur Realisierung dieser dialektischen Einheit von *Recht auf Gesundheit* und *Pflicht zur Gesunderhaltung* ist eine umfassende gesundheitserzieherische Arbeit vom jüngsten Alter an und in enger Zusammenarbeit mit der Familie erforderlich.

Auf dieser Basis entstehen Positionen der Gesundheitserziehung, die sich grundlegend von unwissenschaftlichen Auffassungen zur Gesundheitserziehung in der kapitalistischen Gesellschaft unterscheiden. Dort wird Gesundheit vorwiegend als private Angelegeheit betrachtet. Staat und Wirtschaft, insbesondere Versicherungen, entziehen sich oftmals der Verantwortung für die Gesundheitserziehung und den Gesundheitsschutz der Bevölkerung. Steigende Existenzangst, Arbeitslosigkeit, profitorientierte medizinische Behandlung und Arzneimittelproduktion schränken in den kapitalistischen Staaten die Möglichkeiten für den Schutz bzw. die Regenerierung der Gesundheit der Bürger immer mehr ein. Hinzu kommt die unmittelbare Schädigung der Gesundheit durch Bedingungen und Erscheinungsformen in der Lebensweise und Kultur, die die kapitalistische Gesellschaft hervorruft, z. B. den Drogenmißbrauch.

Die Ergebnisse der Gesundheitserziehung in den sozialistischen Staaten widerlegen auch die reaktionären Thesen, daß Gesundheit eine Folge der Erbanlagen sei und daß die sogenannten Zivilisationskrankheiten eine notwendige natürliche Auslese darstellten. Diese und ähnliche bürgerliche Auffassungen und Praktiken stellen den vergeblichen

Versuch dar, die Ursachen für Gebrechen, Widersprüche und Verbrechen des Kapitalismus in der »biologischen Natur des Menschen«, in seinem »allgemeinen anthropologischen Wesen« zu suchen [21].

Ein Vorzug unserer sozialisischen Ordnung ist, daß die gesundheitserzieherische Arbeit alle Bereiche unseres Lebens durchdringt und sich in übergreifende gesellschaftliche Prozesse einordnet, daß sie auf der objektiven Übereinstimmung von persönlichen und gesellschaftlichen Interessen beruht, die durch die politische Macht der Arbeiterklasse und die sozialistischen Produktionsverhältnisse gegeben ist. Mit der Gesundheitserziehung werden daher ideologische Aufgaben und politische Funktionen erfüllt:

- *Durch Gesundheitserziehung wird Wissen vermittelt,* z. B. über die Gesetzmäßigkeiten des Lebens und der Lebensprozesse; es wird so das *wissenschaftliche Weltbild* der sozialistischen Persönlichkeit mitgeformt und ein Beitrag zur Herausbildung einer *wissenschaftlichen Weltanschauung* geleistet.
- Mit der Vermittlung moderner wissenschaftlich fundierter Erkenntnisse werden *grundlegende Positionen des dialektischen Materialismus verdeutlicht.*
- Durch die gesundheitserzieherische Arbeit werden auf der Grundlage der wissenschaftlichen Weltanschauung *ideologische Grundhaltungen der Arbeiterklasse gefestigt,* z. B. die Achtung vor dem Leben und die Liebe zum Frieden. Unsere Gesundheitserziehung wendet sich gegen Erscheinungen in der persönlichen Lebensführung, aus denen Gefahren für die Gesundheit und Leistungsfähigkeit entstehen können, und tritt gegen bürgerliche Moralhaltungen auf, daß Gesundheit eine rein persönliche Sache sei.
- Die gesundheitserzieherische Arbeit stärkt die *persönliche und gesellschaftliche Verantwortung für die Gesundheit* und die Bereitschaft und Fähigkeit, bewußt Erkenntnisse der Wissenschaft, besonders der Medizin, über Gesetzmäßigkeiten der menschlichen Lebensprozesse bei der Leitung, Planung und Organisation des sozialistischen Lebens in allen Bereichen mit zu berücksichtigen.

> Die Gesundheitserziehung umfaßt die Gesamtheit aller erziehenden und bildenden Maßnahmen, die die Erhaltung, Förderung und Wiederherstellung der Gesundheit in untrennbarem Zusammenhang mit der Entwicklung der Persönlichkeit, der Ausprägung der sozialistischen Lebensweise und der Sicherung gesundheitsfördernder Arbeits- und Lebensbedingungen zum Ziele hat.

Mit der Gesundheitserziehung wird die Ausprägung der sozialistischen Lebensweise wirksam gefördert und auf die Heranbildung allseitig entwickelter sozialistischer Persönlichkeiten Einfluß genommen.

1.3. Gesundheitserziehung – integrativer Bestandteil der sozialistischen Erziehung im Kindergarten

Die Konferenz der Vorschulerziehung hat auf der Grundlage der Beschlüsse der Partei die bildungspolitische Erziehungskonzeption für die vorschulische Erziehung ausgearbeitet. Sie beinhaltet alle Aufgaben der sozialistischen Erziehung im Kindergarten. Im Mittelpunkt stehen die gesunde allseitige Entwicklung, fürsorgliche Betreuung und gute Schulvorbereitung eines jeden Kindes. Der Kindergarten trägt in engem Zusammenwirken mit den Müttern und Vätern eine große Verantwortung dafür, daß die sittlichen, körperlichen und geistigen Kräfte der Kinder entwickelt werden, elementares Wissen erworben wird, ihre individuellen Fähigkeiten gefördert, Charakter, Wille und ästhetische Erlebnisfähigkeit frühzeitig im Sinne der kommunistischen Moral geprägt werden.

In der praktischen Arbeit läßt sich die Erziehung nicht auf einzelne Aspekte und Seiten begrenzen. Immer wirkt Erziehung in ihrer

Komplexität. In diesem Sinne muß die Gesundheitserziehung als Prinzip der Bildung und Erziehung verstanden werden. Die Gesundheitserziehung im Kindergarten ist keine Aufgabe unter oder neben anderen, sondern durchdringt den Gesamtprozeß der Bildung und Erziehung in allen seinen Teilen. Sie umfaßt alle auf die Gesundheit und Leistungsfähigkeit gerichteten erzieherischen Maßnahmen und schließt die Vermittlung von sozialistischen Wertmaßstäben und Handlungsorientierungen ein.

Das Kindergartenalter ist eine entscheidende Etappe in der Entwicklung, weil in diesem Abschnitt grundlegende Haltungen, Einstellungen und Gewohnheiten entwickelt werden, die weit über diesen Lebensabschnitt hinaus wirken.

Bei der Sicherung der gesunden Entwicklung der Vorschulkinder sind einige Besonderheiten zu beachten.

- Der wachsende kindliche Organismus mit seinen sich erst vollständig ausbildenden Strukturen und Funktionen besitzt eine hohe Plastizität und Reizempfindlichkeit für alle äußeren Einflüsse. Hierin liegen die vielfältigen inneren Möglichkeiten für eine gesunde Entwicklung, andererseits liegt darin auch die höhere Anfälligkeit gegenüber Gesundheits- und Entwicklungsstörungen bei nicht altersgerechten Umweltbedingungen begründet.
- Das in der Kindheit erreichte Gesundheitsniveau beeinflußt wesentlich die Gesundheit und Leistungsfähigkeit im späteren Alter. Schon im Kindesalter wird der Grundstein dafür gelegt, den wachsenden Anforderungen, die sich aus der gesellschaftlichen Weiterentwicklung ergeben, bei guter Gesundheit und wachsendem optimalem Leistungsvermögen gerecht zu werden.
- Die im frühen Kindesalter erworbenen gesundheitsfördernden Gewohnheiten und Verhaltensweisen sind für das ganze weitere Leben bedeutungsvoll und gleichzeitig eine Voraussetzung und Bedingung für die allseitige Bildung und Erziehung.

Diese Besonderheiten unterstreichen die Notwendigkeit einer möglichst frühzeitig beginnenden gezielten Gesundheitserziehung und die Dringlichkeit, diese fest in die sozialistische Erziehung zu integrieren.

> Die Entwicklung der kindlichen Persönlichkeit als ein ganzheitlicher physischer, psychischer und sozialer Prozeß, der sich in der dialektischen Einheit von Biologischem und Sozialem, Physischem und Psychischem vollzieht, schließt die Gesundheitserziehung als notwendigen Bestandteil mit ein.

Die gesundheitserzieherische Arbeit im Kindergarten ist auf folgende *Ziele* gerichtet:

- die Förderung der Gesundheit und Leistungsfähigkeit,
- die Vervollkommnung der Funktionstüchtigkeit der kindlichen Organsysteme,
- die Sicherung der harmonischen Entwicklung der Kinder und die Vermeidung von Entwicklungsstörungen und Fehlentwicklungen,
- die Schaffung der physischen und psychischen Voraussetzungen für die Schulfähigkeit,
- die Herausbildung gesundheitsfördernder Fertigkeiten, Gewohnheiten und Verhaltensweisen.

Die gesundheitserzieherischen *Aufgaben* zur fürsorglichen Betreuung, allseitigen Entwicklung und guten Schulvorbereitung bestehen in

- der gesundheitlichen Bildung und Erziehung,
- der Durchführung konditionssteigernder Maßnahmen,
- der gesundheitsfördernden Gestaltung des Lebens,
- der Sicherung der materiellen und hygienischen Grundanforderungen an die Ausstattung und Einrichtung des Kindergartens,
- der umfassenden Prophylaxe zum Schutz von Leben und Gesundheit der Kinder.

Die gesundheitliche Bildung und Erziehung ist darauf gerichtet, in engem Zusammenwirken mit den Eltern, den Kindern elementare Kenntnisse der gesunden Lebensführung zu vermitteln, altersentsprechende hygienische Fertigkeiten, Fähigkeiten, Gewohnheiten und Bedürfnisse zu entwickeln und erste gesundheitsfördernde Haltungen und Verhaltensweisen herauszubilden.
Konditionssteigernde Maßnahmen sollen die Widerstandsfähigkeit gegenüber Krankheiten und die Anpassungsfähigkeit an die sich ständig ändernden Umweltbedingungen fördern sowie die körperliche und geistige Leistungsfähigkeit der Kinder steigern.
Die gesundheitsfördernde Gestaltung des Lebens soll den Kindern die Befriedigung elementarer Lebensbedürfnisse unter gesundheitspädagogischen Gesichtspunkten sichern und die optimale Entwicklung eines jeden Kindes im Kinderkollektiv, in einem gesundheitsfördernden Tagesablauf und durch aktives Tätigsein ermöglichen.
Materielle und hygienische Grundanforderungen an die Ausstattung und Einrichtung des Kindergartens sind wesentliche Voraussetzungen für die gesunde physische und psychische Entwicklung der Kinder.
Die umfassende Prophylaxe zum Schutz von Leben und Gesundheit der Kinder wird als interdisziplinäre Aufgabe gemeinsam von Ärzten, Zahnärzten und Kindergärtnerinnen wahrgenommen.
Alle diese gesundheitserzieherischen Aufgaben stehen in enger Beziehung zueinander, bedingen, ergänzen und beeinflussen sich wechselseitig. Sie tragen dazu bei, daß sich die Kinder in ihrem Kindergarten wohl fühlen, sich ihre physischen und psychischen Kräfte weiterentwickeln und jedes Kind sein Leben im Kollektiv immer selbständiger mitgestalten kann.

2. Die gesundheitliche Bildung und Erziehung der Kinder im Kindergarten

2.1. Merkmale der gesunden Lebensführung und deren Widerspiegelung in der Gestaltung des Lebens im Kindergarten

Der sozialistische Inhalt unserer Lebensweise wird von der aktiven Mitwirkung und Mitverantwortung der Bürger bei der kontinuierlichen Erhöhung des materiellen und kulturellen Lebensniveaus des Volkes weiter ausgeprägt. Daraus erwachsen ständig neue, höhere Anforderungen auch an das Wissen und die Fähigkeiten zu einer gesunden Lebensführung, die von der Verantwortung für das eigene Leben und das anderer gekennzeichnet ist.

Die gesunde Lebensführung ist Bestandteil der sozialistischen Lebensweise. Sie wurde auf der VII. Nationalen Konferenz für Gesundheitserziehung wie folgt charakterisiert:

● *Gesunde Lebensführung* bedeutet aktive Teilnahme am Kampf des sozialistischen Staates um die Sicherung des Friedens als Hauptbedingung für die Erhaltung des Lebens.

● *Gesunde Lebensführung* bedeutet im Prozeß gesellschaftlich nützlicher und leistungsorientierter Arbeit

– bewußte Mitgestaltung einer solchen Arbeitsorganisation, Arbeitsatmosphäre und Arbeitskultur, die Gesundheit, Arbeitsfreude und Leistungsbereitschaft wirksam fördern,

– aktive Mitwirkung an der Vervollkommnung des Gesundheitsschutzes im Arbeitsbereich und an der Beseitigung gesundheitsschädigender Arbeitsbedingungen.

● *Gesunde Lebensführung* bedeutet aktive, kulturvolle und persönlichkeitsfördernde Gestaltung der Freizeit, die gekennzeichnet ist durch

– körperliche Betätigung im Sinne aktiver Erholung bei Sport, Spiel, Wandern und anderen Formen der Ausarbeitung,

– vielfältige geistig-kulturelle Betätigung und Vermeidung übermäßig passiv-rezeptiver Formen,

– Geselligkeit und Unterhaltung, die der Entspannung und Lebensfreude dienen,

– rücksichtsvolles Verhalten gegenüber Nachbarn und Mitbürgern und

– Mitwirkung am weiteren Ausbau der gesellschaftlichen Bedingungen für eine gesundheitsfördernde Freizeitgestaltung.

● *Gesunde Lebensführung* bedeutet gesundheitsfördernde Verhaltensweise im persönlichen Leben d. h.,

– eine aktive positive Einstellung zu den Möglichkeiten und Maßnahmen der physischen und psychischen Konditionierung,

– ausreichende und wirkungsvolle Erholung, gesunde Ernährung, verantwortungsbewußte Partnerschaft zwischen Mann und

Frau, Maßhalten bei Alkoholgenuß, Nichtrauchen, Körperpflege, Bekleidungshygiene,
– bewußte Gestaltung der Wohnung als Ort der Entspannung und Erholung, der Persönlichkeitsentfaltung, der Entwicklung der Familienbeziehungen und der Kindererziehung.

● *Gesunde Lebensführung* schließt die Anerkennung einer Verpflichtung zur Gestaltung solcher zwischenmenschlichen Beziehungen ein, die von gegenseitiger Achtung und Unterstützung, von kameradschaftlicher Zusammenarbeit und Hilfe sowie von Solidarität und gegenseitiger Rücksichtnahme geprägt sind.

● *Gesunde Lebensführung* bedeutet hygiene- und umweltbewußtes Verhalten, d. h.
– verantwortungsbewußtes und hygienisches Verhalten in der Natur, in öffentlichen Einrichtungen, Verkehrsmitteln usw.,
– aktive Mitwirkung bei gesellschaftlichen Maßnahmen zum Umweltschutz,
– Mitwirkung bei der Kontrolle und Verwirklichung von Rechtsvorschriften auf dem Gebiet des Gesundheits-, Arbeits- und Umweltschutzes und der Verkehrssicherheit.

● *Gesunde Lebensführung* bedeutet richtiges, bejahendes Verhalten gegenüber den Maßnahmen des Gesundheitsschutzes im Krankheitsfall [41].

> Die gesunde Lebensführung in der sozialistischen Gesellschaft ist eine optimistische und lebensbejahende Grundhaltung, sie ist Ausdruck einer bewußten, aktiven sozialistischen Lebenshaltung.

Unser Staat wirkt mit seiner Politik der Gesundheitsförderung, -erhaltung und -erziehung sowie einer wissenschaftlichen Gesundheitspropaganda darauf hin, die gesunde Lebensführung durchzusetzen. Die Herausbildung solcher, dem Sozialismus gemäßer Überzeugungen und Verhaltensweisen ist ein *Prozeß*, der sich nicht im Selbstlauf vollzieht. Zielgerichtete gesundheitliche Bildung und Erziehung von klein auf ist notwendig, um überholte gesundheitliche Verhaltensnormen zu überwinden und neue zu begründen. Im Kindergarten werden die Kinder zur gesunden Lebensführung erzogen, die gesundheitliche Bildung und Erziehung ist in den Gesamtprozeß der Erziehung integriert; wissen wir doch, daß im Vorschulalter erworbene Einstellungen und Verhaltensweisen für das spätere Leben von großer Bedeutung sind. Die Kinder verbringen viele Stunden des Tages mit ihren Freunden im Kindergarten und setzen sich in dieser Zeit unter pädagogischer Führung mit ihrer Umwelt *aktiv* auseinander. In ständiger Wechselwirkung zwischen äußeren Einwirkungen und inneren Bedingungen entwickelt sich das Kind, erwirbt es auch gesundheitliches Wissen und Können und lernt, sich gesundheitsfördernd zu verhalten, gegenüber seinen Spielkameraden Rücksicht zu üben sowie freundschaftlich, hilfsbereit und achtungsvoll miteinander zu verkehren. Die Vorzüge unserer Gesellschaft nutzend, schafft die Kindergärtnerin Bedingungen, die Kinder aktiv in die gesunde Lebensgestaltung einzubeziehen. Sie sorgt dafür, daß konditionsfördernde Maßnahmen Prinzip bei der Gestaltung des Lebens im Kindergarten sind, sie bietet den Kindern Möglichkeiten zur Einhaltung gesundheitlicher Verhaltensnormen im Tagesablauf, sie achtet auf regelmäßige Körperpflege, sorgt für vielfältige körperliche Betätigung der Kinder und läßt sie aktiv und bewußt eine gesunde Lebensführung in der Kindergruppe erleben.

Bei vielfältigen Tätigkeiten erwerben die Kinder hygienische Fertigkeiten und Gewohnheiten, wird das selbständige gesundheitsfördernde Verhalten angebahnt. Dem starken Bewegungsdrang der Kinder, ihrem Nachahmungsbedürfnis, der emotionalen Ansprechbarkeit, dem konkret anschaulichen Denken und anderen Entwicklungsbesonderheiten muß dabei besonders Rechnung getragen werden.

Eine erfolgreiche gesundheitliche Bildung und Erziehung im Vorschulalter setzt voraus, daß die Kindergärtnerin umfassendes Wissen über die gesunde Lebensführung hat, sich selbst um eine solche bemüht, wissenschaftliche Kenntnisse und richtige Vorstellungen über die gesundheitserzieherische Arbeit im Kindergarten besitzt und fähig ist, effektive und dem Alter der Kinder gemäße Methoden zu wählen.

2.2. Ziele, Inhalte und Aufgaben der gesundheitlichen Bildung und Erziehung

Die gesundheitliche Bildung und Erziehung ist darauf gerichtet, bei den Kindern altersentsprechende hygienische Fertigkeiten, Fähigkeiten, Gewohnheiten und Bedürfnisse zu entwickeln, elementare Kenntnisse der gesunden Lebensführung zu vermitteln und erste gesundheitsfördernde Haltungen und Verhaltensweisen herauszubilden. Sie schließt die Vermittlung ästhetischer, hygienischer und sittlicher Normen sowie die Gestaltung gesundheitsfördernder Bedingungen und Kenntnisse über das Wirken äußerer Bedingungen auf die Gesundheit ein.

Bei den Kindern soll in Ansätzen ein Gesundheitsverhalten herausgebildet werden, das sie immer besser befähigt, Normen einer gesunden Lebensführung einzuhalten und gesundheitsschädigendes Verhalten zu verurteilen. Die gesundheitliche Bildung und Erziehung der Vorschulkinder ist ein organischer Bestandteil der gesunden, allseitigen Persönlichkeitsentwicklung.

Bereiche der gesundheitlichen Bildung und Erziehung im Vorschulalter:

- Erziehung zur regelmäßigen und richtigen Körperhygiene;
- Entwicklung kultivierten hygienischen Verhaltens beim Einnehmen der Mahlzeiten und positiver Einstellungen zur gesunden Ernährung;
- Entwicklung des Bedürfnisses nach täglicher sportlicher Betätigung und Herausbildung einer gesunden Körperhaltung;
- Erziehung zur zweckmäßigen und ästhetischen Bekleidung;
- Erziehung zu gepflegten Umgangsformen und die Entwicklung des Strebens nach einer sauberen und ästhetischen Umwelt;
- Herausbildung einer positiven Einstellung zu allen Maßnahmen der medizinischen Betreuung;
- Erziehung zu diszipliniertem Verhalten zur Verhütung von Krankheiten und Unfällen;
- Aneignung von Wissen über den eigenen Körper.

Folgende Aufgaben leiten sich für die Kindergärtnerin davon ab:

– Schaffung optimaler gesundheitsfördernder Bedingungen in der Umwelt der Kinder,
– Anbahnung, Übung und Festigung hygienischer Fertigkeiten, Gewohnheiten und Entwicklung des gesundheitsfördernden Verhaltens,
– Vermittlung elementarer Kenntnisse über die Gesunderhaltung,
– Sicherung einer engen Zusammenarbeit zwischen Kindergarten, Elternhaus und dem Arzt.

Die gesundheitliche Bildung und Erziehung umfaßt alle Bereiche des Lebens, die Einfluß auf die Erhaltung und Förderung der Gesundheit haben.

Das Programm für die Bildungs- und Erziehungsarbeit im Kindergarten und andere staatliche Dokumente sowie gesetzliche Festlegungen verpflichten jede Kindergärtnerin, allen gesundheitserzieherischen Fragen große Aufmerksamkeit zu schenken, die Kinder von klein auf an die gesunde Lebensführung zu gewöhnen.

Aus den physischen und psychischen Entwicklungsbesonderheiten der Kinder ergeben sich Unterschiede im Umfang und Niveau des zu

fordernden hygienischen Verhaltens in den drei Altersgruppen.
Mangelnde Bewegungskoordination, schwach entwickelte Feinmuskulatur, geringe Konzentrationsfähigkeit und begrenzte intellektuelle und sprachliche Fähigkeiten ermöglichen in der *jüngeren Gruppe* nur den Erwerb elementarer Kenntnisse und Fertigkeiten. Hygienische Gewohnheiten können nur in Anfängen entwickelt werden. Die Vermittlung von Normkenntnissen und das Üben des Erlernten stehen in der jüngeren Gruppe deshalb im Vordergrund.
Die Vervollkommnung der körperlichen und geistigen Entwicklung macht den Erwerb komplizierterer Fertigkeiten in der *mittleren* und *älteren* Gruppe möglich. Früher erworbene Fertigkeiten werden gefestigt, erste Gewohnheiten entstehen. Einsichten über die Notwendigkeit der Einhaltung gesundheitlicher Normen werden entwickelt. Die Vermittlung elementarer Sachkenntnisse, an denen sich die Kinder in ihrem Verhalten orientieren können, treten stärker in den Mittelpunkt. »Die Fertigkeiten des älteren Vorschulkindes... unterscheiden sich bezüglich ihrer Anzahl nicht wesentlich von denen der vier- bis fünfjährigen Kinder. Das qualitative Neue in der Erziehungsarbeit besteht in der Herausbildung stabiler Verhaltensweisen auf der Grundlage hygienischer Regeln, in der Entwicklung von Einstellungen für das selbständige, bewußte gesundheitliche Handeln, das mit der Vermittlung elementarer gesundheitlicher Kenntnisse verbunden ist« ([5]; S. 22).
Die folgende Übersicht verdeutlicht an Beispielen Niveauunterschiede zwischen Kindern der jüngeren, mittleren und älteren Gruppe.

Jüngere Gruppe	
Fertigkeiten	**Gewohnheiten**
Körperpflege Unter Anleitung der Kindergärtnerin Hände und Gesicht waschen und abtrocknen, Hände bürsten, kurzes Haar kämmen, Handtuch abnehmen und aufhängen, Taschentuch benutzen, richtig auf die Toilette setzen, Toilettenpapier benutzen.	Sparsam mit Seife umgehen, nicht mit Wasser spritzen, vor dem Essen und nach der Toilettenbenutzung Hände waschen, eigene Waschutensilien benutzen, gebrauchte Gegenstände an den Platz zurückbringen, sich auf der Toilette sauber verhalten.
Tischsitten und Eßkultur Tasse richtig handhaben, mit Löffel und Teelöffel richtig umgehen, richtige Sitzhaltung einnehmen, Tasse und Teller auf den Tisch stellen, beim Abräumen helfen, Tisch (mit ausgewrungenem Lappen) abwischen.	Geräuschlos essen und trinken, nur leise unterhalten, gut kauen, nicht mit vollem Munde sprechen, nur vom eigenen Teller essen, den Eßplatz sauberhalten, nichts verschütten, das Brot nicht zerkrümeln, nichts essen, was auf dem Fußboden lag.

Fertigkeiten	Gewohnheiten
Kleidung An- und Ausziehen in der richtigen Reihenfolge, Auf- und Zuknöpfen in der richtigen Reihenfolge, Schnürsenkel aufziehen, Knoten binden, Schnee von Kleidung und Schuhen entfernen.	Kleidung ordentlich ablegen, aufhängen, Schuhe ordentlich hinstellen, Schuhe vor Betreten des Hauses säubern, Kleidung ordentlich anziehen, Wechselschuhe anziehen.
Ordnung und Sauberkeit Spielmaterial wegräumen, Puppenecke aufräumen, beim Aufstehen Stühle an den Tisch stellen, auffällige Verschmutzung beseitigen (mit ausgewrungenem Lappen), Staub von den Stühlen wischen.	Kein Papier auf den Fußboden werfen, gebrauchte Sachen an den Platz zurückbringen, Wände und Türen sauberhalten, mit dem Spielmaterial ordentlich umgehen.
Mittlere Gruppe	
Fertigkeiten	**Gewohnheiten**
Körperpflege *Vervollkommnung von Fertigkeiten:* Hände waschen, bürsten und abtrocknen, Gesicht waschen und abtrocknen, kurzes Haar kämmen, Zähne putzen.	*Zur Gewohnheit geworden:* Eigene Waschutensilien benutzen, sie an den bestimmten Ort zurückbringen, sich sauber waschen, vor dem Essen und nach der Toilettenbenutzung die Hände waschen, Taschentuch bei Bedarf benutzen, beim Husten und Niesen richtig verhalten.
Erwerb neuer und Vervollkommnung bereits vorhandener Fertigkeiten: Scheitel ziehen, langes Haar kämmen, Fingernägel reinigen, Waschbecken säubern, Fußbodenspritzer beseitigen.	*Gewohnheiten zu Verhaltensweisen entwickeln:* Waschraum sauber verlassen, die Ordnung überprüfen, auf der Toilette sauber verhalten und den Raum sauber verlassen.
Tischsitten und Eßkultur *gefestigte Fertigkeiten:* Tasse, Löffel, Teelöffel richtig gebrauchen,	*Zur festen Gewohnheit geworden:* Nicht mit vollem Munde sprechen, geräuschlos essen und trinken,

Fertigkeiten	Gewohnheiten
Frühstückstisch decken, richtige Sitzhaltung einnehmen.	ruhig und leise verhalten, die aufgefüllte Portion aufessen, nur vom eigenen Geschirr essen.
Erwerb neuer und Übung vorhandener Fertigkeiten: Mit der Gabel essen, Soßenlöffel und Kelle benutzen, Mittagstisch decken, Tischtuch auflegen, abnehmen und zusammenlegen, Tisch abwischen.	*Neue Gewohnheiten ausbilden und vorhandene festigen:* Nichts verschütten oder krümeln, Unsauberkeit am Tisch sehen und beseitigen, für Tischschmuck sorgen, gedeckten Tisch überprüfen.
Kleidung	
Gefestigte Fertigkeiten: An- und Ausziehen, Auf- und Zuknöpfen der Kleidung in der richtigen Reihenfolge, Schnee von der Kleidung entfernen.	*Gewohnheiten festigen:* Kleidung ordentlich hinlegen bzw. aufhängen, beim Betreten des Hauses Schuhe säubern, die Kleidung sauber halten, für den Spaziergang zweckmäßig anziehen, sich ordentlich ankleiden.
Ordnung und Sauberkeit	
Gefestigte Fertigkeiten: Spielsachen wegräumen, Puppenecke säubern bzw. aufräumen, Staub von den Stühlen und Tischen wischen, Stuhl beim Aufstehen an den Tisch stellen.	*Zu festen Gewohnheiten geworden:* Gebrauchte Gegenstände an den bestimmten Platz zurückbringen, nichts auf den Fußboden werfen, auffällige Verschmutzung beseitigen.
Erwerb neuer und Vervollkommnung vorhandener Fertigkeiten: Bausteinkästen einräumen und in Spielzeugschränken Ordnung schaffen, Bausteine scheuern, Puppenwäsche waschen, Scheuertuch, Handfeger, Besen und Schrubber richtig handhaben.	*Neue Gewohnheiten ausbilden und vorhandene festigen:* Unsauberkeit erkennen und beseitigen, beim Verlassen eines Raumes Ordnung schaffen, Ordnung von Unordnung unterscheiden lernen, mit allen Sachen pfleglich umgehen, Schmutz und Unsauberkeit ablehnen, das Schöne und Saubere achten und pflegen.

Ältere Gruppe	
Fertigkeiten	*Gewohnheiten*
Gesicht und Hände selbständig waschen und abtrocknen, Hände bürsten und Nägel reinigen, Haare kämmen und Scheitel ziehen, Waschbecken reinigen, Fußboden aufwischen, Reinigungsgeräte richtig handhaben, selbständig an- und ausziehen.	Vor dem Essen und nach der Toilettenbenutzung Hände waschen, Unsauberkeit und Unordnung im Waschraum vermeiden, Waschutensilien ordnungsgemäß benutzen, Seife sparsam verwenden, Verschmutzung an allen Gegenständen erkennen, grobe Mängel selbständig beseitigen, benutzte Gegenstände an den bestimmten Ort zurückbringen, mit der Kleidung ordentlich umgehen.
Erwerb und Übung von Fertigkeiten: Mit Messer und Gabel essen, sorgfältig damit umgehen, Tischtuch sorgfältig zusammenlegen, Kleidung und Schuhe abbürsten, nasse Kleidung zum Trocknen aufhängen, ausklinkbare Reißverschlüsse einhaken.	*Zu festen Gewohnheiten geworden:* Selbständig auf sauberes Essen achten, für einen ruhigen Ablauf des Essens sorgen, den Tisch sorgfältig decken, mit Spielzeug sorgfältig umgehen, Spielzeug säubern, Reinigungsgeräte nach Benutzung säubern, Sauberkeit von Unsauberkeit unterscheiden, unordentliches Verhalten erkennen ([5]; S. 23–25).

Die Erziehung zum bewußten gesundheitlichen Handeln schließt die *Vermittlung von Kenntnissen* ein, welche die Grundlage von Überzeugungen bilden. Aus den Bereichen der gesundheitlichen Bildung und Erziehung könnten den Kindern folgende Kenntnisse und Erkenntnisse vermittelt werden.

Erziehung zur regelmäßigen und richtigen Körperhygiene

Hautpflege

● Am Morgen wird der ganze Körper nach dem Waschen kalt abgespült und trocken frottiert. Am Abend waschen wir unseren ganzen Körper gründlich mit warmem Wasser und Seife, danach wird er kalt abgespült und frottiert. Die Haut wird von Schmutz und Schweiß gereinigt, wir fühlen uns wohl, unsere Haut bleibt gesund.

● Zum Waschen werden zwei Seiflappen und zwei Handtücher, jeweils für den Ober- und Unterkörper getrennt, verwendet. Den Schmutz des Unterkörpers wollen wir nicht ins Gesicht bringen.

● Die Hände werden auf jeden Fall vor dem Essen und nach Benutzen der Toilette gewaschen und wenn sie schmutzig sind. An unseren Händen befindet sich oft Schmutz, den wir nicht sehen können, ihn wollen wir nicht mitessen, er kann uns krank machen. Mit schmutzigen Händen fassen wir kein Spielzeug an.

● Nach der Sportbeschäftigung duschen oder waschen wir uns gründlich. Wir haben geschwitzt und sind schmutzig geworden.

● Unsere Hände müssen wir gründlich abtrocknen und häufig eincremen; die Haut wird nicht rissig, sie bleibt schön glatt.

Nagelpflege

● Die Fingernägel werden regelmäßig mit der Bürste gereinigt. Sie werden kurz geschnitten und dürfen nicht abgeknabbert werden. Mit der Bürste läßt sich der Schmutz unter den Nägeln gut entfernen. Saubere und kurz geschnittene Nägel sehen schön, abgeknabberte Nägel sehen häßlich aus.

● Zur Pflege der Nägel benutzen wir den Nagelreiniger. Die Nagelhäute werden damit zurückgeschoben, sie reißen nicht ein. Die Nägel erhalten eine schöne Form und sehen gepflegt aus.

Haarpflege

● Das Haar wird täglich mehrmals vor dem Spiegel gekämmt und gebürstet.

● Das Haar wird regelmäßig, mindestens einmal in der Woche, gewaschen, dabei wird es vom Schmutz gesäubert, und es erhält einen schönen Glanz.

● Kurzes Haar muß regelmäßig geschnitten werden.

● Jedes Kind kämmt sich nur mit dem eigenen Kamm. Schmutz, Krankheiten und Läuse könnten sonst leicht übertragen werden.

Toilettenbenutzung

● Wir gewöhnen uns daran, regelmäßig die Toilette aufzusuchen, denn Harndrang dürfen wir nicht verhalten. Unser Körper stellt sich auf die Regelmäßigkeit ein, wir brauchen unser Spiel nicht zu unterbrechen oder die Beschäftigung zu verlassen.

● Wir säubern den Po mit Toilettenpapier von vorn nach hinten. Die Unterwäsche bleibt sauber und riecht nicht. Zu Hause reinigen wir uns nach jeder Toilettenbenutzung zusätzlich mit Wasser und Seiflappen und trocknen uns gründlich ab, damit wir nicht wund werden.

Taschentuchbenutzung

● Wir kommen jeden Tag mit einem sauberen Taschentuch in den Kindergarten, wir spielen nicht damit und bewahren es ordentlich auf. Kinder mit schmutziger Nase schauen wir nicht gern an. Die Nase muß sauber sein, damit wir gut atmen können.

● Bei Schnupfen säubern wir häufig die Nase, wechseln öfter das Taschentuch, damit wir niemand anstecken. Benutzte Zellstofftaschentücher werfen wir in den dafür vorgesehenen Behälter.

Zahnpflege

● Zähne müssen besonders abends, morgens und zu Hause auch nach den Mahlzeiten gründlich mit der Zahnbürste gereinigt werden. Wir reinigen die Zähne von allen Seiten. Die Zahnbürste führen wir von oben nach unten und umgekehrt. Speisereste müssen entfernt werden, weil diese die Zähne krank machen. Saubere Zähne sind gesunde und schöne Zähne. Durch das Zähneputzen erhalten wir unsere Zähne lange gesund.

● Die Zahnbürste muß gründlich gesäubert werden. Wir stellen sie mit den Borsten nach oben in den Zahnputzbecher.

● Zum Zähneputzen benutzen wir nur die eigene Zahnbürste. Durch das Benutzen fremder Zahnbürsten kann man krank werden.

● Zum Zähneputzen verwenden wir Zahnpaste. Diese verschlucken wir nicht. Zahnpaste löst den Zahnbelag, der die Zähne krank macht.

● Kinder dürfen nicht zuviel Süßigkeiten essen. Von Süßigkeiten bekommen die Zähne Löcher, und wir spüren Zahnschmerzen; die Zähne können auch vorzeitig ausfallen. Harte Bonbons werden gelutscht und nicht geknackt.

- Wir müssen viel Obst und rohes Gemüse essen. Sie kräftigen das Zahnfleisch, geben dem Zahn einen festen Halt und reinigen die Zähne.
- Daumenlutschen verhindert das Geradewachsen der Zähne. Schiefstehende Zähne hindern manchmal am ordentlichen Sprechen und gefallen uns nicht.
- Das Gesunderhalten der Zähne ist wichtig, weil sie nur einmal nachwachsen.

Abhärtung

- Jeden Tag gehen wir mehrmals und längere Zeit ins Freie. Die Bewegung an frischer Luft und Sonne kräftigt unseren Körper und schützt ihn vor Erkältungskrankheiten. Bei starkem Frost und regnerischem Wetter bleiben wir nur kurze Zeit im Freien.
- Wir waschen oder duschen uns im Wechsel mit warmem und kaltem Wasser, damit erhalten wir unseren Körper gesund und verhüten ebenfalls Erkältungskrankheiten.
- Wir schützen unsere Haut vor Kälte, Nässe und Sonnenbrand, deshalb müssen wir uns richtig kleiden, die Haut eincremen.

Entwicklung kultivierten hygienischen Verhaltens beim Einnehmen der Mahlzeiten und positiver Einstellungen zur gesunden Ernährung

- Wir müssen regelmäßig essen (fünf Mahlzeiten am Tage). Am Morgen und mittags dürfen wir reichlich, abends nur wenig essen. Regelmäßiges Essen fördert das Wachstum und macht uns kräftig.
- Besonders geeignet für die gesunde Ernährung sind Vollkornbrot, Obst, Gemüse, Milch, Butter, Quark, Käse, Fisch, mageres Fleisch, Kräuter und Kartoffeln. Diese Nahrungsmittel sind zur Erhaltung unserer Kräfte und der Gesundheit unbedingt nötig. Wir bleiben gesund und werden stark.
- Jeden Tag essen wir Obst und rohes Gemüse. Darin sind Stoffe enthalten, die unser Körper dringend braucht. Es muß vor dem Verzehr gewaschen werden.
- Speisen und Getränke nehmen wir nicht zu kalt und nicht zu heiß zu uns, besonders nicht im kurzen Wechsel hintereinander, das schadet dem Magen und den Zähnen.
- Kuchen und Süßigkeiten nehmen wir nur in kleinen Mengen zu uns. Wir werden sonst zu dick.
- Schnee und Eis nehmen wir nicht in den Mund. Schnee und Eis sind im Freien schmutzig geworden und können uns krank machen. Unabgekochtes Wasser trinken wir nicht.
- Beim Essen nehmen wir eine gute Haltung ein. Wir unterhalten uns mit unserem Tischnachbarn nur leise. Wir sitzen gerade und stützen den Ellenbogen nicht auf. Mit vollem Munde sprechen wir nicht, es sieht unappetitlich aus, und wir können uns verschlucken, laute Gespräche stören uns beim Essen.
- Alle Nahrung kauen wir gründlich. Nur gut gekaute Nahrung kann unser Körper richtig aufnehmen.
- Wir essen an einem schön gedeckten Tisch, uns schmeckt es dann besser.
- Manche Speisen ißt man mit dem Löffel, andere mit Messer und Gabel. Das Messer nehmen wir nicht in den Mund, es ist scharf, wir könnten uns verletzen.
- Beim Essen schlürfen wir nicht. Es stört die anderen Kinder.
- Unsere Schnitte nehmen wir beim Essen in die linke Hand, die Tasse führen wir mit der rechten Hand zum Mund.

Entwicklung des Bedürfnisses nach täglicher sportlicher Betätigung und Herausbildung einer gesunden Körperhaltung

- Sport muß man täglich und regelmäßig treiben, nur dann bekommt man Kraft, kann schnell laufen und weit springen.

Wenn wir regelmäßig Sport treiben, fühlen wir uns wohl, und das Spielen und Lernen macht uns viel Freude.

● Durch Sport halten wir uns gesund; wir kräftigen unsere Knochen und Muskeln. Wer Sport treibt, bekommt viel Kraft und eine schöne Körperhaltung.

● Wir sitzen gerade auf dem Stuhl und neigen uns nicht so tief über den Tisch, sonst bekommen wir einen krummen Rücken.

● Barfußlaufen, besonders auf Rasen und Sand, ist gesund, unsere Füße können sich ohne Strümpfe und Schuhe besser bewegen. Fußgymnastik macht Freude, durchwärmt uns angenehm und kräftigt die Füße.

● Beim Spielen auf dem Bauch zu liegen ist gesund. Wir entlasten dabei die Wirbelsäule. Sie braucht während dieser Zeit nicht den ganzen Körper zu tragen.

Erziehung zur zweckmäßigen und ästhetischen Bekleidung

● Die Kleidung muß sauber sein, nur in sauberer Kleidung gefallen wir uns und anderen. Wir gehen mit unserer Kleidung sorgsam um.

● Im Zimmer tragen wir Hausschuhe bzw. Sandalen, keine Pantoffeln. In den Wechselschuhen müssen wir uns gut bewegen können.

● Im Winter muß man im Freien Mütze, Handschuhe und warme Sachen tragen. Besonders die Ohren müssen vor Kälte geschützt werden, weil sie gegenüber Kälte sehr empfindlich sind.

● Im warmen Zimmer ziehen wir einen Teil der Kleidung aus. Hier ist es nicht nötig, lange Hosen und zugleich Strumpfhosen zu tragen. Sind wir zu warm angezogen, schwitzen wir und werden schnell müde.

● Die Kleidung schützt uns vor Kälte und Wärme, vor Schmutz, Wind, Regen und Schnee sowie vor Verletzungen.

● Zur Sportbeschäftigung tragen wir Sportbekleidung, damit wir uns intensiv bewegen können. Beim Turnen schwitzen wir, Sportkleidung saugt den Schweiß auf.

● Zum Schlafen tragen wir Schlafbekleidung, Unterwäsche ziehen wir aus. Schlafbekleidung ist bequem, wir schwitzen nicht und können besser schlafen. Beim Umkleiden stellen wir uns nicht barfuß auf den Fußboden, kalte Füße führen zu Erkältungen und erschweren das Einschlafen.

Erziehung zu gepflegten Umgangsformen und die Entwicklung des Strebens nach einer sauberen und ästhetischen Umwelt

● Wir bedanken uns, wenn uns jemand behilflich ist (beim Anziehen, bei der Körperpflege). Wir zeigen damit, daß wir uns darüber freuen und andere achten.

● Wir machen uns gegenseitig auf Mängel aufmerksam (wenn die Schuhe nicht zugebunden sind, wenn die Kleidung schmutzig ist, das Haar nicht gekämmt ist), weil es uns gefällt, wenn alle ordentlich aussehen.

● Wir nehmen Rücksicht aufeinander (wir drängeln und schubsen nicht, wir gehen sorgsam mit Arbeitsgeräten um), weil wir niemanden verletzen wollen.

● Wir werfen nichts auf den Fußboden, wir könnten darüber stolpern und uns verletzen.

● Wir halten Ordnung auf dem Spielplatz, im Gruppenraum, weil unser Kindergarten schön bleiben soll, weil es uns dann größere Freude bereitet, dort zu spielen.

● Bevor wir den Kindergarten betreten, säubern wir unsere Schuhe, der Fußboden bleibt länger sauber, unsere Raumpflegerinnen haben weniger Arbeit.

Herausbildung einer positiven Einstellung zu allen Maßnahmen der medizinischen Betreuung

● Der Kindergartenarzt und der Zahnarzt untersuchen uns regelmäßig im Kindergarten. Der Arzt kann feststellen, ob wir krank sind, auch wenn wir keine Schmerzen haben. Er kontrolliert, ob sich unser Körper richtig entwickelt (sehen, hören, gehen, sprechen usw.), ob wir kräftig genug sind, damit wir in der Schule gut lernen können. Der Zahnarzt schaut sich alle Zähne an. Kranke Zähne behandelt er, damit sie nicht vorzeitig ausfallen.

- Wenn wir krank sind, müssen wir zum Arzt gehen. Die Anweisungen des Arztes, z. B. Medikamente einnehmen, eine Brille oder eine Zahnklammer tragen u. a., müssen wir befolgen. Er hilft uns, schnell wieder gesund zu werden.
- Kinder und Erwachsene müssen geimpft werden. Impfungen schützen uns vor Krankheiten.

Erziehung zu diszipliniertem Verhalten, zur Verhütung von Krankheiten und Unfällen

- Wir überqueren möglichst mit Erwachsenen die Straße.
- Geht man allein über die Straße, benutzt man Fußgängerüberwege oder Fußgängertunnel. Man schaut erst nach links, dann nach rechts und geht, wenn kein Auto kommt, gerade über die Straße. Auf der Straße spielen wir nicht, wir laufen oder rollern nicht auf der Fahrbahn. Wir müssen alle gut aufpassen, damit wir und andere Menschen auf der Straße nicht verunglükken.
- Wir dürfen Streichhölzer nicht anfassen. Elektrische Schalter und Geräte werden nur von Erwachsenen bedient. Auf das Eis zugefrorener Teiche und Seen treten wir nicht ohne Erlaubnis, man könnte einbrechen und ertrinken.
- Unbekannte Tiere streicheln wir nicht. Tote Tiere darf man nicht anfassen. Tiere reagieren verschieden, manchmal erschrecken sie und beißen, wenn man plötzlich auf sie zugeht oder sie sich angegriffen fühlen. Sie können auch Krankheiten an sich haben und übertragen.
- Wenn im Kindergarten oder zu Hause etwas auf dem Boden liegt, worüber man fallen oder ausrutschen könnte, heben wir es auf. Wir tun das, damit niemand darüber fällt. Wir wollen nicht, daß sich andere Menschen verletzen.
- Wir stoßen und drängeln uns nicht. Dabei könnten Kinder hinfallen oder sich verletzen ([5]; S. 51).

Aneignung von Wissen über den eigenen Körper

- Wenn wir laufen, springen, kriechen, hüpfen usw., bewegen wir uns. Um uns bewegen zu können, brauchen wir unsere Muskeln, Knochen und Gelenke. Bewegen wir uns tüchtig, werden unsere Muskeln und Knochen kräftig. Wir können dann schneller laufen, höher und weiter springen usw.
- Um spielen und lernen zu können, müssen wir atmen. Wir atmen die Luft ein. Ohne Luft kann der Mensch nicht leben. Es ist gut für uns, wenn wir viel im Freien sind. Die Luft ist dort frischer, sie tut uns wohl.

Die aufgezeigten Beispiele sind nicht vollständig. Sie sollten als Empfehlungen betrachtet werden. Es liegen keine Untersuchungsergebnisse diesbezüglich vor. Erfahrungen zeigen jedoch, daß Vorschulkinder in diesem Zusammenhang oft unterfordert werden.

2.3. Konditionssteigernde Maßnahmen zur Förderung der Gesundheit, Erhöhung der Widerstandsfähigkeit und Anpassungsfähigkeit

2.3.1. Wesen der Konditionierung

Die *Kondition* ist die augenblickliche Anpassungsfähigkeit und Leistungsbereitschaft des Organismus, die sich in seiner physischen und psychischen Leistungsfähigkeit zeigt. Soll die Kondition des Kindes gesteigert werden, ist zu beachten, daß der Körper des Kindes noch im Wachsen ist, er besitzt eine noch relative geringe Anpassungsreaktion, die zu einer größeren Störanfälligkeit gegenüber äußeren Einflüssen führen kann. Die Anpassungsfähigkeit wird durch aktive Auseinandersetzung mit der Umwelt erworben. Aus der großen Plastizität des kindlichen Organismus ergeben sich vielfältige Möglichkeiten für eine gesunde harmonische Entwicklung durch zielgerichtete erzieherische Einflußnahme von frühester Kindheit an. Deshalb kommt den konditionsfördernden Maßnahmen im Kindergarten große Bedeutung zu.

»*Konditionssteigerung* bedeutet, daß sich der Organismus durch zielgerichtete Einwirkungen an die Anforderungen, die an ihn gestellt werden, besser anpassen kann, d. h., daß die Organe, welche für bevorstehende Leistungen entscheidend sind, auf einen hohen Leistungsstand gebracht werden« ([63]; S. 3).

Zur Konditionssteigerung bzw. Konditionierung des Kindes gehört ein Komplex von Maßnahmen wie Körperhygiene, Abhärtung, Ernährung, sportliche Betätigung einschließlich der Erziehung zur Bewegungsaktivität und der Haltungserziehung sowie der rhythmische Wechsel von Leistung und Erholung. Sie ist immer mit Aktivierung der Organe verbunden. Die Organe entwickeln ihre Funktion nur durch die Funktion, wodurch sich quantitative und qualitative Veränderungen in ihnen vollziehen und ihre Funktionsbreite weiter entwickelt wird, z. B. hat regelmäßige körperliche Betätigung bei entsprechender Belastung immer Auswirkungen auf den Gesamtorganismus.

Konditionierung bewirkt:

- eine ökonomische Arbeitsweise des Herzens (eine vergleichbare Leistung wird mit weniger Herzschlägen bewältigt, bei jedem Herzschlag wird mehr Blut ausgeworfen),
- eine bessere Durchblutung des Herzmuskels, der Skelettmuskulatur durch Neubildung von Kapillargefäßen,
- eine Funktionssteigerung der Atmung (Kräftigung der Atemmuskeln, Vermehrung der Kapillargefäße der Lunge, Erhöhung der Vitalkapazität usw.),
- die Kräftigung der Skelettmuskulatur und des Skeletts,
- eine beschleunigte Regulierung des Wärmehaushaltes,
- die Intensivierung des gesamten Stoffwechsels,
- die Erhöhung des physischen und psychischen Wohlbefindens und erhöht die psychophysische Belastbarkeit.

Ein hoher Wirkungseffekt der Konditionierung wird durch die Anwendung *aller* konditionierenden Maßnahmen erreicht. Werden einzelne Maßnahmen vernachlässigt, so wird auch die Wirkung anderer und somit der gesamte Entwicklungsverlauf gemindert.

Folgende Grundregeln sind dabei zu beachten:

- Bei schwachen Reizen erfolgt kaum eine Anpassung.
- Mittelstarke Reize regen die Organfunktionen an.
- Kurzdauernde kräftige Reize lösen Anpassungsreaktionen aus.
- Zu starke Reize können den Organismus schädigen.

Indem die Kindergärtnerin auf ihre eigene Konditionierung bedacht, vorbildlich wirkt, die Kinder motiviert, die aufgezeigten Maßnahmen einzuhalten und diese als Prinzip der ganztägigen pädagogischen Arbeit beachtet, entwickelt sie bei den Kindern das Bedürfnis nach regelmäßiger Bewegung, nach Aufenthalt an frischer Luft und somit das Bedürfnis nach gesunder Lebensführung. Über die Konditionierung leistet die Kindergärtnerin einen wesentlichen Beitrag zur allseitigen Persönlichkeitsentwicklung des Vorschulkindes, zur Erhaltung und Festigung seiner Gesundheit.

2.3.2. Pflege der Haut und Training ihrer Funktionen

Im Komplex der konditionsfördernden Maßnahmen kommt der Pflege der Haut und dem Training ihrer Funktionen eine besondere Bedeutung zu. Diese ergibt sich aus den Besonderheiten der kindlichen Haut und den Wechselbeziehungen zwischen den Funktionen der Haut und den anderen Organfunktionen.

Grundfunktionen der Haut sind:

– Schutz vor mechanischen Einflüssen, vor Feuchtigkeit, starker Sonneneinwirkung, Bakterien und Fremdkörpern,

– Regulierung des Wasser- und Wärmehaushaltes,

– Ausscheidung von Stoffwechselendprodukten,

– Atemfunktion,

– Sinnesfunktion (Tast-, Druck- und Temperaturempfindung).

Über das Nervensystem und das Gefäßsystem besteht eine wechselseitige Verbindung zwischen der Haut und den übrigen Organen des Körpers. Emotionen wie Freude, Erregung, Angst können sich auf die Haut auswirken (Erröten, Blässe, Schweißausbrüche). An der Regulierung des Wärmehaushaltes sind neben der Haut noch andere Organsysteme beteiligt.

Der Organismus verfügt über verschiedene Mechanismen zur Regulierung des Wärmehaushaltes. Um den Körper vor einer Unterkühlung zu schützen, gleicht er z. B. die durch niedrige Außentemperatur verursachte starke Wäremeabgabe über eine verstärkte Wärmeproduktion aus. Es erfolgt eine Intensivierung des Stoffwechsels vor allem in der Skelettmuskulatur. Gleichzeitig verengen sich die Hautgefäße, und der Blutfluß in die äußeren Hautbereiche wird gedrosselt. Die Wärmeabgabe wird durch Wärmestrahlung, Wärmeleitung und Verdunstung geregelt. Durch die Erweiterung der Hautgefäße, die verstärkte Schweißbildung und Schweißabgabe und die Erhöhung der Strömungsgeschwindigkeit des Blutes vom Körperinneren zur Haut kann bei Überhitzung des Körpers verstärkt Wärme abgegeben werden. Eine Beeinflussung der Mechanismen der Wärmeregulation ist möglich. Setzen wir die Haut *regelmäßig* sich verändernden Temperatureinwirkungen aus, so erfolgt ein Training der Thermoregulatoren. Die Reaktion auf Kälte- und Wärmeeinflüsse erfolgt schneller, und der Organismus wird vor Überhitzung bzw. Unterkühlung geschützt.

Ein Training der Hautfunktion kann besonders durch die *Wasseranwendung* in Verbindung mit der täglichen Ganzreinigung erfolgen (↗ S. 40 f). Wichtig ist dabei, daß die Kinder *allmählich* an Kaltwasserreize gewöhnt werden und ein deutlicher Wechsel der Temperatureinwirkungen erfolgt.

Die unverletzte Haut stellt einen wirksamen Schutz gegenüber Krankheitserregern dar. Schon geringe Verletzungen können Infektionen den Weg bahnen, wodurch Störungen im Gesamtorganismus auftreten können.

Richtige Hautpflege wirkt dem Entstehen spezieller Hauterkrankungen (Pilzerkrankungen) entgegen. Durch Schmutz auf der Haut, z. B. unter den Fingernägeln, geraten sehr leicht Wurmeier über den Mund in den Magen-Darmkanal und führen zu Wurmerkrankungen. Verschmutzte Haut behindert auch die Ausscheidungs- und Atmungsfunktion.

Die gesunde und gut gepflegte Haut ist eine wichtige Voraussetzung für das Wohlbefinden der Vorschulkinder.

Auf die sozialen Beziehungen wirkt sich regelmäßige und gute Körperpflege positiv aus. Gepflegte Kinder werden gern als Spielpartner gewählt, ungepflegte abgelehnt, wodurch sie in ihrer Persönlichkeitsentwicklung gehemmt werden.

Die kindliche Haut muß besonders geschützt werden, da sie Besonderheiten aufweist.

Besonderheiten der kindlichen Haut

- »Die Haut des Vorschulkindes ist noch sehr zart, weich, gut durchblutet, gut durchfettet, in gutem Spannungszustand, mit ausreichend Fett unterpolstert.
- Die Hornschicht ist noch relativ dünn.
- Die Hautpigmentbildung erfolgt langsamer und spärlicher als beim Erwachsenen.
- Die Hautoberfläche ist im Verhältnis zum Körpergewicht groß.
- Der Gesamtquerschnitt der Hautgefäße ist relativ groß, die Blutgefäße liegen nahe der Körperoberfläche.
- Bei Änderung der Außentemperatur erfolgt die Anpassung der Wärmeregulation durch entsprechende Wärmeabgabe nur langsam. Ursache dafür ist die Labilität des vegetativen Nervensystems.

Auf Grund dieser Besonderheiten ist die Haut des Vorschulkindes
– leichter verletzbar durch mechanische und thermische Einflüsse,
– leichter infizierbar (Hautausschläge),
– empfindlicher gegen UV-Strahlen (Sonnenbrand),
– leicht einer höheren Wärmeabgabe im Verhältnis zur Wärmeproduktion ausgesetzt (Unterkühlung)« ([5]; S. 107).

Die tägliche Körperpflege schließt die Haut-, Haar- und Nagelpflege ein. Schon im Vorschulalter werden die Kinder an regelmäßige Ganzwaschungen morgens und abends gewöhnt. Während des Aufenthalts im Kindergarten nimmt die regelmäßige Körperpflege einen festen Platz ein (vor und nach den Mahlzeiten, nach Benutzung der Toilette, nach dem Spiel im Freien usw.). In vielen Kindergärten wird geduscht. Nach der Sportbeschäftigung muß der Körperpflege besondere Aufmerksamkeit geschenkt werden. Die Kinder sollten duschen oder den ganzen Körper waschen. Beim Duschen und Waschen muß die Kindergärtnerin allmählich mit der Kaltwasseranwendung beginnen. Die Körperpflege wird stets mit warmem Wasser begonnen und mit kälterem Wasser abgeschlossen. Vor Beginn der Kaltwasseranwendung sollten die Kinder stets gut durchwärmt sein. Nur bei regelmäßiger Anwendung dieser Maßnahmen setzt die gewünschte Anpassungsreaktion ein.

Die tägliche Körperpflege im Kindergarten ist zugleich auch eine *Erziehung zur richtigen Körperpflege,* d. h., die Kindergärtnerin vermittelt elementare Kenntnisse, entwickelt Fähigkeiten, Fertigkeiten, bildet erste Einsichten und Gewohnheiten heraus und führt die Kinder auf dem Gebiet der Körperpflege allmählich zur Selbständigkeit. Grundlage dafür sind die Forderungen des Programms für die Bildungs- und Erziehungsarbeit im Kindergarten. Eine enge Zusammenarbeit zwischen Kindergarten und Elternhaus ist diesbezüglich unbedingt notwendig. Nur mit dem Elternhaus abgestimmte Maßnahmen führen zum Erfolg.

2.3.3. Zahngesundheitspflege

2.3.3.1. Überblick über die Entwicklung der Zähne und des Gebisses

Gesunde Zähne tragen zum allgemeinen Wohlbefinden der Kinder bei. Ein gut entwickeltes Gebiß begünstigt die Kaufunktion und hat damit Einfluß auf die Verdauung, die in der Mundhöhle beginnt. Weiterhin trägt das Gebiß zur Lautbildung und zum guten Aussehen des Kindes bei. Es ist deshalb erforderlich, der Entwicklung des Gebisses vom Kindesalter an Beachtung zu schenken und frühzeitig Maßnahmen zur Verhütung von Karies, Erkrankungen des Zahnhalteapparates, Zahnstellungs- und Bißanomalien einzuleiten.

Die Entwicklung der Zähne beginnt im Embryonalstadium. Bereits in den ersten Schwangerschaftsmonaten werden die Zahnkeime für das Milchgebiß angelegt.

Der Zahndurchbruch setzt im Alter von fünf bis acht Monaten ein und beginnt in der Regel mit den mittleren unteren Milchschneidezähnen. Ihnen folgen die oberen mittleren Schneidezähne. Die Durchbruchzeiten der Zahnpaare weisen zahlreiche Variationen auf.

Das Milchgebiß mit seinen 20 Zähnen ist im dritten Lebensjahr des Kindes meist voll entwickelt.

Eine besondere Bedeutung für die Gebißentwicklung kommt den hinteren Milchmahlzähnen zu. Sie erscheinen etwa im Alter von zweieinhalb Jahren, werden aber erst im 11. bzw. 12. Lebensjahr durch die Backenzähne (Prämolaren) des bleibenden Gebisses ersetzt.

Bereits im Alter von fünf bis sechs Jahren beginnt die Wechselgebißperiode, d. h., die ersten Milchzähne fallen heraus, und die entsprechenden bleibenden Zähne brechen an ihrer Stelle durch.

Die Entwicklung des bleibenden Gebisses mit seinen 32 Zähnen ist erst im Jugendalter abgeschlossen, wobei die vier letzten Mahlzähne, die sogenannten Weisheitszähne, mitunter erst im Erwachsenenalter oder gar nicht durchbrechen.

Oftmals gleichzeitig mit dem Wechsel der vorderen Milchzähne oder sogar einige Monate früher brechen hinter den letzten Milchmahlzähnen die meist stark kariesanfälligen ersten bleibenden Mahlzähne, die sogenannten Sechsjahrmolaren, durch (je ein Zahn auf jeder Seite des Ober- und Unterkiefers). Da vorher an diesen Stellen kein Milchzahnverlust eintritt und auch keine Schmerzen auf diesen Prozeß hindeuten, wird das Ereignis weder von den betreffenden Kindern selbst noch von den Eltern bewußt wahrgenommen. Wegen des relativ langsamen Durchbruchs und wegen der hohen Kariesanfälligkeit ist es jedoch erforderlich, diese Zähne besonders gründlich zu reinigen, wozu die Kinder angeleitet werden müssen.

Die Kindergärtnerin kann sich durch einen Blick in die Mundhöhle des Kindes mühelos von dem Vorhandensein der ersten bleibenden Mahlzähne überzeugen. Sie sind die jeweils sechsten Zähne in jeder Zahnreihe. Das bewußte Erleben des Zahndurchbruches stimuliert das Kind zum sorgfältigen Bürsten dieser Zähne.

Die Sechsjahrmolaren bestimmen maßgeblich den Abstand des Oberkiefers vom Unterkiefer und beeinflussen indirekt die Stellung und Ausrichtung der später durchbrechenden bleibenden Zähne. Liegt nun bereits vor dem sechsten Lebensjahr eine starke Zerstörung eines endständigen Milchmahlzahnes vor, die zu einer Verringerung

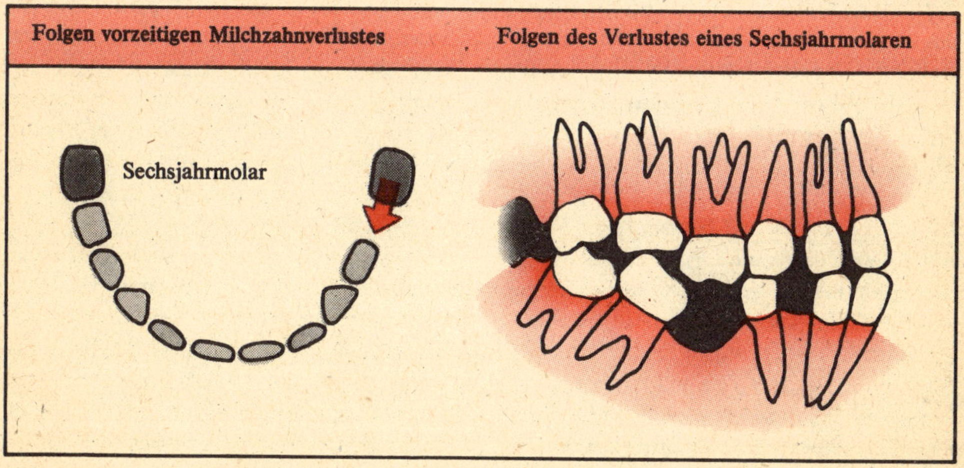

seines Zahndurchmessers oder gar zu dessen Verlust geführt hat, so rückt der Sechsjahrmolar bei seinem Durchbruch nach vorn. Für den sich unter der Zahnlücke befindlichen bleibenden Zahn reicht dann der Platz für seine regelgerechte Stellung in der Zahnreihe nicht mehr aus. Die Folge ist sein Verbleiben im Kieferknochen, oder, was viel häufiger vorkommt, sein Durchbruch erfolgt seitlich der Zahnreihe. Abgesehen von einer Funktionseinbuße des betreffenden Zahnes wird dadurch das Kieferwachstum gehemmt, und es kann zu einer Störung der gesamten Gebißentwicklung führen, die nur durch aufwendige kieferorthopädische Therapie zu beheben ist. Zudem behindern unregelmäßige Zahnstellungen die Gebißreinigung, wodurch eine Verschmutzung dieser Gebißpartien und ein daraus resultierender frühzeitiger Kariesbefall der entsprechenden Zähne sowie Zahnfleischentzündungen begünstigt werden. Die ungenügende oder gar fehlende Reinigung des Sechsjahrmolaren fördert die Kariesentstehung an diesen Zähnen. Es ist daher keine Seltenheit, daß ihre Entfernung bereits im Kindesalter erforderlich wird, obwohl sie das ganze Leben lang im Gebiß bleiben sollten. Die möglichen Folgen sind auf der rechten Seite der Abbildung dargestellt. Die die Lücke begrenzenden Zähne kippen bzw. wandern, und der gegenüberliegende Zahn wächst in die Lücke hinein. Dadurch wird nicht nur die Funktionsfähigkeit des Gebisses eingeschränkt, sondern es entstehen außerdem neue für die Karies prädestinierte Stellen (mit x gekennzeichnet) an den Zähnen.

2.3.3.2. Ursachen und Bedingungen von Zahnschäden und einige Anomalien sowie ihre Auswirkungen auf den Gesamtorganismus

Die dominierenden pathologischen Erscheinungen der Mundhöhle sind die *Zahnkaries,* die *Zahnstellungs- und Bißlageanomalien* sowie die *Zahnfleischentzündungen.* Im Vorschulalter sind die Erkrankungen des Zahnfleisches meist noch heilbar, ohne daß Schäden zurückbleiben. Weder ihre Entzündungsintensität noch ihre Verbreitung sind stark ausgeprägt. Die Häufigkeit von Zahnstellungsanomalien schwankt bei Vorschulkindern zwischen 20 % und 60 %. Am stärksten verbreitet ist die Zahnkaries. Der prozentuale Anteil der Kinder mit Karies steigt von 45 % bei den Dreijährigen auf 83 % bei den Sechsjährigen. Jedes ältere Vorschulkind hat im Durchschnitt sechs durch Karies geschädigte Zähne. Andererseits wurde durch zahlreiche Untersuchungen der Nachweis geführt, daß man Karies gänzlich oder wenigstens zum Teil verhüten kann (↗ Foto Nr. 37).

Durchschnittliche Karieshäufigkeit und -verbreitung bei Vorschulkindern im Alter von 3 bis 6 Jahre ohne Prophylaxe:

Alter (Jahre)	Kinder mit Karies %	Anzahl der durch Karies geschädigten Zähne
3	45	1,8
4	64	3,3
5	79	4,9
6	83	5,6

Angesichts des gesicherten Wissens über die Zusammenhänge zwischen Zahnkaries und Zahnfleischentzündungen auf der einen und den weichen Zahnbelägen auf der anderen Seite kommt der Beseitigung der Beläge durch die Mundhygiene eine hohe Bedeutung für die Gebißgesundheit zu.

Die Zahnbeläge bestehen zu 50 % bis 80 % aus Bakterien. Die Beläge bilden sich vorzugsweise in den Rillen der Zähne, im Zahnhalsbereich und in den engen Zahnzwischenräumen, also an Bereichen, die der Zahnreinigung nur schwer zugänglich sind. Dort entstehen auch zuerst die Zahnkaries und die Zahnfleischentzündung, nämlich im

Vereinfachte Darstellung des Entstehungsmechanismus von Zahnkaries und Zahnfleischentzündung

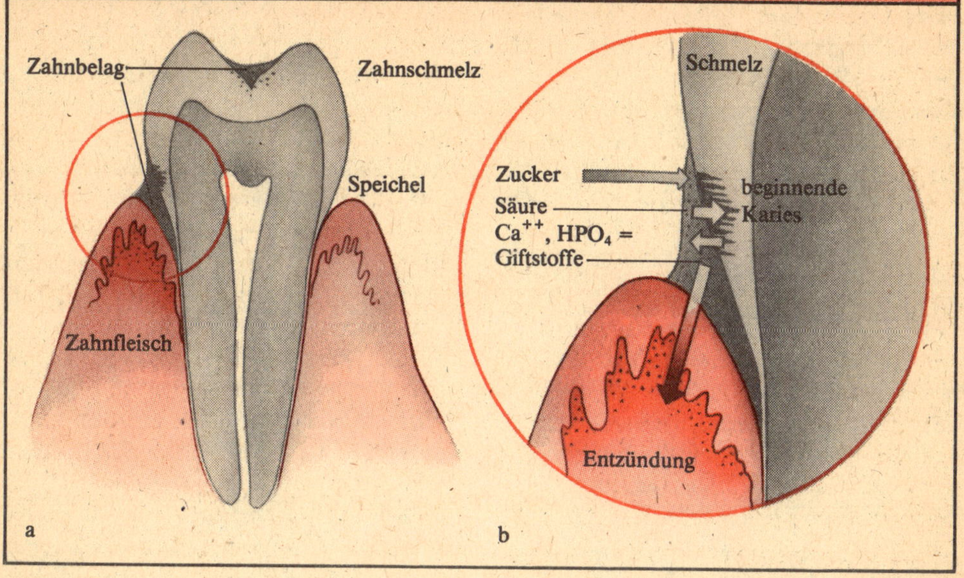

Zahnschmelz bzw. im Zahnfleisch direkt unterhalb der weichen Beläge.

Die Hauptnahrung der Bakterien in den Belägen ist der Zucker, der von ihnen unmittelbar nach dessen Bereitstellung in Säure vergoren wird. Bereits drei bis fünf Minuten nach dem Essen von auch nur leicht gesüßten Speisen ist der gesamte Zahnbelag angesäuert, und erst nach 50 Minuten ist der ursprüngliche Zustand wieder hergestellt, sofern keine weitere Zuckeraufnahme erfolgt. Die Säure »entkalkt« den darunter liegenden Zahnschmelz, d. h., es werden Mineralien herausgelöst. Bei häufigen Säureangriffen, d. h. bei mehrmaligem Zuckerverzehr am Tage (Süßigkeiten zwischen den Hauptmahlzeiten), kommt es zu einer Auflockerung der Schmelzstruktur. Die zunächst vorhandenen Mikroschäden am Zahn dehnen sich zu sondierbaren Defekten aus, der Zahn ist kariös.

Der Genuß zuckerhaltiger Nahrung bildet auch eine Voraussetzung für die Volumenzunahme der Beläge. Die Belagdicke kann bei fehlender Zahnreinigung in den Zwischenräumen und an den Zahnhälsen bis zu einem Millimeter anwachsen. Die von den Bakterien produzierten Giftstoffe wirken so ungehindert auf das anliegende Zahnfleisch und lösen eine Entzündung aus. Je dicker die Beläge sind, desto mehr stauen sich die darin vorhandenen Giftstoffe und um so intensiver wird die Entzündung. Sie äußert sich in Rötung, Schwellung und Blutungsneigung.

- Zucker stellt das wichtigste Nahrungssubstrat für die Bakterien in den weichen Zahnbelägen dar und bildet eine Voraussetzung für die Zahnkaries und die Zahnfleischentzündung
- Zucker in Hauptmahlzeiten wirkt sich nicht schädigend auf die Zähne aus, wenn die Mahlzeit mit dem Verzehr eines Apfels oder mit einem ungesüßten Getränk abgeschlossen wird.
- Je häufiger Zucker verzehrt wird (Naschereien), desto intensiver verlaufen die karies- und entzündungsfördernden Prozesse in den Zahnbelägen.

Bei sorgfältiger Mundhygiene verschwindet die Entzündung von selbst nach zwei bis fünf Tagen, und beginnende Entkalkungsvorgänge am Zahnschmelz können durch regelmäßige Belagsentfernung weitgehend rückgängig gemacht werden (nicht jedoch bereits sondierbare Defekte). Zudem läßt sich die Widerstandsfähigkeit des Zahnschmelzes gegen Säureangriffe durch Fluoridanreicherung (Putzen mit fluoridhaltiger Zahnpaste, Spülen mit fluoridhaltiger Lösung, Einnahme von Fluoretten u. a.) erhöhen. Die Widerstandskraft des Zahnfleisches dagegen wird durch regelmäßige Massage mit der Zahnbürste gestärkt.

Gebißanomalien entstehen außer durch Karies auch insbesondere durch *Lutschgewohnheiten.* Während das Lutschen an Fingern, Bettzipfeln, unzweckmäßigen Schnullern u. ä. sowie gewohnheitsmäßiges Lippenbeißen, Zungenpressen, Fingernägelkauen bis zum Alter von drei Jahren in der Regel ohne schädliche Auswirkungen auf die Gebißentwicklung bleiben, treten häufig Fehlbildungen auf, wenn derartige Angewohnheiten über diese Zeit hinaus beibehalten werden. Daher kommt der geduldigen pädagogisch-psychologischen Einflußnahme auf solche Kinder ein hoher Stellenwert zu, wobei auch in diesen Fällen das abgestimmte Zusammenwirken von Eltern, Kindergärtnerinnen und Zahnärzten den größten Erfolg verspricht. Von drastischen Abgewöhnungsmethoden, wie Bestreichen des Lutschfingers mit Bitterstoffen, wird abgeraten, weil sie mit frühkindlichen psychischen Traumen einhergehen können.

Ungünstig auf die Kieferentwicklung wirkt sich weiterhin die *Mundatmung* als Folge fehlenden Mundschlusses aus. Durch den Druck der Wangenmuskulatur wird das Breitenwachstum des Oberkiefers beeinträchtigt, und es kann sich der Schmalkiefer mit zu eng stehenden oder hervorgedrängten Frontzähnen ausbilden. Erforderlich sind Übungen zur Erlangung des Lippenverschlusses, wie Summen, Pfeifen, Wegblasen von Watteböllchen, Trinken mit einem Trinkröhrchen oder Beißen der oberen Frontzähne auf die Unterlippe. Betreffende Kinder sollten mehrmals am Tage zu derartigem Training von der Kindergärtnerin aufgefordert werden.

2.3.3.3. Umfassende Zahnhygiene

Für den ungestörten Ablauf der Zahnentwicklung bildet eine *vollwertige, abwechslungsreiche Kost,* zunächst der Mutter und später des Kindes und Jugendlichen, die beste Voraussetzung. Auf diese Weise werden dem wachsenden Organismus ausreichend Mineralien und Vitamine zugeführt, so daß weder Kalzium-, Phosphor- oder Vitaminpräparate zusätzlich verabreicht werden müssen. Lediglich die Gabe von Fluoriden übt nachweislich auf die Resistenz der Zähne gegen Karies einen positiven Einfluß aus.

Neben der *Zusammensetzung der Nahrung* kommt ihrer *Konsistenz* für die Gebißgesundheit eine hohe Bedeutung zu. Die kräftige Beanspruchung der Zähne beim Kauen bereits von Beginn der Durchbruchphase an wird von dem sich entwickelnden Zahnhalteapparat mit einer funktionell günstigen Orientierung seiner Fasern beantwortet, woraus später eine hohe Belastbarkeit resultiert. Das Zahnfleisch reagiert auf intensives Kauen mit erhöhter Durchblutung und Verhornung der oberflächlichen Gewebedecke und setzt dadurch Entzündungsreizen eine höhere Widerstandsfähigkeit entgegen.

Weiterhin fördert die *intensive Kautätigkeit* auf Grund der damit verbundenen Scheuerwirkung die Reinigung der Zahnkronen und den Speichelfluß. Viel Speichel führt zu einem Spüleffekt im Munde und verringert die mit dem Zuckerverzehr verbundene Säurewirkung an den Zahnoberflächen (Verdünnungsfunktion). Es ist anzustreben, den Anteil an Hartkost bei jeder Mahlzeit möglichst hoch zu wählen.

Süße, weiche Nahrungsbestandteile bleiben auf Grund ihrer klebrigen Eigenschaften auf der Zahnoberfläche haften. Sie stellen das Nahrungssubstrat für die Bakterien in den Belä-

gen dar und begünstigen somit die Volumenzunahme der weichen Zahnbeläge (↗ Fotos Nr. 36, 38).
Besonders schädlich wirkt sich demzufolge der Verzehr von Süßigkeiten zwischen den Hauptmahlzeiten aus. Den Kindern sollten zur Befriedigung ihres Knabberbedürfnisses Obst, rohes Gemüse, ungesüßte Knusperwaffeln u. ä. angeboten werden. Unterbewertet wird meist der Zuckergehalt der Getränke (wie gesüßter Tee oder Kaffee, süße Milch usw.). Auch Zucker in gelöster Form bewirkt kurzfristig einen Säurestoß in den Zahnbelägen, wenn auch nicht in so starkem Maße. Fast noch wichtiger scheint in diesem Zusammenhang, daß sich die Kinder dadurch an die süßen Speisen gewöhnen und ihr Bedürfnis nach Süßem weiter gefördert wird.
Völlig abzulehnen sind die Belohnung oder gar die Beruhigung der Kinder mit Süßigkeiten. Wie soll ein Vorschulkind begreifen, daß Naschereien zwischen den Hauptmahlzeiten den Zähnen schaden können, wenn es für gutes Verhalten von den Eltern oder der Kindergärtnerin damit belohnt wird?
Es sollte aber auch kein absoluter Verzicht auf Naschereien angestrebt werden, weil dadurch die Attraktivität des Süßen vergrößert wird, andererseits Erziehungskonflikte damit provoziert werden könnten. In vielen Kindergärten hat sich bewährt, Süßigkeiten *gelegentlich* nach einer Hauptmahlzeit oder zu besonderen Anlässen auch zwischendurch anzubieten und anschließend den Mund auszuspülen.
Nicht mehr aufrechterhalten werden kann heute die unterschiedliche Bewertung verschiedener Brotsorten im Hinblick auf die Zahngesundheit. Stärkeprodukte, so auch Brot, zählen generell nicht zu den kariesbegünstigenden Nahrungsmitteln, wesentlich sind dagegen ihre Konsistenz, also ob sie die Kautätigkeit anregen oder nicht, und vor allem der Belag. Süßer Aufstrich ist sowohl auf Weiß- als auch auf Schwarzbrot ungünstig zu bewerten und sollte nur selten gereicht werden.

Nahrungsempfehlungen aus stomatologischer Sicht

– Häufiger Verzehr kauzwingender Speisen,
– Verzicht auf Süßigkeiten *zwischen* den Mahlzeiten,
– Süßigkeiten möglichst selten essen, am besten vor dem Zähneputzen,
– es ist günstiger, eine größere Menge Naschereien auf einmal zu verzehren und danach die Zähne zu putzen als häufig kleinere Portionen zu sich zu nehmen,
– Getränke nur mäßig oder gar nicht süßen.

Tägliche Zahn- und Mundpflege

Von großer Bedeutung für die gesunde Entwicklung der Zähne ist die tägliche Zahn- und Mundpflege. Sie muß schon im Kleinkind- und Vorschulalter beginnen.
Zähne sollen morgens und abends und möglichst nach den Mahlzeiten geputzt werden, um sie von Zahnbelägen zu befreien. Gleichzeitig wird bei richtiger Putztechnik die Durchblutung des Zahnfleisches gefördert, Entzündungen wird vorgebeugt. In den Kinderwochenheimen sind täglich morgens und abends die Zähne zu putzen. Die Kinder verwenden eine Kurzkopfzahnbürste und möglichst eine fluoridhaltige Zahnpaste.
Welche Zahnputztechnik anzuwenden ist, richtet sich nach dem Geschick der Kinder und somit nach ihrem Alter. Während in der jüngeren Gruppe noch nach der Horizontalmethode bei leicht geöffnetem Mund gebürstet wird, kommen die Kinder der mittleren Gruppe schon meist mit der Rot-Weiß- oder Rotations-Methode zurecht. Geschickte Kinder der älteren Gruppe können sogar bereits mit der Rollmethode beginnen, mit der der höchste Reinigungs- und Massageeffekt erzielt wird. Wesentlich ist, daß die Kinder sehr zeitig an eine gewisse Putzsystematik gewöhnt werden.
Nach dem Putzen wird die Bürste unter fließendem Wasser gesäubert und mit dem Kopf nach oben im Becher oder auf einem Ständer zum Trocknen aufbewahrt. Für die Unterbringung im Waschraum eignen sich

Bürstmethoden

Horizontale Methode

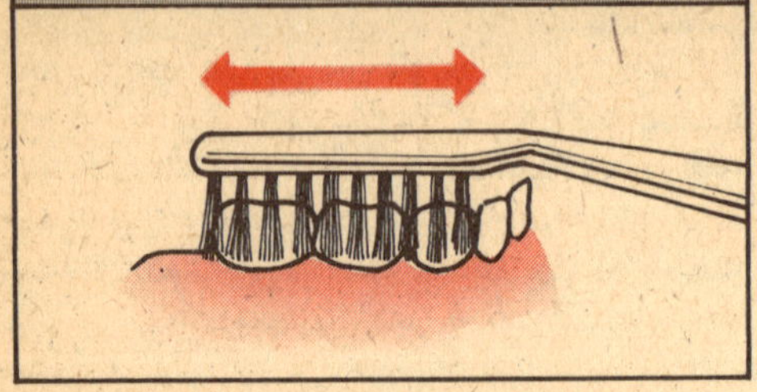

Im Milchgebiß werden wegen der Kürze der Kronen bei der Kauflächenreinigung die übrigen Flächen miterfaßt.

Vertikale Methode (Rot-Weiß-Methode)

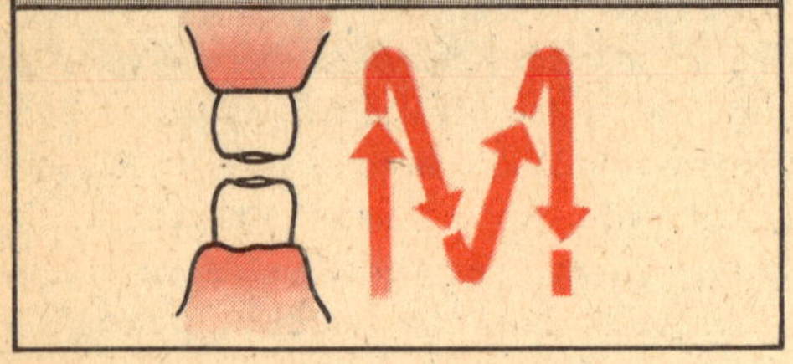

Die Frontzähne befinden sich in Abbißstellung.

Rotationsmethode

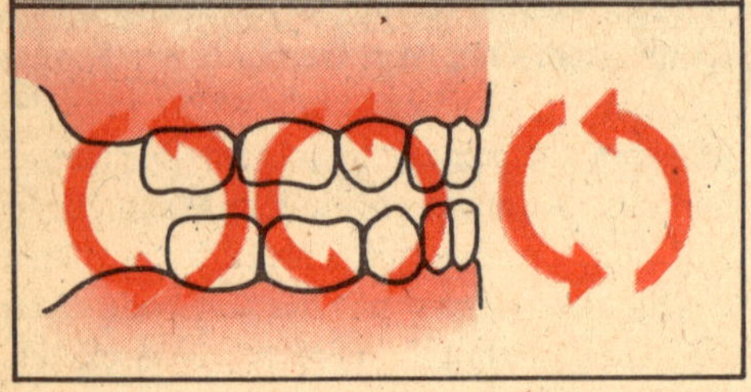

Die Frontzähne befinden sich in Abbißstellung.

ein schmales Bord oder Regal, ein offener Kosmetikschrank o. ä. Weitere Maßnahmen zur hygienischen Aufbewahrung sind nicht erforderlich.
Die Freude der Kinder an der Zahnpflege wird erhöht, wenn sie sich dabei im Spiegel betrachten und die Putzbewegungen verfolgen können. Zum gründlichen Zähneputzen benötigen die Kinder genügend Zeit.

Rollmethode

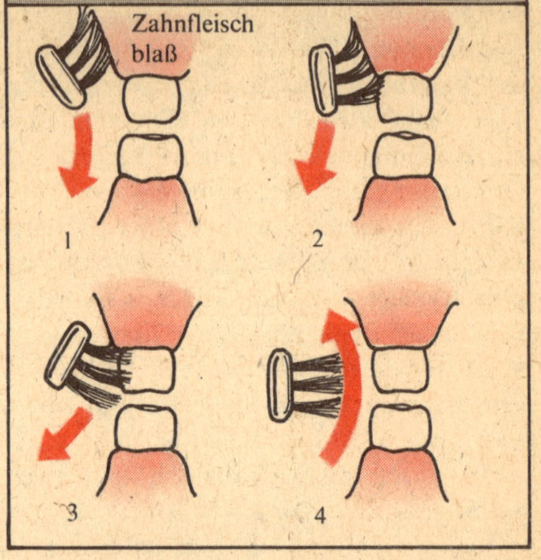

Die Bürste rollt unter Druck vom Zahnfleisch zu den Zähnen ab.
Die Frontzähne befinden sich dabei in Abbißstellung.

Abbißstellung der Frontzähne

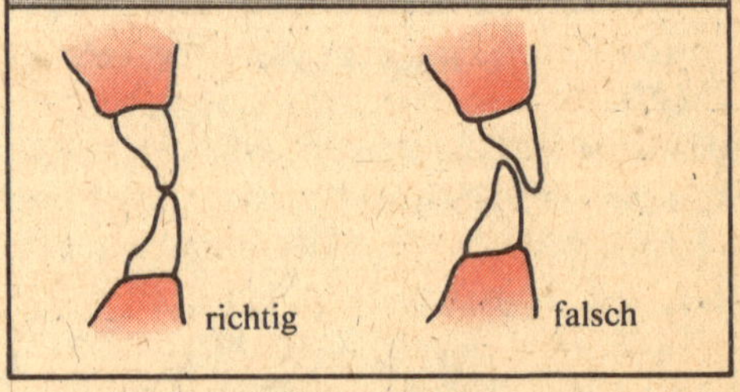

Bei Auffälligkeiten im Bereich der Zahnentwicklung muß die Kindergärtnerin das Gespräch mit den Eltern suchen und sie bitten, mit dem Kind zum Zahnarzt zu gehen.
Eine richtige Anleitung zum täglichen Zähneputzen und die regelmäßige Kontrolle des Zustandes der Zähne muß sowohl im Elternhaus als auch durch die stomatologische Schwester im Kindergarten erfolgen.
Beim Elternabend, durch die Wandzeitung oder im persönlichen Gespräch können den Eltern Möglichkeiten aufgezeigt werden, was sie zur Gesunderhaltung des Gebisses ihres Kindes tun sollten.

Systematik des Zähneputzens

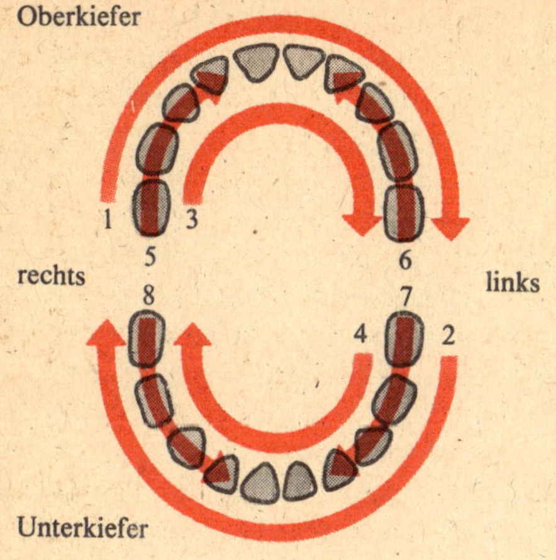

Im Kindergarten ist die Erziehung zur wirksamen Mundhygiene in die gesundheitliche Bildung und Erziehung integriert, d. h., die Kinder erwerben z. B. Kenntnisse über die Notwendigkeit der Zahnpflege, über die richtige Zahnputztechnik. Das Bedürfnis nach täglicher Zahnpflege wird bei den Kindern bewußt entwickelt.

2.3.4. Die Abhärtung des Kindes

2.3.4.1. Wesen der Abhärtung

Die im Vorschulalter sehr häufig auftretenden Erkrankungen der Atmungsorgane sind unter anderem auf noch mangelhaft funktionierende Regulationsvorgänge des Wärmehaushalts zurückzuführen. Ursachen dafür sind die entwicklungsbedingten Besonderheiten des Herz-Kreislauf- und Atmungssystems, der Haut und des Nervensystems, sowie der relativ hohe Stoff- und Energiestoffwechsel. Sie erklären die Empfindlichkeit des Kindes gegenüber Umgebungstemperaturen, die für den Erwachsenen noch im Behaglichkeitsbereich liegen. »Aus der relativ großen Hautoberfläche im Vergleich zum Körpergewicht, dem weiten Lumen der Hautgefäße und der trägeren Reaktion auf Temperaturreize ergibt sich die besondere Kälteempfindlickeit der Kinder. Kennzeichnend für den labilen Wärmehaushalt ist weiterhin, daß sich die Regulationsmechanismen nicht sofort umstellen und adäquat auf plötzliche Senkung der Umgebungstemperatur reagieren können« ([61]; S. 54).

Die systematische Abhärtung ist deshalb im Vorschulalter die wesentlichste Maßnahme zur Senkung der Infektanfälligkeit. Abhärtung muß als *Prozeß*, als *Maßnahme* und als *Ergebnis* betrachtet werden.

Als Prozeß ist Abhärtung Training der Regulation der Körpertemperatur und Erhöhung der Anpassungsfähigkeit gegenüber sich verändernden bioklimatischen Einflüssen, eingeschlossen die physiologischen Veränderungen, die dem menschlichen Organismus eine größere Widerstandsfähigkeit gegenüber niederen Temperaturen verleihen.

Als Maßnahme schließt sie die kontinuierliche Anwendung von Luft, Wasser und Sonne ein. Von ihnen geht (durch ihre Eigenschaften wie Temperatur, Feuchtigkeit, Druck usw.) eine intensivere Reizeinwirkung auf den gesamten Organismus aus. Wird der kindliche Organismus wiederholt solchen kurzdauernden dosierten Reizen ausgesetzt, kommt es zu entsprechenden Anpassungsreaktionen (↗ S. 39 ff).

Im Ergebnis der Abhärtung verändern sich positiv die Rhythmik der Herztätigkeit, die Tiefe der Atmung, die Reaktionsfähigkeit der Gefäße; es entwickelt sich das koordinierte Zusammenwirken der Funktionssysteme, vor allem aber die Koordination zwischen Atmung, Herz- und Kreislauffunktionen ([61]; S. 54).

Ist der Organismus abgehärtet, so sind demzufolge auch die Haut und die Schleimhäute weniger anfällig gegenüber Krankheitserregern.

Abhärtung im weitesten Sinne bedeutet Training der Gesundheit, Stabilisierung und

Ökonomisierung von Regulationsabläufen sowie Steigerung der psychophysischen Leistungsfähigkeit.

2.3.4.2. Maßnahmen und Mittel der Abhärtung

Die Kindergärtnerin muß im gesamten Tagesablauf notwendige Voraussetzungen zum Training der Temperaturregulation schaffen. Ein optimales Raumklima (↗ 4.2.), witterungsgerechte Kleidung (↗ 2.3.5.), sinnvolle Betätigung im Freien bei unterschiedlichen klimatischen Bedingungen (↗ S. 39 f., 101 ff., 121 ff.) und die regelmäßige Wasseranwendung und Körperpflege im Tageslauf tragen besonders günstig dazu bei (↗ Fotos Nr. 1, 3, 16).

> Der Erfolg der Abhärtungsmaßnahmen ist abhängig von ihrer Intensität, ihrer Regelmäßigkeit und ihrer systematischen Anwendung.

Im Kindergarten geht es nicht vorrangig um die Anwendung spezifischer Abhärtungsmethoden, sondern darum, die bei der Gestaltung des Lebens in der Kindergruppe *gegebenen Möglichkeiten und Bedingungen zu nutzen.*

Gesundes Raumklima
Die raumklimatischen Verhältnisse haben Einfluß auf das psychische und physische Wohlbefinden der Kinder und die Senkung der Erkrankungshäufigkeit der Atmungsorgane. Lufttemperatur, Luftfeuchtigkeit und die Luftbewegung im Raum wirken auf den Wärmehaushalt des Kindes. Die in der Kindergartenordnung geforderten Normen für Raumtemperaturen sind unbedingt einzuhalten, sie wurden unter Berücksichtigung des kindlichen Wärmeempfindens ermittelt (↗ S. 156 ff.).
Zu hohe Raumtemperaturen bewirken eine Verminderung der körperlichen und geistigen Leistungsfähigkeit der Kinder. So steigt bei Umgebungstemperaturen oberhalb des Behaglichkeitsbereiches der Sauerstoffverbrauch des Organismus an; die Stoffwechselleistung nimmt zu, Herz und Blutkreislauf sowie das Atmungssystem sind stärker beansprucht – meßbar an der Zunahme der Schlagfrequenz des Herzens und der Atemfrequenz. Diese erhöhte Beanspruchung führt insgesamt zu einer raschen Ermüdung des kindlichen Organismus und erfordert längere Erholungszeiten zur Wiederherstellung der vollen körperlichen und geistigen Leistungsfähigkeit.
Vielfach sind die Kinder in den Räumen zu warm angezogen, so daß sie schwitzen. Unter der Kleidung entsteht ein subtropisches Hautklima (hohe Feuchte und Temperatur). Dadurch entstehen Unlust und Schwächegefühle, motorische Unruhe, und die Konzentrationsfähigkeit läßt nach.
Erhöhte Raumtemperaturen begünstigen das Entstehen von Erkältungskrankheiten. Das Wärmeregulationsvermögen ist beim Kind von Geburt an voll funktionstüchtig. Das Training dieses Regulationssystems ist allerdings vorrangig an die Einwirkung niedriger Temperaturen gebunden. »Wirken ständig zu hohe Temperaturen auf den Organismus ein, erwirbt er gar nicht erst die Fähigkeit, auf Temperaturreize sinnvoll zu reagieren bzw. das bereits erworbene gute Regulationsvermögen geht wieder verloren« ([16]; S. 9 ff.). Kommen Kinder, die sich ständig in überheizten Räumen aufhalten, ins Freie, so kommt es viel rascher zur Unterkühlung und Erkältung, da es der Körper nicht gewohnt ist, sinnvoll auf Kältereize zu reagieren.

> Der täglichen Kontrolle und Regulierung der raumklimatischen Bedingungen muß im Kindergarten große Aufmerksamkeit geschenkt werden. Die Kindergärtnerin muß die raumklimatischen Bedingungen immer in Abhängigkeit von den Tätigkeiten der Kinder beurteilen und regulieren.

Nutzung klimatischer Faktoren

Die Kinder brauchen den täglich mehrmaligen Aufenthalt im Freien bei sinnvoller Betätigung. Diese Forderung der Kindergartenordnung muß als Prinzip in allen Kindergärten verwirklicht werden. (↗ 3.2.2.3.).

Der längere Aufenthalt im Raum steigert das Bedürfnis nach frischer Luft, das sich ebenso wie das Hungergefühl anmeldet und bei Kindern mit Drang nach Bewegung verbunden ist. Reize, die durch Abkühlung die thermische Behaglichkeit unterbrechen, sind für das Wohlbefinden notwendig.

Die klimatischen Reize (Temperatur, Luftbewegung und Luftfeuchtigkeit), die im Freien in ihrer Stärke ständig wechseln, trainieren die Anpassungsmechanismen der Haut und Hautgefäße und verändern die gesamte Reaktionslage des Organismus. Ihre Wirkung wird im Herbst und Winter durch intensivere Kühl- und Kältereize noch verstärkt, wodurch es auch zu einer ausreichenden Befeuchtung der Atemwegsschleimhäute kommt.

Der kalte Luftreiz löst Durchblutungsveränderungen im gesamten Organismus aus. Die Gefäße der Haut verengen sich, so daß die äußeren Schichten der Haut weniger durchblutet werden, und die Wärmeabgabe vermindert wird. Gleichzeitig erfolgt eine Erhöhung des Energieumsatzes, eine Intensivierung des Stoffwechsels. Es wird verstärkt Wärme gebildet.

Durch vielfältige und richtig dosierte Bewegungsmöglichkeiten im Freien erhalten alle Organsysteme die Entwicklung stimulierende Reize (↗ S.101 ff.). So wird auch der Abhärtungseffekt durch intensive körperliche Betätigung unterstützt. Ausreichende körperliche Bewegung schließt ein Training der Thermoregulation ein.

> Bei der Gestaltung des Aufenthaltes im Freien muß immer der Zusammenhang zwischen Wetter, Bekleidung und Bewegung beachtet werden.

Aufenthalt im Freien in der kalten Jahreszeit

Kühle und kalte Luft ist ein intensiv wirkendes Abhärtungsmittel. Der Aufenthalt in kalter Luft setzt folgende pädagogische Maßnahmen voraus:

- Es ist darauf zu achten, daß die Kinder durch die Nase atmen.
- Die Bekleidung muß ein gutes Wärmerückhaltevermögen besitzen. Das Kind muß sich darin gut bewegen können, es darf darin weder frieren noch schwitzen.
- Die Organisation der Bewegungsspiele muß gut durchdacht sein; je niedriger die Außentemperaturen, desto abwechslungsreicher und bewegungsintensiver müssen die Spiele sein.

Unter diesen Bedingungen können sich die Kinder relativ lange im Freien aufhalten, ohne zu frieren. Die nachhaltige Wirkung zeigt sich im allgemeinen Wohlbefinden der Kinder; sie haben einen besseren Appetit, ihr Schlaf ist tiefer und erholsamer [61].

Ferner sollten sich die Kinder mehrmals am Tage kurzzeitig im Freien aufhalten können (drei bis vier Minuten) und gymnastische Übungen, Bewegungsspiele, kleine Läufe usw. auf der Terrasse oder im Gelände durchführen. Auf das Überziehen von Anoraks oder Mänteln kann dabei verzichtet werden.

Aufenthalt im Freien in der warmen Jahreszeit

In der warmen Jahreszeit sollten sich die Kinder möglichst ganztägig im Freien aufhalten. Die Reizeinwirkung ist zwar quantitativ geringer, aber die gesundheitsfördernde Wirkung ist ebenfalls sehr groß.

Zu beachten ist:

- Die zarte kindliche Haut ist vor intensiver Sonneneinstrahlung zu schützen.
- In der warmen Jahreszeit sollte der Wasseranwendung im Freien als Abhärtungsmittel große Aufmerksamkeit geschenkt, und dafür sollten Wasserspielanlagen oder auch Rasensprenger genutzt werden. Gibt es diese

Möglichkeiten nicht, kann man die Kinder auch mit abgestandenem Wasser aus Gießkannen übergießen.

● Entsprechend der Witterung halten sich die Kinder nur einige Minuten unter dem sprühenden Wasser auf. Es ist darauf zu achten, daß die Kinder unbekleidet sind und sich anschließend gründlich abfrottieren, um übermäßige Abkühlung zu vermeiden. Das Frottieren erweitert die Hautgefäße, führt zur Erwärmung der betreffenden Körperpartie und ist Bestandteil der Abhärtungsmaßnahmen.

Spezielle Maßnahmen zur Abhärtung

Neben den allgemeinen können auch spezielle Abhärtungsmaßnahmen wie *Luftbäder* oder *Wasseranwendungen* durchgeführt werden. Solche Maßnahmen setzen die enge Zusammenarbeit mit dem betreuenden Arzt und den Eltern sowie materielle und personelle Bedingungen voraus:

– Der Arzt muß diese Maßnahmen anleiten und kontrollieren,

– die Kindergärtnerin hat sich bei den Eltern nach dem aktuellen Gesundheitszustand und individuellen Besonderheiten der Kinder zu erkundigen, damit jedes einzelne Kind in richtiger Weise abgehärtet wird.

Es ist wichtig, Abhärtungsmaßnahmen so vorzubereiten und zu organisieren, daß sie den Kindern Spaß machen. Sie dürfen nicht mit langen Wartezeiten verbunden sein. Der Erfolg der Abhärtungsmaßnahmen und die aktive und freudige Teilnahme der Kinder werden wesentlich vom Engagement der Kindergärtnerin beeinflußt.

● Mit Abhärtungsmaßnahmen wird im Sommer begonnen.

● Wasseranwendungen sollten erst dann einsetzen, wenn die Kinder an Luftbäder gewöhnt sind.

● Abhärtungsmaßnahmen dieser Art müssen komplex im Tagesablauf und im Elternhaus gleichermaßen durchgeführt werden. Sie werden mit den allgemeinen Maßnahmen verbunden.

● Begonnene Abhärtungsmaßnahmen dürfen nicht ohne ernsthaften Grund eingestellt werden, weil sonst die bereits erworbenen Anpassungsreaktionen des Organismus verlorengehen.

● Die Kindergärtnerin muß sich regelmäßig mit dem betreuenden Arzt konsultieren und sich vergewissern, daß die Eltern die Abhärtungsmaßnahmen täglich zu Hause als Bestandteil der Körperpflege konsequent durchführen.

Allgemeine und spezielle Abhärtungsmaßnahmen fördern die Gesundheit, die physische und psychische Leistungsfähigkeit und allseitige Entwicklung der Kinder, sie bewirken

– eine Stabilisierung des kindlichen Wärmehaushaltes und eine damit verbundene Anpassungsfähigkeit an äußere Einflüsse,

– eine allgemeine Kräftigung der Konstitution,

– eine weitgehende Senkung der Disposition des Kindes für infektiöse Atemwegserkrankungen und andere Krankheiten auf Grund der verbesserten Immunitätslage des kindlichen Organismus,

– die Gesunderhaltung und Funktionsverbesserung des Organismus, was sich in positiven Emotionen (Munterkeit, Lebensfreude) äußert,

– eine Steigerung der Konzentrationsfähigkeit und der geistigen Aktivität [5].

Luftbäder

Die Kinder sind *allmählich* an Luft und Sonne zu gewöhnen, indem zuerst Füße und Arme, dann die Beine und schließlich der ganze Körper entkleidet werden. Die Umgebungstemperatur muß 18 °C betragen.

Beim Luftbad wird durch die bewegte Luft die Haut des unbekleideten Kindes in wechselndem Grad abgekühlt und so die Funktion der Kapillaren trainiert.

Man beginnt mit 10 Minuten und steigert allmählich bis auf 1 bis 1 1/2 Stunden. Während dieser Zeit sollen sich die Kinder aktiv bewegen.

Wasseranwendungen
Wasserreize sind erst um 22 °C bis 18 °C wirksam; es sollte mit Wassertemperaturen um 35 °C begonnen und bis 22 °C anfänglich und nach Gewöhnung auf 18 °C gesenkt werden. Die Wassertemperatur darf die Kinder nicht erschrecken, deshalb wird sie *allmählich* gesenkt. Man beginnt mit regelmäßigen Ganzwaschungen. Duschen und Güsse schließen sich an, das Haar sollte dabei immer trocken bleiben. Die Raumtemperatur soll 22 °C betragen. Das Duschen, auch das zur Körperpflege, wird nicht länger als 5 Minuten ausgedehnt.
Jeder warmen Wasseranwendung folgt eine ganz kurze kalte Dusche (wechselwarme Wasseranwendung). Nach jeder Wasseranwendung wird die Haut kräftig frottiert.

2.3.5. Anforderungen an die Bekleidung

2.3.5.1. Zur Funktion der Bekleidung/Bekleidungsverhalten

Die richtige Bekleidung des Vorschulkindes steht in vielfältigen Beziehungen zur Körperpflege, zur Abhärtung und zur Bewegungsaktivität.
Ihre grundlegende Funktion besteht im Schutz vor klimatischen und mechanischen Einflüssen. Gleichzeitig spiegeln sich in der Bekleidung wesentliche ästhetische und moralische Normen der Gesellschaftsordnung wider.
Die Herausbildung gesundheits- und leistungsfördernder Bekleidungsgewohnheiten bei den Kindern ist ein wichtiger Bestandteil der gesundheitserzieherischen Arbeit.
Die Kinder werden von den Erwachsenen gekleidet und lernen erst mit zunehmendem Alter, die tägliche Garderobe richtig auszuwählen und zusammenzustellen. Wir können davon ausgehen, daß es heute kein Problem ist, die Kinder gesund und leistungsfördernd zu bekleiden, es ist jedoch nötig, bei der Auswahl der Bekleidung eine ausreichende gesundheitliche und hygienische Zweckmäßigkeit walten zu lassen. Falsche Bekleidungsgewohnheiten sind durchaus keine Seltenheit. Solche zu vermeiden, setzt Wissen über die Bedürfnisse und physiologischen Besonderheiten des kindlichen Organismus, aber auch Wissen über die wichtigsten hygienischen Eigenschaften der Fasern bzw. der Textilien voraus.

2.3.5.2. Physiologische Grundlagen und Aufgaben der Bekleidung

Der menschliche Organismus schafft durch regulatorische Vorgänge ein ständiges Gleichgewicht zwischen der im Verlauf der biochemischen Stoffwechselprozesse erzeugten Wärme und den Wärmeverlusten. Die Normaltemperatur beträgt 37 °C, wobei die Temperatur der Körperschale durchschnittlich um 2 °C bis 4 °C niedriger liegt als die des Körperkernes. Nicht benötigte Wärme wird etwa zu 90 % über die Haut abgegeben. Wäre diese Wärmeabgabe unterbunden, so würde bei mittelschwerer Arbeit bereits nach einer Stunde die Körperkerntemperatur auf 42 °C angestiegen sein. Unter unseren klimatischen Bedingungen würde der unbekleidete Organismus ständig mehr Wärme abgeben als produzieren. Das zu verhindern ist Aufgabe der Bekleidung. Zum anderen muß sie den Körper zeitweise vor zu großer Wärmeaufnahme bewahren. Die Bekleidung soll über der Haut ein Mikroklima sichern, in dem der Mensch sich behaglich fühlt. Dazu muß in unserer Klimazone die Bekleidung etwa 75 bis 80 % der Körperoberfläche bedekken, wobei die Temperatur über dem Rumpf im Behaglichkeitsbereich um 33 °C schwankt.
Bei normalen Hauttemperaturen verdunsten in einer Stunde etwa 50 cm^3 Wasser durch die oberste Hautschicht. Diese ständige Wasserdampfabgabe von der Haut an die Umgebungsluft darf durch die Bekleidung nicht behindert werden. Kommt es unter

dem Einfluß körperlicher Bewegung oder bei hohen Umgebungstemperaturen zur Schweißbildung, so muß die Bekleidung so beschaffen sein, daß sie den Schweiß aufnehmen und an die Umgebungsluft weiterleiten kann. Staut sich die Feuchte über der Haut, so weicht die Hornschicht, die mit einem Wassergehalt von 10 % zur wasserärmsten Schicht des Körpers gehört, auf. Die Zellen der Hornschicht werden bei anhaltender Feuchte 15mal schneller als unter Normalbedingungen abgestoßen. Je jünger die Kinder sind, desto weniger dick ist die Hornschicht und desto empfindlicher ist die Haut gegenüber Feuchtigkeit.
Das äußert sich vor allem in einem Nachlassen der Schutzfunktion; Krankheitserreger und Hautpilze dringen in die Haut ein und führen zu Infektionen, auch schmerzhafte Rötungen, mechanische Reizungen und Rhagaden sind ein bekanntes Beispiel.

- Die Bekleidung muß neben einem guten Wärmerückhaltevermögen luft- und wasserdampfdurchlässig sein, Wasser aufnehmen und weiterleiten können.
- Die Bekleidung hat die Aufgabe, den Körper vor mechanischen Schäden und Strahlen, z. B. den Ultraviolettstrahlen des Sonnenlichtes, sofern sie nicht bewußt genutzt werden, zu schützen. Sie soll unsere Kinder nicht schlechthin vor gesundheitlichen Schäden bewahren, sondern sie soll ihre Gesundheit und Leistungsfähigkeit fördern und muß deshalb den Besonderheiten der verschiedenen Altersgruppen entsprechen.
- Die Kleidung stellt einen wichtigen Faktor in der Erziehung dar, weil sie die Entwicklung der kindlichen Persönlichkeit positiv beeinflussen kann und die Herausbildung des ästhetischen Empfindens fördert. Die Kinder sollen zu einem pflegsamen und rücksichtsvollen Umgang mit der Bekleidung erzogen werden und ein gesundes Sauberkeitsbestreben zeigen, ohne daß eine übertriebene Rücksichtnahme das Spielen negativ beeinflußt.
- Die Bekleidung soll die kindliche Persönlichkeit unterstreichen, sie darf die Kinder weder zu Modepuppen machen, noch sie zu einem übertriebenen Schmuckbedürfnis führen. Prinzipiell haben gesundheitliche, hygienische und praktische Gesichtspunkte den Vorrang vor modischen Aspekten (↗ Foto Nr. 2).

2.3.5.3. Wichtige hygienische Eigenschaften der Bekleidungsmaterialien

Um die grundlegenden Funktionen der Kinderbekleidung zu gewährleisten, sollten die wichtigsten hygienischen Eigenschaften der verschiedenen Faserarten und Gewebe bekannt sein und berücksichtigt werden.

Wärmeisolation
Der eigentliche Wärmeisolator der Textilien ist nicht die Faser, sondern die eingeschlossene und festgehaltene Luft. Das Fasermaterial nimmt nahezu keinen Einfluß auf die Wärmeisolation, wohl aber, ob die Faser glatt oder gekräuselt ist. Feinste, gekräuselte Fasern, also solche mit hohem Bauschanteil und einer Faseranordnung parallel zur Textilfläche, haben einen hohen Wärmeleitwiderstand und somit eine gute Wärmeisolation. Je dicker und voluminöser ein solches Bekleidungsstück ist, desto größer ist die Wärmeisolation.

Feuchteverhalten
Bei allen hautnahe getragenen Bekleidungsstücken hat das Feuchteverhalten besondere Bedeutung.
Die Aufnahme von Feuchte ist bei Synthesefaserstoffen gegenüber Naturfaserstoffen mit ihrer hohen Sorptions- und Quellfähigkeit relativ gering. Die Schweißaufnahme wird also wesentlich vom Faserstoff bestimmt, da das Wasser mehr oder weniger von der Faser gebunden werden kann. Zum Beispiel enthalten bei 25 °C Lufttemperatur und 90 % relativer Luftfeuchte

Wolle und Baumwolle	20 bis 25 %	Wasser
Dederongewebe	8 %	Wasser
Grisuten	1 %	Wasser.

Der Feuchteaustausch zwischen der Luft unter der Bekleidung und der Außenluft durch Öffnungen und Poren im Gewebe ist bei synthetischen Fasern besonders wichtig. Bei geringem Wasseraufnahmevermögen, mangelnder Wasserdampfdurchlässigkeit bei geringem Porenanteil und glatter Oberfläche wird das Wohlbefinden erheblich durch Ankleben feuchter bis nasser Bekleidungsstücke beeinträchtigt.
Wasserdampf entweicht am besten bei senkrecht zur Textilfläche angeordneten Fasern und möglichst hohem Porenvolumen.

Luftdurchlässigkeit

Die Luftdurchlässigkeit eines Textils wird wesentlich von der Dicke, Form und Bauschigkeit der Fasern sowie der Dichte und Art der Gewebebindung bestimmt. Je dichter ein Gewebe und je kleiner der Porenanteil, desto geringer ist die Luftdurchlässigkeit.
Auch die Feuchteaufnahme des Gewebes durch Faserquellung bzw. Füllung der Poren mit Wasser vermindert die Luftdurchlässigkeit. Deshalb sind Gewebe, die die aufgenommene Feuchte rasch an die Umgebungsluft abgeben, auch bezüglich ihrer Luftdurchlässigkeit positiv zu bewerten. Dank ihrer Luftdurchlässigkeit gewährleistet die Kleidung beim Tragen eine natürliche Ventilation des hautnahen Raumes, entfernt Kohlendioxid und andere Produkte, die sich beim Gasaustausch über der Haut bilden.
Baumwolle besitzt für Kinderunterwäsche die besten hygienischen Eigenschaften. Sie ist kochbar, nimmt die Feuchte auf, transportiert diese gut in die Umgebung und hat eine gute Wasserdampf- und Luftdurchlässigkeit. Für wärmende Oberbekleidung sind sowohl Textilien aus Wolle, Mischungen von natürlichen und synthetischen Fasern bzw. Synthesefasern mit hohem Bauschanteil geeignet.

Entscheidend für die hygienischen Gebrauchseigenschaften der Bekleidung ist jedoch nicht nur die Art des Materials, sondern auch der Schnitt sowie das Abgestimmtsein und Zusammenwirken der verschiedenen Bekleidungsschichten.

2.3.5.4. Zweckmäßige Bekleidung im Kindergarten

Die Bekleidung, mit der das Kind morgens in den Kindergarten kommt, muß allen Anforderungen des Tages und Bedürfnissen des Kindes gerecht werden.
Als Grundregel für die Anpassung der Tageskleidung an die Umgebungstemperatur gilt:

> Es sollte nur soviel untergezogen werden, wie es den Verhältnissen im wärmsten Aufenthaltsraum entspricht und soviel Kleidung übergezogen werden, wie es den Verhältnissen im kühlsten Aufenthaltsraum bzw. im Freien entspricht.

Am ehesten ist das durch eine kombinierfähige *Mehrschichtenbekleidung* erreichbar. Sie ermöglicht die Anpassung an die Umgebungstemperaturen am besten und bietet einen größeren Wärmeschutz. Die Kinder können vor Spielen mit intensiver körperlicher Bewegung ein Kleidungsstück ablegen, z. B. die Strickjacke. Die erforderliche Wärmeabgabe wird möglich, Schweißbildung und Durchfeuchtung der Kleidung werden verhindert, darüber hinaus sind die Kinder in ihren Bewegungen weniger eingeschränkt.
Selbstverständlich wird die Bekleidung stets nach dem Wetter und nicht nach dem Kalender ausgewählt.
Die Grundbekleidung für den Aufenthalt im Kindergarten muß den Zimmertemperaturen entsprechen. In der Regel ist sie ganzjährig sommerlich (↗ Foto Nr. 8), im Winter tragen die Kinder einen etwas wärmeren kurzärme-

ligen Pullover. Unterwäsche kann nur zu Hause gewechselt werden, sie darf daher weder langärmelig noch langbeinig sein. Im Winter und in den Übergangszeiten hat sich die Strumpfhose für Mädchen und Jungen durchgesetzt (↗ Foto Nr. 30). Allerdings sind vollsynthetische Silastikstrumpfhosen wenig geeignet. Auch bei größengerechtem Kauf werden die Füße zu fest umschlossen. Die Zehen werden zusammengedrängt und die Zwischenräume dadurch zu feuchten Kammern und zu Wegbereitern von Fußpilzerkrankungen. Die bekleidungshygienischen Eigenschaften sind ungünstig, weil sie den Schweiß nicht aufsaugen, sondern ihn allenfalls passieren lassen.
Im Winter soll zusätzlich zur Strumpfhose ein kurzes Wollhöschen übergezogen werden, um einer zu großen Wärmeableitung über dem Fußboden zu begegnen. Lange Hosen werden im Gebäude abgelegt.

Bewegungsaktivierende Bekleidung

Aus der vorherrschenden Tätigkeit des Vorschulkindes, dem Spiel, leitet sich die Forderung nach einer bewegungsaktivierenden, spielfördernden Bekleidung ab, die das Kind in seinen typischen Bewegungsabläufen nicht behindern soll. Zum Beispiel ist die Bundweite von Hosen, gemessen am stehenden Kind, für das sich bückende oder hokkende Kind nicht ausreichend und führt zur Einengung und Einschnürung. Daran darf nicht nur beim Kleinkind gedacht werden; denn im gesamten Vorschulalter braucht das Kind eine legere Kleidung, die in jeder Haltung Bewegungsfreiheit gewährt. Beim Bükken darf ferner zwischen Oberteil und Hose bzw. Rock keine Bekleidungslücke entstehen. Oberteil und Schrittlängen sollten deshalb die erforderlichen Zugaben aufweisen. Besonders geeignet sind angeschnittene Lätze an Hosen und Röcken, da sie zusätzlich das Herausrutschen der Oberteile verhindern und den erforderlichen Wärmeschutz bieten. Kreuzungspunkte von Trägern im Rücken sollen durch Stege oder Klemmen beliebig nach oben verschoben werden können, um zu verhindern, daß die Träger von den Schultern rutschen.
Die Erziehung zur Selbständigkeit wird unterstützt, wenn die Bekleidung von den Kindern selbst leicht an- und ausgezogen werden kann. Im Durchschnitt wechselt das Kind im Kindergarten mindestens achtmal am Tag seine Bekleidung. Die frühe Erziehung zur Selbstbedienung und Selbständigkeit beim An- und Auskleiden wird durch geeignete Kleidung unterstützt. Außerdem erleichtert zweckmäßige Bekleidung das zügige Umkleiden, so daß sich die Zeit für das Umkleiden verkürzt. Ungeeignet sind z. B. aushakbare Reißverschlüsse an Anoraks für die jüngsten Gruppen, zu kleine Senkellöcher in den Schuhen, lange Knopfleisten, zu enge Halsöffnungen, Rückenverschlüsse u. ä. an Kleiderröcken usw.

Sport- und Schlafbekleidung

Das Gewebe dieser Kleidungsstücke muß saugfähig sein. Während des Mittagsschlafes ziehen die Kinder Schlafkleidung an. Sie tragen beim Schlafen keine Unterwäsche, da sie häufig schwitzen. Gelüftete Kleidung steigert das Wohlbefinden der Kinder. Die Schlafkleidung im Kindergarten sollte alle zwei Wochen gewechselt werden.
Die intensive körperliche Bewegung in der Sportbeschäftigung erfordert unbedingt eine zweckentsprechende Bekleidung. Beim Sport werden die Unterhemdchen ausgezogen. Als Sportbekleidung sind ein kurzer Gymnastikanzug oder eine kurze Turnhose und ein Turnhemd und leichte Turnschuhe geeignet.
Mindestens einmal monatlich sollte die Sportbekleidung gewaschen werden. In regelmäßigen Abständen muß die Kindergärtnerin prüfen, ob die Turnschuhe den Kindern noch passen.

Zweckmäßige Fußbekleidung

Für die gesunde Entwicklung des Fußes ist *passendes* Schuhwerk erforderlich. Unzweck-

mäßige und nichtpassende Schuhe begünstigen die Entstehung manifester Fußschäden und sind eine ihrer wichtigsten Ursachen.
Das Fußskelett besteht aus 26 Knochen, die untereinander durch feste Bandverbindungen und Gelenke verbunden sind und von der Fußmuskulatur mantelartig umfaßt werden. Durch die charakteristische Anordnung der einzelnen Knochen entstehen das äußere und innere Längsgewölbe sowie das Quergewölbe des Fußes.
Beim Gehen wird der Fuß nicht sofort mit seiner ganzen Fläche auf dem Boden aufgesetzt: Zunächst wird der Außenrand der Ferse des Standbeines belastet, dann die gesamte Fersenfläche, danach der Fußaußenrand, dem der Vorfußballen folgt. Über die Großzehen erfolgt dann das Abstoßen des Fußes vom Boden. Der gesunde Fuß paßt sich Unebenheiten des Geländes und der unterschiedlichen Belastung beim Gehen, Stehen, Laufen oder Springen an. Störungen der Funktionsfähigkeit des Fußes wirken sich unter dem Einfluß der statischen Kräfte auf den gesamten Organismus aus und manifestieren sich oft schon im Kindesalter. Die häufigste Fußdeformität sind der Knick- bzw. Knick-Plattfuß, der Spreizfuß und Zehenverbildungen. Durch zu enge und zu kurze Schuhe wie auch Strümpfe wird die Fußmuskulatur teilweise zur Untätigkeit verurteilt, was eine Schwächung der betreffenden Muskelgruppen und des Bandapparates zur Folge hat.
Die aktive Funktion des Fußes ist gefährdet; unter der Belastung des Körpergewichtes gibt das Fußgewölbe nach, und Fußschäden können sich manifestieren. Für den normalen Kinderfuß müssen deshalb zur Sicherung der gesunden Fußentwicklung folgende Anforderungen an die Fußbekleidung berücksichtigt werden:

- Die Schuhe müssen der Fußgröße der Kinder entsprechen und den Füßen genügend Bewegungsfreiheit ermöglichen, also auch in der Weite ausreichend sein. Schuhe sollen in der richtigen Größe gekauft und getragen werden. Als Faustregel für den Schuh des Kindergartenkindes gilt: Der Schuh muß 1,5 cm länger als der unter Belastung gemessene Fuß sein.
- Kinder laufen oft mit zu kleinen Schuhen herum, ohne darüber zu klagen. Die regelmäßige Kontrolle der Paßlänge der Schuhe einschließlich der Wechselschuhe ist daher sehr wichtig.
- Schuhe sollen den Fuß vor Kälte und Nässe schützen, denn kalte Füße begünstigen das Entstehen von Erkältungskrankheiten.
- Schuhe sollen ein gutes Sorptionsvermögen sowie Luft- und Wasserdampfdurchlaßvermögen haben, flexibel, rutschfest und leicht sein. Geschlossene Schuhe aus synthetischem Obermaterial sind nicht geeignet.
- Der Fuß muß über dem Spann genügend Halt haben, damit er beim Gehen abgerollt werden kann.

Die Straßenschuhe sollen im Gebäude gegen Hausschuhe gewechselt werden (↗ Foto Nr. 20). Auch der Haus- bzw. Wechselschuh muß dem Fuß über dem Spann einen guten Halt geben und ausschließen, daß die Kappen heruntergetreten werden. Ist das nicht gewährleistet, nehmen die Kinder den typischen Pantoffelgang an; sie können den Fuß nicht mehr abrollen, da sie sonst den Hausschuh verlieren. Die Fehlbildung des Fußgewölbes durch eine eventuelle Fehlentwicklung der Fußmuskulatur und des Bandapparates wird gefördert, denn gerade das Abrollen des Fußes beim Gehen hat große Bedeutung für die gesunde Entwicklung des Fußes. Sandalen sind als Hausschuhe geeignet.
Die Sicherung einer zweckmäßigen witterungsbedingten Bekleidung erfordert eine enge Zusammenarbeit von Elternhaus und Kindergarten. Bei der Bekleidung der Kinder lassen sich viele Erwachsene noch von ihrem eigenen Behaglichkeitsempfinden leiten. Ein Elternnachmittag mit einer Modenschau über zweckmäßige Bekleidung für den Kindergarten ist gut geeignet, die Eltern zu motivieren, bei der Kleidung stärker die Ent-

wicklungsbesonderheiten ihrer Kinder und die Bedingungen im Kindergarten zu beachten. Auch persönliche Gespräche mit einzelnen Eltern sind notwendig.

> Das Bemühen um eine zweckmäßige Bekleidung der Kinder schließt die frühe Erziehung zur Selbstbedienung und Selbständigkeit beim An- und Ausziehen ein. Die Kinder müssen auch lernen, sich durch An- und Ablegen einzelner Kleidungsstücke den veränderten Umgebungstemperaturen anzupassen. Dazu benötigen sie die Hilfe der Erwachsenen.

2.3.6. Gesunde Ernährung

2.3.6.1. Bedeutung der gesunden Ernährung und ihre Zusammensetzung

Für den im Wachstum und in der Entwicklung befindlichen Organismus ist die Ernährung von besonderer Wichtigkeit. Falsche Ernährung im Kindes- und Jugendalter wirkt sich nachteilig auf die weitere Entwicklung aus. Sie ist Ursache und begünstigender Faktor für viele Erkrankungen.

Unkenntnis über eine richtige Ernährung wie auch falsche Ernährungsgewohnheiten bringen es mit sich, daß gute, von der Gesellschaft geschaffene Bedingungen nicht voll genutzt werden.

Elternhaus und Kindergarten müssen sich gemeinsam um eine vollwertige Ernährung der Kinder bemühen und der Ernährungserziehung die gebührende Aufmerksamkeit schenken.

Jede Kindergärtnerin muß die entsprechenden gesetzlichen Bestimmungen (Verordnung über die Schüler- und Kinderspeisung vom 1. Januar 1976, Anordnung vom 7. Januar 1976 über die Anwendung der Speiseplanempfehlungen für die Schul- und Kinderspeisung, Rezepturenkatalog für die Schul- und Kinderspeisung) kennen und die gestellten Forderungen erfüllen helfen. In ihnen sind ernährungsphysiologische Richtwerte für die Zusammensetzung der Nahrung sowie Maßnahmen zur Erhöhung der Qualität der Kinder- und Schulspeisung enthalten. Die Nahrung muß

- Grundnährstoffe (Eiweiße, Fette, Kohlenhydrate)
- Mineralstoffe und Spurenelemente
- Vitamine
- Nahrungsbegleitstoffe (Ballaststoffe, Geschmackstoffe)
- Wasser enthalten.

Durch die Nahrung erhält der Organismus Stoffe, welche die Aufrechterhaltung der Lebensfunktionen garantieren, den Aufbau und die Erhaltung der Körpersubstanz sichern und die Bereitstellung von Energie für die körperliche und geistige Tätigkeit ermöglichen.

Grundnährstoffe

Eiweiße

Sie sind lebensnotwendige Nahrungsbestandteile, die weder durch Fette noch durch Kohlenhydrate ersetzbar sind und nicht im Organismus gespeichert werden können. Die menschlichen Zellen bestehen überwiegend aus Eiweiß, weshalb das Wachstum, biochemisch betrachtet, in erster Linie eine Vermehrung des körpereigenen Eiweißes ist.

Von tierischen Eiweißträgern haben vor allem Eier, Milch, Käse, Quark und Fisch auf Grund ihres Gehaltes an lebensnotwendigen Aminosäuren eine besonders hohe biologische Wertigkeit. Eine gemischte, abwechslungsreiche Kost gewährleistet am besten die optimale Ausnutzung und Deckung des Eiweißbedarfes.

Die wünschenswerte tägliche Eiweißzufuhr für das drei- bis sechsjährige Kind beträgt 50 g.

Vorkommen: Tierische Eiweiße in Eiern, Milch und Milchprodukten, Fleisch, Fisch. Pflanzliche Eiweiße in Hülsenfrüchten, Brotgetreide, Nüssen

Fette
Sie sind als konzentrierte Energieträger wichtigste Energielieferanten und durch ihren Gehalt an lebensnotwendigen Fettsäuren auch spezifisch wirksam. Fette können Kohlenhydrate in der Nahrung zum großen Teil ersetzen. Sie dienen als Depotfett der Energiereserve und fungieren als Wärmeschutz und Polster für bestimmte innere Organe. Übermäßiger Fettverzehr führt zu Übergewicht und damit zu gesundheitlichen Störungen (Überforderung verschiedener Körperfunktionen, Überlastung des Skelettsystems, Minderung der Leistungsfähigkeit).
Es ist zu beachten, daß der Anteil der versteckten Fette (Soßen, Wurst, Kuchen) in unserer gemischten Kost bis zu 50 % des Fettbedarfes beträgt. Der Anteil pflanzlicher Fette soll wegen der leicht resorbierbaren, notwendigen ungesättigten Fettsäuren etwa 50 % des Fettbedarfes betragen. Die tägliche wünschenswerte Fettzufuhr im Kindergartenalter beträgt 52 g.
Vorkommen: Butter, Margarine, Pflanzenöl Schmalz

Kohlenhydrate
Sie sind wie die Fette in erster Linie Kalorienträger und liefern nach ihrem Abbau in der Leber Energie und Bausteine für den Stoffwechsel zur Erhaltung und Vermehrung der Körpersubstanz. Überschüssige Kohlenhydrate werden zu Fett umgewandelt und gespeichert. Der tägliche Bedarf drei- bis sechsjähriger Kinder beträgt 220 g.
Vorkommen: Zucker, Süßwaren, Marmelade, Brot, Kartoffeln, Obst, Gemüse

Mineralstoffe und Spurenelemente
Sie entstammen als anorganische Stoffe der nichtlebenden Natur und sind
– am Aufbau des Knochensystems und der Zahnsubstanz beteiligt (Kalzium, Phosphor, Magnesium),
– unentbehrlich als Elektrolyte in den Zell- und Körperflüssigkeiten (Natrium, Kalium, Chlor, Kalzium),
– als Bestandteile lebensnotwendiger Eiweißverbindungen (z. B. Enzyme) am Stoffwechsel beteiligt.

Die wichtigsten Spurenelemente und ihre Bedeutung	
Eisen	(Hämoglobinsynthese, Blutbildung)
Jod	(Schilddrüsenfunktion, Stoffwechsel)
Fluor	(Zahnaufbau und Zahnstoffwechsel)
Kobalt	(Synthese von Bluteiweiß, Vitamin B_{12}-Synthese)
Zink	(Fermentbestandteil, Bauchspeicheldrüse-Insulin)
Mangan	(Fermentaktivator, Knochenbildung)
Kupfer	(Hämoglobinsynthese, Pigmentbildung, Fermentbestandteil)

Der tägliche Bedarf des Kindes an Kalzium beträgt 800 mg, an Phosphor 1000 mg und an Eisen 10 mg.
Vorkommen: KALZIUM in Milch- und Milchprodukten, Hülsenfrüchten, Petersilie, Grünkohl, Nüssen, Kakao
PHOSPHOR in Brotgetreide, Käse, Fleisch, Fisch
EISEN in Fleisch, Leber, Brotgetreide, Hülsenfrüchten, Petersilie, Schnittlauch

Vitamine
Vitamine sind organische Stoffe, die in sehr kleinen Mengen benötigt werden, jedoch nicht oder nicht in genügendem Maße selbst gebildet werden können. Sie aktivieren und steuern wichtige Stoffwechselprozesse und müssen täglich mit der Nahrung aufgenommen werden.
Die einzelnen Vitamine haben spezifische Funktionen.
Eine unzureichende Vitaminzufuhr führt zu Mangelerscheinungen.

Vitamin	Bedeutung für	Vorkommen
A	Haut- und Schleimhautfunktion, Dunkelsehen	Milch, Butter, Eigelb, Leber, Lebertran
D	Kalzium- und Phosphatstoffwechsel, Knochenbau	Milch, Butter, Fisch, Lebertran
E	Zellstoffwechsel, Funktion des Zentralnervensystem	Fleisch, Milch, Eier
K	Blutgerinnung	grüne Gemüsesorten (wird auch von Darmbakterien synthetisiert)
B_1	Funktionsfähigkeit des Zentralnervensystems und der Muskulatur	Hefe, Fleisch, Milch, Getreide
B_2	Stoffwechselprozesse als Coferment, Funktion des Zentralnervensystems	Milch, Käse, Innereien, Hefe
B_6	Stoffwechsel, Coferment	Hefe, Getreide, Hülsenfrüchte, Fleisch
B_{12}	Nucleinsäuresynthese, Blutbildung	Fleisch, Fisch
C	Zellstoffwechsel, Blutbildung, Abwehrbereitschaft	Obst, Gemüse, Kartoffeln

Die Vitamine A, D, E und K sind fettlöslich, alle B-Vitamine sowie das Vitamin C sind wasserlöslich.

Täglicher Vitaminbedarf drei- bis sechsjähriger Kinder	
Vitamin A	1500 I.E.
Vitamin B_1	1,0 mg
Vitamin B_2	1,0 mg
Vitamin C	50 mg
Vitamin D	400 I.E.

Der Tagesbedarf an Vitaminen ist beispielsweise in nachstehenden Nahrungsmitteln enthalten	
Vitamin A	250 g Milch und 25 g Möhren
	100 g Eigelb und 30 g Spinat
Vitamin B_1	30 g Weizenkeime
	265 g Haferflocken
Vitamin B_2	1/3 l Vollmilch
	1 000 g Birnen
Vitamin C	105 g Blumenkohl
	75 g Rosenkohl
Vitamin D	130 g Eigelb
	270 g Vollfettkäse

Nahrungsbegleitstoffe

Die Nahrungsbegleitstoffe (Ballaststoffe, Geschmackstoffe) erhöhen die Wirkung der Grundnährstoffe, der Vitamine und Mineralstoffe. Die Ballaststoffe (Zellulose, Pektine) regulieren die Darmtätigkeit. Sie sind reichlich in Obst, Vollkornerzeugnissen und Gemüse enthalten. Die Geschmackstoffe regen die Verdauungsdrüsen zur Tätigkeit an und fördern den Appetit.

Wasser

Wasser wird vom Organismus als Lösungs- und Transportmittel benötigt. Der tägliche kindliche Flüssigkeitsbedarf ist relativ hoch.

Er beträgt im vierten Lebensjahr täglich 1600 ml bis 1800 ml, im fünften bis sechsten Lebensjahr 1800 ml bis 2000 ml. Je jünger die Kinder sind, desto labiler ist der Wasserhaushalt und desto rascher können Wasserverluste zu ernsthaften Gesundheitsstörungen führen. Erhöhte Wasserverluste durch hohe Umgebungstemperaturen oder stärkere körperliche Bewegung, aber auch durch krankhafte Zustände wie Fieber, Erbrechen und Durchfall sind unbedingt durch zusätzliche Flüssigkeitsgaben zu kompensieren.

Kalorienverteilung für den Tag

Die rasche körperliche Entwicklung, das rasche Längenwachstum sowie das ausgeprägte Bewegungsbedürfnis der Vorschulkinder erfordern eine durchschnittliche tägliche Aufnahme von 6716 kj (1600 kcal). Dieser Energiebedarf soll etwa durch 50 g Eiweiß, 52 g Fett und 220 g Kohlenhydrate pro Tag gedeckt werden.

Daraus ergibt sich, daß 13 % des täglichen Energieangebotes durch den Verzehr von Eiweiß, 30 % aus Fett und 57 % aus Kohlenhydraten gewonnen werden.

Verteilung des Tagesenergiebedarfs auf die drei Hauptmahlzeiten und zwei Zwischenmahlzeiten

1. Frühstück (zu Hause)	20 % des Tagesenergiebedarfes
2. Frühstück (Kindergarten)	15 % des Tagesenergiebedarfes
Mittagsmahlzeit (Kindergarten)	30 % des Tagesenergiebedarfes
Vesper (Kindergarten)	10% des Tagesenergiebedarfes
Abendbrot (zu Hause)	25 % des Tagesenergiebedarfes

Aus den Entwicklungsbesonderheiten des kindlichen Organismus ergeben sich einige *spezielle Anforderungen* an die kindliche Ernährung:

- Der notwendige Nähr- und Wirkstoffbedarf muß unbedingt gedeckt werden, um Wachstums- und Entwicklungsstörungen zu vermeiden.
- Die regelmäßige Esseneinnahme ist zu garantieren, um die Entwicklung und Erhaltung des bedingten Speichelreflexes und die regelmäßige Darmentleerung zu fördern.
- Aus der größeren Verweildauer der Nahrung im Magen ergibt sich die unbedingte Einhaltung der Zeitabstände zwischen den Mahlzeiten, die in der Kindergartenordnung mit 3 1/2 Stunden festgelegt sind.
- Der geringere Gehalt an Magensäure und die damit geringere antibakterielle Wirkung erfordern eine hygienisch einwandfreie Zubereitung der Speisen, um akute Magenstörungen auszuschalten.
- Der noch trägen Darmtätigkeit muß durch eine ballaststoffreiche Nahrung Rechnung getragen werden, um z. B. Verstopfungen vorzubeugen.
- Die aufgenommene Nahrung muß gut gekaut werden, um die Wirksamkeit der Verdauungssäfte zu erhöhen und die Verzögerung der Magenentleerung zu verhindern. Aus dem gleichen Grund sollte *während* des Essens nicht getrunken werden.
- Auf Grund des großen Flüssigkeitsbedarfs sind den Kindern auch außerhalb der Mahlzeiten Getränke anzubieten.
- Der Verzehr von Süßigkeiten ist einzuschränken.
- Belastende psychische Einflüsse (Essenzwang, Hektik) sind zu vermeiden, damit Speichelfluß und Verdauung nicht beeinträchtigt werden (↗ S. 146 f.).

Eine vielseitige und abwechslungsreiche Ernährung trägt dazu bei, die Anpassungsfähigkeit des Kindes zu erhöhen, gestellte Anforderungen können besser bewältigt werden. Das Bedürfnis, sich gesund zu ernähren, muß deshalb schon im Vorschulalter anerzogen werden.

2.3.6.2. Zur Sicherung der vollwertigen Ernährung im Kindergarten

Im Kindergarten nehmen die Kinder in der Regel drei Mahlzeiten ein (zweites Frühstück, Mittagsmahlzeit und Vesper). Die Ernährung im Kindergarten muß mit der Ernährung im Elternhaus in Einklang gebracht werden. Folgende Gesichtspunkte sind zu berücksichtigen:

- Das zweite Frühstück und die Vesper sind energieärmere Zwischenmahlzeiten, die durch Obst oder rohes Gemüse, gelegentlich auch durch frisch zubereitete Obstsalate und durch die Frühstücksmilch bzw. Fruchtmilch oder Joghurtgetränke zu vollwertigen Mahlzeiten werden. Die Verwendung von Vollkorngebäcken sichert am ehesten den hohen Mineral- und Wirkstoffbedarf.
- Kinder, die morgens kein sättigendes Frühstück zu Hause einnehmen, brauchen unbedingt ein vollwertiges, energiereicheres zweites Frühstück im Kindergarten. Dieses soll etwa 25 % des Tagesenergiebedarfs beinhalten, wobei das erste Frühstück zu Hause dann mit 10 % der täglichen Energiemenge angesetzt werden muß.
- Die Kindergärtnerin sollte die Zwischenmahlzeiten der Kinder kontrollieren. Immer wieder sind Weißgebäcke, Süßigkeiten oder auch Kuchen im Frühstücksbeutel der Kinder anzutreffen, die zwar genügend Kohlenhydrate enthalten, aber sonst wirkstoffarm sind. Hier ist die Einflußnahme der Kindergärtnerin nötig. Sie sollte wissen, welche Kinder häufig ernährungshygienisch unterwertige Zwischenmahlzeiten mitbringen. In einem persönlichen Gespräch, wie auch auf Elternversammlungen, sollten die Eltern Hinweise für die Zusammenstellung abwechslungsreicher, vollwertiger Mahlzeiten erhalten, bei denen auch praktische Ratschläge, die die Verpackung betreffen, nicht fehlen sollten.

Selbstverständlich muß mit den Eltern in vertrauensvoller Weise auch über den Wert und die Bedeutung des ersten Frühstückes zu Hause gesprochen werden, um zu sichern, daß jedes Kind zu Hause das erste Frühstück einnimmt und dieses auch den ernährungsphysiologischen Erkenntnissen entspricht.

- Ein Kind, welches z. B. morgens bereits um 5.30 Uhr aufsteht und zu Hause nicht oder kaum ißt, fühlt sich nicht wohl, übergeht den Hunger und wird das zweite Frühstück im Kindergarten oft mit Heißhunger oder ohne Appetit einnehmen. Es beginnt den Tag müde, abgespannt, appetitlos und unausgeglichen.
- Die Nahrungspause bis zum Mittagessen soll 3 1/2 Stunden betragen, ebenso die Pause zwischen der Vesper und dem Abendessen. In dieser Zeit kann den Kindern Obst und rohes Gemüse gereicht werden (↗ Foto Nr. 40). Für die Vesper sind Vollkornkeks/Vollkornzwieback oder andere Vollkorndauergebäcke besonders geeignet. Dazu sollte es Obst oder rohes Gemüse und ein vitaminreiches Getränk geben.
- Der Energiegehalt des Abendessens soll nicht mehr als 25 % der Tagesmenge betragen, da höhere Anteile die Einschlafzeit verzögern und die Schlaftiefe herabsetzen.
- Um den Kalziumbedarf abzudecken, müssen die Kinder ausreichend Milch trinken. Das Kindergartenkind benötigt pro Tag etwa 500 ml Milch bzw. äquivalente Milchprodukte. In dieser Menge ist bereits über die Hälfte des täglich erforderlichen Kalziumbedarfs enthalten. Lehnen einige Kinder Milch ab, sollten Milchgetränke (Kakaomilch, Erdbeermilch) angeboten werden.

> Der Vorzug der Gemeinschaftsverpflegung, nämlich allen Kindern ein gesundes, vollwertiges Mittagessen zu bieten und gezielt die Qualität der Zwischenmahlzeiten zu beeinflussen, wird zum Erfolg führen, wenn sich Kindergarten und Elternhaus in gleicher Weise um die gesunde Ernährung der Kinder bemühen.

Erziehung zu richtigen Ernährungsgewohnheiten

Nicht alle Kinder essen gleich gern; immer wieder müssen die Kindergärtnerinnen geschickt die langsamen, verspielten Esser zum zügigen Essen bringen und allzu wählerische Esser geduldig umerziehen. In solchen Fällen sollten die häuslichen Eßgewohnheiten und die Belastung des Kindes im gesamten Tagesablauf mit durchdacht werden. Überforderte Kinder sind oft schlechte Esser, und der Appetit steigt nicht stets parallel zur Nahrungspause. Die frühzeitige Gewöhnung des Kindes an die regelmäßigen Essenszeiten und die mit zunehmendem Alter aktivere Mitgestaltung der Mahlzeiten sind für eine im späteren Leben gesundheitsbezogene Ernährung wichtig. Wert ist auf gepflegte Tischsitten, auf Ruhe und eine gemütliche Atmosphäre während der Mahlzeiten und auf die regelmäßige Esseneinnahme an sauberen, gepflegten Tischen und in ästhetischer Umgebung zu legen (↗ S. 146 f.).

> Die Erziehung zu einer bewußt kulturvollen Esseneinnahme ist ein Teil Ernährungserziehung und muß auch unter dem Aspekt der gesunden Lebensführung in allen Vorschuleinrichtungen zielstrebig verfolgt werden (↗ 3.3.7.).

2.3.6.3. Zur Zubereitung von Speisen und zur Speiseplangestaltung

Die meisten Kindergärten verfügen über eigene Küchen, die entweder als Garendküchen oder als Vollküchen ausgestattet sind. Der große Vorteil eigener Küchen besteht darin, daß das Essen frisch zubereitet sofort ausgegeben werden kann, es entfallen lange Transportwege und längere Warmhaltezeiten. Vor allem kann die Verpflegung individuell den Altersstufen der Kinder angepaßt werden.

Wird das Essen in Fremdküchen zubereitet, sollte auf eine geringe Warmhaltezeit gedrungen werden, da sonst erhebliche Verluste an Vitaminen C, B_1 und B_2, Kalzium und Spurenstoffen sowie an Fermenten der Pflanzenzellen eintreten. Zwischen der Fertigstellung und Ausgabe des Essens darf die Zeit von zwei Stunden grundsätzlich nicht überschritten werden. Auch kleine Garküchen sollten nach Möglichkeit die angelieferten Kartoffeln selbst abkochen, damit der hohe Vitamin-C-Gehalt nicht verlorengeht und den Kindern voll zugute kommt.

Grundsätzlich muß in allen Küchen, in denen Kinderspeisung zubereitet wird, durch volle Ausschöpfung der vorgegebenen Lebensmitteleinsätze und Berücksichtigung der vom Zentralinstitut für Ernährung in Potsdam-Rehbrücke erarbeiteten ernährungsphysiologischen Richtwerte die vollwertige Mittagsmahlzeit gesichert sein.

Der Verordnung über die Schüler- und Kinderspeisung folgend, darf sich ein Gericht nicht innerhalb von 20 Tagen wiederholen. Es ist zu sichern, daß die Kinder Rohkostsalate als Vorkost erhalten und gegartem Gemüse 20% Rohgemüse beigegeben wird [69].

Durchschnittlicher Lebensmitteleinsatz für die Mittagsmahlzeit pro Portion	
Fleisch und Fleischwaren oder Wurst	20 g
Geflügel	10 g
Ei	10 g
Fischfilet oder Rundfisch	5 g
Milch oder äquivalente Milchprodukte	150 ml
Tafelbutter	5 g
Öl oder Margarine	4 g
Obst und Gemüse	200 g
Kartoffeln roh, geschält	150 g

Diese Lebensmittelmengen pro Portion sind im Laufe von zwei Wochen einzusetzen. Das Einhalten dieser Richtwerte garantiert noch nicht das vollwertige Mittagessen. Der ordnungsgemäße Umgang mit Lebensmitteln und die Zubereitung der Speisen nach modernsten kochwissenschaftlichen Erkenntnissen sind ebenso erforderlich wie die Einhaltung gesetzlicher Bestimmungen für Gemeinschaftsküchen. Köche und Wirtschaftsleiter von Vorschuleinrichtungen werden auf Lehrgängen in angemessenen Abständen mit den spezifischen ernährungsphysiologischen Anforderungen an die Kinderkost vertraut gemacht; ihnen werden die neuesten Erkenntnisse der Speisenzubereitung vermittelt.

2.3.6.4. Fehlernährung und ihre Folgen

Falsche Ernährungsgewohnheiten können schon im Vorschulalter gesundheitliche Schäden hervorrufen. Statistische Angaben weisen aus, daß 8 bis 10 % der Kinder übergewichtig sind.

Übergewichtigkeit entsteht durch übermäßiges Essen und falsche Ernährung, d. h., sie wird hauptsächlich vom falschen Ernährungsverhalten hervorgerufen. Übergewicht ist ein begünstigender Faktor für verschiedene Krankheiten wie Herz-Kreislauferkrankungen, Erkrankungen der Leber, der Galle, des Magens und des Darms, Schäden der Wirbelsäule usw. Übergewichtige Kinder bewegen sich nicht gern, sie sind meist in ihrer Bewegungsaktivität eingeschränkt, wodurch ihnen wichtige Entwicklungsreize verlorengehen.

Ungenügende Kenntnisse über den Energie- und Nährstoffgehalt der Lebensmittel begünstigen falsche Eßgewohnheiten.

Die gesundheitliche Betreuung durch den Arzt schließt ein, daß das Körpergewicht und die Körpergröße der Kinder im Kindergarten regelmäßig kontrolliert werden. Für übergewichtige Kinder wird der Arzt besondere Maßnahmen vorsehen. Gemeinsam mit den Eltern muß die Kindergärtnerin auf die Einhaltung der vom Arzt angeordneten Maßnahmen achten.

Um Übergewicht abzubauen, muß die Ernährungsweise verändert werden. Die Nahrung soll arm an Energie (Fett und Zucker) sein, aber reichlich Eiweiß, Mineralstoffe, Vitamine und Ballaststoffe enthalten. Intensive körperliche Bewegung begünstigt die Reduzierung des Übergewichts! Falsche Ernährung begünstigt das Entstehen von Zahnschäden (↗ S. 34 f., Fotos Nr. 36–38).

Appetitlosigkeit stellt sich ein, wenn die Kinder häufig zwischen den Mahlzeiten essen oder Süßigkeiten vor den Hauptmahlzeiten zu sich nehmen. Auch ständiges Schimpfen wegen schlechter Tischsitten u. ä. ruft Appetitlosigkeit hervor. Bei Kindern bildet sich ein Reflex aus, der sich in Abneigung gegen das Essen äußert.

Chronische Verstopfung ist bei Vorschulkindern häufig anzutreffen. Neben Mangel an Bewegung und nervöser Übererregbarkeit muß vor allem die ballaststoffarme Kost als Ursache genannt werden.

Leichte Ermüdbarkeit, Konzentrationsschwäche und erhöhte Anfälligkeit gegenüber Infektionskrankheiten sind Folgen zu geringer Nährstoffzufuhr sowie Auswirkungen von Vitamin- und Mineralstoffmangel.

> Jede Kindergärtnerin trägt große Verantwortung für die gesunde Ernährungsweise der ihr anvertrauten Kinder. Sie muß sich auch in dieser Hinsicht ihrer eigenen Vorbildrolle immer bewußt sein und sich gemeinsam mit den Eltern um eine gesunde Ernährungsweise bemühen.

2.3.7. Haltungserziehung

2.3.7.1. Zur Entwicklung und Bedeutung einer gesunden Körperhaltung

Die Elastizität, Biegsamkeit und geringe Zug- und Druckfestigkeit des kindlichen Skeletts, die geringere Funktionsbreite und

Leistungsfähigkeit der Muskulatur, besonders der Streckmuskeln, sowie das Überwiegen der Erregungsprozesse über die Hemmungsprozesse erfordern, der Herausbildung einer gesunden Körperhaltung große Aufmerksamkeit zu schenken und die Kinder an eine gute Körperhaltung zu gewöhnen.

Die gesunde Körperhaltung stellt eine wichtige Voraussetzung für die Funktionstüchtigkeit des Organismus dar. Durch vielseitige körperliche Tätigkeit, durch die Ausbildung und Entwicklung motorischer Fähigkeiten und Bewegungsfertigkeiten werden grundlegende Voraussetzungen für eine gute Körperhaltung geschaffen (↗ Fotos Nr. 1, 5, 23, 29, 30).

Von einem Kind, das sich ohne Anstrengung anmutig bewegt, sagt man, es habe eine gute Haltung. Wenn der Kopf aufrecht, die Schultern etwas zurückgeführt und leicht nach unten abfallend gehalten werden, wenn der Brustkorb ein wenig gewölbt, der Bauch eingezogen und der Rücken im Lendenbereich etwas durchgedrückt sind, dann wirkt diese Haltung ästhetisch. Die Haltung vermittelt ein Gesamtbild des frei und aufrecht stehenden Menschen und drückt das Zusammenwirken vieler physischer und psychischer Komponenten aus. Daraus läßt sich ableiten, daß auf Grund dieser individuell variablen Größen für die Haltung keine »Norm« festgelegt werden kann. Da wir jedem Individuum seine eigene Haltung zubilligen müssen, spricht man nicht von einer normalen, sondern von der gesunden Körperhaltung.

Unter Haltung wird jede aufrechte Körperstellung des Kindes verstanden (Stehen, Sitzen, nicht aber Liegen), die der Schwerkraft der Erde entgegenwirkt. Sie steht im harmonischen Verhältnis zum Konstitutionstyp des Kindes und seinen körperlichen Proportionen ohne sonderliche Abweichungen der Wirbelsäule sowohl in seitlicher als auch frontaler Richtung.

Es wird zwischen Ruhehaltung (passive Haltung) und Arbeitshaltung (aktive Haltung) unterschieden. In der *Ruhehaltung* sind die Muskeln (aktiver Teil des Halteapparates) weitgehend erschlafft, während die Bänder (passiver Teil des Halteapparates) angespannt sind. Durch die unveränderliche Größe der Knochen und Bänder gibt es beim Kind, bei jedem Menschen nur eine typische Ruhehaltung, die bei lockeren Bändern stärker ausgeprägt ist als bei straffen.

Im Gegensatz dazu sind bei der *Arbeitshaltung* die Muskeln angespannt und die Bänder erschlafft. Die fließende Tätigkeit der Muskulatur ermöglicht die verschiedensten Gelenkstellungen. Demzufolge gibt es außerordentlich zahlreiche Arbeitshaltungen. Nur die volle Aufrichtung des Körpers vollzieht sich bei jedem einzelnen Kind stets gleich, denn sie entsteht bei Anspannung aller, den kindlichen Körper streckenden Muskeln.

Will die Kindergärtnerin gezielt auf die Körperhaltung der Kinder ihrer Gruppe Einfluß nehmen, muß sie diese beurteilen können. Dafür ist der Haltungstest nach Matthias geeignet. Er wird wie folgt durchgeführt:

■ Das Vorschulkind wird aufgefordert, sich gerade und maximal aufrecht hinzustellen

Haltungstest nach Matthiass

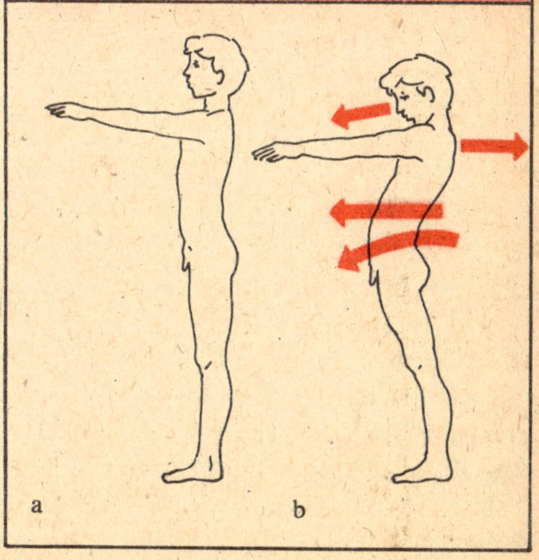

und die Arme rechtwinklig gestreckt vor den Rumpf zu halten. In dieser Stellung muß es 30 Sekunden verharren. Wenn die Körperumrisse nach 30 Sekunden unverändert bleiben, dann kann man auf eine leistungsstarke und damit haltungsgesunde Muskulatur schließen. Der Gleichgewichtszustand zwischen der Schwerkraft und den eigenen Haltekräften ist hergestellt. Das Kind hat eine auffällige Haltung, wenn es beim Test den Oberkörper neigt und Schultergürtel und Bauch nach vorn treten.

■ Eine gute Körperhaltung liegt dann vor, wenn z. B. im Stand bei einer mittleren Normalhaltung (es wird zwischen voll aufgerichteter straffer Haltung, mittlerer Normalhaltung und Ruhehaltung unterschieden) ein gedachtes Lot vom Scheitelpunkt (vor dem Ohr) über den Körperschwerpunkt bis hinter die Drehachse der Sprunggelenke (auf die Ballenauftrittsfläche) verläuft. Diese Haltung wird durch einen festen Mittelkörper erreicht, d. h. durch die mittlere Spannung der Bauchmuskulatur und der langen Rückenstrecker [12].

Durch die voll aufgerichtete straffe Haltung wird die Tätigkeit des Herzens und damit eine bessere Durchblutung des Körpers gefördert, während die mittlere Normalhaltung die günstigsten Voraussetzungen für eine gute Atmung und Durchblutung sichert.

> Um eine gesunde Körperhaltung herausbilden und gute Haltungsgewohnheiten entwickeln zu können, muß die Kindergärtnerin die Körperhaltung der Kinder ihrer Gruppe regelmäßig vom äußeren Erscheinungsbild her einschätzen.

Die Kindergärtnerin muß bei der Beurteilung der Körperhaltung auch das körperliche und psychische Befinden des Kindes beachten. Freude, Müdigkeit, Überlastung und Kummer drücken sich auch in der Körperhaltung aus.

2.3.7.2. Übergang von der gesunden zur krankhaften Körperhaltung

Haltungsschäden können durch eine Vielzahl von Umweltfaktoren entstehen bzw. beeinflußt werden. Das lange oder auch häufige Verweilen in einer »schlechten« Haltung ist oft der Beginn eines Haltungsschadens. Die *schlaffe Haltung* eines Kindes kann verschiedene Ursachen haben.

- Sie ist häufig Folge einer Ermüdung (Ermüdungshaltung), die z. B. durch körperliche oder geistige Überforderung, Einseitigkeit und Monotonie in den Tätigkeiten, Schlafmangel oder schlecht durchlüftete Räume verursacht sein kann.
- Sie kann auch durch *Fehlbelastung des Skeletts,* vor allem der Wirbelsäule hervorgerufen werden, z. B. wenn die Kinder lange sitzen oder stehen müssen, wenn sie durch unzweckmäßige Stuhl- und Tischgrößen zu gebeugter Haltung gezwungen sind, einseitig tragen oder zu schwere Gegenstände heben.
- Sie ist häufig Ausdruck eines *schwachen, nicht voll funktionsfähigen Halte- und Bewegungsapparates* infolge von Bewegungsmangel. Auch fehlerhafte Ernährung und häufiges Kranksein sowie psychische Belastungen (gestörtes Verhältnis zum Kollektiv) kommen als Ursachen in Frage.

Wird eine schlechte Haltung zur Gewohnheitshaltung, so entsteht daraus eine Haltungsschwäche.

Eine *Haltungsschwäche* liegt dann vor, wenn die Kinder beim Haltungstest Zeichen verminderter Leistungsfähigkeit der Muskulatur aufweisen. Es handelt sich um eine vorübergehende Störung des Gleichgewichts zwischen Schwerkraft und eigenen Haltekräften. Die Kinder haben keine Schwierigkeiten, sich aus der tiefen Ruhehaltung aufzurichten.

Haltungsschwäche liegt auch dann vor, wenn Kinder beim Stehen oder Sitzen ihre Wirbelsäule ständig wechselnd seitlich verbiegen. Man spricht auch von einer unsicheren Haltung. Sie tritt besonders in Phasen gesteiger-

Haltungs- und Untersuchungstest
aus der tiefen Ruhehaltung
zur maximalen Aufrichtung
(nach Schede; rot = tiefe Ruhehaltung)

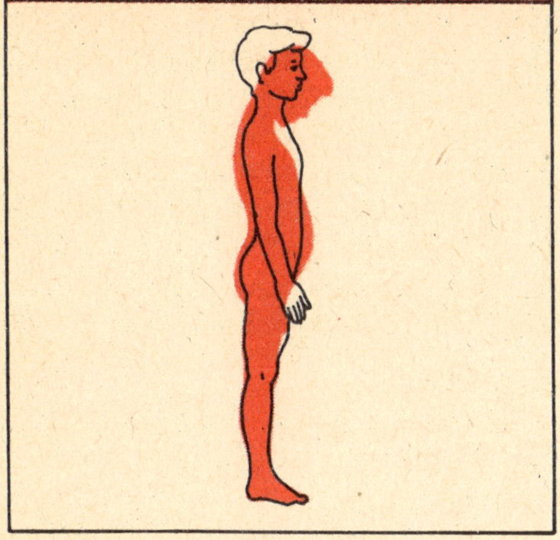

ten Wachstums und im Zusammenhang mit Erkrankungen auf.

Sind Kinder haltungsschwach, so hat das Auswirkungen auf den gesamten Organismus. Atmung und Herztätigkeit werden durch den eingefallenen Brustkorb behindert. Weniger Sauerstoff wird eingeatmet, wodurch sich die Stoffwechselprozesse verschlechtern, Wachstums- und Reifungsprozesse werden gestört.

Wird eine Haltungsschwäche bei Kindern nicht bemerkt, und werden keine haltungsfördernden Maßnahmen eingeleitet, so entstehen Haltungsfehler, Fehlhaltungen bzw. Haltungsschäden.

Haltungsschäden beeinträchtigen die Entwicklung der Leistungsfähigkeit der Kinder, gefährden ihre Schulfähigkeit und später das Ausüben bestimmter Berufe.

Je früher Haltungsschwächen bemerkt werden, um so erfolgreicher sind sie durch systematische Haltungserziehung zu korrigieren.

Das enge Zusammenwirken von Elternhaus, Kindergarten und dem betreuenden Arzt ist notwendig, damit die Maßnahmen der Haltungserziehung voll wirksam werden.

2.3.7.3. Haltungserziehung im Tagesablauf

In der Kindergartenordnung wird die Forderung nach der Entwicklung einer gesunden Körperhaltung und nach Haltungserziehung mit Nachdruck erhoben. *Haltungserziehung muß Prinzip im Tagesablauf sein.*

● Mit den Kindern müssen vielseitige allgemeinkräftigende und haltungsschulende Übungen und Bewegungsspiele durchgeführt werden. Auf diese Weise erhält besonders der Halte- und Bewegungsapparat positive Entwicklungsreize, wodurch die Wachstums- und Reifungsprozesse des Skeletts und der Muskulatur gefördert werden. Die Muskelkoordination wird verbessert, die Belastbarkeit des Halte- und Bewegungssystems erhöht.

Werden körperliche Übungen oder Bewegungsspiele durchgeführt, so muß auf den *Wechsel von An- und Entspannung* geachtet werden; die Kinder müssen Gelegenheit haben, sich aktiv zu erholen, so wird vorzeitigen Ermüdungserscheinungen vorgebeugt, einseitige Belastung verhindert.

Mit der zielgerichteten Herausbildung und Entwicklung motorischer Fähigkeiten und Bewegungsfertigkeiten im Tagesablauf werden Grundlagen für die Entwicklung einer gesunden Körperhaltung geschaffen. Besonders die Sportbeschäftigung, die tägliche Gymnastik und der Aufenthalt im Freien sind zu nutzen. Viele Spielgeräte sind für die allgemeine Körperkräftigung von großem Nutzen. Für die Entwicklung einer gesunden Haltung sind Übungen zur Kräftigung der Schultergürtelmuskulatur, der Rücken-, Gesäß- und Bauchmuskulatur sowie solche zur Kräftigung der Fußmuskulatur besonders wichtig.

Durch eine kräftige Schultergürtelmuskulatur wird eine bessere Stützleistung möglich, eine kräftige Rückenmuskulatur verbessert die aufrechte Rumpfhaltung. Die Gesäß- und Bauchmuskeln sind an allen Bewegungen beteiligt. Mit ihrer Kräftigung verbessert sich die Haltung (Empfehlungen für haltungsfördernde Übungen enthält das Buch „Körpererziehung im Kindergarten").

Zur Kräftigung der Fußmuskulatur gibt es im Tagesablauf viele Gelegenheiten. Das Barfußgehen im Gras oder im Sand sollte den Kindern oft ermöglicht werden.

● Innerhalb des Tages muß die statische Belastung auf ein Mindestmaß eingeschränkt werden. So ist es z. B. nicht sinnvoll, wenn die Kinder über eine längere Zeit nur am Tisch spielen. Es muß bedacht werden, daß sie beim Frühstück und in den Beschäftigungen wieder längere Zeit sitzen müssen.

● Von der jüngeren Gruppe an muß den Kindern das richtige Empfinden für die gesunde Körperhaltung anerzogen werden. Die Kindergärtnerin muß auf die Haltung der Kinder stets Einfluß nehmen. Sie kontrolliert bzw. korrigiert die Haltung bei den Mahlzeiten, in den Beschäftigungen, bei den Arbeitstätigkeiten und regt die Kinder an, eine gute Haltung einzunehmen, damit sie gute Haltungsgewohnheiten entwickeln. Schlechte Haltungsgewohnheiten lassen sich später nur mit Mühe korrigieren.

● In den Beschäftigungen und in der Zeit zwischen den Beschäftigungen muß den Kindern ein Haltungswechsel ermöglicht werden. Beim Malen können die Kinder z. B. auch knien oder stehen, wenn eine Staffelei vorhanden ist. Unzweckmäßige Sitzhaltungen sind zu vermeiden. Von den Kindern sollte nicht gefordert werden, beim Sitzen die Arme vor dem Körper zu verschränken oder die Hände auf die Knie zu legen.

● Räumliche und materielle Bedingungen (Raumklima, Kleidung, Arbeitsmaterial, Spielzeug, Beschäftigungsmaterial, Einrichtungsgegenstände usw.) sind für die Herausbildung einer gesunden Körperhaltung eine wesentliche Voraussetzung (↗ Fotos Nr. 22–28). Tisch und Stuhl müssen der Größe der Kinder entsprechen und in einem bestimmten Verhältnis zueinander stehen (↗ S. 152). Die Arbeitsgeräte müssen den Normen entsprechen, damit die Kinder beim Arbeiten eine zweckmäßige Arbeitshaltung einnehmen können (↗ S. 137 f.). Entwicklung einer gesunden Körperhaltung erfordert eine zweckmäßige Bekleidung (↗ 2.3.5.) und gesunde, vollwertige Ernährung (↗ 2.3.6.).

● Von haltungsfördernder Wirkung ist das Schwimmen. Beim Schwimmen wird der gesamte Halteapparat entlastet und die Beweglichkeit der Wirbelsäule erhöht, die Haltemuskulatur wird gekräftigt. Es ist sehr zu begrüßen, wenn Eltern ihren Kindern bereits im Vorschulalter Schwimmunterricht erteilen lassen.

● Haltungsschwächen sollten *rechtzeitig* erkannt werden. Die Kindergärtnerin hat im Laufe eines Tages viele Möglichkeiten, die Haltung der Kinder zu beobachten. Besonders in der Sportbeschäftigung oder auch bei der Vorbereitung zum Mittagsschlaf sollte die Kindergärtnerin sich ihre Kinder aufmerksam daraufhin ansehen. Auffälligkeiten sollte sie sowohl den Eltern als auch dem betreuenden Arzt mitteilen (↗ 5.6.). Sie ist mit dafür verantwortlich, daß ärztliche Anordnungen eingehalten werden, z. B. daß verordnete orthopädische Einlagen getragen werden, bestimmte Kinder regelmäßig am orthopädischen Turnen teilnehmen, zweckmäßiges Schuhwerk tragen usw.

Die Kindergärtnerin sollte den Eltern Empfehlungen für Haltungsübungen im Elternhaus geben, die einmal am Tag zu Hause (5 bis 10 Minuten lang) durchgeführt werden (z. B. Übung 1–6).

Übung 1

Das Kind sitzt im Schneidersitz und hält die Hände am Stab etwa in Augenhöhe. Durch Übereinandergreifen der Hände wird der Körper maximal mit intensiver Streckung aufgerichtet. Nach kurzer Auflockerung wird die Übung wiederholt.

Übung 2

Das Kind liegt auf dem Rücken. Es hält den Stab in schräger Vorhalte, und die Hüften sind leicht gebeugt. Der Stab wird jetzt mit gestreckten Armen in Richtung der Knie geschoben, so daß eine maximale Muskelan-

Haltungsschulende Körperübungen

Übung Nr. 1

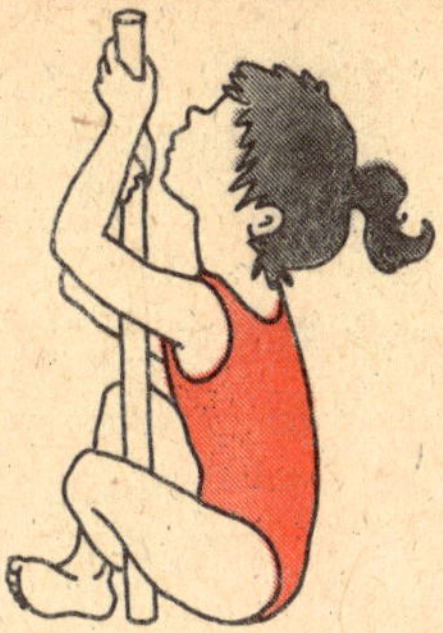

Übung Nr. 2

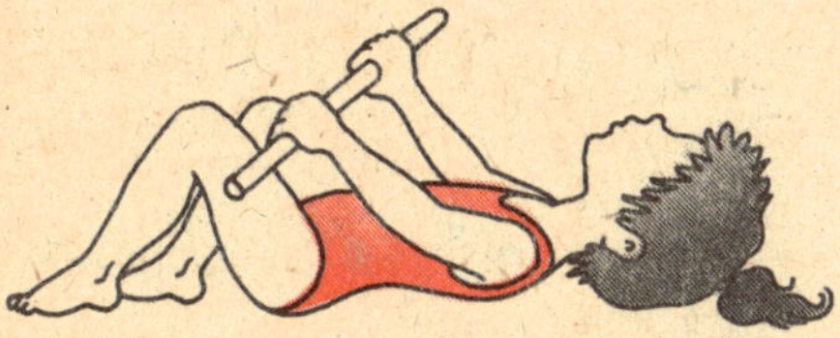

Übung Nr. 3

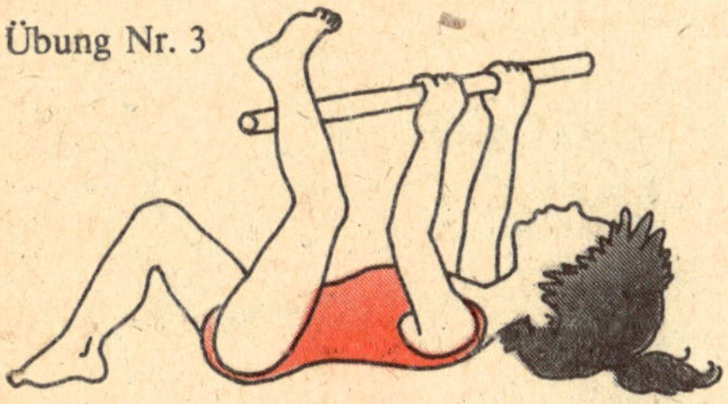

Übung Nr. 4

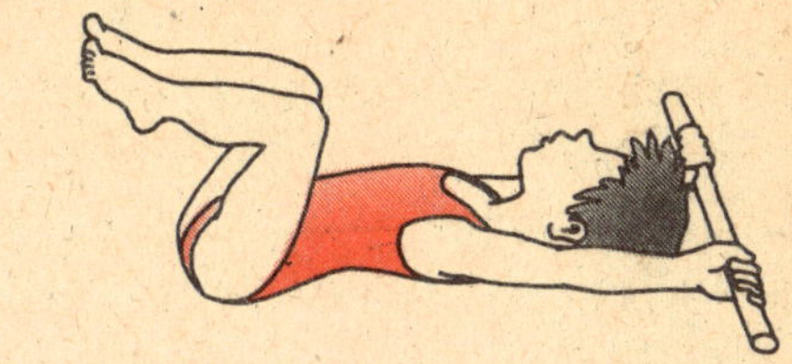

Übung Nr. 5

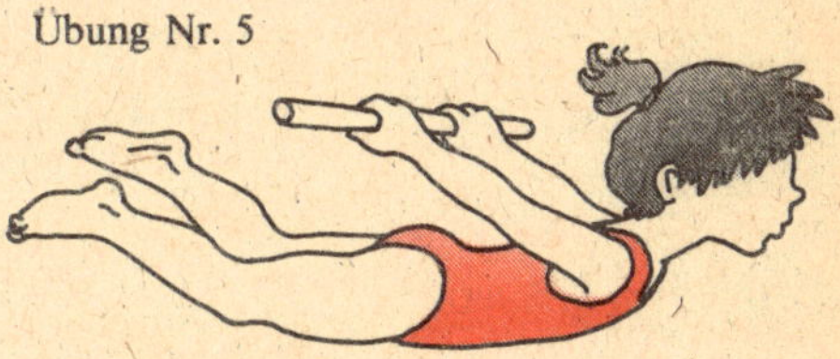

Übung Nr. 6

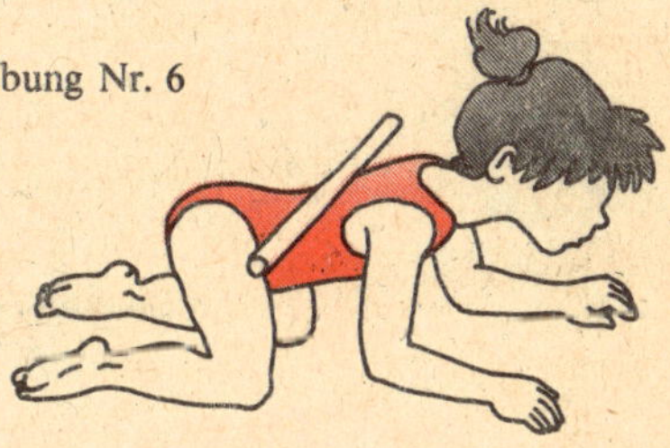

spannung im Schultergürtel erfolgt. Danach wird der Oberkörper wieder in die Ausgangslage gebracht.

Übung 3

Das Kind liegt auf dem Rücken und hält den Stab in schräger Vorhalte. Im Wechsel werden die Beine vor den Stab geführt.

Übung 4

Das Kind liegt auf dem Rücken, der Stab wird mit beiden Händen über den Kopf gehalten. Dann werden die Beine maximal gebeugt und der Oberkörper gestreckt.

Übung 5

Das Kind liegt auf dem Bauch und hält den Stab hinter dem Rücken. Der Stab wird, ohne den Griff am Stab zu verändern, im Wechsel nach rechts und links gedreht.

Übung 6

Das Kind hockt auf Knien und Unterarmen und läßt den auf dem Rücken liegenden Stab mehrmals vom Nacken zum Kreuzbein und wieder zurück zum Nacken rollen.

Haltungserziehung schließt die Vermittlung von Kenntnissen über die Notwendigkeit der gesunden Körperhaltung ein. Die Kinder müssen auch erfahren, wie sie eine gesunde Körperhaltung erwerben können.

An der Entwicklung gesunder Haltungsgewohnheiten muß zielstrebig gearbeitet werden (↗ S. 25f.).

2.3.8. Das Zusammenwirken aller konditionsfördernder Maßnahmen

Alle Maßnahmen der Konditionierung sind mit qualitativen Veränderungen in den Strukturen und Funktionen der Organsysteme verbunden. Die Hauptaufgabe der Konditionierung ist das Training der Organfunktionen. Die Effektivität der konditionsfördernden Maßnahmen hängt von der Regelmäßigkeit, Kontinuität und Reizstärke und vom Zusammenwirken *aller* konditionierenden Faktoren ab. Sie nehmen in ihrer *Gesamtheit* auf den Entwicklungsverlauf Einfluß (↗ 2.3.).

Mit den konditionierenden Maßnahmen för-

Das Zusammenwirken der konditionsfördernden Maßnahmen

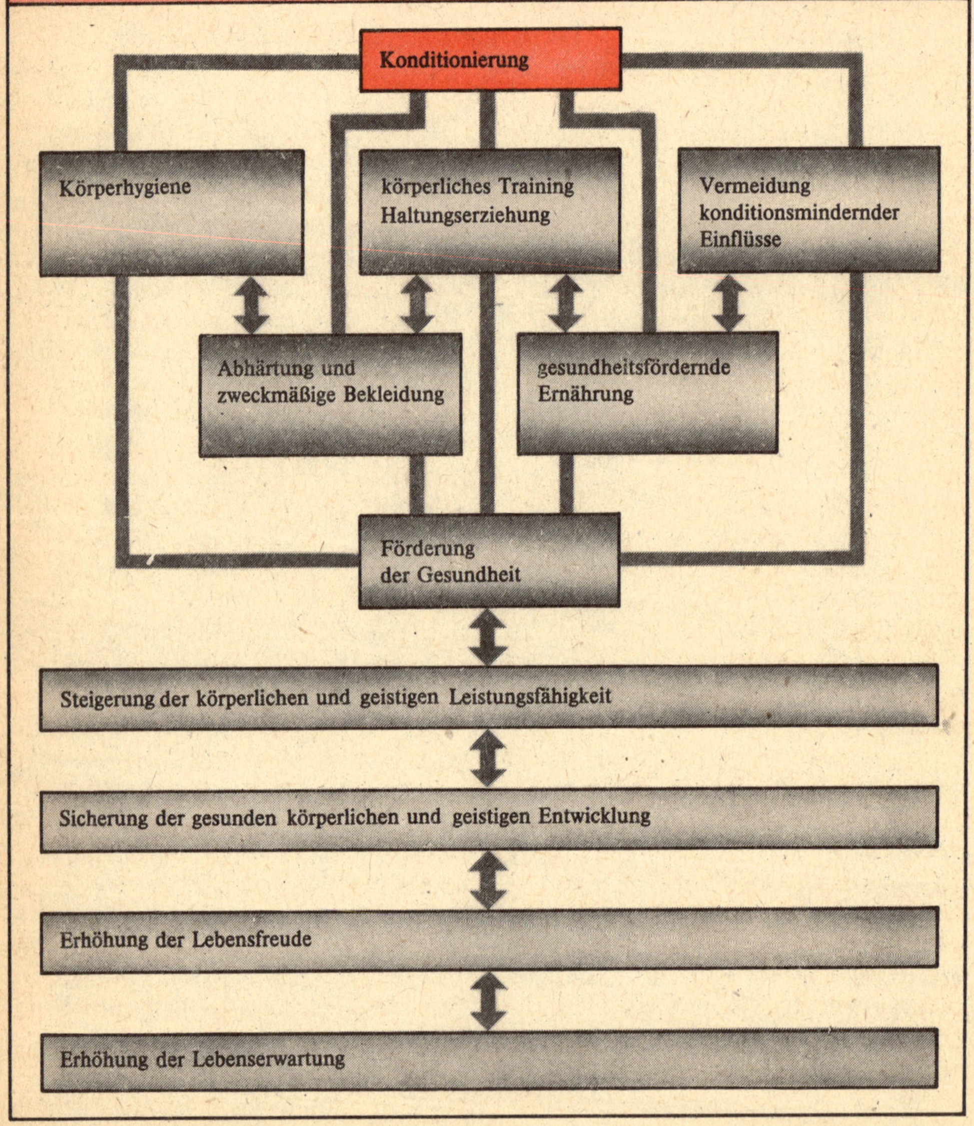

dern wir die gesunde körperliche und geistige Entwicklung der Kinder, steigern ihre Leistungsfähigkeit, erhöhen ihre Lebensfreude und Lebenserwartung.

2.4. Zu den inneren und äußeren Bedingungen einer erfolgreichen gesundheitlichen Bildung und Erziehung

Zu einigen Entwicklungsbesonderheiten

● Das Vorschulkind eignet sich Gewohnheiten und Verhaltensweisen an, indem es andere, vor allem Erwachsene, nachahmt. Mit der *Nachahmung* übernimmt das Vorschulkind Wissen, Können und Erfahrungen anderer, die es selbst noch nicht richtig einzuschätzen vermag. So werden von ihm auch falsches Verhalten und schlechte Gewohnheiten übernommen.

● Dem *Streben der Kinder nach Aktivität* und immer größerer *Selbständigkeit* muß die Kindergärtnerin gerecht werden, indem sie das Leben in der Gruppe so organisiert, daß die Kinder *hygienische Gewohnheiten und hygienisches Verhalten in der Tätigkeit üben und erwerben können.*

Die verschiedenen Organisationsformen des Tages wird sie dazu bewußt nutzen. Im Spiel liegen besonders große Potenzen der gesundheitlichen Bildung und Erziehung (↗ 3.3.3.1.).

● Auf Grund der besonderen *emotionalen Ansprechbarkeit* benötigt das Kind auch Zärtlichkeit und starke Zuwendung. Die Kindergärtnerin sollte sich für alles, was die Kinder tun und was sie bewegt, interessieren – sich um das Vertrauen der Kinder bemühen. Besitzt sie Autorität, strengen sich die Kinder besonders an, den gestellten Forderungen entsprechend zu handeln.

● Die *individuellen Besonderheiten der höheren Nerventätigkeit* der Kinder dürfen nicht außer acht gelassen werden. Von ihnen hängt ab, wie schnell sich bei Kindern Gewohnheiten entwickeln, wie stabil diese sind und unter welchen pädagogischen Bedingungen sie sich verändern lassen.

Zu einigen äußeren Bedingungen

● *Sauberkeit und Ordnung* in allen Räumen und an allen Gegenständen müssen oberstes Gebot sein. Nur wenn jeder Gegenstand sauber ist, seinen ständigen Platz hat, sich durch seine ästhetische Beschaffenheit und Anordnung harmonisch in den Raum einfügt, kann das Kind klare Vorstellungen von Gepflegtheit, vom Ästhetischen gewinnen, wird sich Abneigung gegenüber Unordnung und Unsauberkeit herausbilden.

So wird der mit Blumen geschmückte Tisch, das schöne und sorgfältig angeordnete Geschirr, die kulturvolle Umgebung das Kind anregen, ordentlich zu essen und nichts zu verschütten. Es gewinnt klare Vorstellungen von einer gepflegten Tischatmosphäre. Ein lieblos gedeckter Tisch übt eine gegenteilige Wirkung aus [5].

● Eine *zweckmäßige* und den Kräften der Kinder entsprechende *Anordnung der Gegenstände* erleichtert den Kindern den Erwerb stabiler Verhaltensweisen. Für das Erlernen des An- und Ausziehens ist es z. B. wichtig, daß jedes Kind für seine Garderobe, die Schuhe und den Turnbeutel einen festen Platz hat, an welchem es seine Sachen ablegen kann, daß es die richtige Reihenfolge des Umkleidens kennt. Klare und einheitliche Forderungen der pädagogischen Kräfte sind notwendig.

● Die Herausbildung gesundheitlichen Verhaltens erfordert eine *feste Lebensordnung* und einen bestimmten *Rhythmus im Tagesablauf* der Kinder. Werden die geplanten Zeiten für die einzelnen Organisationsformen, z. B. für die Körperpflege, eingehalten, haben die Kinder Zeit für die Nagelpflege, für das Waschen und Kämmen, können sie die erforderlichen hygienischen Fähigkeiten und Fertigkeiten erwerben. Müssen sie die Körperpflege unter Zeitdruck, unter ständigem Ermahnen, sich zu beeilen, durchführen, entsteht Hektik. Der kindliche Organismus reagiert auf solche Belastungen mit mangelnder Konzentrationsfähigkeit, geringer Lernbereitschaft und Unlustgefühlen;

das Aneignen gesundheitlichen Verhaltens wird erschwert.

● Maßgeblich wird der Erfolg der gesundheitlichen Bildung und Erziehung vom *einheitlichen Handeln des Erzieherkollektivs und des Elternhauses* bestimmt. Die Eltern sollten wissen, *welche* Fertigkeiten und Gewohnheiten die Kinder gegenwärtig im Kindergarten erwerben, damit sie zu Hause in der gleichen Art und Weise die Kinder fordern, die Bemühungen des Kindergartens unterstützen und somit den Kindern helfen, richtiges Verhalten zu erlernen.

Es empfiehlt sich, eine Wandzeitung auszuhängen, an der sich die Eltern informieren können, welche Teilhandlungen die Kinder erlernen und in welcher Reihenfolge sie diese ausführen müssen, um eine bestimmte Fertigkeit, z. B. das Anziehen der Strumpfhose oder das Ausschnauben der Nase, zu beherrschen (↗ S. 65). Eine solche Zusammenarbeit mit dem Elternhaus wird die Aneignung hygienischen Verhaltens fördern und bewirken, daß sich Fähigkeiten und Gewohnheiten festigen und daß die Kinder erworbene Fertigkeiten und Gewohnheiten auch unter veränderten Bedingungen anwenden.

2.5. Die Herausbildung hygienischer Fertigkeiten, Gewohnheiten und des hygienischen Verhaltens

Die Herausbildung gesundheitsfördernden Verhaltens erfolgt in einem längeren Prozeß innerhalb der gesamten pädagogischen Arbeit im Kindergarten.

Die Kinder eignen sich hygienische Fertigkeiten und Gewohnheiten während der gesamten Vorschulzeit an – es werden neue erworben und bekannte müssen ständig gefestigt werden. Im Programm für die Bildungs- und Erziehungsarbeit im Kindergarten ist, die Entwicklungsbesonderheiten berücksichtigend, für jede Altersgruppe festgelegt, welche hygienischen Fertigkeiten und Gewohnheiten die Kinder erwerben sollen. Sie sind notwendige Voraussetzungen für die Erziehung zum hygienischen Verhalten.

2.5.1. Wesen und Bedeutung hygienischer Fertigkeiten und Gewohnheiten

Fertigkeiten sind automatisierte Komponenten der bewußten menschlichen Tätigkeit. Wiederholtes Üben gleicher Tätigkeiten führt zur Automatisierung bestimmter Handlungen, wodurch einzelne Teiloperationen einer Handlung flüssig und mühelos vollzogen werden können.

Physiologische Grundlagen dafür sind die dynamischen Stereotyps. In der Großhirnrinde entstehen beim mehrmaligen Wiederholen einer Tätigkeit unter gleichen Bedingungen zeitweilige Verbindungen zwischen verschiedenen Nervenzentren, die das Ausführen der Handlung ohne geistige Anstrengung – eben automatisch – möglich machen. Das Nervensystem wird auf diese Weise entlastet.

Mit den Fertigkeiten eng verbunden sind die Gewohnheiten. Ihnen ist gemeinsam, daß ihre physiologische Grundlage in höheren Nervenprozessen liegt und daß sie durch ständige Übung und Wiederholung ausgebildet werden.

Gewohnheiten sind mit Bedürfnissen verbunden. Sie können gesundheitsfördernd oder gesundheitsschädigend sein.

Von klein auf müssen den Kindern richtige, d. h. gesundheitsfördernde Gewohnheiten anerzogen werden. Einmal gefestigte Gewohnheiten lassen sich nur unter Schwierigkeiten wieder verändern. Gewohnheiten sind bedeutungsvoll, weil sie zur Entlastung der bewußten und willkürlichen Handlungssteuerung und zur Stabilisierung des Verhaltens führen. Inhalt und Umfang der zu erlernenden Fertigkeiten und Gewohnheiten müssen den physischen und psychischen Entwicklungsbesonderheiten entsprechen (↗ S. 19ff.).

2.5.2. Entwicklung hygienischen Verhaltens als Lernprozeß

Die Herausbildung hygienischen Verhaltens ist verbunden mit der Verinnerlichung gesellschaftlicher Normen. Normen sind die von der Gesellschaft gesetzten Richtwerte, sind Leitlinien des Verhaltens. Mit der Verinnerlichung werden sie zur Grundlage des Handelns. Die Verinnerlichung dieser Normen verläuft als Lernprozeß.

Das geschieht durch *Beobachtung*, durch das *Erleben* gesellschaftlicher Normen, durch die pädagogische *Wertung*, durch *Lob und Tadel*, durch das Erlernen von *Regeln* und Befolgen von Hinweisen, durch die *Übernahme von Normen* aus der Literatur und durch *ständiges Üben und Anwenden* gesellschaftlicher Normen beim Tätigsein. Im Prozeß der Bildung und Erziehung müssen die Kinder erfahren, *wie*, *wann* und *warum* etwas getan werden muß.

Besitzen die Kinder z. B. bewußtes hygienisches Verhalten im Hinblick auf die Pflege ihres Haares, so müßte sich das folgendermaßen zeigen:

● Das Kind weiß, wie man das Haar kämmt (auch das Haar am Hinterkopf wird gekämmt, man muß sich des öfteren am Tage kämmen, man darf nur den eigenen Kamm benutzen, im Waschraum üben wir gegenseitige Rücksichtnahme, ausgekämmtes Haar darf man nicht auf den Boden werfen, es gehört in die Haartüte u. a.).

● Das Kind besitzt *Kenntnisse über die Bedeutung* des Haares (das Haar schmückt die Menschen, das Haar schützt den Kopf vor starker Sonne, man kann das Haar in verschiedenen Frisuren tragen).

● Das Kind besitzt *Kenntnisse über die Notwendigkeit* des Kämmens (das Haar muß gepflegt werden, dann sieht es schön aus, durch Kämmen und Bürsten wird Staub aus dem Haar entfernt; damit man gesund bleibt, muß der Kamm saubergehalten werden).

● Das Kind beherrscht die *Fertigkeit* des Haarekämmens (es kann den Kamm richtig führen, es kämmt sich vor dem Spiegel).

● Das Haar zu kämmen ist zum *Bedürfnis* geworden; das Kind kämmt sich ohne Aufforderung, kontrolliert sich selbst und macht Spielkameraden auf unordentliches Haar aufmerksam.

> Die gesundheitliche Bildung und Erziehung muß planmäßig, zielgerichtet und kontinuierlich geführt werden. Das setzt voraus, daß jede Kindergärtnerin die Ziele und Inhalte der gesundheitlichen Bildung und Erziehung kennt, das aktuelle Entwicklungsniveau ihrer Kinder erfaßt und entsprechende Maßnahmen und Methoden daraus ableitet.

An den Handlungen der Kinder, ihren Äußerungen, ihrem Verhalten und an der Ausführung einzelner Fertigkeiten kann die Kindergärtnerin die Ausgangssituation exakt einschätzen. Nachstehendes Fragemuster soll Anregungen zur analytischen Betrachtung des Entwicklungsniveaus geben.

– Welche Fertigkeiten sind bereits gefestigt und werden von den Kindern flüssig – langsam – sicher – unsicher ausgeführt?

– Welche Fertigkeiten sind angebahnt und werden mit starker – geringer Hilfe – mit – und ohne Schwierigkeiten ausgeführt?

– Welche Gewohnheiten besitzt das Kind?

– Werden Unsauberkeit bzw. Unordnung an Gegenständen, im Raum erkannt – nicht erkannt – ohne oder mit Aufforderung beseitigt?

– Welche Motive hat das Kind für die Einhaltung einer Regel? (Interesse, Freude an der Sauberkeit, Liebe zur Kindergärtnerin, Wissen über die Notwendigkeit der Sauberhaltung des Körpers, der Kleidung – Anerkennung der Forderung)

– Welche Reime, Verse, Bildgeschichten hygienischen Inhalts sind den Kindern bekannt?

Je exakter eine Analyse ist, um so realer

kann die Kindergärtnerin auf diesen Ergebnissen aufbauen und die nächsten Ziele und Aufgaben für ihre Gruppe festlegen.
Das sorgfältige Durchdenken der Aufgaben und die Ergebnisse der Analyse geben ihr die Möglichkeit, die wirksamsten Methoden auszuwählen [5].
Im Prozeß der gesundheitlichen Bildung und Erziehung spielt die Vermittlung von Kenntnissen eine bedeutende Rolle.

> Die zu vermittelnden Kenntnisse beziehen sich auf den Inhalt der vorgegebenen Normen der gesunden Lebensführung. Das Kind erwirbt Kenntnisse über die *Bedeutung, Zweckmäßigkeit* und *Notwendigkeit* von Normen. Auf diese Weise erhält es erste Einsichten in Zusammenhänge der gesunden Lebensführung und entwickelt eine Haltung und Einstellung zum hygienischen Handeln.

Mit der Aneignung hygienischer Fertigkeiten und Gewohnheiten, mit der Erziehung der Kinder zum hygienischen Verhalten werden ihnen auch Kenntnisse über den eigenen Körper vermittelt und biologische Zusammenhänge in verständlicher Weise erläutert. Dabei muß von den Erfahrungen und dem Vorstellungsvermögen der Kinder ausgegangen werden.

> Das zu vermittelnde Wissen muß faßlich, klar und wissenschaftlich einwandfrei sein. Es muß die Gefühle der Kinder berücksichtigen und ihr Verhalten positiv beeinflussen. Besonderer Wert ist auf die *aktive* Aneignung des Wissens durch die Kinder zu legen.

Kenntnisse über die Atmung, über Knochen und Muskeln könnten den Kindern z. B. in folgender Weise vermittelt werden.

■ Wie atmen wir?

Atmet einmal tief Luft ein. Wo strömt die Luft in unseren Körper ein? Durch die Nase. In der Luft sind wertvolle Stoffe, die unser Körper braucht. Damit die Luft in unsere Nase strömen kann, muß die Nase sauber sein. In der Nase wird der Schmutz durch die Feuchtigkeit und die ganz kleinen Härchen zurückgehalten. Die Luft wird in der Nase auch angewärmt. Ihr müßt ständig ein Taschentuch bei euch haben, weil ihr euch schneuzen müßt, wenn die Nase schmutzig ist oder läuft.
Könnten wir auch durch den Mund Luft holen (probieren)? Ja, aber das ist ungesund. Durch die Nase wird die Luft angewärmt. Würden wir durch den Mund atmen, käme die Luft kalt in den Hals, und wir könnten vielleicht Halsschmerzen bekommen. Wir müssen deshalb verhindern, daß die Nase verstopft ist und dürfen nicht durch den Mund atmen.
Was kann man tun, um Schnupfen zu verhindern? (Nasse Kleidung sofort ausziehen, auf warme Füße achten, nach dem Waschen kalt abspülen, Obst und Gemüse essen.)
Die Luft bleibt nicht in der Nase. Atmet einmal tief ein, beobachtet euren Körper und überlegt, wohin die Luft weiter geht! Hier zwischen Brust und Rücken wird die Luft weitergeleitet (am entblößten Oberkörper eines Kindes zeigen, die Kinder gegenseitig befühlen lassen). Beim Einatmen weitet sich der Brustkorb, beim Ausatmen fällt er in sich wieder zusammen. Die Luft geht also von der Nase durch die Luftröhre in die Lunge. Wir laufen einmal bis zur Bank. Was fällt euch auf? Was tut ihr? Schnell Luft holen, schnell atmen. Ja, weil ihr beim Laufen auch mehr Luft verbraucht habt. Ohne Luft kann der Mensch nicht leben. Wenn wir jetzt die Arme hochheben und atmen, können wir noch mehr Luft in die Lungen bringen. Laufen und richtig atmen stärkt die Lunge. Es ist gut für uns, wenn wir uns oft und lange im Freien aufhalten und bewegen. Sind wir im Zimmer, müssen wir häufig lüften. Auch beim Schlafen müssen wir für frische Luft sorgen [5].

■ In unserem Körper sind Knochen und Muskeln.

Jeder Mensch hat in seinem Körper Knochen. Fühlt einmal am Schienbein, Ellenbogen, Knie, Brustbein! Wie fühlt sich das an? Hart! Das sind Knochen. Am Rücken können wir die Wirbelsäule fühlen und sehen. Mit Hilfe der Knochen können wir uns aufrecht halten und stehen, weil die Knochen unseren Körper stützen.

Jeder Mensch hat viele Knochen. In den Armen und Beinen sind die Knochen *beweglich* aneinander befestigt. Wir können deshalb Arme und Beine einknicken, aber die Knochen allein können sich nicht bewegen. Das tun die Muskeln. Außer den Knochen haben wir noch Muskeln. Ballt die Hand zur Faust und winkelt den Arm an! Umschließt mit der anderen Hand euren Oberarm! Streckt und beugt den Arm abwechselnd!

Wir können fühlen, daß sich etwas im Arm bewegt. Das sind die Muskeln, die sich zusammenziehen und wieder entspannen. Die Muskeln sitzen fest an unseren Knochen und umgeben sie. Das ist bei den Armen genauso wie bei den Beinen. Wenn wir uns bewegen wollen, dann ziehen sich unsere Muskeln an den Beinen zusammen und entspannen sich. Das erfolgt im Wechsel, und somit werden unsere Knochen bewegt, d. h., wir können laufen, gehen, springen, tanzen usw. Um uns bewegen zu können, müssen Muskeln und Knochen gesund bleiben. Damit unsere Muskeln kräftig werden, treiben wir viel Sport.

Zur Rolle der Motive

Motive sind Grundlage für die Bereitschaft der Kinder, Aufgaben freudig zu übernehmen, Forderungen nachzukommen, Regeln zu beachten, sich erwartungsgemäß zu verhalten und ihr Verhalten selbst zu kontrollieren.

Motive sind subjektive Beweggründe für das Verhalten und eng mit den Bedürfnissen der Kinder und den angestrebten Zielen der Handlung verbunden.

Im Vorschulalter wirken immer mehrere Motive gleichzeitig auf das Verhalten der Kinder. So kann das Säubern des Spielzeugs vom Kind gern und freudig übernommen werden, weil es der Kindergärtnerin eine Freude machen will, aber auch gleichzeitig deshalb, weil es an dieser Tätigkeit Spaß hat, und weil es dabei im Wasser plantschen kann.

Der Forderung, beim Waschen nicht mit Wasser zu spritzen, kommt das Kind aus verschiedenen Gründen nach, z. B. weil es gewohnt ist zu gehorchen, weil es die Kindergärtnerin liebt und sie nicht enttäuschen will, weil es weiß, daß das Spritzen mit Wasser die Kleidung der Spielgefährten durchnäßt.

Motive für gesundheitsförderndes Verhalten sollen das Kind veranlassen, sich entsprechend den Forderungen einer gesunden Lebensführung zu verhalten. So soll es sich z. B. veranlaßt fühlen, vor dem Essen und nach Benutzen der Toilette die Hände zu waschen, damit es nicht krank wird. Daraus ergeben sich für den Prozeß der gesundheitlichen Bildung und Erziehung Konsequenzen:

- Motive für gesundheitsförderndes Verhalten müssen an Kenntnisse und Erfahrungen der Kinder anknüpfen, entwickelte Vorstellungen berücksichtigen und das Kind vor allem emotional ansprechen.
- Es ist zu beachten, daß bei den Kindern unterschiedliche Konstellationen von Beweggründen für das Handeln wirksam sein können.
- Die Kindergärtnerin hat zu beachten, daß im Vorschulalter die rationale Komponente noch nicht in dem Maße wirken kann, wie das z. B. beim Schulkind der Fall ist.
- Alle Verhaltensregeln müssen den Kindern aus hygienischer, ästhetischer und ethischer Sicht von der Kindergärtnerin faßlich und eindrucksvoll begründet werden.
- Alle Einstellungen und Handlungen sind zu bekräftigen, die die positive personelle Beziehung des Kindes, z. B. zur Kindergärt-

nerin, zu den Eltern, zu den Großeltern verstärken, da Kinder in diesem Alter stark gefühlsmäßig an die Erwachsenen gebunden sind.

- Es ist solches Verhalten zu bekräftigen, das positive soziale Gefühle der Kinder weckt und vertieft (z. B. Peter fühlt sich nicht wohl, wir verhalten uns ruhig und rücksichtsvoll, das tut ihm gut. Wir wünschen uns, daß es ihm bald besser geht).
- Motivationen sollen an erlebbare Grundbedürfnisse anknüpfen, an Erfahrungen des Kindes, die von ihm freudig, emotional positiv erlebt werden. Den Wert der Gesundheit begreifen Vorschulkinder vor allem über positive Erlebnisse (z. B. wenn ich gesund bin, kann ich in den Kindergarten gehen, mit meinen Freunden spielen, baden gehen usw.; wenn ich esse, wachse ich, ich werde stark und kann der Mutti helfen).

Krankheit wird vom Kind ebenfalls immer nur konkret erlebt (z. B. wenn ich krank bin, muß ich im Bett bleiben).

Das Androhen von Krankheit und von möglichen negativen Folgen für das Kind sollte kein Erziehungsmittel sein.

- Motive für gesundheitsförderndes Verhalten übernehmen die Kinder von den Erwachsenen, sie lassen sich von deren Wertungen über eine Sache, einen Sachverhalt leiten.

■ Das Vorschulkind übernimmt und lernt: Ich esse nur *sauberes*, gewaschenes Obst, von *schmutzigem* Obst kann ich krank werden. Wenn ein Kind *gesund* ist, kann es spielen, *kranke* Kinder können nicht in den Kindergarten gehen, ich will gesund bleiben. Ich muß eine *gute* Körperhaltung einnehmen, von einer *schlechten* Körperhaltung bekomme ich einen krummen Rücken, er geht nicht mehr weg. Ich ziehe meine Kleidung *ordentlich* an. Wer sich *unordentlich* anzieht, sieht nicht schön aus, man kann sich auch erkälten. *Ausgeschlafene* Kinder haben mehr Spaß am Spielen und Lernen als *müde* Kinder usw.

Die Begriffspaare sauber – schmutzig, ordentlich – unordentlich, munter – müde, gesund – krank, gut – schlecht helfen der Kindergärtnerin, die ethische Begründung für ein richtiges Verhalten zu finden ([5]; S. 13). Sie wird diese ethischen Begründungen bei der Wissensvermittlung emotional vorbringen. Dabei stellt die moralische Motivation (gut – schlecht) die höchsten Ansprüche an das Verständnis der Kinder.

Vom pädagogisch-psychologischen Können der Kindergärtnerin hängt wesentlich ab, inwieweit sich bei den Kindern innere Beweggründe für hygienisches Verhalten herausbilden und stabilisieren können.

2.6. Mittel und Methoden der gesundheitlichen Bildung und Erziehung

2.6.1. Methodische Hinweise zur gesundheitlichen Bildung und Erziehung

Kindliches Handeln und Ergebnisse der kindlichen Tätigkeit werden entscheidend von den Mitteln und Methoden der Bildung und Erziehung beeinflußt. Die gesundheitliche Bildung und Erziehung verlangt nicht den Einsatz spezifischer Mittel und Methoden. Die Auswahl wird bestimmt vom Entwicklungsstand der Gruppe, von der Zielstellung, von den ausgewählten Inhalten, vom Ausbildungsgrad der Fertigkeiten, Gewohnheiten und des hygienischen Verhaltens, von verschiedenen Situationen im Tagesablauf, von den räumlichen, materiellen, zeitlichen und örtlichen Bedingungen und von der Anzahl der Kinder.

Bei Vorschulkindern überwiegt das konkrete, anschaulich-bildhafte Denken. Im Zusammenhang mit dem praktischen Handeln kommt der Demonstration und Erläuterung, der kontinuierlichen Wiederholung der Forderungen, dem individuellen Gespräch, der Übung und Anwendung der Fertigkeiten und Gewohnheiten unter gleichen und veränderten Bedingungen, der Hilfeleistung, der Kontrolle und der richtigen Anwendung von Lob und Tadel besondere Bedeutung zu.

2.6.2. Methodisches Vorgehen bei der Herausbildung hygienischer Fertigkeiten

Fertigkeiten werden durch ständiges Üben enwickelt. Wir unterscheiden dabei die *Aneignungsphase* und die *Phase der Festigung und Vervollkommnung* bis zur automatisierten Handlung. Welche Methode die Kindergärtnerin wählt, hängt von der anzustrebenden Qualitätsstufe ab. Die Kinder benötigen eine ihnen verständliche Zielorientierung und einen Überblick über die Gesamthandlung. Bei der Erstaneignung von Fertigkeiten ist es wichtig, daß die Kindergärtnerin den Kindern die Teilhandlungen vormacht, zeigt, erläutert. Die Kinder führen anfangs die Teilhandlungen nach Diktat aus und prägen sich diese dabei ein. Das Einprägen wird erleichtert, wenn die Kindergärtnerin langsam und exakt die einzelnen Schritte erklärt und demonstriert. Das setzt voraus, daß sie sich die Teilhandlungen genau überlegt hat. Das Anziehen der Strumpfhose, das Händewaschen und das Ausschnauben der Nase könnte in folgende Teilhandlungen zerlegt werden.

■ *Teilhandlungen beim Anziehen der Strumpfhose*

– Die Strumpfhose wird im Sitzen angezogen. Sie wird so auf die Beine gelegt, daß oben *eine* Naht zu sehen ist und die Seite mit zwei Nähten nach unten zeigt.

– Das erste Hosenbein wird angezogen, indem beide Daumen in das Hosenbein hineinfassen und Zeige- und Ringfinger der linken und rechten Hand die Strumpfhose aufkrempeln, bis sich beide Daumen im Fuß des Strumpfhosenbeins befinden.

– Das erste Bein wird in den Füßling hineingesteckt; wenn sich der Fuß im Füßling befindet, wird das Hosenbein langsam nachlassend hochgezogen.

– Die beiden Daumen bleiben so lange im Strumpfhosenbein, bis das ganze Bein bekleidet ist.

– In gleicher Weise wird das andere Hosenbein angezogen.

– Sind beide Beine bekleidet, steht das Kind auf und zieht die Strumpfhose über den Po bis in die Taille, dabei fassen wieder beide Daumen (rechts und links gleichzeitig) in die Strumpfhose, und die anderen Finger drücken von außen dagegen (↗ Foto Nr. 18).

■ *Teilhandlungen beim Händewaschen*

– Ärmel hochstreifen,
– Wasserhahn aufdrehen,
– Hände naßmachen,
– Hände einseifen,
– Seife weglegen,
– Innen- und Außenflächen und Handgelenke kräftig reiben, danach Hände unter fließendem Wasser abspülen,
– Hände abschütteln (ohne zu spritzen),
– Wasserhahn zudrehen,
– Handtuch vom Haken nehmen,
– Hände abtrocknen,
– Handtuch anhängen,
– Ärmel herunterstreifen.

■ *Teilhandlungen beim Ausschnauben der Nase*

– Mit beiden Händen das Taschentuch öffnen und jeweils zwischen Daumen und Zeigefinger festhalten,

– zwischen beiden Händen die Nase tief in das Taschentuch stecken,

– Taschentuch mit Zeige-, Mittel- und Ringfinger beider Hände an die Nase drükken, damit nichts vom Sekret vorbeilaufen kann,

– jeweils mit Zeige- und Mittelfinger einer Hand ein Nasenloch zudrücken und durch das andere schneuzen,

– sind beide Nasenlöcher frei geschneuzt, das Sekret mit Zeige- und Mittelfinger nach vorn in das Taschentuch wischen.

– die mit Nasenschleim beschmutzte Stelle des Taschentuches zusammenfalten und nochmals mit einer noch sauberen Stelle des Taschentuches die Nase putzen, um auch den letzten Schmutzrest zu entfernen,

– das zusammengefaltete Taschentuch tief in die Hosentasche stecken bzw. in den dafür vorgesehenen Behälter werfen.

In der Phase der Aneignung erwirbt das Kind

elementare Fertigkeiten. Es führt die Teilhandlungen noch unsicher bzw. fehlerhaft und manchmal in der falschen Reihenfolge aus. Versäumt die Kindergärtnerin in dieser Phase die Kontrolle und Korrektur, so bilden sich falsche Handlungen bei den Kindern aus, die schwer zu korrigieren sind. Der Kindergärtnerin muß es gelingen, die Aufmerksamkeit der Kinder bei diesen Vorgängen voll zu erringen.

In der Phase der Festigung und Vervollkommnung sollen die Kinder vielfältige Möglichkeiten erhalten, zu üben, sich im Ausführen von Fertigkeiten zu vervollkommnen. Auch das indirekte Üben im Spiel (besonders im Rollenspiel, in didaktischen Spielen) trainiert die Fertigkeiten. Auch während der Festigung muß die Kindergärtnerin die Kinder kontrollieren, ihr Urteil abgeben und konsequente Forderungen stellen. Mit steigendem Anforderungsniveau wird sie umfassendere Aufgaben stellen, so daß die Teilhandlungen in diese Forderungen einfließen.

Das Üben der bestimmten Handlungen führt unter ständiger Kontrolle allmählich zur Ausbildung der geforderten Fertigkeit der Kinder.

2.6.3. Methodische Hinweise zur Herausbildung hygienischer Gewohnheiten und des bewußten hygienischen Verhaltens

Der Erwerb von Gewohnheiten schließt ein, daß die Kinder die Notwendigkeit bestimmter Handlungen erfahren müssen. ELKONIN und LJUBLINSKAJA unterscheiden einzelne Qualitätsstufen von der Fertigkeit bis zum selbständigen bewußten Handeln.

Erste Stufe: Aneignung elementarer Fertigkeiten

Sie sind noch unbeständig, der Handlungsvollzug erfolgt auf direkte Weisung und durch Unterstützung. Schwierigkeiten entmutigen das Kind. Das Tätigkeitsmotiv ist das Interesse an der Tätigkeit, nicht das Resultat. Das Kind zeigt wenig Beharrlichkeit, ist leicht ablenkbar.

Zweite Stufe: Festigung elementarer Fertigkeiten

Das Kind ist anfangs noch unsicher und unbeständig, es braucht noch Hilfe und Unterstützung bei komplizierten Tätigkeiten. Seine Aufmerksamkeit ist von größerer Beharrlichkeit. Es zeigt eine starke emotionale Reaktion auf das Urteil der Erwachsenen.

Dritte Stufe: Ausbildung von Gewohnheiten

Fertigkeiten sind beständig und werden sicher beherrscht sowie in gewohnten Situationen und unter gleichen Bedingungen selbständig angewendet, sie sind zum Bedürfnis geworden. Das Kind handelt entsprechend der Verhaltensregel, unterscheidet zwischen Sollen und Nichtdürfen, zwischen richtiger und falscher Ausführung einer Tätigkeit. Das Tätigkeitsmotiv ist das Interesse an der Qualität der Tätigkeit und am Resultat. Es zeigt größere Beharrlichkeit, ist nicht mehr ablenkbar. Es beginnt, die Tätigkeit der anderen Kinder einzuschätzen, ist aber selbst empfindlich gegenüber Kritik.

Vierte Stufe: Anfänge selbständigen bewußten Handelns

Das Kind besitzt gefestigte Fertigkeiten und Gewohnheiten. Die Verhaltensregeln steuern das Verhalten und das Handeln auch unter veränderten Situationen und Bedingungen.

Der Handlungsvollzug ist dem Ziel der Handlung untergeordnet; das Kind besitzt die Einsicht in die Notwendigkeit des geforderten Verhaltens. Es kann sein eigenes Verhalten und Handeln und das der anderen richtig einschätzen. Es zeigt gefestigte Verhaltensformen und selbständiges bewußtes Handeln [5].

Die Übergänge von einer Qualitätsstufe zur anderen sind fließend. Die vierte Stufe wird vorwiegend erst am Ende des Vorschulalters erreicht. Der Übergang von einer Qualitätsstufe zur anderen verlangt eine allmähliche Veränderung des Führungsstils der Kindergärtnerin. Inhalt und Form der Anforderungen müssen sich ändern. Die direkte Weisung tritt in den Hintergrund. Im Vordergrund stehen indirekte generalisierte Aufforderungen in Form von Erinnerungen, Fragen, Hinweisen zur Selbstkontrolle, z. B. »Wir wollen gleich frühstücken!« oder »Ist an der Kleidung alles in Ordnung?«, »Bereitet euch auf den Spaziergang vor!«

Die Kinder müssen allmählich lernen, allgemeine Verhaltensregeln einzuhalten. Die Kontrolle darf jedoch auch bei größerer Selbständigkeit nicht vernachlässigt werden, sie erfolgt lediglich in anderen Formen und auf indirektem Weg. Nur über die Kontrolle kann die Kindergärtnerin den Entwicklungsstand genau einschätzen.
Die Entwicklung des selbständigen bewußten Handelns schließt ein, den Kindern die Möglichkeit zu geben, sich unter veränderten Bedingungen zu üben, sich auf solche einzustellen.

»Die Kinder müssen die Möglichkeit erhalten, bestimmte Verhaltensregeln *nach ihrer Zweckmäßigkeit* und in einer sich *aus dem natürlichen Zusammenhang ergebenden Situation* anzuwenden und nicht nur in einer dafür vorgegebenen Zeit. Das Wissen um die Bedeutung der Regel ›Nach der Toilette, vor den Mahlzeiten und wenn die Hände schmutzig geworden sind, werden sie gewaschen‹, wird den Kindern nicht bewußt, wenn sie nach jeder Organisationsform (9 bis 10mal am Tage) die Hände waschen müssen. Mit der Regel ›Nach Gebrauch werden die Spielsachen aufgeräumt‹, kann nicht die Selbständigkeit der Kinder entwickelt werden, wenn diese nur im Gruppenraum ihre Spielsachen aufräumen müssen und der Spielplatz nicht in diese Aufgabenstellung einbezogen wird. Mit solchen und ähnlichen Forderungen fördert die Kindergärtnerin nur mechanisches Tätigsein. Neben den feststehenden hygienischen Organisationsformen sind auch die natürlichen, lebensechten, niemals starren Situationen des Tages im Spiel, in der Beschäftigung, bei dem Spaziergang, beim Aufenthalt im Freien, beim Tagesbeginn, bei Ausflügen oder in öffentlichen Einrichtungen sinnvoll für die Erziehung zum selbständigen bewußten hygienischen Handeln und Verhalten zu nutzen« ([5]; S. 42).

2.6.4. Überblick über Mittel der gesundheitlichen Bildung und Erziehung und ihre Verwendung

Der Erfolg der gesundheitlichen Bildung und Erziehung hängt auch von geeigneten Mitteln ab. Mit ihrer Hilfe werden den Kindern bestimmte Sachverhalte verdeutlicht. Dias, Anschauungstafeln, Reime, Gedichte und Geschichten mit gesundheitserzieherischem Inhalt sind von großem pädagogischen Wert, zumal Rationales und Emotionales eng miteinander verbunden sind. Bilderbuchgeschichten wie »Vom Peter, der sich nicht waschen wollte«, »Vom Moritz, der kein Schmutzfink mehr sein wollte« oder die Dia-Reihe zur Gesundheitserziehung im Kindergarten sind besonders geeignete Mittel der gesundheitlichen Bildung und Erziehung. Vom Deutschen Hygienemuseum Dresden wurden ebenfalls Materialien für das Vorschulkind entwickelt. Die lustigen Geschichten »Eine Naschkatze«, »Drei sind gegen Zwackezahn«, »Und dann kam Kundi«, »Wie das Strickmännlein den Kobold Huckepack besiegte«, »Kundi und die Wunderwaschmaschine«, »Rätsel um Frank« und von der Erzieherin selbst erdachte Geschichten begeistern die Kinder sehr und bewirken durch ihren künstlerisch-ästhetisch gestalteten Inhalt oft mehr als eine Ermahnung. Solche Mittel werden natürlich stets aus der Sicht der Gesamtzielstellung der Bildungs- und Erziehungsarbeit verwendet. Neben den bekannten Reimen wie »Messer, Gabel, Scher' und Licht, sind für kleine Kinder nicht«, »Vor dem Essen, nach dem Essen Händewaschen nicht vergessen« u. a. sollte die Kindergärtnerin sich selbst neue Verse und Reime überlegen und

diese den Kindern im geeigneten Moment, vor oder während der Körperpflege, vor den Mahlzeiten, vor dem Mittagsschlaf oder bei anderen Gelegenheiten vortragen. Damit unterstützt sie den Erwerb gesundheitlicher Verhaltensweisen, erfreut die Kinder und trägt zur Entwicklung einer fröhlichen Atmosphäre im Kindergarten bei.
Allen Kindern ist »Kundi« als Handpuppe bekannt. Er sollte öfter mit einer Rolle im Tagesablauf bedacht werden. Kinder der jüngeren Gruppe kann er bei der Körperpflege, bei den Mahlzeiten oder der Vorbereitung zum Mittagsschlaf beobachten und sie für Anstrengungen loben. Puppenspiele oder Etüden, in denen in verallgemeinerter, spaßiger Form gesundheitserzieherischer Inhalt dargeboten wird, verfehlen nie ihre Wirkung. Überhaupt muß die Kindergärtnerin dem Puppenspiel und dem didaktischen Spiel als Mittel der Bildung und Erziehung mehr Aufmerksamkeit schenken. Im didaktischen Spiel haben die Kinder Gelegenheit, ihre Kenntnisse anzuwenden, Fähigkeiten und Fertigkeiten können zielstrebig herausgebildet werden.

2.6.5. Gesundheitliche Bildung und Erziehung im Tagesablauf

Die Kindergärtnerin sollte keine Möglichkeit verschenken, im Tagesablauf gesundheitserzieherisch auf die Kinder einzuwirken.

Hygienische Fähigkeiten, Fertigkeiten und Gewohnheiten, gesundheitsförderndes Verhalten eignet sich das Kind in der Kindergruppe und in seiner Familie unter Leitung der Erwachsenen an. Deshalb spielen das *persönliche Beispiel* und die *Einheitlichkeit in den Forderungen der Erwachsenen,* der Eltern und pädagogischen Kräfte des Kindergartens, eine große Rolle.

Die Kinder ahmen in diesem Alter viel nach, was auf die Ausbildung von hygienischen Fertigkeiten und Gewohnheiten, also auf das gesundheitsfördernde Verhalten Einfluß hat. Die Hinweise und Forderungen der Erwachsenen an die Kinder dürfen nicht im Gegensatz zum eigenen Verhalten stehen. Das Äußere und das Verhalten der Kindergärtnerin und der Eltern soll den Kindern als Vorbild dienen.
Das gute Beispiel der Kinder sollte die Kindergärtnerin als Erziehungsmittel nutzen. Sie macht die Kinder auf Spielkameraden aufmerksam, die sich ordentlich gekämmt oder selbständig angezogen haben, die pfleglich mit Spielzeug umgehen, die das Taschentuch richtig benutzen usw. Das spornt die anderen Kinder an, sich ebenso zu verhalten. Dabei muß sie sehr feinfühlig vorgehen, damit sich kein Kind verletzt fühlt. Immer sollte deshalb das positive Beispiel im Mittelpunkt stehen. Verstoßen Kinder gegen eine Regel, sollten die Kinder daran erinnert werden, wie sie sich richtig verhalten müssen, ohne gleich zu tadeln oder gar zu strafen. Stellt die Kindergärtnerin bei einzelnen Kindern Erziehungserfolge fest, bemerkt sie, daß neue Fertigkeiten angeeignet sind, daß z. B. ein Kind erstmals seinen Mantel allein zugeknöpft hat, dann muß sie dieses Können dem Kind selbst bewußtmachen, es loben, seinen Entwicklungsfortschritt würdigen, sie muß ihm bewußtmachen und sagen: »Früher mußte ich deinen Mantel zuknöpfen, und nun kannst du es schon allein!« Auch wenn Kinder unaufgefordert, von allein daran denken, wie man sich verhalten soll, muß das die Aufmerksamkeit und Würdigung der Kindergärtnerin hervorrufen. Lob beschleunigt die Ausbildung hygienischen Verhaltens.
Die individuelle Zuwendung ist für die Ausbildung von Fertigkeiten und Gewohnheiten sehr wichtig. Alle Hinweise müssen den Kindern freundlich, im ruhigen Ton und ermutigend gegeben werden, damit erreicht die Kindergärtnerin eine positive Einstellung zu

den Forderungen. In allen Organisationsformen und Tätigkeiten der Kinder gibt es viele Möglichkeiten gesundheitserzieherischer Einwirkungen.

Die Beschäftigungen zu verschiedenen Sachgebieten bieten viele Ansatzpunkte für die gesundheitliche Bildung und Erziehung. In den Beschäftigungen zum Sachgebiet Muttersprache ist der Gegenstand die Spracherziehung, der Inhalt aber kann aus der gesundheitlichen Bildung genommen werden. Viele Geschichten, mit denen die Kinder in der Literaturbeschäftigung bekannt werden, oder auch didaktische Spiele haben einen gesundheitserzieherischen Inhalt.

Beschäftigungen zum Bekanntmachen mit der Natur führen die Kinder zu Erkenntnissen, wie »Alle Lebewesen müssen Nahrung aufnehmen, um zu wachsen«, »Manche Früchte kann man nicht essen« u. v. a. m.

In der Musik- und Sportbeschäftigung wird die Kindergärtnerin bewußt an der Erziehung zur gesunden Körperhaltung arbeiten und das Bedürfnis nach regelmäßiger sportlicher Betätigung anbahnen.

Werden die Kinder mit Werktätigen (Köchin, Krankenschwester u. a.) und dem Nutzen ihrer Arbeit für alle Menschen bekannt gemacht, werden auch Fragen der gesundheitlichen Bildung und Erziehung berührt.

In Spielen wie »Arzt«, »Kinderkrippe«, »Familie«, »Nationale Volksarmee«, »Sportfest« u. a. gestalten die Kinder auch gesundheitlichen Inhalt. Die Kindergärtnerin sollte in ihrer Führung darauf eingehen und den Kindern Zusammenhänge der gesunden Lebensführung bewußtmachen. In didaktischen Spielen (Quartettspiele, Bilderlotto) können die Kinder gesundheitserzieherische Kenntnisse festigen und auch anwenden. Solche Spiele dienen der Verallgemeinerung, Systematisierung und Anwendung von Kenntnissen. Weitere Möglichkeiten sind

Spiele, in denen Utensilien einer Handlung zugeordnet werden

■ *Was gehört zusammen?*

Auf einem Tisch liegen verschiedene Utensilien zur Körperpflege. Das Kind ordnet die Zahnbürste zum Becher und zur Zahnpaste – ebenfalls das Handtuch zum Seiflappen und zur Seife – und sagt, wofür sie gebraucht werden. Vier oder fünf Kinder suchen sich die Dinge heraus, die sie zu einer bestimmten Tätigkeit benötigen, die ihnen vorher genannt wurde. Wer hat seine Sachen am schnellsten gefunden? [5].

Spiele, in denen die Reihenfolge bestimmter Handlungen geordnet wird

■ *Junge und Mädchen richtig anziehen*

Zwei Puppen werden als Junge und Mädchen vor den Kindern angezogen, dann wieder ausgezogen. Die Puppenkleidung liegt ungeordnet auf dem Tisch, sie ist von den Kindern schnell in der richtigen Reihenfolge zu ordnen. Zuletzt werden die Kinder in vier Gruppen eingeteilt. Die Ersten der Gruppe ziehen die Puppen aus (je ein Kind ein Kleidungsstück) und legen die Kleidung in der Reihenfolge sortiert hin. Die Zweiten der Gruppe ziehen die Puppen wieder an. Die Gruppe, die die wenigsten Fehler macht, hat gewonnen.

Spiele, in denen die Kinder falsche Verhaltensweisen oder fehlerhafte Handlungen finden müssen

■ Einige Kinder spielen auf Anregung der Kindergärtnerin einen Handlungsverlauf fehlerhaft vor. Die übrigen Kinder müssen den Fehler herausfinden (z. B. falsch gedeckter Tisch) und verbessern. Sie nennt z. B. ein Gericht, die Kinder holen daraufhin das nötige Geschirr und Besteck (Spielzeug); oder der Tisch wird gedeckt, dann wird gefragt, ob mit diesem Besteck Eierkuchen gegessen werden kann [5].

Das Puppenspiel spricht die Kinder emotional sehr an. Eine Etüde könnte sein:

■ *Was Moritz vergessen oder falsch gemacht hat*

Die Kindergärtnerin spielt mit der Handpuppe Moritz eine kurze Szene vor (Händewaschen, Zähneputzen, Schnupfen). Sie läßt die Puppe bei jeder Szene einen Fehler machen (z. B. Niesen und die Nase am Ärmel abwischen). Die Puppe begleitet ihre Handlungen mit einigen Worten, z. B. »So, nun trockne ich mich ab«, dabei wedelt sie das Handtuch durch die Luft. Die Fehler müssen immer schwieriger werden. Damit *alle* Kinder über das Dargestellte nachdenken, wird abgesprochen, daß der Fehler nicht sofort benannt wird, sondern die Kindergärtnerin läßt sich am Ende der Szene die Lösung von mehreren Kindern ins Ohr flüstern.

Das Solospiel mit einer Puppe

Dafür eignen sich Tierpuppen sehr gut, denn die Puppenspielerin kann sich bei diesen stummen Mitspielern auf die Gespräche mit den Kindern konzentrieren, z. B.

■ *Fips zu Besuch im Kindergarten*

Die Kindergärtnerin erklärt: »Heute mußte ich meinen kleinen Hund Fips mitbringen. Er wollte einfach nicht zu Hause bleiben.« (Er sitzt auf dem angewinkelten Arm der Kindergärtnerin.)

»Nun begrüße die Kinder!« Der Hund hat den Kopf auf die Schulter der Spielerin gelegt. »Er schläft, na so ein Fips. Gestern wollte er nicht in sein Körbchen, jetzt ist er müde. Das passiert euch doch sicher auch manchmal? Wenn ihr zu spät schlafen geht, seid ihr am nächsten Tag müde. Aber jetzt müssen wir ihn wecken.«

Die Kinder bringen Vorschläge, wie er geweckt werden könnte. Fips bellt und nickt den Kindern zu, dann hopst er auf dem Arm umher (er freut sich). »Dir gefällt es wohl hier?« Der Hund bellt und will die Kindergärtnerin ablecken. »Aber nein, Fips, das macht man doch nicht. Ich wasche mich schon selbst, ich lasse mich doch nicht von einem Hund ablecken. Nun sei still, die Kinder singen dir etwas vor.« (»Unsre Katz heißt Mohrle«) Fips jault. »Was ist denn mit dir los, nun fängt er auch noch an zu niesen. Das Lied von der Katze muß ihn aufgeregt haben. Jetzt wischt er sich einfach seine Nase an meinem Ärmel ab. Aber Fips, das macht man doch nicht, wir nehmen doch ein Taschentuch. Was schaust du denn über meine Schulter, ach so, dort steht die Flasche. Er hat Hunger.« Ein Kind hält ihm die Flasche. Fips schmatzt und wird ausgeschimpft. Dann darf er gestreichelt werden und wird in sein Körbchen gelegt (Hinweise auf Händewaschen).

Beim Solospiel mit Puppen unterhält sich die Kindergärtnerin vorwiegend mit den Puppen, sie ist Mittler zwischen Kindergruppe und Puppe. Vor allem müssen solche kleinen Szenen immer lustig sein, sonst verfehlt das Spiel mit der Puppe seine Wirkung.

■ *Kundi beobachtet, wie Seppl wandern geht, und hilft ihm, das Richtige zu tun*

Kundi sitzt mit seinem Fernrohr außerhalb der Bühne oder seitlich von ihr. Seppl packt seinen Wanderrucksack mit Bonbons und Kuchen voll. Als Seppl wegläuft, um etwas Neues zu holen, spricht Kundi mit den Kindern. »Ich glaube, Seppl wird Durchfall und Bauchschmerzen auf seiner Wanderung bekommen, wollen wir ihm helfen, das Richtige einzupacken?« Nun rufen die Kinder dem Seppl zu, was er mitnehmen soll (Knäkkebrot, Äpfel, ungesüßten Tee usw.). Kundi lobt die Kinder. Nun folgen einzelne Szenen, in denen Kundi mit den Kindern zusammen feststellt, ob Seppl richtig gehandelt hat. z. B.

- Seppl will aus einem Bach trinken – wäscht sich darin vorher die Hände,
- er gibt anderen von seinen Äpfeln ab,
- nach dem Frühstück wirft er das Brotpapier in den Wald,
- er will vom Fliegenpilz kosten,
- Seppl will einen Zweig abbrechen, läßt es aber dann sein, weil er das Naturschutzzeichen sieht (Kinder haben es kürzlich kennengelernt),
- Seppl schwitzt und wünscht sich Eis und kalte Limonade,
- bei einer Rast setzt er sich in einen Ameisenhaufen.

Die Kinder oder Kundi, der sich auch direkt in Seppls Wanderung einschalten kann, warnen ihn vor Handlungen, die falsch sind. Es sollten nicht nur ausschließlich Szenen zur Gesundheitserziehung gestaltet werden. Seppl müßte sich z. B. einmal vor einem

Eichhörnchen verstecken und eventuell Angst zeigen. Er kann auch zuletzt mit Kundi oder einer anderen Puppe wandern. Sie wollen gemeinsam marschieren, aber einer läuft zu früh oder entgegengesetzt los. Sie wollen zusammen singen, einer fängt zu spät oder zu früh an. So sind die sich ergebenden Belehrungen in lustige, spannende Situationen eingebaut [5].

Das Puppenspiel eignet sich hervorragend zur Entwicklung von Einsichten. Zu beachten ist, daß die Handpuppe nicht einen verkleinerten Erwachsenen darstellt, sondern als künstlerisches Mittel zu gebrauchen ist. Jedes Puppenspiel muß lustig und spannend sein, und die Kinder müssen in die Handlung einbezogen werden.

2.7. Zur Sexualerziehung im Kindergarten

Im Laufe des Vorschulalters beobachtet das Kind mit wachsendem Interesse und zunehmendem Verständnis die Erscheinungen und Vorgänge in seiner unmittelbaren Umgebung, vor allem das Verhalten der Kinder und Erwachsenen. Es entdeckt auch seinen eigenen Körper und in Verbindung damit seine Geschlechtlichkeit. Es vergleicht sich mit anderen Kindern, den Geschwistern und stellt dabei fest, daß es Unterschiede zwischen den Geschlechtern gibt. Auch schwangere Frauen erwecken seine Aufmerksamkeit, besonders wenn sie ihm sehr nahestehen.

So, wie das Kind sich mit vielen Bereichen des Lebens auseinandersetzt, so stellt es ganz natürlich auch Fragen zur Geschlechtlichkeit des Menschen und nach seiner Entstehung.

Vertrauensvoll wenden sich die Kinder dabei an ihre Eltern und an die Kindergärtnerin und erwarten Antworten, wie sie es bisher auf Fragen zu allen anderen Bereichen gewöhnt sind. Solche Fragen der Kinder können z. B. lauten:

Woher kommen die Kinder?

Wie bin ich auf die Welt gekommen?

Warum sehe ich anders aus als ein Mädchen?

Wie kommt das Kind aus dem Bauch der Mutti?

Im wesentlichen beziehen sich Fragen, mit denen sich Kinder im Vorschulalter beschäftigen, auf drei Schwerpunkte:

- Körperbau und körperliche Besonderheiten des eigenen und des anderen Geschlechts,
- vorgeburtliche Entwicklung,
- Geburt der Kinder.

Eltern und Kindergärtnerinnen haben die gemeinsame verantwortungsvolle Aufgabe, diese Fragen der Kinder klar und verständlich in altersgemäßer Weise zu beantworten und sexualerzieherisch wirksam zu werden.

2.7.1. Wesen und Bedeutung sozialistischer Sexualerziehung

Sexualerziehung darf nicht allein auf sexuelle Aufklärung der Kinder eingeengt werden. Sie steht in engem Zusammenhang mit der Erziehung des Charakters, der Gefühle und des Willens der Kinder und ist somit auf die Entwicklung der Gesamtpersönlichkeit gerichtet. Dementsprechend bildet die Erziehung der Kinder zur sozialistischen Moral eine wesentliche Grundlage für die Sexualerziehung.

Im Kindergarten werden ethische Grundlagen für die Gestaltung sozialistischer zwischenmenschlicher Beziehung herausgebildet, die auf die Würde und Achtung jedes Menschen, die Gleichberechtigung und Gleichwertigkeit der Geschlechter gerichtet sind. Im Vorschulalter nehmen die Kinder vielfältige soziale Beziehungen auf. Eltern und Kindergärtnerinnen helfen ihnen dabei, moralische Wertvorstellungen zu gewinnen, bilden Gefühle und Verhaltensweisen heraus, die der sozialistischen Moral entsprechen. Jede Kindergärtnerin sollte sich bewußt sein, daß sie bereits durch die Gestaltung der sozialen Beziehungen in ihrer Kindergruppe auch damit beginnt, die Mädchen und Jungen für ihr späteres Verhalten zum anderen Geschlecht, zum Partner in Ehe und Familie vorzubereiten. Sie erzieht die Kinder zur Achtung vor der persönlichen Würde jedes Kindes, lehrt sie Verantwortung für andere zu übernehmen, rücksichtsvoll und hilfsbereit untereinander zu sein. Das sind grundlegende Charaktereigenschaften, die es den Kindern später ermöglichen werden, sich auch in sexuellen Fragen charakterfest und würdevoll zu verhalten.

Die Erziehung des Willens ist besonders wesentlich für die Sexualerziehung. Wenn die Kinder schon frühzeitig gelernt haben, sich selbst zu beherrschen und die eigenen Wünsche zu steuern, so werden sie später als Jugendliche und Erwachsene diese Fähigkeiten bei der Gestaltung der Beziehungen zum anderen Geschlecht leichter anwenden können. Die gemeinsame Erziehung von Mädchen und Jungen (Koedukation) in der Kindergruppe, das gemeinsame Spielen und Lernen, die vielfältigen Arbeitstätigkeiten im Kindergarten bieten ein breites Übungsfeld für die Kinder, sich unter Führung der Kindergärtnerin sittliche Gewohnheiten und Verhaltensweisen der sozialistischen Moral allmählich anzueignen, in ihren Beziehungen untereinander und zu den Erwachsenen entsprechend richtig anzuwenden.

Als spezifischen Beitrag der Sexualerziehung zur gesamten Bildung und Erziehung sehen wir die *Vermittlung von Kenntnissen* über die Sexualität des Menschen als auch die *Vermittlung* und *Aneignung von sittlichen Normen,* die das Verhalten zum eigenen und zum anderen Geschlecht bestimmen, an ([23]; S. 59).

Die Wissensvermittlung, die im Vorschulalter nicht im Vordergrund stehen kann, nutzen wir, um bei den jungen Menschen eine natürliche Einstellung zur menschlichen Sexualität zu entwickeln und ein sittliches Verhalten zum eigenen und zum anderen Geschlecht herauszubilden, das den Prinzipien der sozialistischen Moral entspricht. Eine so gerichtete Sexualerziehung schützt die Kinder vor schädlichen Einflüssen bürgerlicher Moral und sichert weitgehend eine ungestörte natürliche Sexualentwicklung der heranwachsenden Generation.

Diesem komplexen Anliegen der Sexualerziehung wird die Kindergärtnerin gerecht, indem sie die sexualerzieherischen Möglichkeiten in verschiedenen pädagogischen Situationen des Kindergartenalltags erkennt und zielgerichtet nutzt.

- Sie achtet auf das rücksichtsvolle Verhalten der Kinder untereinander und zu den Erwachsenen.
- Sie beantwortet alle Fragen der Kinder zur Geschlechtlichkeit und zur vorgeburtlichen Entwicklung stets in altersgemäßer Form und der Wahrheit entsprechend.
- Sie knüpft dabei an Vorgänge der eigenen körperlichen Entwicklung der Kinder und an aktuelle Erlebnisse und Beobachtungen in der Gruppe an.
- Sie verbindet die Vermittlung elementarer biologischer und hygienischer Kenntnisse zur Geschlechtlichkeit und zur Fortpflanzung des Menschen mit gleichzeitiger Vermittlung von sittlichen Wertvorstellungen entsprechend der sozialistischen Moral.

2.7.2. Geschlechtliche Entwicklung und Verhaltensweisen der Vorschulkinder

Im folgenden wird die von Brückner [13], Klima-Fügnerova [34], Grassel [23], [24], [25] und Reis [5] gekennzeichnete Sexualentwicklung der Kinder im Vorschulalter verwendet.

In der jüngeren Gruppe interessieren sich die Kinder für ihren eigenen Körper und für die körperlichen Besonderheiten des anderen Geschlechts. Ihre Fragen beziehen sich auf äußere Merkmale, auf Unterschiede der Geschlechter bei Kindern und Erwachsenen. Dabei spielen auch unwesentliche Merkmale eine Rolle. So stellen sie zwar die äußeren

Geschlechtsunterschiede zwischen Jungen und Mädchen fest, registrieren diese aber noch oberflächlich. Sie unterscheiden Jungen und Mädchen z. B. oft nur nach dem Vornamen oder nach der Kleidung.

■ In einer jüngeren Gruppe ließen einige Jungen, die keine Geschwister hatten, ein Mädchen nicht auf die Toilette setzen und forderten, sie solle sich so hinstellen, wie sie und der Papi es machen.

Einzelne Kinder stellen bereits in der jüngeren Gruppe Fragen nach der Herkunft der Kinder.

In der mittleren Gruppe beginnt das Fragen nach kausalen Zusammenhängen einzelner Erscheinungen, die das Interesse der Kinder erregen. Sie sind bestrebt, die Besonderheiten des anderen Geschlechts kennenzulernen. Ihre Verhaltensweisen erstrecken sich über gegenseitiges Anschauen und Betasten bis zu einseitigen oder wechselseitigen Spielhandlungen an den Geschlechtsteilen. Sie schauen mitunter beim Urinieren des anderen Geschlechts zu, manchmal ahmen einzelne Mädchen die Haltung der Jungen nach. Bei fehlender Wissensvermittlung kommt es verstärkt zu solchen Erscheinungen.

Einzelne Kinder geben ihre Kenntnisse und Beobachtungen an andere weiter, vor allem im »Doktorspiel« oder »Vater-Mutter-Spiel«. Auch beim Spiel mit dem Puppenkind ahmen sie die Säuglingspflege und das Stillen nach.

In der älteren Gruppe, manchmal auch früher, z. B. bei Ankunft eines Babys in der Familie, erwacht das Interesse der Kinder an ihrer eigenen Herkunft und Säuglingszeit. Sie machen sich Gedanken über die vorgeburtliche Entwicklung und möchten wissen, wie lange sich das Baby im Bauch der Mutter befindet. Sie fragen nach der Bedeutung des Bauchnabels, danach, wie das Baby im Mutterleib »ißt« (ernährt wird) und wie es aus dem Bauch der Mutti »herauskommen wird«.

Werden die Kinder in einer klaren und ihnen verständlichen Art und Weise über die Geburt informiert, so entwickeln sie keine eigenen »Geburtstheorien«, die bis zur Bauchoperation der Mutter gehen können. Sie sehen den Geburtsvorgang als ein natürliches Geschehen und ein freudiges Ereignis in der Familie an.

Mitunter stellen Vorschulkinder auch Fragen oder Behauptungen auf, mit der Absicht, sich durch die Antwort der Kindergärtnerin ihr Wissen bestätigen zu lassen.

■ Beim Messen und Wiegen der Kinder behauptete ein Junge, daß die Babys noch ganz klein sind, und zeigte mit den Händen eine Spanne von 50 bis 60 Zentimetern. »Wir sind schon viel größer! Das ist so, weil die Babys gerade erst aus dem Bauch der Mutti gekommen sind. Bei uns ist das schon lange her.« Nachdem die Kindergärtnerin seine Erklärung bestätigt hatte, wandte er sich zufrieden ab.

2.7.3. Inhalte und methodische Möglichkeiten der Sexualerziehung im Kindergarten

Je besser die Kindergärtnerin den Entwicklungsstand der Jungen und Mädchen ihrer Gruppe kennt, um so sicherer wird sie den richtigen Zeitpunkt für ihre sexualerzieherischen Einwirkungen wählen. Bedingt durch die individuellen Entwicklungsbesonderheiten der Kinder und ihre unterschiedlichen Erfahrungen in der Familie, gibt es keinen festen Zeitpunkt für das Auftreten bestimmter Fragen einzelner Mädchen und Jungen. Allgemein gilt, daß der *richtige Zeitpunkt* dann gekommen ist, mit den Kindern zu sprechen, wenn einzelne konkrete Fragen an die Kindergärtnerin richten. Sie kann an unmittelbar beobachtetes Verhalten der Kinder in der Gruppe, an die aufgetretenen sexuellen Fragen eines der Kinder, an besondere aktuelle Anlässe anknüpfen.

Die Schwangerschaft einer Kindergärtnerin oder ein Neugeborenes, das eine Mutti in den Kindergarten mitbringt, um ihr älteres

Kind abzuholen, erregen oft die Aufmerksamkeit der Kinder. Hier kann die Kindergärtnerin gute Anknüpfungspunkte finden, um mit den Kindern z. B. über die Herkunft der Kinder zu sprechen.

Das Einzelgespräch wird die Kindergärtnerin mit einem Kinde suchen, das spezifische sexuelle Fragen hat oder in seinem Verhalten erkennen läßt, daß es Beobachtetes oder von Erwachsenen seiner Umgebung Gehörtes nicht richtig verarbeitet hat.

Genügend Zeit und äußere Ruhe sowie die Aufgeschlossenheit des Kindes sind dafür notwendig. Manchmal ist es auch zweckmäßig, wenn die Kindergärtnerin ihre Antworten auf sexuelle Fragen der Kinder um Stunden oder Tage verschiebt, um sich inhaltlich gründlicher auf die Beantwortung vorzubereiten.

Bis zum Schuleintritt sollten die Kinder einige Kenntnisse über den *Körperbau* und die *körperlichen Besonderheiten der Geschlechter* besitzen sowie über die *Herkunft und die Geburt* eines Menschen. Das schließt nicht aus, daß die Kinder noch zusätzliche Fragen stellen, die man ihnen ebenfalls beantworten muß. Allgemein läßt sich sagen, daß die Kinder darüber Wissen erwerben sollen, was sie interessiert und wonach sie fragen.

Es gibt auch einzelne Kinder, die keine sexuellen Fragen wie ihre Altersgefährten stellen. Hier ist es ratsam, eine entsprechende pädagogische Situation zu schaffen und ein Gespräch über die typischen sexuellen Fragen dieser Altersstufe zu führen.

Wie soll man den Kindern bestimmtes Wissen, z. B. die Bezeichnungen für Geschlechtsorgane, vermitteln? Es ist zu empfehlen, daß die Kindergärtnerin selbst die wissenschaftlich *exakten Begriffe* für alle Körperteile und Organe des Menschen verwendet. Synonyme und Umschreibungen der Kinder sollte sie tolerieren, nach und nach aber korrigieren. Es entspricht durchaus dem Auffassungsvermögen der Kinder und dem Prinzip einer auf Natürlichkeit und Wissenschaftlichkeit beruhenden Sexualerziehung, daß sie die richtigen Bezeichnungen für Geschlechtsmerkmale Glied und Hoden, Scheide und Schamlippen ebenso kennenlernen und gebrauchen, wie z. B. Brust und Bauchnabel. Damit kann dem Gebrauch unerwünschter Ausdrücke vorgebeugt werden [25]; [5].

Sagen die Kinder unsaubere Ausdrücke, so verbietet die Kindergärtnerin diese ruhig und bestimmt und weist sie auf die exakten Begriffe hin. Bezeichnet ein Kind seinen Bauchnabel aber z. B. auch als »Bauchknöpfchen«, so ist das kein Grund zum Tadeln.

Auch hier wiederholt man geduldig den richtigen Begriff. Wichtig ist es vor allem, sich mit den Eltern dabei abzustimmen (↗ S. 75f.) und einheitlich zu erziehen.

Diese Kenntnisse vermittelt die Kindergärtnerin am besten bei der Körperpflege und verbindet sie mit Hinweisen über die Notwendigkeit der Sauberhaltung. Die Kinder erfahren, wie intime Körperpflege betrieben wird und daß dadurch Krankheiten (Entzündungen) vorgebeugt werden kann. Die Kinder werden auch auf Verletzungsgefahren aufmerksam gemacht, die durch Treten oder Schlagen in die Geschlechtsgegend besonders bei Jungen entstehen können. Belehrungen über körperliche Geschlechtsmerkmale von Jungen und von Mädchen sollten den Hinweis einschließen, daß Mädchen später, wenn sie erwachsen sind, Mutter und Jungen Vater werden können.

Über die *vorgeburtliche Entwicklung des Menschen* sollten die Kinder erfahren, daß die Babys im Bauche der Mutter aus einem ganz kleinen Ei entstehen, allmählich wachsen und größer werden. Frauen, in deren Bauch sich ein Kind entwickelt, werden als schwanger bezeichnet oder als werdende Mütter. Ein Kind braucht viel Zeit, fast ein ganzes Jahr, bis es geboren werden kann. Diese Zeit wird Schwangerschaft genannt. Die Frau (Mutter) trägt das Kind in den neun Monaten immer in sich, in einer Bauchhöhle. Sie muß aufpassen, daß sie nicht gestoßen wird oder hinfällt. Sie darf nichts Schweres tragen, manchmal fühlt sie sich nicht wohl. Während der Schwangerschaft hat es eine werdende Mutter nicht leicht, deshalb helfen der Vater, die Großeltern und die älteren Kinder der Mutter bei der Arbeit im Haushalt und nehmen stets auf sie Rücksicht. Die Familie erfüllt diese Aufgaben gern, weil sich alle auf das Baby freuen.

Die Kinder sind darauf hinzuweisen, daß sie sich gegenüber einer schwangeren Frau rücksichtsvoll und hilfsbereit zu verhalten haben. Man kann ältere Vorschulkinder bereits darauf aufmerksam machen, daß nicht nur die Familie, sondern auch jeder Betrieb, unser sozialistischer Staat, die werdende Mutter mit besonderer Fürsorge umgibt: Die Mutter wird regelmäßig untersucht, bekommt eine leichtere Arbeit, erhält rechtzeitig Urlaub, um sich vor der Geburt erholen zu können. Nach der Geburt des Babys kann sie einige Monate zu Hause bleiben, um das Baby gut zu versorgen, zu stillen und sich zu erholen, und bekommt in dieser Zeit auch Geld.

Über den *Geburtsvorgang* werden die Kinder soweit informiert, daß das Kind von der Mutter zur Welt gebracht wird. Bei der Geburt gleitet das Kind, das in einer besonders vorgesehenen Körperhöhle entstanden ist, zwischen den Beinen der Mutter, durch die Scheide heraus, die sich dabei sehr dehnen kann. Zu dieser großen Anstrengung begibt sich die Mutter in die Frauenklinik, um sich von der Hebamme und vom Arzt dabei helfen zu lassen.

Wichtig ist es, den Kindern einige Hinweise über das *Neugeborene* zu geben, Gestalt und Aussehen, Gewicht und Länge zu erklären. Besonders anschaulich sollte man sie auf die Hilflosigkeit des Neugeborenen und die lebensnotwendige mütterliche Fürsorge aufmerksam machen, damit die Eifersucht von Geschwistern auf das Baby so gering wie möglich bleibt. Auch Hinweise zum richtigen Umgang mit dem Baby sind empfehlenswert, damit es nicht als »Spielzeug« betrachtet wird. (Nichts in den Korb bzw. Wagen werfen! Keine Nahrung oder Süßigkeiten ohne Erlaubnis geben! Das Baby nicht mit schmutzigen Händen anfassen, nicht erschrecken u. a. m.)

Besonders klug und feinfühlig, aber auch sehr nachdrücklich sind Vorschulkinder auf *sexuelle Gefahren* durch abnorm veranlagte erwachsene Menschen (auch Jugendliche) aufmerksam zu machen. Grundsätzlich und wiederholt müssen die Kinder darüber informiert werden, daß das Entkleiden vor Fremden und das Berühren der Geschlechtsorgane durch Unbekannte (auch durch ältere bekannte Schüler oder Jugendliche) nicht erlaubt sind, und daß sie Personen, die solche Forderungen an sie stellen, sofort den Eltern und der Kindergärtnerin melden müssen. Sie müssen verstehen lernen, daß sie das vertrauensvoll tun sollen, auch wenn es ihnen von solchen Personen verboten worden ist. Fest eingeprägt muß den Kindern werden, daß sie nicht mit fremden Personen irgendwohin gehen, daß sie von Unbekannten keine Geschenke annehmen und es ablehnen, sich an ihren Spielen zu beteiligen (z. B. Versteckspiele). Weitere Hinweise für den Zeitpunkt, den Inhalt und Umfang der sexuellen Wissensvermittlung sind nachzulesen bei GRASSEL [25].

2.7.4. Die Zusammenarbeit mit den Eltern

An die Eltern stellen die Kinder meist ihre ersten Fragen zur Entstehung und Geburt, zur Sexualität des Menschen. Die Familie ist für die Kinder in der Regel die beständigste soziale Gemeinschaft, in der starke gefühlsmäßige zwischenmenschliche Bindungen und Beziehungen bestehen und entwikkelt werden, in der nachhaltig Normen des Verhaltens geprägt, alle Seiten der Persönlichkeit des heranwachsenden Kindes erzieherisch wirksam beeinflußt werden.

Von der Haltung der Eltern, ihrem eigenen Verhalten als Partner zueinander, hängt wesentlich ab, welche Fragen bei den Kindern entstehen, ob und wie sich die Kinder vertrauensvoll an sie wenden und natürlich, wie sich die Kinder verhalten. Altersgemäße, sachlich richtige und feinfühlige Beantwortung jeder Frage sichert, daß das Vertrauensverhältnis der Kinder zu Mutter und Vater stets erhalten bleibt.

Für die sexualpädagogische Arbeit der Kindergärtnerin ist es notwendig, daß sie allgemein Kenntnis über die familiären Bedingungen hat, unter denen jedes Kind ihrer Gruppe aufwächst. Sie muß wissen bzw. in Erfahrung bringen, welche Haltung und Anschauungen die Eltern zur Sexualerziehung ihres Kindes einnehmen. Ihre Aufgabe als Kindergärtnerin besteht darin, die Eltern bei der Sexualerziehung der Kinder zu unterstützen. Dazu gehört, daß sie die Eltern über die geschlechtliche Entwicklung der Kinder und die Fragen, die diese bewegen, informiert. Sie erklärt den Eltern, was erste typische Sexualfragen der Kinder sein können und wie sie im Kindergarten beantwortet werden, damit eine einheitliche pädagogische Einwirkung auf die Mädchen und Jungen erfolgen kann. Sie weist die Eltern taktvoll auf ihre große Vorbildrolle bei der Gestaltung zwischenmenschlicher Beziehungen in der Familie hin. Oft wissen die Eltern z. B. nicht, wie aufmerksam Kinder im Vorschulalter die Handlungen und Verhaltensweisen der Erwachsenen beobachten und im Spiel nachahmen. Die Kindergärtnerin informiert die Eltern auch über die Verhaltensweisen ihrer Kinder in der Gruppe und gibt pädagogische Hinweise. Treten besondere Probleme bei einzelnen Kindern auf, so ist ein Gespräch unter vier Augen mit den Eltern zu empfehlen. Dabei erhält auch die Kindergärtnerin wichtige Informationen über einzelne Kinder, deren Geschwister und die Familiensituation, die ihr helfen, auf jedes Kind individuell und richtig einzuwirken.

Für sexualpädagogische Fragen von allgemeinem Interesse werden sorgfältig *Elternversammlungen* vorbereitet. Anliegen einer solchen Versammlung ist es, den Eltern aufzuzeigen, daß die Sexualerziehung ein Teil der gesamten allseitigen Erziehung der Kinder, der Entwicklung der gesamten Persönlichkeit, insbesondere der sittlich-moralischen Erziehung, ist. Sie sollen erkennen, welche große Bedeutung die sozialen Beziehungen der Familienmitglieder zueinander dabei auch bereits für das Vorschulkind haben, und wie wichtig das ständige Vertrauensverhältnis zwischen Eltern und Kindern insbesondere für die Sexualerziehung ist. Die Eltern sollen Hinweise und Anregungen erhalten, wie sie die Fragen der Kinder altersgemäß klar und richtig beantworten können.

Zur Vorbereitung auf die Elternversammlung kann sich die Kindergärtnerin auf das Studium ausgewählter Literatur stützen ([62]; [13]; [24]; [25]; [34]).

Günstig erweist es sich auch, den Eltern an einem solchen Elternabend in Absprache mit einer Volksbuchhandlung den Kauf entsprechender Literatur im Kindergarten selbst zu ermöglichen. Die Mitglieder des Elternaktivs können sich schon vorher mit dieser Literatur bekannt machen und auf die Fragen der Eltern vorbereiten. So erhält die Kindergärtnerin konkretere Unterstützung.

Die Gruppenelternversammlung kann z. B. unter dem Thema: Sagst Du es Deinem Kinde richtig? oder: Es gibt keine heiklen Fragen! angekündigt werden.

In der anschließenden Diskussion können allgemeine Standpunkte und die Erfahrungen der Eltern diskutiert werden. Es empfiehlt sich, gerade bei diesen Themen, anschließend Raum und Zeit für Einzelgespräche mit den Eltern zu ermöglichen.

3. Gesundheitsfördernde Gestaltung des Lebens im Kindergarten

3.1. Wesentliche Gesichtspunkte für die gesunde harmonische Entwicklung der Kinder

Je jünger ein Kind ist, um so vordergründiger bestimmen biologische Bedingungen seine Entwicklung. Intensive Entwicklungsprozesse vollziehen sich im Vorschulalter, die aus gesundheitserzieherischer Sicht bei der Lebensgestaltung der Kinder strenge Beachtung finden müssen.

N. K. Krupskaja forderte: »Das erste, was ein Pädagoge kennen muß, ist der Bau und das Leben des menschlichen Körpers, die Anatomie und Physiologie des menschlichen Körpers und seine Entwicklung. Ohne dies ist es nicht möglich, ein guter Pädagoge zu sein und richtig ein Kind zu erziehen« ([36]; S. 13).

Der Organismus des Vorschulkindes ist auf Grund seiner strukturellen und funktionellen Entwicklung von großer Plastizität und reagiert noch besonders empfindlich auf alle Reize. Das erklärt einerseits seine hohe Störanfälligkeit gegenüber gesundheits- und entwicklungsbeeinträchtigenden Einflüssen, andererseits liegen darin viele Potenzen, den kindlichen Organismus gezielt zu kräftigen, ihn widerstands- und leistungsfähiger zu machen, sein Gesundheitsniveau zu erhöhen. Das erfordert, die Zusammenhänge von Leistungsfähigkeit und Belastbarkeit, von Ermüdungs- und Erholungsprozessen sowie das Entwicklungsniveau eines jeden Kindes zu berücksichtigen.

3.1.1. Leistungsfähigkeit und Belastbarkeit

Das Vorschulalter ist durch besonders intensive Wachstums-, Reifungs- und Lernprozesse geprägt, von deren Verlauf Gesundheit und Leistungsfähigkeit des Kindes und auch das Befinden im späteren Leben abhängen. Gesundheit beruht auf der aktiven Beherrschung der Organismus-Umwelt-Wechselbeziehungen, d. h., der Mensch ist um so gesünder, je besser er es vermag, sich an die ständig verändernde Umwelt anzupassen und selbst verändernd auf sie einzuwirken.

Die Anpassungsfähigkeit des kindlichen Organismus ist eine wesentliche Voraussetzung für die Leistungsfähigkeit. Je leistungsfähiger ein Kind ist, desto besser kann es den Anforderungen des Lebens gerecht werden, desto stabiler wird seine Gesundheit – sein physisches, psychisches und soziales Wohlbefinden – sein.

Die physische und psychische Leistungsfähigkeit der Vorschulkinder zu fördern ist eine wichtige Aufgabe des Kindergartens, damit sich jedes Kind optimal entwickelt, seine individuellen Anlagen erkannt und gefördert werden, jedes Kind in seiner Gesamtentwicklung gut vorankommt, daß es sich im Kindergarten wohl fühlt, aktiv am Leben in der Kindergruppe teilnimmt und gut auf das Lernen in der Schule vorbereitet ist.

Leistungsfähigkeit zu fördern heißt: jedem Kind Leistungen abzuverlangen, die seinem individuellen Entwicklungsniveau angemessen sind und dieses auf eine höhere Stufe führen.

Jede Tätigkeit des Kindes ist eine *Leistung* des Organismus in seiner psychophysischen Einheit.

■ Zum Beispiel stellt das Tischdecken nicht nur eine körperliche, sondern auch eine geistige Leistung dar, denn das Kind muß überlegen, welches Geschirr benötigt wird, wie es an jedem Platz anzuordnen ist, und kontrollieren, ob alles vollzählig bereitsteht. Es muß einige Fertigkeiten im Umgang mit Geschirr, Besteck usw. anwenden bzw. diese dabei erwerben. Demzufolge ist seine Leistung vom Niveau seiner körperlichen und geistigen Entwicklung abhängig.

■ Eine Sportbeschäftigung verlangt den Kindern ebenfalls körperliche und geistige Leistungen ab. Zunächst müssen sie die Übungsfolge erfassen, dann das, worauf sie bei der Ausführung der einzelnen Übungen zu achten haben. Wird z. B. die Hockwende über die Turnbank ausgeführt, ist Kraftleistung (Stützkraft der Arme und Sprungkraft) sowie Ausdauerleistung zu erbringen, um bis zum Ende des Gerätes durchzuturnen. Die körperliche Ausdauer steht wiederum im Zusammenhang mit Willensqualitäten, also psychischen Eigenschaften. Aufgrund des unterschiedlichen Entwicklungsniveaus werden die Kinder einer Altersgruppe auch unterschiedliche Leistungen aufweisen. Einigen mangelt es noch an Kraft oder Willensanstrengung, andere beherrschen evtl. die Technik noch nicht, während es etlichen Kindern gelingt, diese Übung sicher und zügig auszuführen.

■ In einer Beschäftigung zum dekorativen Gestalten sollen Einladungskarten mit einer Kante im Stempeldruck versehen werden. Die Kinder erhalten die Aufgabe, die dekorativen Elemente in gleichen Abständen anzuordnen und auf eine saubere Ausführung zu achten. Bei der Auswertung der Ergebnisse zeigt sich jedoch, daß zwei Kinder trotz eifrigen Bemühens die Aufgabe nicht in der angestrebten Qualität erfüllten.

Stets muß die Kindergärtnerin analysieren, welche möglichen *Ursachen* zu dem schwächeren Ergebnis führten.

– War die Aufgabenstellung dem Entwicklungsniveau des Kindes angepaßt?
– Mangelt es dem Kind an Kraft oder Ausdauer, da es zu wenig körperlich trainiert ist?
– Ist das Kind in dieser Technik zu wenig geübt?
– Hätte es bei stärkerer individueller Anleitung die Aufgabe besser erfüllen können?
– War die Konzentrationsfähigkeit des Kindes durch ein Schlafdefizit gemindert?
– Ist sein Gesundheitszustand durch beginnende Erkrankung oder Rekonvaleszenz (Genesungszeit) beeinträchtigt?
– Gab es vor der Aufgabenstellung Konfliktsituationen, die das Kind nachhaltig beeindruckten?
– Ist die Kleinmuskulatur ausreichend entwickelt?

Diese u. a. könnten Ursachen verminderter Leistungsfähigkeit sein. Kennt die Kindergärtnerin die Ursachen, wird sie in der Lage sein, die Leistung des Kindes richtig zu werten und seine Situation künftig zu berücksichtigen.

Leistungsvoraussetzungen

Daraus folgt, daß zunächst eine Einschätzung der individuellen Leistungsvoraussetzungen erforderlich ist, um durch gezielte pädagogische Einwirkung die Leistungsfähigkeit und damit die Entwicklung jedes einzelnen Kindes optimal zu fördern. Die Kindergärtnerin ist »verpflichtet, die Entwicklung eines jeden Kindes ständig zu verfolgen« ([57]; § 18

Abs. 2); sie kann dadurch entwicklungshemmende Über- und Unterforderungen vermeiden und die individuelle Leistungsfähigkeit systematisch steigern.

> Leistungsvoraussetzungen sind alle psychischen und motorischen Fähigkeiten und Fertigkeiten, über die ein Mensch verfügt, sowie seine Kenntnisse, Motive und Einstellungen.

Zu den Leistungsvoraussetzungen gehören u. a.
- psychische Fähigkeiten (Beweglichkeit, Folgerichtigkeit und Selbständigkeit im Denken),
- psychische Fertigkeiten (Verbinden von Teiloperationen zu einer Handlung, Vorwegnahme einer Handlungsfolge [z. B. im Spiel] sowie Fertigkeiten im Einprägen, Beobachten u. a.),
- motorische Fähigkeiten (konditionelle: Kraft, Schnelligkeit, Ausdauerfähigkeit; koordinative: Bewegungskoordination, Anpassungs- und Einstellungsfähigkeit, feinmotorische Steuerungsfähigkeit),
- motorische Fertigkeiten (Elastizität, z. B. beim Laufen und Springen, Harmonie in Bewegungsabläufen, Zielgenauigkeit, z. B. beim Ballwerfen und -fangen).

Die Leistungsvoraussetzungen hängen von Alter, Geschlecht, Konstitution (allgemeine körperliche und geistige Gesamtverfassung des Menschen), Disposition (Neigung, Veranlagung) sowie vom körperlichen und geistigen Trainingszustand des Kindes ab. Sie werden wesentlich durch die Leistungsbereitschaft, die Bedingungen für die Tätigkeit und den konkreten Auftrag beeinflußt und zeigen sich in meßbaren Leistungen.
Die Abbildung zeigt, daß eine zu erbringende Leistung ein komplexes Geschehen und das Ergebnis vieler Faktoren ist. Die Kindergärtnerin hat die Bedingungen für alle Tätigkeiten so zu gestalten, daß sie zu einer bestmöglichen Mobilisierung physischer und psychischer Leistungsvoraussetzungen führen.

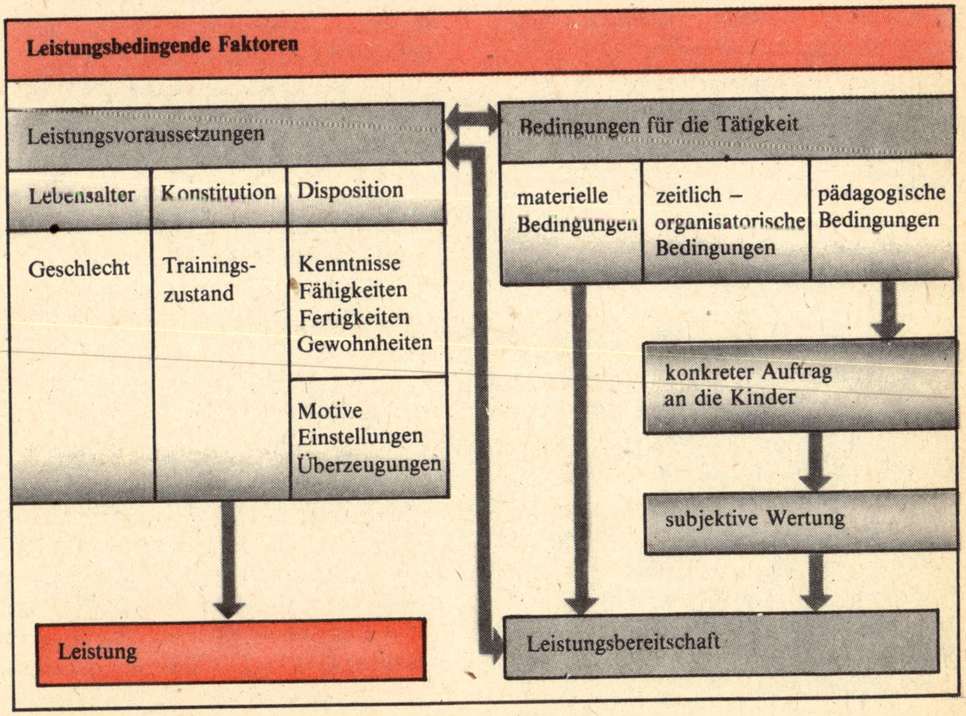

Leistungsbereitschaft

Weiterhin spielt die Leistungsbereitschaft des Kindes eine Rolle. Sie beruht ebenfalls auf physischen und psychischen Komponenten. Physiologisch wird die Leistungsbereitschaft von der Rhythmik der Organfunktionen bestimmt (↗ 3.2.1.). Psychologisch betrachtet, beruht sie auf den *Bedürfnissen* des Kindes (nach Bewegung, nach Betätigung, nach Zuwendung), auf seinem *Motivationsgefüge* (Gefühle, Interessen, Charaktereigenschaften), auf der *Einstellung* des Kindes zur gestellten Aufgabe (ob sie als wichtig, schön oder interessant anerkannt wird) und auf seinem *Willen* (Bereitschaft, sich anzustrengen, sich zu konzentrieren, eine Aufgabe beharrlich zu Ende zu führen). Beim älteren Vorschulkind spielen Willensqualitäten, Beharrlichkeit und Zielstrebigkeit und die Selbstkontrolle eine zunehmende Rolle. Das sind Persönlichkeitseigenschaften, die für die Beurteilung der Schulfähigkeit von Bedeutung sind.

> Die Leistungsbereitschaft eines Kindes ist niemals konstant, sondern von der physiologischen Seite her tageszeitlichen Schwankungen unterworfen und psychisch durch die Motivierung und den Grad der Aktivierung stark beeinflußbar.

Versteht es die Kindergärtnerin, die Kinder so zu stimulieren, daß sie die auszuführende Tätigkeit persönlich bedeutsam bzw. als Pflicht erleben und verstehen, so wird ihre Leistungsbereitschaft hoch sein.

■ Die Kinder der älteren Gruppe helfen beim Aufstellen der Liegen für die jüngere Gruppe. Sie tun das gern und freudig, weil sie ihre Kräfte messen können. Ihre Leistungsbereitschaft wird um so größer sein, je stärker sie von der Notwendigkeit und Nützlichkeit ihrer Hilfe überzeugt sind und erleben, daß der rechtzeitige Mittagsschlaf der Kleinen von ihrer Unterstützung mit abhängt.

■ Beim Anlegen und bei der Pflege eines Blumenbeetes können die Kinder ihr Bedürfnis nach Bewegung und Betätigung befriedigen. Sie werden sich besonders anstrengen, wenn sie erfahren und auch selbst erleben (bzw. schon einmal erlebten), daß ihre Arbeit zum Gedeihen der Pflanzen beiträgt. Wird ihnen dazu noch die Perspektive gestellt, mit den Blumen von „ihrem“ Beet den Gruppenraum schmücken oder einem Geburtstagskind oder einer Mitarbeiterin der Einrichtung einen Geburtstagsstrauß schenken zu dürfen, dann löst das Freude und Stolz auf die gemeinsam vollbrachte Leistung aus. Damit erhöht sich nicht nur die Leistungsbereitschaft, sondern auch das physische, psychische und soziale Wohlbefinden der Kinder.

> Die Leistungsbereitschaft der Kinder wird durch pädagogisch geschickte Motivierungen, die Form der Aufgabenstellung, durch harmonische zwischenmenschliche Beziehungen sowie durch materielle Bedingungen (form- und farbschönes Arbeitsmaterial, dem Kind gemäße Arbeitsgeräte, die für das Kind Aufforderungscharakter tragen) positiv beeinflußt.

Leistungsbereitschaft hängt auch von der vorangegangenen Belastung ab. Die aktuelle Leistungsbereitschaft entscheidet darüber, wie intensiv das Kind seine individuellen Leistungsvoraussetzungen ausschöpft.

Leistungsfähigkeit

Die Leistungsfähigkeit eines Kindes wird von seinem körperlichen und geistigen Entwicklungsniveau bestimmt. Physiologisch beruht sie auf der Funktionstüchtigkeit der einzelnen Organe und Organsysteme und psychologisch auf der Leistungspotenz psychischer Funktionen sowie auf Umfang und Ausprägungsgrad der erworbenen Fähigkeiten und Fertigkeiten. Sie hängt also somit vom jeweils erreichten strukturellen und funktionellen Reifegrad der Organsysteme ab, d. h. vom Alter des Kindes, von den vorausgegangenen Lernprozessen und vom Trainingszustand der Organe. Leistungsfähigkeit ist Ausdruck der Leistungen der einzelnen Organe und ihres Zusammenwirkens, sie stellt keine konstante Größe dar, sie ist trainierbar und steigerbar. Bestimmend für die Leistungsfähigkeit eines Kindes sind der strukturelle und funktionelle Reifegrad des Herz-Kreislaufsystems, des Atmungs- und Bewegungssystems, des Zentralnervensystems sowie die Funktionstüchtigkeit der Sinnesorgane, der Stoff- und Energiewechsel und der Hormonhaushalt. Die Kindergärtnerin muß das Leben der Kinder im Kindergarten so gestalten, daß der Reifungsprozeß aller Organsysteme gefördert wird, und durch gezielte Maßnahmen der Konditionssteigerung darauf hinwirken, daß sich die Leistungsbreite der Organe erhöht (↗ 2.3.).

Leistungsfähigkeit ist das Gesamtniveau der verfügbaren individuellen Leistungsvoraussetzungen, die potentiell für die Bewältigung bestimmter Leistungsanforderungen eingesetzt werden können. Sie steht in Wechselwirkung zur Leistungsbereitschaft [8].

Leistungsfähigkeit äußert sich darin, in welcher Zeit, in welcher Qualität und mit wieviel Willensanstrengung eine Leistung (Tätigkeit) vollbracht wird. Ist die Leistungsbereitschaft gering, bleibt das Kind unter seinem Anspruchsniveau, fehlt die entwicklungsfördernde Anstrengung – stagniert die Entwicklung im unterforderten Bereich (Muskeln, Kortex).

Um *jedes* Kind *optimal* zu entwickeln sowie entwicklungshemmende Unter- und Überforderungen (häufig werden Vorschulkinder unterfordert) auszuschließen, muß die Kindergärtnerin in der Lage sein, das physische und psychische Entwicklungsniveau und die damit verbundene Leistungsfähigkeit jedes einzelnen Kindes ihrer Gruppe richtig einzuschätzen. Das ist wegen der sich stürmisch und diskontinuierlich vollziehenden Entwicklung im Vorschulalter nicht immer einfach. So können die Kinder einer Altersgruppe erhebliche individuelle Unterschiede aufweisen, die biologisch oder sozial bedingt sind und in der pädagogischen Arbeit berücksichtigt werden müssen (↗ S. 92f.). Fehlbelastungen können im Vorschulalter zu gesundheitlichen Störungen führen, die oft erst später zutage treten.

Durch aufmerksame *Beobachtungen* über längere Zeiträume kann die Kindergärtnerin die jeweilige Leistungsfähigkeit eines jeden Kindes genauer bestimmen, ihm *angemessene Forderungen* stellen und seine körperlichen und geistigen Leistungen richtig einschätzen. Angemessene Forderungen führen das Kind zu Erfolgserlebnissen – das Kind ist zufrieden, stolz und glücklich; seine Nervenprozesse verlaufen ausgeglichen, ebenso die vegetativen Funktionen wie Herz-Kreislauf-, Atmungs- und Verdauungstätigkeit. Das Kind fühlt sich körperlich und geistig wohl. Zugleich werden durch das anerkennende Lob vor der Kindergruppe sein Selbstvertrauen und soziales Wohlbefinden erhöht. Das löst positive Emotionen, Freude und Bereitschaft zu neuen Leistungen aus.

Für die gesunde allseitige Entwicklung der kindlichen Persönlichkeit ist es wichtig, bei allen Leistungsanforderungen die *dialektische Einheit von Physischem, Psychischem und Sozialem zu beachten.* Entwicklung vollzieht sich nur in der Tätigkeit, in der aktiven Auseinandersetzung des Kindes mit seiner Umwelt. Darum braucht es angemessene und kontinuierlich steigende Leistungsanforderungen als wesentliche Voraussetzung für die Erhöhung seines Entwicklungsniveaus und damit für die Steigerung seiner Leistungsfähigkeit.

Belastbarkeit

Bei jeder Tätigkeit wird körperliche und geistige Leistung vollbracht, daher stellt jede Tätigkeit eine mehr oder minder hohe physische und psychische Belastung für den Organismus dar.

Diese stete Belastung der Organe und aller Funktionssysteme ist für die Entwicklung notwendig.

Der menschliche Organismus ist auf Grund seiner stammesgeschichtlichen Entwicklung so angelegt, daß Belastung die fundamentale Voraussetzung für eine gute Entwicklung der Organsysteme, für ihre Funktionstüchtigkeit und ihr optimales Zusammenspiel ist.

■ Hat sich ein Kind z. B. ein Bein gebrochen, wird dieses für einige Zeit mit Gips umgeben, das Bein wird völlig ruhiggestellt, entlastet. In dieser Zeit verkümmert die Beinmuskulatur, weil sie zur Inaktivität gezwungen ist, weil die entwicklungsfördernde Belastung fehlt. Nach Heilung des Bruches muß das Kind wieder „laufen lernen", d. h. seine Beinmuskulatur wieder trainieren – die Muskulatur nimmt durch die Beanspruchung allmählich wieder zu. Jede Belastung regt die Funktion der beanspruchten Organe an, führt zu einem größeren Energieverbrauch, so daß sich der Stoff- und Energiewechsel erhöht, der Organismus sich vom niedrigeren auf ein höheres Aktivitätsniveau einstellt. Herz- und Atemfrequenz nehmen zu, und der Blutdruck steigt an. Der Blutumlauf erfolgt rascher, entsprechend der Intensität der Belastung. Das Zentralnervensystem erfüllt bei der Einstellung der Organe auf das erforderliche Aktivitätsniveau die Steuerungsfunktion und koordiniert ihr Zusammenwirken. Regelmäßige körperliche Belastung im Sinne eines Trainings kann zu einer Verdoppelung des Schlagvolumens des Herzens führen, so daß sich seine Schlagzahl bei gleicher Belastung nur gering erhöht, die Herzruhepause (Auffüllzeit) länger und der Organismus schließlich leistungsfähiger und widerstandsfähiger wird.

Gut dosierte, regelmäßige körperliche Belastungen sind für die gesunde Herzentwicklung – als bestimmender Faktor für die körperliche Leistungsfähigkeit – des Vorschulkindes die wichtigste Voraussetzung. Das gilt besonders für die Zeit des ersten Gestaltwandels, in der sich ein beschleunigtes Längenwachstum vollzieht. Für jedes Kind ist die günstigste Form der Belastung zu finden, die seine physische und psychische Entwicklung optimal fördert und gesundheitliche Störungen ausschließt.

Das setzt voraus, die augenblickliche Belastbarkeit des Kindes zu ermessen. Sie ist von vielen Faktoren abhängig. Einerseits wird sie durch die altersspezifische und individuelle Leistungsfähigkeit bestimmt, die sich im Laufe der Entwicklung verändert; andererseits wird sie durch zeitweilig unterschiedliche innere und äußere Bedingungen beeinflußt (z. B. vom Gesundheitszustand, von vorausgegangenen physischen und psychischen Belastungen). Die Kindergärtnerin kann durch Langzeitbeobachtungen und genaue Kenntnis der individuellen Besonderheiten sowie der jeweiligen Situation die Belastbarkeit jedes einzelnen Kindes einschätzen. Sie ist um so größer, je schneller sich der Organismus auf Belastungen einstellen kann und je schneller die Organfunktionen, vor allem die Herz- und Atemfrequenz, danach wieder die Ausgangswerte erreichen.

Belastbarkeit ist der psychophysische Zustand des Kindes, bei dem es die gestellten Anforderungen ohne funktionelle Störungen und Beeinträchtigungen des Wohlbefindens bewältigen kann und dabei gute Leistungen erzielt. Sie ist abhängig von den körperlichen, geistigen und funktionellen Leistungsvoraussetzungen und damit von der Leistungfähigkeit des Kindes ([9]; S. 42).

Am Beispiel der Belastbarkeit der Muskeln soll das verdeutlicht werden.

■ Im Vorschulalter erfolgt ein verhältnismäßig langsames Muskelwachstum, erst mit sechs bis sieben Jahren nimmt die Muskelmasse schneller zu. Sie beträgt beim sechs- bis siebenjährigen Kind 27% der Körpermasse, beim Jugendlichen dagegen 44%. Außerdem ist die Ausdauerleistung der kindlichen Muskulatur fünf- bis sechsmal geringer als beim Erwachsenen. Dadurch ermüdet das Kind bei statischer, d. h. einseitiger Belastung um so schneller, je jünger es ist. Das ist häufig bei Kindern der jüngeren Gruppe z. B. bei der Einnahme der Mahlzeiten und in den meisten Beschäftigungen der Fall, wenn das Kind seinen Bewegungsdrang einschränken und eine bestimmte Sitzhaltung einnehmen muß, was eine starke Beanspruchung des Halteapparates bedeutet.

Im Spiel dagegen zeigt das Kind oft eine Ausdauer, die Erwachsene erstaunen lassen kann. Diese „Unermüdbarkeit" läßt sich dadurch erklären, daß das Kind im Spiel seinen natürlichen Bewegungsdrang weitgehend befriedigen, seine Körperhaltung und die Bewegungsabläufe nach Bedarf wechseln kann. Diese vielseitige Bewegung beansprucht die Muskelgruppen abwechselnd und stellt somit eine *dynamische Belastung dar,* die der muskulären Belastbarkeit des Vorschulkindes am vollkommensten entspricht. (↗3.2.2.2.).

Ein gesundes Kind schafft sich durch seinen natürlichen Bewegungsdrang selbst Reize, die für ein harmonisches Wachstum und für eine regelgerechte Entwicklung des Halte- und Bewegungsapparates, aber auch der anderen Organsysteme, notwendig sind. Das allein reicht für seine gesunde körperliche und geistige Entwicklung nicht aus. Um den Organismus des Kindes zu kräftigen und seine Leistungsfähigkeit zu steigern, ist ein systematisches, den entwicklungsbedingten Besonderheiten des Kindes angepaßtes Üben erforderlich.

Die Steigerung der Leistungsfähigkeit wird durch Beachtung *aller* konditionsfördernden Maßnahmen erreicht, vor allem durch

– die Kräftigung des Halte- und Bewegungsapparates,

– die Verbesserung der Herz-Kreislauf- und Atemfunktionen,

– die Förderung der Funktionstüchtigkeit des Nervensystems und der Sinnesorgane.

Bewegungsspiele haben einen besonders großen Wert für die Erhöhung der Leistungsfähigkeit (↗3.3.3.1.).

Erfahrungen besagen, daß Bewegungsmangel nicht nur die körperliche Beweglichkeit und Elastizität einschränkt, sich nachteilig auf die Entwicklung der Organe und die Körperhaltung auswirkt, sondern auch die Nervenprozesse negativ beeinflußt. Kinder, die sich wenig bewegen, können sich schlechter konzentrieren, ermüden schneller und neigen zu negativen Stimmungen. Im Tagesablauf sind darum vielfältige Bewegungsspiele und Körperübungen im Freien zu organisieren; dadurch wird das Bedürfnis der Kinder nach körperlicher Aktivität befriedigt und erhalten. Herrscht dabei eine freudige Stimmung vor, so werden alle physischen und psychischen Prozesse positiv beeinflußt, die Kinder sind angemessen belastet, sie fühlen sich wohl, und ihre Leistungsfähigkeit erhöht sich. Zur Steigerung der kindlichen Leistungsfähigkeit sind die Anforderungen systematisch und kontinuierlich zu erhöhen.

Untersuchungen bei Vorschulkindern ergaben, daß dadurch

● die Skelett- und Herzmuskulatur zunimmt, sich das Atemvolumen erhöht und somit

● die körperliche Leistungsfähigkeit gesteigert und die Erholungsphase nach Belastungen verkürzt wird,

● Erkrankungen des Herz-Kreislauf-Systems, Stoffwechselkrankheiten und Regulationsstörungen vorgebeugt,

● die allgemeine Widerstandsfähigkeit des Organismus erhöht und somit die Erkrankungshäufigkeit (vor allem an Atemwegserkrankungen) vermindert wird,

- die geistige Leistungsfähigkeit zunimmt und die Kinder weniger schnell ermüden,
- wertvolle Willensqualitäten wie Selbstbeherrschung, Überwinden von Schwierigkeiten u. a. entwickelt werden,
- ihr Selbstvertrauen und ihre freudige Aktivität zunehmen.

Lange Ausdauerbelastungen sind zu vermeiden, weil sie zu gesundheitlichen Beeinträchtigungen führen können. Längeres Stehen und Sitzen sind für die Kinder besonders belastend und können Haltungsschäden verursachen, die wiederum die Organfunktionen beeinträchtigen. Die Kindergärtnerin hat darum die im Programm für die Bildungs- und Erziehungsarbeit festgelegte Dauer der Beschäftigungen strikt einzuhalten, anstatt auf motorische Unruhe, die durch Überbelastung der Kinder hervorgerufen wird, mit unangebrachten Disziplinforderungen zu reagieren. Sie muß gerade das *einzelne Kind* sehen, um *differenzierte Anforderungen* bzw. Einzelaufträge zu stellen, die der *individuellen Belastbarkeit* entsprechen und der optimalen Entwicklung dienen.

Angemessene Leistungsanforderungen in einer frohen und optimistischen Atmosphäre sind Voraussetzung für die allseitige harmonische Entwicklung der kindlichen Persönlichkeit. Davon hängen die Gesundheit und Leistungsfähigkeit des Kindes und künftigen Erwachsenen in entscheidendem Maße ab. Gesundheit und Leistungsfähigkeit bedingen einander.

3.1.2. Ermüdung und Erholung

3.1.2.1. Wesen und Anzeichen der Ermüdung

Die Ermüdung ist ein normaler physiologischer Zustand, der als Folge jeder Form von Belastung in Abhängigkeit von deren Art, Dauer und Intensität eintritt. Bei körperlicher und geistiger Belastung wird je nach Beanspruchungsgrad mehr Energie verbraucht, als sonst zur Aufrechterhaltung aller Lebensprozesse des Organismus im Ruhezustand benötigt wird. Mit zunehmendem Verbrauch der Energiereserven in den beanspruchten Organen macht sich bei der jeweiligen Tätigkeit ein Nachlassen der Leistung bemerkbar, es tritt eine *Ermüdung* ein.

Das ist um so eher der Fall, je jünger ein Kind ist, weil es schon infolge der intensiven Entwicklungsprozesse, seines Bewegungsdranges und labilen Wärmehaushalts einen relativ hohen Energieumsatz hat.

Die Kindergärtnerin muß erste Ermüdungsanzeichen bei einem Kind rechtzeitig erkennen und die notwendige Entspannung und Erholung sichern, damit keine gesundheitsschädigenden Überbelastungen eintreten.

Die Ermüdung ist eine Selbstschutzreaktion des Organismus und in diesem Sinne positiv zu werten. Sie ist ein

- biologisches Geschehen, das mit einer Verlangsamung oder Behinderung normaler Funktionsabläufe im Organismus einhergeht,
- zeitweiliger Zustand, der durch Erholung, d. h. neue Energieaufbereitung, zu beheben ist,
- normaler physiologischer Prozeß, der auf Überlastungshemmungen beruht und den Organismus vor Überforderung und damit vor gesundheitlichen Schäden bewahrt.

Es werden zwei Formen der Ermüdung unterschieden, die aber fließende Übergänge haben und sich wechselseitig bedingen.

Periphere Ermüdung

Darunter versteht man die Ermüdung in einseitig und längere Zeit beanspruchten Muskelgruppen. Sie tritt besonders schnell ein, wenn die Kinder über eine längere Zeit eine bestimmte Arbeitshaltung einnehmen müssen, wenn Spaziergänge einförmig sind oder wenn die noch schwächer entwickelte Kleinmuskulatur (z. B. die der Finger durch zu kleines Spiel- oder Beschäftigungsmaterial) stark beansprucht wird.

Zentrale Ermüdung

Dazu kommt es, wenn einzelne Rindenfelder im Kortex (Hirnrinde) längere Zeit durch einseitige geistige Tätigkeit beansprucht werden. So führen rezeptive Tätigkeiten, wie Zuhören u. a., schneller zur zentralen Ermüdung als reproduktive, z. B. Erzählen. Im jüngeren Kindergartenalter tritt diese Form der Ermüdung recht schnell ein, denn die Nervenzellen sind noch nicht ausgereift, die Erregungsprozesse überwiegen, und die Konzentration ist erschwert.

Sowohl die peripher als auch die zentral ausgelösten Ermüdungsprozesse ermüden den gesamten Organismus, denn immer ist auch das Zusammenspiel von kortikalen Zentren, Muskulatur und Organfunktionen beeinträchtigt. In Abhängigkeit vom Typ der höheren Nerventätigkeit und von der konkreten Situation reagieren die Kinder unterschiedlich bei Ermüdung.

Erste Anzeichen einer Ermüdung äußern sich meist in motorischer Unruhe des Kindes. Sie ist oft mit Koordinationsschwierigkeiten vor allem der Feinmotorik verbunden. Die Bewegungsabläufe sind ungeordneter, so daß manuelle Tätigkeiten weniger exakt ausgeführt werden, etwas umgestoßen wird oder herunterfällt. Bei vorwiegend geistiger Tätigkeit zeigt sich die Ermüdung häufig im Nachlassen der Aufmerksamkeit. Die Kinder überhören Fragen, interessieren sich für andere Dinge, sind leicht ablenkbar u. a.

Weitere Anzeichen sind zielloses Umherlaufen, auch überlautes Sprechen und Disziplinverstöße. Manche Kinder weinen ohne erkennbare äußere Ursache, andere zeigen ein für sie uncharakteristisches Verhalten, »kaspern« herum oder sind aggressiv.

Treten solche Anzeichen auf, ist es falsch, auf Forderungen zu bestehen oder gar mit Schimpfen, Ermahnungen und besonderen Erziehungsmaßnahmen zu reagieren. Diese Ermüdungserscheinungen sind durch *Belastungswechsel* abzubauen, indem die Kindergärtnerin einen Wechsel der Tätigkeiten ermöglicht, z. B. spielerische Elemente aufgreift, Einzelaufträge erteilt, zu individuellen Hilfeleistungen auffordert u. a.

Vorzeitiges Ermüden

Ursachen vorzeitiger Ermüdungserscheinungen sind in äußeren und inneren Bedingungen zu suchen. Äußere Faktoren wie Raumklima, Kleidung, Lärmpegel, Stil und Ton der Kindergärtnerin sowie ihr pädagogisch-methodisches Vorgehen beeinflussen weitgehend das innere Bedingungsgefüge. So wirken sich z. B. ein instabiler Tagesablauf, der Mangel an Schlaf oder gestörte zwischenmenschliche Beziehungen beeinträchtigend auf den kindlichen Organismus aus, die Leistungsfähigkeit des Kindes wird herabgesetzt, und es ermüdet schneller.

Zu den inneren Bedingungen, die den Zeitpunkt einer Ermüdung bestimmen, gehören angeborene Anlagen (wie Körperbautyp und Typ der höheren Nerventätigkei), der Reifegrad der Organsysteme, die Funktionstüchtigkeit der Sinnesorgane, der aktuelle Gesundheitszustand des Kindes, Umfang und Ausbildungsgrad von Fähigkeiten und Fertigkeiten sowie Intensität und Ausgeglichenheit der Nervenprozesse u. a. m.

Die Kindergärtnerin sollte berücksichtigen, daß körperlich schwachliche oder leicht erregbare Kinder, auch die, deren Seh- und Hörvermögen eingeschränkt ist, rascher ermüden als andere Kinder gleichen Alters.

Bei deutlichen Ermüdungserscheinungen darf dem Kinde nicht die Weiterführung der *gleichen* Tätigkeit abgefordert werden. Es wird sonst überbelastet und gerät in einen Erschöpfungszustand, der mit vegetativen Funktionsstörungen verbunden ist und die Gesundheit gefährdet.

Vorzeitigem Ermüden kann entgegengewirkt werden durch

– kontinuierliche Steigerung der individuellen Leistungsfähigkeit und Widerstandsfähigkeit,

– Einhalten der pädagogisch-hygienischen Prinzipien bei der Gestaltung des Lebens.
– optimale äußere Bedingungen.

Ermüdung kann nur durch Erholung behoben werden. Ausreichende Erholung ist für die Aufrechterhaltung des dynamischen Gleichgewichts im Organismus sowie zwischen Organismus und Umwelt lebensnotwendig.

Gesunder Lebensrhythmus und Auswirkung von Verstößen

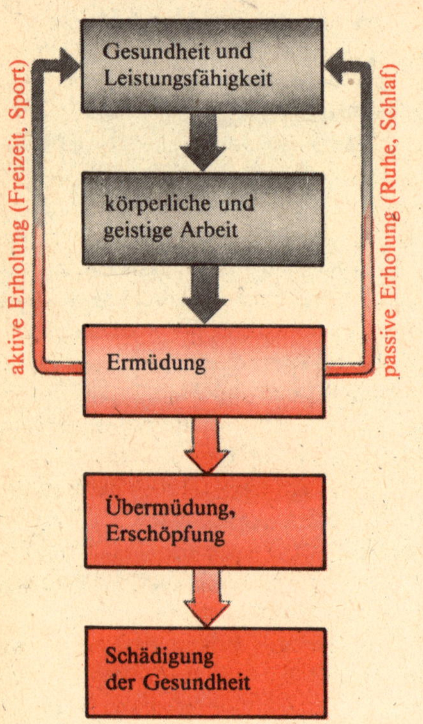

3.1.2.2. Wesen und Formen der Erholung

Ermüdung und Erholung sind gesetzmäßig miteinander verknüpfte Prozesse, deren Ausgewogenheit eine wesentliche Voraussetzung für Gesundheit, Leistungsfähigkeit und harmonische Entwicklung ist.

Durch Erholung wird die geminderte Leistungsfähigkeit wieder hergestellt, die durch Leistung verbrauchte Energie wird erneuert. Physiologisch laufen intensive Stoffwechselprozesse ab, die sich in den Nervenzellen, den Zellen der Herz- und Skelettmuskulatur vollziehen. Sie dienen der Aufbereitung neuer Energie und dem Abtransport von Stoffwechselendprodukten. Daraus erklärt sich, daß für die Erholung um so mehr Zeit gebraucht wird, je länger und stärker die Belastung war. Gingen kurze Intervallbelastungen voraus, erfolgt die Erholung schneller als nach längerer einförmiger Belastung. Durch eine dem jeweiligen Ermüdungsgrad angemessene Erholungsdauer wird die physische und psychische Leistungfähigkeit wiedererlangt. Je besser die Kindergärtnerin den gesetzmäßigen Zusammenhang zwischen Ermüdung und Erholung in der Gestaltung des Lebens und der einzelnen Tätigkeiten der Kinder berücksichtigt, desto wirksamer fördern Belastungen die gesunde harmonische Entwicklung der Kinder. Es wird zwischen der passiven und aktiven Erholung unterschieden.

Passive Erholung

Die passive Erholung erfolgt durch den Schlaf. Während des Schlafs befindet sich der Mensch in einem passiven Ruhezustand, wobei der Kontakt mit der Umwelt durch eine ausgebreitete Hemmung in der Hirnrinde weitgehend aufgehoben ist. Trotzdem bedeutet Schlaf nicht völlige Passivität, da steuernde und regulierende Hirnfunktionen weiterlaufen, nur anders als im Wachzustand. Für die Erhaltung der Gesundheit und Leistungsfähigkeit ist der Schlaf notwendiger als die Nahrungsaufnahme. Bei längerem Schlafmangel treten (eher als bei eingeschränkter Nahrungszufuhr) gesundheitliche Störungen auf, besonders in den Hirn- und vegetativen Funktionen, die sich nur schwer beheben lassen. Der Organismus braucht diese Form der Erholung, um nach den vorangegangenen und mit Energieaufwand verbundenen Belastungen seine *volle* Leistungsfähigkeit wiederzuerlangen. Der Schlaf ist vor allem für regenerative Prozesse in den Nervenzellen unerläßlich, um die Ausgangslage wieder zu erreichen. Daraus ergibt sich, daß der Mensch etwa ein Drittel seines Lebens schlafend verbringt. Schlaf ist ein physiologisches Grundbedürfnis des menschlichen Organismus.

Wesen des Schlafs

Neurophysiologische Untersuchungen haben erwiesen, daß der Schlaf in sich rhythmisch gegliedert ist und auch die Schlaftiefe periodischen Schwankungen unterliegt. Bei Hirnstrommessungen zeigt der Kurvenverlauf im Elektroenzephalogramm (EEG) während des Schlafs zwei Phasen. Sie werden als REM- und NON-REM-Schlaf (auch NREM-Schlaf) bezeichnet. (REM ist die Abkürzung für rapid eye movement, d. h. schnelle Augenbewegung, die in der NON-REM-Phase nicht auftreten). In beiden Phasen verändern sich die Frequenzen von Herz- und Atmungstätigkeit sowie der Hirnstrom-Rhythmus. Während der Anteil des REM-Schlafes bei Neugeborenen 50 % beträgt, geht er bis zum mittleren Erwachsenenalter auf 20 % zurück. Beim gesunden Erwachsenen erfolgt der rhythmische Wechsel durchschnittlich mit je 90 Minuten NON-REM-Schlaf und 20 Minuten REM-Schlaf.

Der NON-REM-Schlaf umfaßt vier Stadien:

- Einschlafen
- oberflächlicher Schlaf (Zähneknirschen, Sprechen)
- mitteltiefer Schlaf (Zähneknirschen, Sprechen)
- Tiefschlaf (erhöhte Produktion von Wachstums- und anderen Hormonen, lallende Sprechversuche, Schlafwandeln).

Der REM-Schlaf dient u. a. der Verarbeitung von Eindrücken und der Gedächtnisbildung; er ist die Phase des Träumens. In ihm regenerieren sich die Nervenzellen am besten, so daß er den größten Erholungseffekt besitzt.

Wenn sich Kinder im Schlaf herumdrehen, mehrfach die Lage wechseln, wenn im Gesicht, an Armen und Beinen Zuckungen auftreten und sich bei geschlossenen Lidern die Augäpfel rasch bewegen, dann hat das nichts

Wach- und Schlafzeiten und der Anteil von NREM- und REM-Schlaf im Verlauf des menschlichen Lebens (nach Roffwarg, Muzio und Dement)

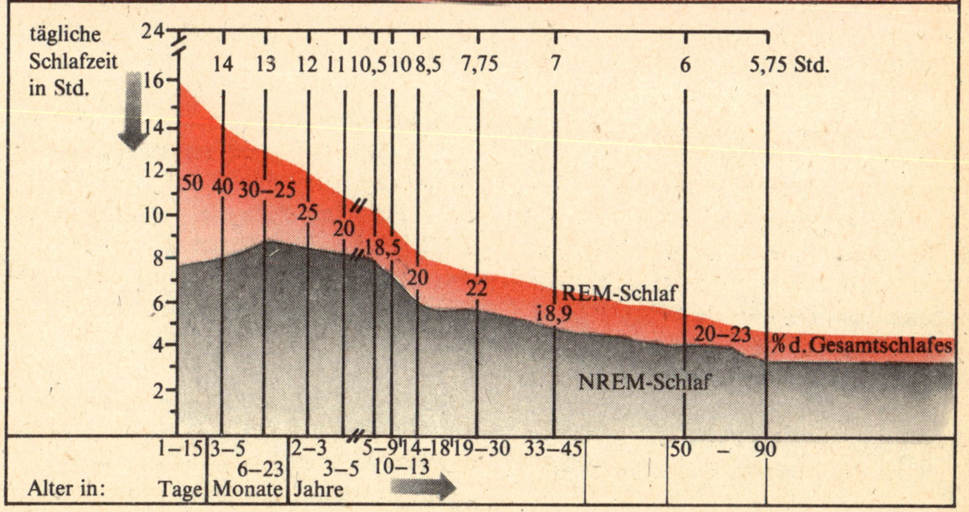

mit Nervosität des Kindes zu tun; das Kind befindet sich in der Phase des REM-Schlafes.

Es gibt eine Unterscheidung zwischen Kurz-, Norm- und Langschläfern, aber bei allen zeigt sich eine gleich lange Dauer des Tief- und des REM-Schlafes. Die Abweichungen beruhen lediglich auf der Länge des oberflächlichen Schlafes. Der Kurzschläfer hat demnach den effektivsten Schlaf.

Regelmäßiger, ausreichender und gesunder Schlaf dient der maximalen psychischen und physischen Erholung. Schlafdefizit oder mangelnde Schlafqualität führen zu

- herabgesetzter Konzentrationsfähigkeit,
- verminderten Gedächtnisleistungen,
- negativen Stimmungslagen,
- erheblichem Leistungsabfall.

Bei länger anhaltendem Schlafdefizit reagiert der Organismus als psychophysische Einheit sowohl mit psychischen Auffälligkeiten (Störungen) als auch mit Störungen des biologischen Gleichgewichts in den vegetativen Köperfunktionen, z. B. Veränderungen des Blutdrucks, der Herz-Kreislauftätigkeit usw.

Schlafdefizit oder mangelnde Schlafqualität wirken sich auf den Organismus um so nachhaltiger aus, je jünger ein Mensch ist.

> Die Kindergärtnerin muß Sorge dafür tragen, daß die *notwendige Schlafdauer und der Erholungseffekt des Schlafes für alle Kinder gewährleistet werden.* Für den Mittagsschlaf sind optimale Schlafbedingungen zu schaffen und die Einschlafzeiten durch geeignete pädagogische Maßnahmen zu verkürzen (↗ 3.3.2.). Das gleiche gilt für die Nachtruhe des Kindes; darum sollte die Kindergärtnerin über die Eltern darauf Einfluß nehmen, daß das Kind einen ausreichenden und erholsamen Nachtschlaf hat. Der Erfolg gemeinsamer Bemühungen zeigt sich in gesunden, fröhlichen und leistungsfähigen Kindern.

Aktive Erholung

Die aktive Erholung erfolgt durch den Wechsel der Tätigkeiten der Kinder, durch den der *Wechsel von Belastungen in unterschiedlicher Form und Stärke* gegeben ist. Während die passive Erholung wirklich Ruhe bedeutet, ist die aktive Erholung nicht einfach mit Aktivität und Bewegung gleichzusetzen.

> Aktive Erholung bedeutet eine aktive Gestaltung des Erholungsvorganges, indem er bewußt so gestaltet wird, daß er dem Ermüdungsprozeß entgegenwirkt.

In den Stunden des Wachseins ist durch Wechsel der Tätigkeiten für ausreichende Entspannung und Erholung zu sorgen. Durch wechselnde Belastung der einzelnen Muskeln und verschiedener kortikaler Zentren wird ein rhythmischer Wechsel von Leistung und Erholung, Anspannung und Entspannung, von Energieverbrauch und Energieaufbereitung gesichert.

Die Tätigkeiten, in denen die körperliche Belastung der Kinder überwiegt, wie bei Sportbeschäftigungen, Bastelarbeit oder bei bewegungsintensiven Spielen, wird die Erholung durch wechselnde Beanspruchung der Muskelgruppen erzielt (↗ 3.3.3.; 3.3.5.). Darum sind dynamische Belastungen, z. B. in Form von Bewegungsspielen, von großem Erholungswert für die Kinder.

Sind die Kinder in einer Beschäftigung vorwiegend geistig tätig, ist eine aktive Erholung durch Beanspruchung jeweils anderer Hirnrindenfelder möglich. Diesen Vorgang muß die Kindergärtnerin vor allem durch methodische Vielfalt steuern. Durch den Wechsel geistiger Tätigkeiten (Zuhören, Erzählen oder etwas ansehen) wechselt auch die Beanspruchung der verschiedenen Zentren (Sprachzentrum, Sehzentrum). Während in den erregten Zentren Energie verbraucht wird, vollzieht sich in den gehemmten Zentren die Erholung, die Aufbereitung neuer Energie.

Geistige Tätigkeiten sollen nicht nur *einander* abwechseln, sondern auch durch ganz- oder teilkörperliche Bewegungen unterbrochen werden. Auf diese Weise beugt die Kindergärtnerin vorzeitigen Ermüdungen vor, und die Beschäftigung wird durch die freudige und aktive Mitarbeit der Kinder für alle zum Erfolgserlebnis (↗ 3.3.4.). Je jünger die Kinder sind, um so häufiger muß der Wechsel ihrer Tätigkeiten erfolgen.

Für sinnvollen Belastungswechsel ist während des gesamten Tages zu sorgen. Nach intensiven geistigen Anforderungen sind körperliche Tätigkeiten zu planen. Körperübungen im Freien bieten den größten Erholungseffekt. Nach körperlicher Belastung erholen sich die Kinder wiederum durch geistige Tätigkeit aktiv.

> Im gesamten Tagesablauf und innerhalb der einzelnen Organisationsformen ist die aktive Erholung der Kinder zu sichern durch
> - Wechsel von körperlichen und geistigen Tätigkeiten,
> - Belastungswechsel innerhalb körperlicher Tätigkeiten,
> - Belastungswechsel innerhalb geistiger Tätigkeiten,
> - Wechsel von kollektivem und individuellem Tätigsein.

Je länger und intensiver die vorangegangene Belastung war, um so mehr Zeit ist für die Erholung nötig.

> Eine Ermüdung kann durch Erholung in Form von Schlaf oder Wechsel der Tätigkeiten behoben werden. Die Dauer der Erholung hängt vom Grad der Ermüdung ab.

Beachtet die Kindergärtnerin den gesetzmäßigen Zusammenhang von Belastung, Ermüdung und Erholung bei der Gestaltung des Lebens der Kinder, berücksichtigt sie dabei die individuellen Besonderheiten der Kinder und schafft sie eine frohe Atmosphäre in der Kindergruppe, dann leistet sie einen wesentlichen Beitrag zur Förderung von Gesundheit und Leistungsfähigkeit, zur gesunden und harmonischen Entwicklung der Kinder im Kindergarten.

3.1.3. Psychohygienische Aspekte

> Die Psychohygiene befaßt sich mit dem Schutz der geistigen Prozesse vor schädigend wirkenden Umwelteinflüssen und der Erhöhung der psychischen Widerstandsfähigkeit. Sie ist auf die Gesunderhaltung und Förderung der psychischen Prozesse gerichtet.

Der psychische Zustand eines Menschen hat großen Einfluß auf seine Gesundheit. Auf Grund der psychophysischen Einheit unseres Organismus wirken sich psychische Prozesse über das vegetative Nervensystem fördernd oder hemmend auf alle Organfunktionen aus.

■ Die physischen Kräfte und die Leistungsfähigkeit nehmen zu, wenn etwas unter dem Einfluß der Lebensfreude getan wird, wenn man durch Lob ermuntert ist. Andererseits lassen die Kräfte nach, das Wohlbefinden ist beeinträchtigt, wenn Mißerfolge oder gestörte zwischenmenschliche Beziehungen auftreten.

Alle lebenswichtigen Funktionen stehen unter direkter, leitender Einwirkung des Großhirns, folglich ist ihr regelgerechter Ablauf von seinem Zustand abhängig. Für das Vorschulkind spielen psychische Faktoren eine besonders große Rolle, denn seine Rindenzellen sind noch nicht voll ausgereift, reagieren daher sehr reizempfindlich und die vegetative Regulation der Organfunktion ist störanfälliger als bei Erwachsenen. Da alle Umweltreize, die im Laufe eines Tages auf das Kind einwirken, vom Nervensystem verarbeitet werden müssen, ist *ein gesundes Nervensystem Grundlage für die aktive Beherrschung der Organismus-Umwelt-Wechselbeziehung* und damit für Gesundheit, Leistungsfähigkeit und allseitige harmonische Entwicklung des Kindes.

Im Vorschulalter überwiegen die Erregungsprozesse; Informationen und Erlebnisse werden noch nicht genügend selektiv verarbeitet, so daß leicht die Gefahr einer Reizüberflutung besteht.

Die Kindergärtnerin hat darum nicht nur durch angemessene, systematisch steigende Leistungs- und Verhaltensanforderungen entwicklungsfördernde Reize zu setzen, sondern zugleich auch gesundheitsschädigende *Reizüberflutungen* auszuschalten. Diese ergeben sich vorwiegend aus Lärm, Hektik, Unruhe, ablenkenden Gegenständen oder Vorgängen, der Summierung gleichstarker Reize, durch langes Fernsehen u. a.

Reizüberflutungen stören den harmonischen Ablauf psychischer und psychophysischer Prozesse. Durch die wechselseitige Bedingtheit physischer und psychischer Prozesse und durch die starke Emotionalität des Vorschulkindes wirken sich psychische Überbelastungen besonders nachteilig auf seinen Organismus aus. Die Kindergärtnerin und die Eltern müssen deshalb alles tun, das Kind gesund zu erhalten, es vor Überanstrengungen und Schädigungen zu schützen. Folglich müssen Bedingungen für eine gesunde psychische Entwicklung geschaffen werden. Im Kindergarten geht es im wesentlichen um die Gewährleistung einer harmonischen, freudvollen Atmosphäre, um die individuelle und liebevolle Zuwendung zu jedem Kind und um die Verhütung von Anpassungsstörungen bei Umweltwechsel.

Harmonische, freudvolle Atmosphäre

Psychisches und soziales Wohlbefinden empfinden die Vorschulkinder in einer harmonischen Kindergartenatmosphäre. Die Kindergärtnerin muß die reichen Potenzen, die das Leben in der Kindergemeinschaft für die Ausprägung sittlichen Handelns bietet, voll erschließen und nutzen. Kinder, die schöpferisch und aktiv ihr Leben mitgestalten, die lernen, bestimmte Pflichten für sich und andere zu übernehmen, die in ihrer Kindergruppe gegenseitige Rücksichtnahme, Hilfsbereitschaft und diszipliniertes Verhalten üben und erleben, fühlen sich wohl und einbezogen in den sozialistischen Alltag. Eine harmonische Atmosphäre stellt für jedes Kind eine wesentliche *Entwicklungsbedingung* dar. Andererseits ist sie *Ergebnis* erfolgreicher Bildungs- und Erziehungsarbeit.

Neben den Eltern ist die Kindergärtnerin für die Kinder die wichtigste Bezugsperson. Von ihr erwarten sie liebevolle Zuwendung, Fürsorglichkeit, geistige Anregung, Verständnis für ihre Schwierigkeiten, Kümmernisse und Probleme. Bei ihr suchen sie Trost und Hilfe bei auftretenden Konflikten. Die Persönlichkeit der Kindergärtnerin, ihr Führungsstil, ihre optimistische Grundhaltung, ihr Frohsinn, ihre Begeisterungsfähigkeit, ihre gesamte Ausstrahlung sind für die Atmosphäre in der Kindergruppe bestimmend. Jeder Tag muß im Kindergarten interessant und erlebnisreich sein und auch Höhepunkte für die Kinder bereithalten.

> Das Zusammenleben in der Gemeinschaft muß so gestaltet sein, daß es von jedem Kind positiv erlebt wird.

Dazu bedarf es

- eines abwechslungsreichen und geordneten Tagesablaufs, der Unruhe und Hektik ausschließt,
- einer *aktiven* Teilnahme der Kinder an der Gestaltung *ihres* Lebens durch Berücksichtigung ihrer Wünsche, Förderung ihrer Selbständigkeit bei allen Tätigkeiten, Unterstützung und Lenkung bei der Verwirklichung ihrer Ideen, Anerkennung schöpferischer Aktivitäten,

- einer sittlich-moralischen Erziehung, die immer an den Werten unserer sozialistischen Gesellschaft orientiert ist,
- kulturvoller Verhaltensnormen und fester Verhaltensregeln, die für Kinder und Erwachsene gleichermaßen gelten,
- auf der sozialistischen Moral und Ethik begründeter zwischenmenschlicher Beziehungen im Kind-Kind- und Kind-Erzieher-Verhältnis,
- breiten Raumes für eine vielfältige, die ästhetische Erlebnisfähigkeit der Kinder stimulierende musische Betätigung; für anregende kollektive Erlebnisse beim Singen, Tanzen und Musizieren, für eigenes künstlerisches produktives Tun; es bedarf der richtigen Nutzung künstlerischer Mittel für die Entwicklung der Gefühle der Kinder,
- der Vorbildwirkung der Kindergärtnerin und aller anderen Mitarbeiter im Umgang miteinander,
- der Herausbildung kollektiven Verhaltens der Kinder durch Erziehung zu Achtung und Anerkennung untereinander, Höflichkeit im Umgang miteinander, Hilfsbereitschaft füreinander, Rücksichtnahme aufeinander.

Bei solchen Voraussetzungen bilden sich unter der taktvollen Führung der Kindergärtnerin im kollektiven Zusammenleben wertvolle Charaktereigenschaften heraus, die die Atmosphäre in der Kindergruppe mit prägen.

> In einer frohen und harmonischen Atmosphäre herrschen positive Emotionen vor, so daß die Nervenprozesse günstig beeinflußt werden und die Kinder das Leben in der Gemeinschaft schön und angenehm empfinden.

Die Kindergärtnerin sollte sich des öfteren fragen:

- Fühlt sich *jedes* Kind in meiner Gruppe wohl und geborgen?
- Nimmt *jedes* Kind eine gleichberechtigte Stellung im Kollektiv ein, und sichere ich jedem die Entwicklung seiner Induvidualität?
- Begegne ich *jedem* Kind mit der gleichen Zuwendung und Aufmerksamkeit?
- Ist jeder Tag erlebnisreich und schön, damit *jedes* Kind am nächsten Morgen froh gestimmt und erwartungsvoll in den Kindergarten kommt?
- Schaffe ich genügend Höhepunkte im Gruppenleben?
- Berücksichtige ich die Wünsche und Ideen *aller* Kinder ausreichend?
- Gewährleiste ich *jedem* Kind die aktive und schöpferische Teilnahme am gemeinsamen Gruppenleben?
- Sichere ich *jedem* Kind an jedem Tag ein Erfolgserlebnis?
- Lebe ich den Kindern das aufmerksame und rücksichtsvolle Verhalten vor, das ich von ihnen fordere?

Eine harmonische, freudvolle Atmosphäre fördert das physische, psychische und soziale Wohlbefinden, die Leistungsfähigkeit und die schöpferische Aktivität der Kinder.

> Die Befähigung der Kinder zum kollektiven Zusammenleben, zur Mitgestaltung des Lebens in ihrer Gruppe ist sowohl eine pädagogische als auch psychohygienische Aufgabe der Kindergärtnerin.

Individuelles Eingehen

»Die Entwicklung im Vorschulalter ist ein differenzierter, mit unterschiedlicher Intensität und Geschwindigkeit verlaufender Prozeß, der von den verschiedenartigsten Bedingungen abhängig ist, unter denen das einzelne Kind lebt. Die Kinder werden mit unterschiedlichen Anlagen geboren, finden unterschiedliche familiäre Bedingungen vor, haben eine individuelle Lebensgeschichte, so daß auch verschiedene individuelle Neigungen, Bedürfnisse, Fähigkeiten und Eigenschaften bei Kindern gleichen Alters anzutreffen sind. Sie genau zu kennen ist eine Bedingung, damit wir jedem Kind genau die Förderung zuteil werden lassen, die für seine

Entwicklung im gegebenen Moment bedeutsam ist« ([52]; S. 21).

Die Kindergärtnerin muß die individuellen Unterschiede im ganztägigen pädagogischen Prozeß berücksichtigen, damit sich *jedes* Kind im Kollektiv wohl fühlt und jedes Kind allseitig entwickelt wird. Insofern schließt die Erziehung im und durch das Kollektiv das individuelle Eingehen ein. Individuelles Eingehen darf nicht auf die Arbeit mit auffälligen Kindern reduziert werden. Vielmehr muß die gründliche Kenntnis der Kinder und ihrer individuellen Besonderheiten als *ständige* Aufgabe verstanden werden, um den Vorzug des Lebens im Kinderkollektiv für die Entwicklung jedes einzelnen Kindes wirksam zu machen.

Es geht darum, sich jedem Kind zuzuwenden und seine Fähigkeiten in richtiger Weise zu entwickeln. Individuelles Eingehen setzt Kenntnis des Entwicklungsniveaus der einzelnen Kinder und Verständnis für die Vielschichtigkeit der Entwicklungsprozesse voraus. Die individuellen Unterschiede zeigen sich in einer Kindergruppe in mannigfaltiger Form.

Im körperlichen Bereich treten trotz gleichen Alters deutliche Unterschiede hervor, z. B. in bezug auf

- Körpergröße, die Abweichungen vom Mittelwert um je 5 cm nach oben und unten aufweist. Es sind jedoch infolge von Akzeleration (Entwicklungsbeschleunigung) oder Retardation (Entwicklungsverzögerung) Abweichungen bis zu je 10 cm möglich (↗ Foto Nr. 27),
- Körpergewicht, das bis zu 2 kg vom Durchschnittsgewicht abweichen kann. Dabei muß aber stets die Körpergröße mit berücksichtigt werden,
- Körperform, die erkennen läßt, ob sich das Kind noch in der ersten Fülle oder bereits im Gestaltwandel, in der ersten Streckung befindet und wann es die Schulkindform erreicht hat,
- den strukturellen und funktionellen Reifegrad der einzelnen Organsysteme und die
- Bewegungsfähigkeiten und -fertigkeiten.

Während die Körpergröße vorwiegend konstitutionell bedingt und nur im gewissem Maße durch eine gesunde Ernährung und Anregung zu körperlicher Betätigung beeinflußbar ist, kann die Kindergärtnerin auf die Entwicklung der Organsysteme, der Bewegungsfähigkeiten und -fertigkeiten erfolgreicher einwirken.

An ein Kind mit guten körperlichen Voraussetzungen kann die Kindergärtnerin höhere Forderungen bei der Ausführung bestimmter Körperübungen oder Arbeitstätigkeiten stellen als an ein körperlich schwächer entwikkeltes Kind. Im letzten Fall wird sie aber die *Anstrengungsbereitschaft,* die richtige Abfolge der Bewegungen u. a. *anerkennen und positiv werten,* das Kind damit zu weiteren Anstrengungen ermuntern, sein Selbstvertrauen stärken und ihm das für seine Persönlichkeitsentwicklung wichtige Erfolgserlebnis verschaffen. Besonders gilt das für Kinder, die sich gerade im Gestaltwandel befinden und daher schneller ermüden.

Im geistigen Bereich zeigen sich die Unterschiede vor allem im

- Umfang der Kenntnisse,
- Ausbildungsgrad geistiger Fähigkeiten und Fertigkeiten,
- Stand der sprachlichen Entwicklung.

Die Kindergärtnerin sollte aufmerksam verfolgen, wie Aufträge von einzelnen Kindern erfaßt, in welcher Qualität und in welchem Tempo sie umgesetzt werden, welcher Grad der Selbständigkeit erreicht ist, ob sie eigene Spielideen entwickeln und Wege zu ihrer Realisierung finden. Unterschiede zeigen sich auch in der Fähigkeit zu differenzieren und zu verallgemeinern sowie im Erkennen einfacher Zusammenhänge und im Ableiten von Schlußfolgerungen.

In ihrer pädagogischen Arbeit muß die Kindergärtnerin großes Einfühlungsvermögen, Takt und pädagogisches Geschick entwikkeln, um jedem Kind gerecht zu werden.

Sprachliche Entwicklungsunterschiede treten in jüngeren Gruppen am deutlichsten hervor. Aus dem Zusammenhang von Sprache und geistiger Entwicklung ergibt sich für die Kindergärtnerin die Aufgabe, muttersprachliche Bildung und Erziehung nicht nur in Beschäftigungen zu beachten, sondern im gesamten Tagesablauf. Besonders intensiv muß sie sich mit den Kindern befassen, die die größten Rückstände darin aufweisen, sie bedürfen nicht nur der sprachlichen Unterstützung, sondern auch der ständigen Anregung und Ermunterung. Ihnen muß immer wieder die Gelegenheit zur sprachlichen Äußerung geboten werden.

● In Beschäftigungen mit vorwiegend wiederholendem bzw. festigendem Charakter ist die Reihenfolge, in der die Kinder zum Sprechen aufgefordert werden, gut zu durchdenken. Davon hängen die freudige, aktive Mitarbeit der Kindergruppe und das Ergebnis der Beschäftigung ab. So sollten immer zuerst sprachlich gewandte Kinder an die Reihe kommen, um den anderen sprachliche Muster vorzugeben. Die Kindergärtnerin muß dem Kind mit einer verzögerten Sprachentwicklung die Gewißheit geben, daß es auch in der Lage ist, die Aufgabe zu erfüllen, seine Leistung lobend anerkennen und damit sein Selbstvertrauen stärken.

> Individuelles Eingehen schließt differenziertes methodisches Vorgehen ein und wirkt fördernd auf das Wohlbefinden aller Kinder in der Kindergruppe.

Im sozialen Bereich lassen sich neben altersspezifischen auch individuelle Entwicklungsunterschiede feststellen. Sie äußern sich in dem unterschiedlichen Bedürfnis der Kinder nach sozialen Kontakten zu ihren Spielkameraden, in ihrer Fähigkeit, gemeinsam tätig zu sein, Rücksicht aufeinander zu nehmen, Konflikte friedlich zu beheben, Mitgefühl zu entwickeln, freundschaftliches Verhalten zu zeigen u. a.

Die soziale Entwicklung wird durch das kollektive Zusammenleben gefördert. Mit ihrem persönlichen Vorbild und ihrer Einflußnahme auf das soziale Verhalten der Kinder muß die Kindergärtnerin zugleich jedem einzelnen Kind die Gewißheit geben, daß es fest im Kollektiv eingefügt ist, seine Neigungen und Interessen akzeptiert werden.

Durch gezielte Beobachtungen ist zu ermitteln, wie am besten der Individualität des Kindes entsprochen werden kann und wann der günstigste Zeitpunkt der Einflußnahme gegeben ist. Das Verhalten der Kinder sollte die Kindergärtnerin nicht nur konstatieren, vielmehr muß sie bis zu Motiven und Ursachen vordringen.

Wichtig ist die vertrauensvolle Zusammenarbeit mit den Eltern, damit die Kindergärtnerin über die ein Kind zeitweilig belastenden Faktoren (z. B. Krankheit oder Abwesenheit eines Elternteils, Todesfall in der Verwandtschaft, Verlust eines liebgewordenen Tieres) informiert ist und dementsprechend verständnisvoll reagieren kann. Je genauer die Kindergärtnerin jedes Kind kennt, desto besser kann sie Abweichungen in Leistung und Verhalten beurteilen, und um so feinfühliger kann sie auf das Kind eingehen.

Kinder der jüngeren Gruppe und Kinder mit Entwicklungsrückständen bedürfen vorrangig der individuellen Zuwendung, denn sie können oft nicht ausdrücken, was sie empfinden, und sich weniger gegen unangemessene Forderungen wehren.

> Durch individuelles Eingehen fördert die Kindergärtnerin die allseitige harmonische Persönlichkeitsentwicklung. Zugleich trägt sie zur Senkung der Erkrankungshäufigkeit bei, denn der Organismus reagiert auf seine Umwelt stets als einheitliches Ganzes. Wenn sich jedes Kind in seiner Gruppe wohl fühlt, den Kindergarten gern besucht und sich täglich neu auf das Leben in der Gemeinschaft freut, dann sind das gute Voraussetzungen für seine Gesundheit und Leistungsfähigkeit.

Anpassung bei Umweltwechsel

Jeder Umweltwechsel stellt für den menschlichen Organismus eine biologische und soziale Belastung dar. Für ein Kind entstehen solche Belastungen bei Wohnungswechsel, bei Aufnahme in die Kinderkrippe, beim Übergang von der Krippe oder vom Elternhaus in den Kindergarten, bei Schulbeginn. Obwohl das Vorschulkind wie alle anderen Lebewesen Mechanismen zur Anpassung an die sich ständig ändernde Umwelt besitzt, sind diese noch wenig trainiert, und die Anpassungsfähigkeit ist ungenügend ausgebildet. Sie entwickelt sich in der Wechselbeziehung zwischen Organismus und Umwelt.

Anpassung (Adaptation) ist eine allgemeine biologische Eigenschaft, entsprechende Beziehungen des Organismus mit seiner Umwelt innerhalb eines bestimmten Ökosystems zu bilden.

Man unterscheidet eine biologische und eine soziale Anpassung, die in enger Wechselbeziehung zueinander stehen. Bei Umweltwechsel kann die *biologische Anpassung* z. B. durch Umstellung der Organfunktionen des Kindes auf einen veränderten Tagesrhythmus erfolgen. Es bilden sich neue bedingte Zeitreflexe heraus, wenn sich die Zeiten für den Mittagsschlaf oder für die Einnahme der Mahlzeiten verschieben. Eine größere Belastung ergibt sich für das Kind durch die *soziale Adaptation,* vor allem wenn das Kind viele neue Umweltfaktoren verarbeiten muß [44].

> Man versteht unter sozialer Adaptation im engeren Sinne die Fähigkeit des Kindes, sein Verhalten auf neue, unerwartete Anforderungen entsprechend um- und einzustellen. Sie ist die aktive Auseinandersetzung des Individuums mit seiner Umwelt, die mit emotionalen und bewußt auf die Erkenntnistätigkeit bezogenen (kognitiven) Vorgängen der inneren Einstellung auf die neuen Bedingungen verbunden ist ([44]; S. 19).

»Jede Adaptation an einen plötzlichen Umweltwechsel bedeutet eine Aufgabe oder die Umstellung mehr oder weniger fester Gewohnheiten und Verhaltensweisen sowie nach entsprechender Orientierung die Ausarbeitung neuer. Diese Aufgabenstellung erfordert vom Organismus physiologisch die Umarbeitung vorhandener dynamischer Stereotyps, was zu einer entsprechenden nervalen Belastung und Anspannung und damit zu mehr oder weniger starken Schwankungen in der vegetativen Regulation der Organsysteme führt und sich im emotionalen Zustand und im Verhalten äußert« ([44]; S. 165).

Adaptationsschwierigkeiten können im Rahmen gehalten werden, wenn Kindergärtnerin, Krippenerzieherin und Eltern für den Übergang und damit für die Anpassung Vorsorge treffen. Erfahrungen bestätigen, daß es günstig ist, wenn

- der Tagesablauf in der Krippe bzw. im Elternhaus dem des Kindergartens allmählich angeglichen wird,
- die Kinder Gelegenheit erhalten, sich mit den räumlichen und materiellen Bedingungen ihres künftigen Gruppenbereiches vertraut zu machen,
- sie ihre Gruppenerzieherin schon kennengelernt haben,
- sie positiv motiviert werden, z. B. »Nun bist du schon groß und darfst bald in den Kindergarten gehen«,
- sich die Kindergärtnerin über das Entwicklungsniveau und individuelle Besonderheiten des Kindes informiert,
- ein vorbereitender Elternabend durchgeführt wird, bei dem die Eltern über die für ihr Kind neuen Bedingungen und Anforderungen Informationen erhalten – und ihrerseits der Kindergärtnerin Auskunft über Gewohnheiten, Eigenart ihres Kindes geben können,
- die Aufnahme in den Kindergarten zu einem schönen, freudigen Erlebnis für das Kind wird.

Nach dem Übergang vom Elternhaus oder von der Krippe zum Kindergarten muß das

Kind in seiner Gruppe neue soziale Beziehungen anknüpfen, sich in das Kollektiv einfügen, neue Freunde gewinnen, neue Pflichten übernehmen u. a. m. Wie dieser Eingliederungsprozeß bei einem Kinde verläuft, hängt mit vom Typ seiner höheren Nerventätigkeit ab, d. h. von der individuell unterschiedlichen Informationsverarbeitung und der Breite seiner Anpassungsfähigkeit. Wird ein Kind in seiner Anpassungsfähigkeit überfordert, dann kann es zu organischen und Entwicklungsstörungen sowie zu Verhaltensauffälligkeiten kommen. Diese können sich in einer breiten Skala äußern. Bei den meisten Kindern läßt anfangs die Sprechaktivität nach, und zugleich stagniert die Zunahme des Wortschatzes für etwa vier bis sechs Wochen. Einige Kinder fallen durch Passivität und Weinerlichkeit auf, generell ist ihr Wohlbefinden vorübergehend beeinträchtigt. In schweren Fällen kann es zu Appetitlosigkeit, Einschlafstörungen, Gewichtsverlust oder gar zum Mutismus (völliges Schweigen) kommen.

Jedes einzelne Kind bedarf vom ersten Tage an der liebevollen, individuellen Zuwendung, um die Anpassungsphase schnell und ohne stärkere Beeinträchtigung seines Wohlbefindens zu überwinden.

Die Kindergärtnerin muß darum den neu aufgenommenen Kindern das Gefühl der Geborgenheit und Sicherheit geben, ihnen stets mütterlich-fürsorglich begegnen, sie auch einmal auf den Schoß nehmen und beruhigend streicheln, mit ihnen spielen, ihnen etwas vorsingen, sie mit interessantem Spielzeug ablenken und so weit wie möglich auf ihre Wünsche eingehen. Sie muß alles tun, um das Vertrauen und die Zuneigung der Kinder zu erlangen und ihren Kummer abzubauen (↗ Foto Nr. 4).

Die kontinuierliche Übernahme der Krippenkinder in den Kindergarten während des ganzen Jahres stellt für die Adaptationsphase eine günstige Bedingung dar; denn die Kindergärtnerin kann sich jedem neu hinzugekommenen Kind umfassend widmen und ihm helfen, sich rasch einzugewöhnen.

Die Leiterin sollte dafür sorgen, daß die Kinder in den ersten Tagen ihres Aufenthaltes im Kindergarten am Morgen von ihrer Gruppenerzieherin in Empfang genommen werden. Macht es sich erforderlich, eine Gruppe aufzuteilen, ist es ratsamer, daß die älteren Kinder als Gäste in eine andere Gruppe gehen und ihre Erzieherin eine jüngere Gruppe übernimmt. Damit werden für die Jüngsten Ordnung und Stetigkeit gewahrt.

Der Übergang zum Kindergarten braucht nicht zwangsläufig zu Anpassungsstörungen zu führen. Wird den Kindern auf o. g. Weise die biologische und soziale Adaptation erleichtert, finden sie sich schneller in ihrer neuen Umwelt zurecht. Als Faustregel kann gelten: Die Periode der Adaptation an den Kindergarten ist beendet, wenn das Kind einen tiefen Schlaf und guten Appetit hat, wenn es fröhlich gestimmt und aktiv ist.

3.2. Kriterien eines gesundheitsfördernden Tagesablaufs

Das Zusammenleben der Vorschulkinder in einer Gruppe bedarf einer festen Lebensordnung. Im Tagesablaufplan werden Zeiten, Dauer und Abfolge, also ein bestimmter *äußerer Rhythmus,* für die verschiedenen Tätigkeiten und Organisationsformen festgelegt. Von diesen Festlegungen hängen das Wohlbefinden der Kinder, ihre körperliche und geistige Aktivität, ihre allseitige harmonische Entwicklung im ganztägigen pädagogischen Prozeß ab. Deshalb ist der Tagesablauf nach physiologisch-hygienischen und pädagogischen Gesichtspunkten zu planen. Grundlage dafür muß immer der kindliche *Biorhythmus* (↗ 3.2.1.) sein, der die Tageskurve der physiologischen Leistungsbereitschaft des Kindes bestimmt.

»Ein richtig festgelegter Tagesablauf hat große hygienische und pädagogische Bedeutung. Da er sich täglich wiederholt, gewöhnt er den Organismus des Kindes an einen bestimmten Rhythmus und sichert den Wechsel der Tätigkeiten (Spiel-, Lern- und Arbeitstätigkeit), wodurch eine Überanstrengung des Nervensystems der Kinder verhütet wird. Die Realisierung des Tagesablaufs fördert die Ausbildung der hygienischen Fertigkeiten und die Erziehung zur Diszipliniertheit. Eine exakte Ordnung entwickelt bei den Kindern das Zeitgefühl, und sie lernen, die Zeit abzuschätzen« ([30]; S. 178).

Abweichungen vom festgelegten Tagesablauf wirken sich negativ auf die Gesundheit und Leistungsfähigkeit der Kinder aus und müssen die seltene Ausnahme bleiben.

3.2.1. Berücksichtigung des kindlichen Biorhythmus

Alle Körperfunktionen unterliegen im Tagesablauf einem bestimmten Rhythmus.
So hat jedes Organ einen ihm eigenen Rhythmus, der sich aus dem Wechsel von Phasen erhöhter und verminderter Funktionsfähigkeit ergibt.
Der Rhythmus der Körperfunktionen wird als Biorhythmus bezeichnet.
Der Biorhythmus des Menschen wurde im Laufe seiner Entwicklung durch Anpassung an geophysikalische Rhythmen erworben und ist genetisch fixiert.
Innerhalb von 24 Stunden erreichen alle Organfunktionen Minimal- und Maximalwerte. Der Nachweis dafür läßt sich an meßbaren Werten erbringen, z. B. an der tageszeitlichen Schwankung der Körpertemperatur. Bei Kindern beträgt die Differenz der zwischen 9.00 und 15.00 Uhr rektal gemessenen Körpertemperatur 1 Grad, d. h., daß der

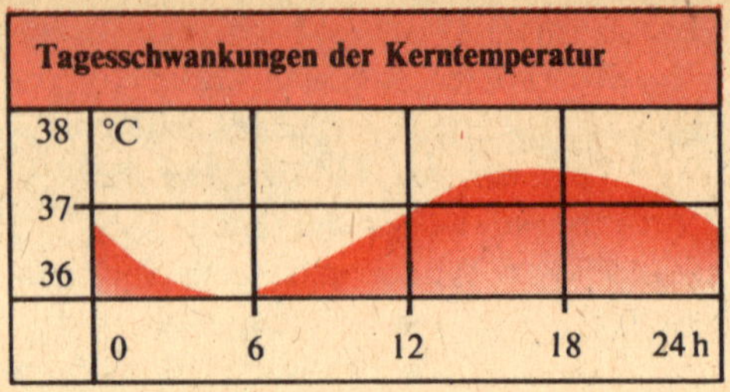

Temperaturbereich von 36,5 ° bis 37,5 ° der normalen Körpertemperatur des Kindes entspricht.
Der angeborene Biorhythmus läßt sich durch äußere Einflüsse wie Tagesablauf, Lebensgewohnheiten stabilisieren, aber auch in gewissen Grenzen verändern. Mit zunehmendem Alter des Kindes und besserer Funktionstüchtigkeit seiner Organe ergeben sich gesetzmäßig Veränderungen des Biorhythmus. Sie finden ihren Ausdruck z. B. im Rückgang des Schlafbedürfnisses zugunsten längerer Wachzeiten.
Im Zusammenhang mit dem 24-Stunden-Rhythmus der Organfunktionen ergeben sich tageszeitlich bedingte Schwankungen der körperlichen und geistigen Leistungsfähigkeit, die sich in der *Tageskurve der physiologischen Leistungsbereitschaft* ausdrücken.
Sie weist sowohl Zeiten eines Leistungsmaximums als auch eines -minimums auf, die für den gesundheitsfördernden Tagesablauf zugrunde zu legen sind. Generell verläuft die Kurve zweigipflig, d. h., die Phasen der höchsten physiologischen Leistungsbereitschaft und damit der größten Belastbarkeit liegen vormittags zwischen 8.00 und 10.00 Uhr und nachmittags zwischen 14.00 und 16.00 Uhr. Allerdings erreicht der zweite Gipfel nicht mehr das gleiche Leistungshoch wie am Vormittag.
Diese Tageskurve der physiologischen Leistungsbereitschaft ähnelt beim Vorschulkind der des Erwachsenen, ist aber wegen der kürzeren Wachzeiten enger begrenzt. Trotz ihrer relativen Konstanz können individuelle Abweichungen auftreten, die sich aus den jeweiligen Lebensgewohnheiten ergeben. Ent-

Prozentuale Schwankungen der physiologischen Leistungsbereitschaft
(modifiziert für das Vorschulalter)

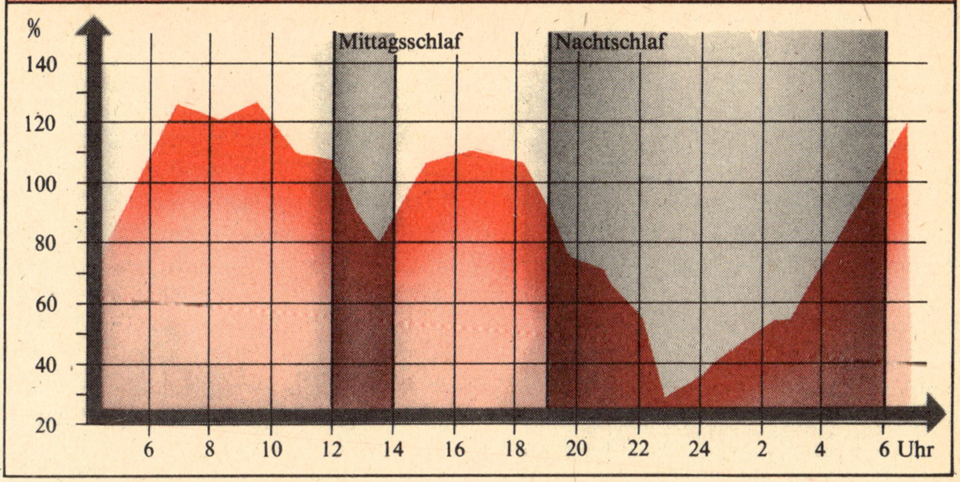

scheidend ist dabei die Aufstehzeit am Morgen, nach der sich die Organfunktionen allmählich intensivieren und nach etwa zwei Stunden die höchste Leistungsfähigkeit ermöglichen.

> Um den Tagesablauf im Kindergarten gesundheits- und leistungsfördernd zu gestalten, sind zunächst die Zeiten für den Mittagsschlaf und die Mahlzeiten festzulegen. Alle anderen Tätigkeiten der Kinder werden entsprechend ihres Belastungsgrades eingeordnet.

Geistig anstrengende Tätigkeiten müssen in der Zeit der höchsten physiologischen Leistungsbereitschaft liegen.
Für die zeitliche Planung der Beschäftigung ist daher der Leistungsgipfel am Vormittag ausschlaggebend.
Innerhalb einer Kindergruppe kann die Zeitspanne vom Aufstehen am Morgen bis zum Beginn der ersten Beschäftigung für die einzelnen Kinder zwischen einer und vier Stunden betragen, d. h., einige Kinder sind vorher bereits länger belastet als die anderen. Bei der zeitlichen Festlegung der Beschäftigungen berücksichtigt die Kindergärtnerin deshalb die Aufstehzeiten der Mehrzahl der Kinder, um die maximale physiologische Leistungsbereitschaft zu nutzen. Die »Frühaufsteher« sollten die Möglichkeit haben, nach Eintreffen im Kindergarten noch einmal zu ruhen.
Aus der Tagesleistungskurve wird deutlich, daß auch am Nachmittag gute physiologische Voraussetzungen für eine effektive pädagogische Arbeit vorhanden sind, die noch bewußter für ein interessantes, abwechslungsreiches Gruppenleben genutzt werden sollten.
Jede Lebenstätigkeit des menschlichen Organismus ist durch einen periodischen Wechsel von Aktivität und Ruhe, von Nahrungsaufnahme und Nahrungsverbrauch, von Arbeit und Erholung, von Wachsein und Schlaf sowie von weiteren miteinander in engem Wechselverhältnis stehenden Formen der Spannung und Entspannung im Organismus gekennzeichnet.
Es wechseln also Phasen erhöhten Energieverbrauchs mit Phasen erneuter Energieaufbereitung.
I. P. Pawlow wies darauf hin, daß es im menschlichen Organismus nichts Wichtige-

res gibt als den Rhythmus. Der rhythmische Ablauf unserer Lebensprozesse sichert Wohlbefinden und Leistungsfähigkeit. Jede Störung dieses Rhythmus führt zwangsläufig zu einer Leistungsminderung und Beeinträchtigung des Wohlbefindens.

Um dem Biorhythmus des Kindes gerecht zu werden, sind beim Aufstellen des Tagesablaufplanes zu berücksichtigen, die

- Tageskurve der physiologischen Leistungsbereitschaft des Kindes,
- durchschnittliche Aufstehzeit der Kinder am Morgen,
- Einhaltung des Schlaf-Wach-Rhythmus,
- Einhaltung des 3 1/2-Stunden-Abstandes der Mahlzeiten,
- Sicherung des Wechsels von Anspannung und Entspannung durch sinnvolle Einordnung aller Tätigkeiten,
- Durchführung der Beschäftigungen im Leistungsgipfel.

Darüber hinaus ist auch die *Wochenkurve* der physiologischen Leistungsbereitschaft zu berücksichtigen. Nicht nur bei Erwachsenen, sondern bereits bei Vorschulkindern läßt sich ein Leistungsmaximum in der Wochenmitte – Dienstag, Mittwoch, Donnerstag – beobachten. Die niedrigere Leistungsbereitschaft am Wochenbeginn ist Ausdruck einer erneuten Anpassung an den Tagesablauf im Kindergarten. Das Nachlassen der geistigen Leistungsfähigkeit gegen Wochenende beruht sowohl auf einer gewissen Summierung der Belastung über die Länge einer Woche als auch auf der Vorfreude der Kinder auf das Wochenende in der Familie.

> Der Wochenablauf ist so zu planen, daß die Tätigkeiten mit hohen geistigen Anforderungen in der Wochenmitte liegen.

Durch zeitliche, organisatorische und inhaltlich sinnvoll gestaltete Tages- und Wochenabläufe sorgt die Kindergärtnerin für einen durchgängigen Wechsel von Belastung und Erholung der Kinder und wirkt damit dem Absinken der geistigen Leistungsfähigkeit am Wochenende entgegen.

Schlaf-Wach-Rhythmus

Die eindruckvollste tagesperiodische Schwankung ist der Schlaf-Wach-Rhythmus. Das Verhältnis von Schlaf- und Wachzeiten des Kindes ergibt sich aus seinem Biorhythmus. Je jünger ein Kind ist, desto kürzer sind die Phasen seiner physiologischen Leistungsbereitschaft und um so länger die Phasen verminderter Leistungsfähigkeit.

Insgesamt beträgt der tägliche Schlafbedarf des drei- bis siebenjährigen Kindes 12 bis 13 Stunden, der des Erwachsenen 7 1/2 bis 8 Stunden. Abweichungen von diesen Durchschnittswerten beruhen auf individuellen Unterschieden hinsichtlich der Konstitution und des Typs der höheren Nerventätigkeit.

Der Schlaf-Wach-Rhythmus drückt sich deutlich in der Tageskurve der physiologischen Leistungsbereitschaft des Kindes aus. Sie besagt, daß nach 6 bis 6 1/2 Stunden Wachzeit am Vormittag ein Leistungstief erreicht ist, daß nur durch passive Erholung, d. h. durch 90 bis 100 Minuten Schlaf, behoben werden kann. Da diese Regenerationsphase kürzer ist als die während der Nachtruhe, darf die Wachzeit am Nachmittag höchstens 5 Stunden betragen. Zum Beispiel müßte ein Kind der jüngeren Gruppe, das um 5.30 Uhr aufsteht, von 12.00 Uhr bis 14.00 Uhr Mittagsschlaf halten und um 19.00 Uhr zu Bett gebracht sein.

> Für den ungestörten Ablauf aller physischen und psychischen Prozesse ist die Sicherung dieses im Kind angelegten Schlaf-Wach-Rhythmus durch entsprechende Festlegungen und strikte Einhaltung des Tagesrhythmus unbedingt erforderlich.

Werden die Kinder im Kindergarten oder Elternhaus aus diesem Rhythmus herausgebracht, so beeinträchtigt das ihre Leistungs-

fähigkeit und die gesunde Entwicklung. Motorische Unruhe, Weinerlichkeit, Übererregbarkeit und Einschlafstörungen sind typische Anzeichen dafür.
Die Kindergärtnerin muß sich bei den Eltern informieren,

- wann ihre Kinder morgens aufstehen, um den Beginn der Mittagsruhe so zu legen, daß für die Mehrzahl der Kinder die Wachzeit von maximal 6 1/2 Stunden nicht überschritten wird,
- wann ihre Kinder abends zu Bett gebracht werden, um eventuelle Schlafdefizite auszugleichen, indem sie diese zur Mittagsruhe zuerst hinlegt bzw. zuletzt weckt,
- welche Einschlafgewohnheiten und -dauer die Kinder haben, damit sie durch individuelle Maßnahmen die Einschlafphase verkürzen und Zeitreflexe festigen kann.

Damit stabilisiert sie den Schlaf-Wach-Rhythmus der Kinder und schafft eine wichtige Voraussetzung für ihre Gesundheit und Leistungsfähigkeit.

3.2.2. Berücksichtigung pädagogisch-hygienischer Prinzipien

Hygienische und pädagogische Aufgaben sind stets in *Einheit* zu realisieren. Eine Grundlage für die gesunde allseitige Entwicklung ist ein solcher Tagesablauf im Kindergarten, der eine feste Tagesrhythmik gewährleistet und mit dem Biorhythmus des Kindes übereinstimmt.
Ein gesundheitsfördernder Tagesablauf erfordert die Berücksichtigung pädagogisch-hygienischer Prinzipien.

3.2.2.1. Prinzip der Stabilität und Regelmäßigkeit

Dieses Prinzip bezieht sich auf die zeitliche Festlegung und Abfolge der Tätigkeiten im Tagesablauf, auf materielle und technisch-organisatorische Bedingungen sowie auf Normen und Regeln in der Kindergruppe. Die Beachtung dieses Prinzips erhöht die Effektivität der Bildungs- und Erziehungsarbeit und schützt das Kind vor nervlicher Überbelastung.

Zeitliche Festlegungen
Neben den feststehenden Zeiten für den Mittagsschlaf und die Mahlzeiten sind alle Organisationsformen und Tätigkeiten *täglich zu gleichen Zeiten und in gleichbleibender Aufeinanderfolge,* also stabil und regelmäßig, durchzuführen. Dadurch werden Zeitreflexe und dynamische Stereotyps herausgebildet. Alle Festlegungen müssen der Tageskurve der physiologischen Leistungsbereitschaft folgen, um für die unterschiedlichen Tätigkeiten der Kinder die günstigste Zeit zu nutzen. Somit können Überbelastungen weitgehend vermieden, Ruhe und Ordnung gewährleistet werden.

Materielle und technisch-organisatorische Bedingungen
Den Kindern fällt die Orientierung in ihrer Umwelt leichter, wenn sie ihre Tätigkeiten *unter gleichbleibenden Bedingungen* verrichten können, z. B. wenn in ihrem Gruppenraum eine feste Sitzordnung besteht, wenn sie das Spiel- und Beschäftigungsmaterial an gewohnter Stelle vorfinden, wenn sie einen festen Schlafplatz haben, wenn sie wissen, wie der Gruppenraum für Spiele, Turnbeschäftigungen oder den Mittagsschlaf vorzubereiten ist usw. Das führt zu festen Gewohnheiten und fördert ihre Selbständigkeit.

Normen und Regeln der Kindergruppe
Dem Entwicklungsniveau angemessene Regeln erleichtern normgerechtes und diszipliniertes Verhalten, fördern die Entwicklung sozialer Beziehungen und befähigen die Kinder, immer wiederkehrenden Anforderungen zunehmend gerecht zu werden. Sollen die Kinder z. B. zu kameradschaftlichem Verhalten erzogen werden (sich für Hilfeleistungen bedanken, bei Ungeschicklichkeiten

entschuldigen, um ein Spielzeug bitten o. ä.), so *kommt es gemäß dem Prinzip darauf an, daß die Einhaltung dieser Regeln von jedem Kind, in jeder Situation, von jeder pädagogischen Mitarbeiterin mit gleicher Konsequenz gefordert wird.*
Wird das Prinzip der Stabilität und Regelmäßigkeit durchgängig gewahrt, erleichtert das dem Kind die Anpassung, fördert seine Selbständigkeit und das harmonische Zusammenleben in der Gemeinschaft, Ruhe und Ordnung prägen den Tagesablauf, und es herrschen positive Emotionen vor.

> Das Prinzip der Stabilität und Regelmäßigkeit ist das Organisationsprinzip und umfaßt die konstante zeitliche Abfolge der Tätigkeiten im Tagesablauf sowie die materiellen Bedingungen, es schließt Normen und Regeln der Kindergruppe ein.

3.2.2.2. Prinzip der Abwechslung und Vielseitigkeit

Aus der Rhythmik der Organfunktionen, die auf dem periodischen Wechsel von Phasen erhöhter und Phasen verminderter Funktion beruht, ergibt sich die Notwendigkeit des ständigen Wechsels von Belastung und Erholung (↗ 3.1.2.). Er ist für das Kind durch einen abwechslungsreichen Tagesablauf und vielseitig gestaltete Tätigkeiten zu realisieren. Das erfordert, bereits bei der zeitlichen Planung des Tagesablaufs stets den Wechsel von Spannung und Entspannung, von Ruhe und Bewegung, körperlicher und geistiger Belastung zu berücksichtigen. Einer Beschäftigung mit überwiegend geistiger und statischer Belastung müssen z. B. Körperübungen oder Bewegungsspiele vorausgehen und auch folgen.
Es kommt aber auch darauf an, die einzelnen Tagesabschnitte und Tätigkeiten der Kinder inhaltlich abwechslungsreich und vielseitig, d. h. im Sinne einer aktiven Erholung (↗ 116 ff.), zu gestalten.

Im Spiel
kann sich das Kind selbst den nötigen Belastungswechsel verschaffen. Es wählt und verändert die Spieltätigkeit nach seinen eigenen Bedürfnissen. Die Kindergärtnerin sollte den Wechsel von Spannung und Entspannung bewußt unterstützen (↗ Fotos Nr. 1, 2, 5, 6, 7).

- Sie regt die Kinder innerhalb des Tagesablaufs zu den verschiedensten Spielen an,
- Sie ermöglicht ihnen innerhalb längerer Spielzeiten den Wechsel der Spielarten und der Spieltätigkeiten,
- Sie sorgt in jüngeren Gruppen für Abwechslung und Vielseitigkeit in den Spielen, indem sie den Kindern Spielmaterial anbietet, Spielvorschläge unterbreitet und selbst mitspielt,
- Sie sorgt für ein ausgewogenes Verhältnis von bewegungsintensiven und bewegungsärmeren Spielen,
- Sie toleriert, daß sich Kinder zeitweilig vom kollektiven Spiel zurückziehen, und berücksichtigt ihre individuellen Wünsche.

In der Beschäftigung
ist dieses Prinzip auf Grund der Unausgeglichenheit der kindlichen Nervenprozesse und der Unreife ihres Bewegungsapparates unbedingt einzuhalten. Von seiner schöpferischen Umsetzung durch die Kindergärtnerin hängen die freudige, aktive Mitarbeit und Leistungsfähigkeit der Kinder ab. Dem Prinzip von Abwechslung und Vielseitigkeit wird die Kindergärtnerin gerecht, wenn sie in der Beschäftigung

- durch ihr didaktisch-methodisches Vorgehen den Wechsel von geistiger und manueller, von rezeptiver und reproduktiver Tätigkeit sowie von statischer Belastung und ganz- bzw. teilkörperlicher Bewegung der Kinder sichert,
- vielfältige Mittel wählt, die das Interesse der Kinder wecken, auf verschiedene Sinnes-

organe einwirken und die unwillkürliche Aufmerksamkeit auf sich ziehen.

Bei den Arbeitstätigkeiten
achtet die Kindergärtnerin darauf, daß

- dynamische Belastungen überwiegen und einseitige vermieden werden,
- die Beanspruchung der Groß- und Kleinmuskulatur im günstigsten Verhältnis zueinander steht,
- sich jedes Kind an möglichst vielen unterschiedlichen Arbeitshandlungen beteiligen kann (↗ Fotos Nr. 21, 23, 24).

Durch abwechslungsreiche und vielseitige Gestaltung des Tagesablaufs, der einzelnen Tagesabschnitte und Tätigkeiten werden die Organsysteme und besonders die kortikalen Zentren intervallmäßig belastet. Dieser Belastungswechsel führt in den beanspruchten Abschnitten zum rhythmischen Wechsel von Energieverbrauch und Energieaufbereitung, so daß immer ein ausgewogenes Verhältnis von An- und Entspannung gewährleistet ist. Entsprechend der physischen und psychischen Leistungsfähigkeit des Vorschulkindes sind die Belastungsintervalle um so kürzer zu halten, je jünger das Kind ist.

> Das Prinzip der Abwechslung und Vielseitigkeit ist das Prinzip für die inhaltliche und methodische Gestaltung der Tätigkeiten und Organisationsformen.

3.2.2.3. Prinzip der weitgehenden Gestaltung des Tagesablaufs im Freien

Eine gesundheits- und entwicklungsfördernde Gestaltung des Tagesablaufs schließt die Forderung nach weitgehendem Aufenthalt der Kinder im Freien ein. Bei sinnvoller Planung der pädagogischen Arbeit und verantwortungsbewußtem Handeln der pädagogischen Kräfte lassen sich nahezu alle Tätigkeiten der Kinder und Organisationsformen ins Freie verlegen ([57]; § 6). Es ist erwiesen, daß Kinder, die sich viel in frischer Luft aufhalten, gesünder und leistungsfähiger sind, seltener an Infekten der oberen Atemwege erkranken, eine bessere Körperhaltung und eine positive emotionale Stimmungslage haben. In dem Maße, wie sie ihr starkes natürliches Bewegungsbedürfnis befriedigen können, wirkt sich die vielseitige körperliche Aktivität als optimaler Entwicklungsreiz auf alle Organsysteme der Kinder aus.

- Der *aktive Bewegungsapparat* wird gekräftigt, indem Stärke und Anzahl der Muskelfibrillen zunehmen. Damit verbessert sich die Haltefunktion der Skelettmuskulatur, und dem Kinde fällt es leichter, eine gute Körperhaltung einzunehmen. Durch die intensivere Durchblutung der Muskeln laufen beschleunigte Stoffwechselprozesse ab, und das Netz der versorgenden Kapillaren wird dichter, so daß die muskuläre Leistungsfähigkeit steigt.
- Auf den *passiven Bewegungsapparat* wirken sich Zug und Druck der Muskulatur sowohl formend als auch wachstumsanregend aus. Die Knochenhaut wird besser durchblutet und dadurch der Knochenbildungs- und Verknöcherungsprozeß gefördert.
- Die Leistungsfähigkeit des *Herz-Kreislaufsystems* erhöht sich durch Zunahme der Herzmuskulatur und Vergrößerung der Anzahl der Kapillaren. Das Schlagvolumen nimmt zu und die Schlagfrequenz ab, so daß das Kind körperlich immer besser belastbar wird. Zugleich werden die regulatorischen Vorgänge trainiert, und eine schnelle Anpassung an unterschiedliche Belastungen wird ermöglicht.
- Beim *Atmungssystem* zeigen sich die positiven Auswirkungen in der Zunahme der Vitalkapazität, d. h. des Lungenfassungsvermögens. Intensive Bewegung führt zur Kräftigung der Atemmuskulatur und zu einer vertieften Atmung. Dadurch wird mehr Sauerstoff aufgenommen und der Ablauf aller biochemischen Prozesse günstig beeinflußt.
- Die Funktionstüchtigkeit des *Zentralnervensystems* erhöht sich, denn körperliche Ak-

tivierung bedeutet zugleich geistige Aktivierung. Je rascher die Bewegungsabläufe, desto schneller erfolgt die Übertragung von Nervenimpulsen. Es bilden sich dynamisch-motorische Stereotyps heraus, die eine zunehmende Bewegungssicherheit, -ökonomie und -harmonie bei gleichzeitiger Entlastung des Kortex ermöglichen. Durch Bewegungsvielfalt verlaufen die Erregungs- und Hemmungsprozesse ausgeglichener, und das Kind fühlt sich auch psychisch wohl.

> Vielseitige Bewegung im Freien fördert die Entwicklung aller Organsysteme und damit die Gesundheit und Leistungsfähigkeit des Kindes.

Während des Aufenthaltes im Freien wirken bioklimatische Reize auf den kindlichen Organismus ein, die für die Stabilisierung seines Wärmehaushalts und für die Erhöhung seiner Abwehrkraft wichtig sind.
Die ultravioletten Strahlen des Sonnenlichts, die auch bei trübem Wetter wirksam sind, tragen ebenfalls zur Stabilisierung der Gesundheit des Kindes bei. Sie bewirken die

– Umwandlung des in der Haut gelagerten Ergosterins in das für den Verknöcherungsprozeß des Skeletts notwendige Vitamin D,
– Erhöhung der Anzahl der roten und weißen Blutkörperchen,
– Zunahme der Eiweißstoffe im Blutplasma, der Gammaglobuline, die der unspezifischen Infektionsabwehr dienen.

Dadurch wird die Disposition der Kinder für Infektionskrankheiten, insbesondere die der oberen Atemwege, geringer.

> Ausreichender Aufenthalt im Freien ist eine Grundvoraussetzung für die Stabilisierung des Wärmehaushaltes, für die Steigerung der unspezifischen Abwehrkräfte des kindlichen Organismus und somit für die Senkung der Erkrankungshäufigkeit.

Die Mindestforderung von drei Stunden täglichem Aufenthalt an der frischen Luft *zu jeder Jahreszeit* ist einzuhalten.
Die Wirkung des Freiluftaufenthaltes ist stets im Komplex zu sehen, um alle Reizfaktoren für die Konditionssteigerung der Kinder bewußt zu nutzen. Eine wesentliche Voraussetzung dafür bildet das nach pädagogischen und hygienischen Erfordernissen gestaltete Freigelände und seine Ausstattung (↗ 4.3.).

> Der Aufenthalt im Freien muß so organisiert und gestaltet werden, daß er für jedes Kind freudvoll, interessant, abwechslungsreich und gesundheitsfördernd ist.

Die Wahrnehmung der Fürsorge- und Aufsichtspflicht, die Festlegungen zur Gewährleistung der Sicherheit der Kinder sind in jedem Kindergarten strikt durchzusetzen. Stets muß die Kindergärtnerin den Überblick über ihre Gruppe bewahren. Sie darf nicht die geringste Kleinigkeit außer acht lassen, die die Sicherheit der Kinder gefährden könnte (↗ 5.4.).
Die Dauer des Aufenthaltes im Freien richtet sich nach den jahreszeitlichen klimatischen Bedingungen und der täglichen Wettersituation, wobei das Alter der Kinder zu berücksichtigen ist. Bei regnerischem Wetter, starkem Wind oder Frost sind mehrmalige Kurzaufenthalte angebrachter, bei denen Körperübungen oder bewegungsreiche Spiele durchgeführt werden. Das gilt besonders für die jüngeren Gruppen auf Grund des geringeren Wärmeregulationsvermögens. Gemeinsam mit den Eltern ist dafür zu sorgen, daß die Kinder der Witterung entsprechend gekleidet sind (↗ 2.3.5.).

> Bei der Gestaltung des Aufenthalts im Freien ist stets der Zusammenhang von Witterungsverhältnissen, Kleidung und Bewegungsintensität zu beachten.

Es gibt außer Sturm, starkem Regen und außergewöhnlichem Frost oder dichtem Nebel eigentlich kein Wetter, bei dem sich die Kinder nicht im Freien aufhalten könnten. Die Kindergärtnerin muß nur sorgfältig durchdenken, welche Tätigkeiten der Witterung entsprechend ins Freie zu verlegen sind und welche Spiel- und Sportgeräte am zweckmäßigsten zu nutzen sind. Verfügt sie außerdem noch über ein breites Repertoire von Bewegungs- und Wettspielen, bringt sie viele eigene Ideen und persönliches Engagement mit ein, so wird es ihr nicht schwerfallen, den Kindern auch in den Herbst- und Frühjahrsmonaten einen ausreichenden, interessanten und freudebetonten Freiluftaufenthalt zu verschaffen.

In den Übergangszeiten empfiehlt es sich, Bälle, Reifen, Springseile, Roller, Puppenwagen, Fahrzeuge mit nach draußen zu nehmen, um einerseits die Bewegungsaktivität anzuregen und andererseits den Wechsel von gemeinsamen Bewegungsspielen und Alleinspiel zu ermöglichen. Ist der Boden aufgeweicht, können die Kinder auf den Gehwegplatten Felderhüpfen, Pflastermalen, Ballzielwurf u. a. spielen. Die Kindergärtnerin muß den Kindern zeigen, was man alles machen kann, damit diese befähigt werden, sich vielfältig und sinnvoll zu betätigen, körperlich und geistig aktiv zu sein.

Im Winter, sobald Schnee liegt, ergeben sich neue Möglichkeiten für den Aufenthalt im Freien. Ist der Schnee nicht zu naß, kann man Spuren treten, kleine Schneehügel oder -wälle errichten und überspringen, Schneeballzielwurf üben, Schneemänner u. a. plastische Gebilde formen, Puppenwohnungen oder sogar Häuser bauen. Die frische Winterluft wirkt sich besonders positiv auf das Wohlbefinden der Kinder aus. Die Kindergärtnerin hat jedoch zu beachten, daß

– sich jedes Kind ausreichend bewegt, damit keines friert,
– der Schnee mit bloßen Händen geformt wird, damit das Kind zur Erwärmung in trokkene Handschuhe schlüpfen kann,
– das Spiel mit Schnee bei längerem Aufenthalt im Freien jeweils am Ende liegt, da auch die Oberbekleidung meist feucht wird,
– feuchte Kleidung ausgezogen und getrocknet werden kann.

In der wärmeren Jahreszeit sind, soweit es das Wetter und die örtlichen Gegebenheiten erlauben, ganze Tagesabschnitte ins Freie zu verlegen, damit sich die Kinder so lange wie möglich an der frischen Luft aufhalten. Bei einer gut durchdachten Organisation kann der gesamte Tagesablauf, von der Begrüßung der Kinder bis zu ihrer Verabschiedung, im Freien stattfinden. Außer der Körperpflege gibt es nur wenige Tätigkeiten, die unbedingt an den Gruppenraum bzw. an das Haus gebunden sind. Für das Spiel bietet sich sowohl ein größerer Bewegungsraum als auch vielfältige Anregung der Kinder, schöpferisch und phantasievoll tätig zu sein. Auf den Gruppenspielplätzen können Beschäftigungen unterschiedlicher Art durchgeführt, die Mahlzeiten eingenommen und der Mittagsschlaf auf Rasen- oder Terrassenflächen gehalten werden. Voraussetzung ist, daß die Kinder zweckmäßig bekleidet sind, sich nicht übermäßig erhitzen und vor zu starker Wind- und Sonneneinwirkung geschützt werden.

Der Spaziergang

Er ist eine Form des Aufenthaltes im Freien. Auf dem Spaziergang nehmen die Kinder unter Führung der Kindergärtnerin Neues, Schönes und Interessantes ihrer Heimat in sich auf, entwickeln Stolz auf die Menschen, die durch fleißige Arbeit ihren Heimatort immer schöner gestalten und tauschen sich untereinander über das Gesehene, Beobachtete und Erlebte aus. Dabei vertiefen und erweitern sie ihre Gefühle und Kenntnisse über ihr sozialistisches Vaterland, erhalten Anregung für neue Spielinhalte, üben sich im verkehrsgerechten Verhalten u. v. a. m. Das »reine Spazierengehen«, d. h., die Forderung, in der Reihe zu gehen, ist für das Vorschulkind eine einförmige, statische und damit unangemessene Belastung. Ein gesundheits- und entwicklungsfördernder Spaziergang muß darum nach physiologischen Erkenntnissen gestaltet werden. Das erfordert, den Wechsel von Belastung und Erholung zu berücksichtigen und dem großen Bewegungsbedürfnis der Kinder durch dynamische Belastung nachzukommen. Die Kindergärtnerin sollte

- mehrmals Gelegenheit zur freien, ungezwungenen Bewegung geben,
- kurze Wettläufe bis zu vorgegebenen Zielpunkten einbeziehen,
- natürliche Hindernisse zum Übersteigen, Überspringen oder Balancieren nutzen,
- kurze Ruhepausen einlegen und dabei die Kinder ihre Umwelt sehen lehren, etwas beobachten, etwas betrachten, ihnen die Möglichkeit geben, sich hinzusetzen, stehen zu bleiben, sich zu hocken,
- den Spaziergang durch Bewegungsspiele auflockern,
- Naturmaterial sammeln lassen usw.

Am Ziel ist eine etwas längere Pause einzulegen, die den Witterungsbedingungen entsprechend zum Ausruhen, zu Naturbeobachtungen, Gesprächen, kollektivem und Alleinspiel im Sinne der aktiven Erholung genutzt wird.

> Die Wegstrecke für den Spaziergang muß dem altersbedingten Entwicklungsniveau angepaßt sein. Sie sollte in der jüngeren Gruppe bis zu 1 km betragen und allmählich bis zu 3 km in der älteren Gruppe erweitert werden.

Verkehrsreiche, lärmerfüllte Straßen und staubige Wege sind zu meiden.
Der Aufenthalt mit Kindern im unabgegrenzten Gelände legt der Kindergärtnerin eine besonders hohe Verantwortung bei der Wahrung ihrer Fürsorge- und Aufsichtspflicht auf (↗ 5.4.). Bei jedem Spaziergang ist für die Erste-Hilfe-Leistung Verbandsmaterial mitzunehmen (↗ Foto Nr. 39).

Wird der Aufenthalt im Freien als Prinzip realisiert, bewegungsreich und inhaltlich interessant gestaltet, sind die Kinder ausgeglichener und disziplinierter, essen mit besserem Appetit, schlafen mittags schneller ein, und in der Gruppe herrscht eine frohe, optimistische Atmosphäre vor. Bei den Kindern entwickelt sich das Bedürfnis nach kontinuierlicher körperlicher Aktivität an der frischen Luft. Die Kindergärtnerin sollte alles daransetzen, den Tagesablauf so oft wie möglich ins Freie zu verlegen und bereit sein, für die Stabilisierung der Gesundheit der Kinder zusätzliche Anstrengungen auf sich zu nehmen.
Ein durchdachter Tagesablauf, der alle genannten Prinzipien in ihrer Einheit und Wechselwirkung berücksichtigt, ist eine wesentliche Bedingung für die allseitige und gesunde Entwicklung der Kinder.

3.3. Gesundheitsfördernde Gestaltung einzelner Tagesabschnitte und Organisationsformen

3.3.1. Tagesbeginn und Tagesausklang

Das Wohlbefinden des Kindes im Kindergarten wird davon mitbestimmt, wie es den *Beginn des Tages* erlebt. Wird es am Morgen liebevoll begrüßt, geht die Kindergärtnerin auf das Kind, seine Freude oder seinen Kummer oder auf seine Erlebnisse ein, so wird es sich willkommen und geborgen fühlen. Bei der Begrüßung erfolgt auch die Gesundheitskontrolle (↗ 5.1.3.; Foto Nr. 31).
Während die meisten Kinder sofort Kontakt mit ihren Spielgefährten aufnehmen, gibt es einige, die sich langsamer auf die Gemeinschaft einstellen. Diesen muß die Kindergärtnerin die Möglichkeit zum Alleinspiel geben und sie später in ein gemeinschaftliches Spiel einbeziehen. Wichtig ist, daß die Kinder ihr Bedürfnis nach kollektivem Spiel und Alleinspiel befriedigen können, dann verlaufen ihre Nervenprozesse ausgeglichen,

und sie sind in den folgenden Tätigkeiten um so leistungsfähiger.

Der *Tagesausklang* muß ebenso geordnet und harmonisch verlaufen wie der gesamte Tag im Kindergarten. Am Nachmittag sollen die Kinder Gelegenheit haben, sich ihren Wünschen und Interessen entsprechend vielfältig aktiv zu betätigen.

Die Kinder werden zu unterschiedlichen Zeiten abgeholt. Es ist zu sichern, daß die länger im Kindergarten verbleibenden Kinder die Zeit nicht als Warten empfinden. Die Kindergärtnerin hat Gelegenheit, mit ihnen ganz individuell zu spielen, mit ihnen Vorbereitungen für den nächsten Tag zu treffen u. a.

Bei der *Verabschiedung* der einzelnen Kinder kommt es darauf an, eine frohe Erwartungshaltung für den nächsten Tag auszulösen. Das Ankündigen kleiner Höhepunkte, eine lobende Wertung und Mitteilung über Fortschritte im Können oder Verhalten des Kindes in seinem Beisein an die Eltern sind dazu angetan, Freude auf den folgenden Tag im Kindergarten zu wecken.

Tagesbeginn und Tagesausklang ermöglichen der Kindergärtnerin, jedes Kind mit seinen individuellen Anlagen und Neigungen gründlicher kennenzulernen und Potenzen für seine optimale Entwicklung zu entdecken.

3.3.2. Sicherung eines erholsamen Mittagsschlafes

Damit sich die Kinder während des Mittagsschlafes ausreichend erholen können (↗ 3.1.2.2.), sind solche Bedingungen zu schaffen, die ihnen ein *rasches Einschlafen* und die erforderliche *Schlaftiefe* ermöglichen.

Die *Vorbereitung* auf den Mittagsschlaf muß in einer ruhigen Atmosphäre erfolgen, so daß Erregungsprozesse abgebaut werden und die Hemmungsprozesse sich im Kortex besser ausbreiten können. Dazu bedarf es bestimmter Bedingungen.

- Jedes Kind muß stets den gleichen Schlafplatz und damit den gleichen Nachbar haben. Darum sollte in jeder Gruppe ein Plan für die Anordnung der Liegen im Raum vorhanden sein, so daß diese Ordnung auch bei Vertretungen beibehalten werden kann.
- Jedes Kind muß geeignete Schlafbekleidung besitzen und seine Tagesbekleidung auf einem Stuhl in geordneter Reihenfolge ablegen können.
- Die Kindergärtnerin achtet darauf, daß sich die Kinder ruhig umkleiden und dabei nicht barfuß auf dem Fußboden stehen; denn kalte Füße erschweren das Einschlafen.
- In zentralbeheizten Einrichtungen empfiehlt es sich, die Körperpflege erst nach dem Umkleiden der Kinder durchzuführen. In der Zwischenzeit ist der Raum ausgiebig zu lüften. Während des Umkleidens und der Einschlafphase bleiben die Fenster grundsätzlich geschlossen. Die vorgeschriebene Raumtemperatur beträgt 20 °C.

An heißen Sommertagen muß der Raum bereits am Vormittag vor Sonneneinstrahlung geschützt werden. Bei hohen Außentemperaturen werden die Kinder nur mit einem Laken zugedeckt.

- Die Kinder sind daran zu gewöhnen, den Schlafraum leise zu betreten und sich dann nur noch flüsternd zu unterhalten, damit andere, die bereits schlafen möchten, nicht gestört werden.

Die Kindergärtnerin gibt ihre Hinweise betont ruhig und dämpft dabei ihre Stimme. Sie schirmt die Kinder von störenden Umweltreizen wie Lärm, grellem Sonnenlicht u. a. Störfaktoren ab.

Die *Einschlafphase* der einzelnen Kinder ist zwar unterschiedlich lang, sie läßt sich aber durch geeignete pädadogische Maßnahmen und individuelles Eingehen verkürzen.

- Die Kindergärtnerin sollte die Einschlafgewohnheiten ihrer Kinder kennen und dulden.
- Vor dem Schlaf sind stärkere positive und negative Emotionen zu vermeiden. Das Vor-

singen eines Liedes oder Vorspielen einer Melodie beruhigt die Kinder und unterstützt das Ausbreiten der für den Schlaf notwendigen Hemmungsprozesse in der Hirnrinde.

- Schlaf kann nicht erzwungen werden. Kinder, die nicht gleich einschlafen, werden nicht ermahnt, sondern sie erhalten beruhigenden Zuspruch, einen sanften Händedruck, oder die Kindergärtnerin deckt sie nochmals behutsam zu und streichelt sie.
- Ist eine Ablösung der Kindergärtnerin vorgesehen, so sollte diese erst erfolgen, wenn alle Kinder schlafen. Die Kindergärtnerin, welche die Gruppe am Nachmittag betreut, sollte sich beim Erwachen der ersten Kinder bereits im Raum befinden.

Fußgymnastik, Körperübungen oder Bewegungsspiele verkürzen nach dem Mittagsschlaf den Übergang vom Schlaf- zum Wachzustand, und die Kinder erreichen schneller ihr zweites physiologisches Leistungshoch.

Ein ausreichender und erholsamer Mittagsschlaf ist für alle Kinder zu sichern, indem die Kindergärtnerin dafür sorgt, daß

– die Kinder täglich zur gleichen Zeit Mittagsschlaf halten,
– die Dauer von 2 Stunden für die jüngere und mittlere und von 1 1/2 Stunden für die ältere Gruppe eingehalten wird.
– optimale räumliche und materielle Bedingungen gegeben sind,
– die Kinder während des Auskleidens keine kalten Füße bekommen,
– jedes Kind seinen gewohnten Schlafplatz erhält,
– eine betont ruhige Atmosphäre herrscht,
– Störungen durch andere Personen und Lärm im Hause vermieden werden,
– die Einschlafphase verkürzt wird.

3.3.3. Hygiene des Spiels

Die Persönlichkeit entwickelt sich in der Tätigkeit, in der aktiven Auseinandersetzung mit der Umwelt. In den verschiedensten Tätigkeiten – beim Spielen, Lernen, bei Arbeitstätigkeiten – entwickeln sich die physischen und psychischen Eigenschaften der Persönlichkeit, verändern sich die Strukturen und Funktionen des Organismus; denn alle Lebensprozesse sind materiell. Das heißt, daß sich bei jeder Tätigkeit gesetzmäßig physiologische und psychonervale Prozesse vollziehen. Es handelt sich um

– Prozesse der höheren Nerventätigkeit als materielle Grundlage geistiger Operationen,
– vom Zentralnervensystem und vegetativen Nervensystem gesteuerte Prozesse der vegetativen Funktionen zur Einstellung und Regulierung des Gesamtorganismus auf ein höheres Aktivitätsniveau,
– Skelett- und Muskelfunktionen und Stoffwechselprozesse zur Bereitstellung der Leistungsenergie und zur Sicherung der Aktivität für äußere materielle Handlungen.

Die genannten Prozesse sind die notwendigen inneren Bedingungen für den Ablauf einer Tätigkeit, für die vom Kind geforderte körperliche und geistige Leistung.

Daraus ergibt sich:

> Die Kinder müssen bei ihren Tätigkeiten von der Kindergärtnerin unter Berücksichtigung der inneren Bedingungen und unter Berücksichtigung des untrennbaren Zusammenhangs zwischen den physiologischen Vorgängen, den psychischen Prozessen und den äußeren Lebens- und Tätigkeitsbedingungen geführt und gelenkt werden. Von den Besonderheiten in Struktur und Funktion des Organismus, von der entwicklungsbedingten psychophysischen Leistungsfähigkeit des Kindes ist auszugehen, um Art, Inhalt und Schwierigkeitsgrad der Tätigkeiten richtig zu bestimmen.

Im Spiel, der Haupttätigkeit der Vorschulkinder, liegen viele Potenzen, die die Gesundheit der Kinder stabilisieren, ihre allseitige und harmonische Entwicklung fördern.

3.3.3.1. Wesentliche gesundheits-, leistungs- und entwicklungsfördernde Potenzen des Spiels

»Das Spiel hat bei der Erziehung der Kinder einen bedeutenden Platz einzunehmen. Im inhaltsreichen Spiel sind der Charakter der Kinder, ihre geistigen und sittlichen Kräfte sowie Interessen und Neigungen herauszubilden« ([57]; § 6). Im Spiel bereichert das Kind seine Vorstellungen und Kenntnisse von der Umwelt, es entwickeln sich Sprache, Denken, Gefühle und Phantasie. Es fördert die Entwicklung harmonischer freundschaftlicher Beziehungen der Kinder untereinander, die dazu führen, daß sich das Kind in der Kindergemeinschaft wohl fühlt. Es ist ein unentbehrliches Mittel für die bewußte Einflußnahme auf die Struktur- und Funktionsentwicklung aller Organsysteme des kindlichen Organismus, auf die Stabilisierung der Gesundheit und Optimierung der Gesamtleistungsfähigkeit.

> Das Spiel ist diejenige Tätigkeit, die den psychophysischen Entwicklungsbesonderheiten des Kindes, seinen physischen und psychischen Bedürfnissen am besten entspricht und daher von größter Bedeutung für seine allseitige Entwicklung ist.

> Die Kindergärtnerin nimmt auf die allseitige harmonische Entwicklung der Kinder im Spiel Einfluß, indem sie die dem Spiel innewohnenden physiologischen und psychischen Potenzen zielstrebig und umfassend im Sinne der kommunistischen Erziehung nutzt, worin Erhaltung und Förderung der Gesundheit eingeschlossen sind.

Wesentliche allgemeine physiologische Potenzen der Spiele sollen hervorgehoben werden.

Das Spiel hat vielfältige Bewegungselemente.

Die Bewegungsfreudigkeit ist eindeutig ein Bedürfnis des sich entwickelnden kindlichen Organismus. Dieser Prozeß verläuft im Vorschulalter besonders intensiv. Bewegung ist, wenn sie eine relativ hohe Intensität besitzt, ein optimaler Entwicklungsreiz für die Wachstums- und Reifungsprozesse im kindlichen Organismus, sie ist zugleich ein konditionierender Faktor zur allgemeinen körperlichen Kräftigung, zur gesunden Haltungsentwicklung und zur Optimierung der physischen und psychischen Leistungsfähigkeit.

Das Spiel ermöglicht den natürlichen Wechsel von Spannung und Entspannung, von Leistung und aktiver Erholung.

Das Spiel wirkt sich fördernd auf die Entwicklung der Prozesse der höheren Nerventätigkeit und auf die Vervollkommnung der Sinnesfunktionen aus.

Im Spiel liegen die Potenzen für die Entwicklung der emotionalen Stabilität des Kindes.

Ein grundlegendes Bedürfnis des Vorschulkindes ist das Bedürfnis nach Spiel, das ihm die Möglichkeit gibt, seinen Kräften entsprechend am Leben der Erwachsenen teilzunehmen. Das Spiel ruft bei ihm Freude, Munterkeit, Entspannung, emotionale Zufriedenheit hervor. Im Zusammenhang mit der Vervollkommnung der Rindenfunktionen, insbesondere der des 2. Signalsystems, werden die im Spiel entstandenen Gefühle dauerhafter, stabiler, differenzierter. Es entwickelt sich eine emotionale Stabilität, gekennzeichnet durch körperliches, geistiges und soziales Wohlbefinden, durch Lebensfreude und psychophysische Gesundheit.
»Ein Mangel an Spielmöglichkeiten, an Aktivität im Spiel löst bei Kindern unangenehme Gefühlszustände wie Übererregbarkeit, Unzufriedenheit, Gereiztheit hervor.

Werden die Spielmöglichkeiten dauernd eingeschränkt, so bleibt auch ein grundlegendes Bedürfnis ständig unbefriedigt. Negative Stimmungen, die diesen Zustand begleiten, haben die Tendenz, zu bleibenden Zügen der kindlichen Persönlichkeit zu werden« ([40]; S. 225).

Die genannten Potenzen sind nicht in jeder Spielart in gleicher Qualität vorhanden. Das läßt sich nachweisen, wenn man z. B. didaktische Spiele und Bewegungsspiele miteinander vergleicht. Diese Potenzen werden auch nicht automatisch wirksam.

Die komplexe gesundheits-, leistungs- und entwicklungsfördernde Wirkung der Spielarten wird bestimmt von der

- Gesamtheit äußerer Spielbedingungen,
- richtigen Auswahl der Spiele nach Art, Inhalt und Schwierigkeitsgrad, entsprechend den psychophysischen Entwicklungsbesonderheiten des Kindes,
- überlegten Führung der Kinder im Spiel.

Von nachteiliger Wirkung auf die Entwicklung der Persönlichkeit des Kindes ist die Einschränkung der Spielzeiten im Verhältnis zu anderen Tätigkeiten sowie die unzureichende Nutzung *aller* Spielarten, vor allem der Bewegungsspiele.

Aus den bildenden, erzieherischen und gesundheitsfördernden Potenzen des Spiels ergeben sich folgende Aufgaben für die Kindergärtnerin:

- Sie schafft die zur Realisierung verschiedener Spielarten erforderlichen materiellen und zeitlichen Bedingungen und sichert damit zugleich einen ungestörten Spielverlauf.
- Sie macht die Kinder bewußt und zielgerichtet mit der gesellschaftlichen und natürlichen Umwelt bekannt und schafft auf diese Weise notwendige Anregungen für das Spiel.
- Sie nimmt unter Berücksichtigung des Wesens des Spiels – als selbständig organisierte Tätigkeit des Kindes – Einfluß auf die Spielsituation, indem sie die spielenden Kinder in eine Richtung lenkt, die der allseitigen Persönlichkeitsentwicklung dienlich ist.
- Sie bestimmt, dem Spielbedürfnis Rechnung tragend, die richtige Einordnung der einzelnen Spielarten in den Tagesablauf.

In die genannten pädagogischen Aufgaben sind die hygienischen Anforderungen, wie z.B. an das Spielzeug, den Spielplatz und an den Inhalt der Spiele, integriert.

Der enge Zusammenhang und die gegenseitige Abhängigkeit von pädagogischen und gesundheitsfördernden Aufgaben müssen beachtet werden, sie gewährleisten, daß die Kinder unter gesundheitsfördernden Bedingungen spielen können und das Spiel von positiven Emotionen begleitet ist.

3.3.3.2. Hygienische Anforderungen an das Spielzeug

Das Spielzeug hat wesentlichen Einfluß auf ein munteres, fröhliches und inhaltsreiches Spiel; es ist ein unentbehrliches Mittel der Bildung und Erziehung. Deshalb müssen an die Auswahl und Bereitstellung des Spielzeugs grundsätzliche pädagogische und hygienische Anforderungen gestellt werden. Grundlage für die *ausreichende, zweckmäßige* und *ordnungsgemäße* Ausstattung aller Kindergärten mit Spielzeug zur Verwirklichung der Ziele bei der allseitigen Entwicklung der Kinder ist der vom Ministerium für Volksbildung bestätigte »Gesamtausstattungsplan für Spiel- und Beschäftigungsmaterial«.

Von einem pädagogisch wertvollen Spielzeug ist zu fordern, daß es in vielfacher Weise der Entwicklung des Kindes dient, daß es in Formgebung und Gestalt künstlerisch wertvoll ist und hohe Gebrauchseigenschaften besitzt. Es muß ferner die Bewegungsfreude sowie die körperliche Grundausbildung der Kinder unterstützen.

Die pädagogisch-hygienischen Forderungen beziehen sich auf die

– Auswahl und Bereitstellung des Spielzeugs entsprechend dem psychophysischen Entwicklungsstand,
– Beschaffenheit, Instandhaltung und Aufbewahrung,
– Sauberkeit und Ordnung im Umgang mit dem Spielzeug.

Das Spielzeug muß in bezug auf Größe, Gewicht und Ausmaß der entsprechenden Altersgruppe gerecht werden.

Als Richtschnur gilt die Grundregel: je kleiner bzw. jünger das Kind, desto größer und leichter das Spielzeug. Infolge der knorpligen Beschaffenheit der Fingerknochen, der mit Fettpolstern verdeckten Handmuskulatur und der noch nicht entwickelten Feinkoordination besitzt die Hand des jüngeren Vorschulkindes weder die Kraft noch die notwendige Sicherheit im Umgang mit zu kleinen oder zu schweren Spielmaterialien.

Was dem älteren Vorschulkind ohne Mühe gelingt, z. B. das Spiel mit kleinen Bällen, bereitet dem jüngeren Vorschulkind größte Anstrengung, die zu Unlust, Entmutigung und Gereiztheit führen können.

Das didaktische Spielmaterial für das jüngere Vorschulkind muß größere Ausmaße besitzen als das für das ältere Kind. Die Forderung nach Handhabbarkeit des Spielzeugs ist auch deshalb bedeutungsvoll, weil das Erlernen zweckgerichteter Bewegungen dann leichter verläuft und die Entwicklung der Feinmuskulatur und der Muskelkoordination positiv beeinflußt werden kann. Beim Umgang mit Bausteinen, Legetäfelchen usw. entwickeln sich so Geschicklichkeit und Sicherheit, so daß die Kinder allmählich von größeren Materialien zu kleineren übergehen können.

Die Kindergärtnerin sorgt für einen nach Art und Menge ausreichenden Spielzeugbestand.

Das ist notwendig, damit die Kinder ihre Spielideen verwirklichen können. Ein inhaltsreiches Spiel mit Puppen kann z. B. nur zustande kommen, wenn den Kindern auch das Puppengeschirr, die Möbel, Kleider und Wäsche der Puppen zur Verfügung stehen. »Die jüngeren Kinder werden bei der Wahl der Spiele, der Spielhandlungen und Spielinhalte weitgehend von dem zur Verfügung stehenden Spielzeug angeregt. Es ist erforderlich, eine größere Anzahl gleichen oder ähnlichen Spielzeugs einschließlich Zusatzmaterial auszuwählen und bereitzuhalten« ([30]; S. 97). Ein Kind, das für eine längere Zeit nur ein Spielzeug erhält, das außerdem wenig Betätigungsmöglichkeiten zuläßt, gerät infolge der psychischen Sättigung bereits vor Beendigung der Spielzeit in einen Zustand der ungesunden Ermüdung. Es schiebt dann z. B. unlustig sein Auto hin und her, oder aber es wird reizbar und daher leicht zum Störenfried der Spielkameraden. Indem die Kindergärtnerin einerseits die Spielwünsche der Kinder berücksichtigt, zum anderen aber auch durch Bereitstellen von genügend Spielmaterial die Spieltätigkeiten der Kinder beeinflußt, schafft sie damit gleichzeitig eine gesunde Spielatmosphäre.

Das Spielzeug muß vielseitig verwendbar, stabil und haltbar sein.

Spielzeug darf nicht bereits nach einmaligem Benutzen an Wert und Beständigkeit eingebüßt haben. Entsprechend dem Bedürfnis des Kindes nach aktivem Tätigsein brauchen die Kinder Spielzeug, das sie auseinandernehmen, wieder zusammensetzen, das sie untersuchen und mit dem sie sich auf verschiedene Weise bewegen können.

Puppen, die badefest, abwaschbar, unzerbrechlich, leicht, nicht zu groß (nicht über 60 cm) sind und ausziehbare praktische Kleidung besitzen, kann das Kind waschen, kämmen, für die Spazierfahrt an- und ausziehen. Den Wagen, das Auto und ähnliche Gegenstände muß es ziehen, schieben, be- und entladen können. Das Spielzeug muß zum Kombinieren, Zerlegen, zum Um- und Neugestalten anregen. Das erfordert, daß der Bewegungsmechanismus dem Kind verständlich und einfach zu handhaben ist (↗ Foto Nr. 9). Schwer überschaubare technische Details (technisches Spielzeug) könnten die Kinder überfordern und zu Mißerfolgserlebnissen führen. Das technische Wissen, das Denken und die schöpferischen Tätigkeiten können sich besser entwickeln, wenn das Kind den Bewegungsmechanismus in Ruhe betrachten und selbständig in Gang setzen kann. Mit variablem, vielseitig verwendbarem, gleichzeitig stabilem Spielzeug können die Kinder sicher und ungezwungen spielen und sich vielseitig bewegen.

Das Spielzeug muß Aufforderungscharakter haben und das Kind emotional zur Aktivität anregen.

Diese Eigenschaft erhält es durch seine *Einfachheit und Schlichtheit in den Formen* und durch eine der psychischen Eigenart des Kindes entsprechende *Farbgestaltung.*
»Es ist bekannt, daß das Kind alles Leuchtende und Schöne liebt. An dem Leuchtenden hat das Kind Freude, aber es wird gleichzeitig von ihm in Erregung versetzt. Wenn man die Leuchtkraft übertreibt, dann wirkt sie negativ auf das Sehvermögen, auf die Farbempfindung und auf das gesamte Nervensystem des Kindes ein... Die Forscher sind sich darüber einig, daß das Kind durch eine langanhaltende Wirkung von Dunkelorange und Hellrot psychisch besonders überreizt wird. Daraus ergibt sich, daß leuchtende helle Farben nicht zu lange und nicht von einer zu großen Fläche aus einwirken dürfen« ([19]; S. 20).
Das bedeutet, daß alle großen Spielgegenstände, die täglich und über eine längere Zeit benutzt werden, einen beruhigenden Farbton besitzen sollen, kleines Spielzeug aber, das nicht täglich und nur für eine kurze Spielzeit benutzt wird, von größerer Leuchtkraft sein darf. Durch ein ästhetisch gut gestaltetes Spielzeug wird das Kind nicht nur zur Aktivität angeregt, sondern es bildet gleichzeitig günstige Voraussetzungen für die Entwicklung ästhetischer Gefühle, für die Erziehung zum sorgfältigen, pfleglichen Umgang mit den Gegenständen.

Das Spielzeug darf keine Gefahrenquelle besitzen.

Der erzieherische Wert des Spielzeugs geht verloren, wenn seine Farben unansehnlich geworden sind, wenn es beschädigt oder unsauber ist. Es ist pädagogisch nicht vertretbar, dem Kind beschädigtes Spielzeug zu geben, weil dadurch die Konsequenz in der Forderung nach Sorgfalt und Pflege im Umgang mit dem Material und die Kontinuität in der Erziehungsarbeit durchbrochen würde. Sowohl aus erzieherischen Gründen als auch aus Gründen der Verletzungsgefahr muß gefordert werden, daß beschädigtes Spielzeug sofort repariert oder aber aus dem Spielzeugbestand entfernt wird.
Um Unfälle und Verletzungen auszuschalten, sollte das Spielzeug, wie beispielsweise das Puppengeschirr oder figürliches Spielzeug, nicht aus Glas, Porzellan oder Steingut sein. Metallspielzeug darf keine scharfen Ecken und Kanten haben. Holzspielzeug muß glatt und splitterfrei sein. Zur Reparatur ist vorwiegend Leim zu verwenden. Materialien mit abgegriffenen Farben sind mit einem neuen Anstrich (keine gifthaltigen Farben) zu versehen.

Alle Spielmaterialien sind strengstens sauberzuhalten.

Sauberes Spielzeug mindert die Gefahr der Infektion. Es ist erwiesen, daß in Textilien angesiedelte Krankheitserreger relativ lange ihre Infektiosität behalten. So können z. B. Stofftiere, von vielen Kindern benutzt, zur Infektionsquelle werden, wenn sie nicht regelmäßig gereinigt werden. Daher sind für

das Spielzeug solche Materialien zu bevorzugen, die sich leicht und oft reinigen lassen, ohne dabei an ästhetischem Wert einzubüßen. Solche Materialien sind Holz, Plaste, Gummi, abwaschbarer Stoff usw.
Spielzeug, das täglich benutzt wird, sollte wöchentlich einmal gereinigt werden. Dazu gehören Bausteine, Puppen, Puppenwäsche, Puppengeschirr und anderes viel benutztes Spielzeug. Die Stofftiere müssen wöchentlich einmal abgebürstet und auch in bestimmten Zeitabständen (zweimal jährlich) chemisch gereinigt werden. Kleine Reinigungsarbeiten (Bausteine scheuern, Puppenwäsche waschen) verrichten die Kinder mit Hilfe und unter Aufsicht der Kindergärtnerin. Sie bereitet das Seifenwasser zu, stellt die Gefäße bereit und lehrt die Kinder, die Arbeitsgänge sachgemäß auszuführen. Alle groben Säuberungsarbeiten, der Umgang mit Desinfektionsmitteln und das Bügeln der Puppenwäsche sind Angelegenheiten der Kindergärtnerin.
Die Erziehung zum sorgfältigen Umgang mit dem Spielzeug ist eine pädagogische Notwendigkeit, denn hier beginnt bereits die Entwicklung einer positiven Einstellung zum gesellschaftlichen Eigentum. Die Kinder müssen lernen, in der Puppenecke, im Spielzeugschrank und in den Bausteinkästen Ordnung zu halten. Sie werden daran gewöhnt, ihr Spielzeug nach Gebrauch an Ort und Stelle zurückzubringen, es nicht mutwillig zu werfen oder unordentlich liegenzulassen. Für diese pädagogische Aufgabe schafft die Kindergärtnerin die notwendigen Bedingungen.
Solche Bedingungen sind:
– übersichtliches Anordnen des Spielzeugs in den Schränken,
– Sauberhalten des Spielzeugs unter Einbeziehung der Kinder,
– zweckmäßiges Einordnen des Spielzeugs in Kästen und Schübe (↗ Fotos Nr. 11, 12), das das selbständige Handeln der Kinder ermöglicht,
– Planung der für das Aufräumen notwendigen Zeit, um Hektik auszuschalten und die Forderungen konsequent durchzusetzen.

Zur Spielfläche im Gruppenraum
Das Spiel der Kinder ist immer mit Bewegung verbunden. Im Spiel, sei es ein Rollen-, Konstruktions- oder Bewegungsspiel, muß das Kind sein Bewegungsbedürfnis befriedigen können; gleichzeitig soll es bewußt auf die Spielkameraden Rücksicht nehmen. Das Kind hat aber nicht nur Freude am gemeinsamen Spiel, sondern auch das Bedürfnis nach ungestörtem Alleinspiel. Für beides muß die Kindergärtnerin *genügend Spielraum* schaffen. Das ist in voll belegten Gruppenräumen nicht immer leicht und bedarf einer guten Organisation. Die Kindergärtnerin sollte nicht die Mühe scheuen, Tische und Stühle zur Seite zu stellen, damit die Kinder ungehindert spielen können. Auf gründliches Lüften vor und während der Spielzeit, sauberen Fußboden und die richtige Raumtemperatur ist unbedingt zu achten (↗ 4.2.; 5.1.1.). Dem Spiel im Gruppenraum sind Grenzen gesetzt. Lauf-, Schreit-, Ballspiele u. a. dem Bewegungsbedürfnis der Kinder gerecht werdende Spiele lassen sich nur im Freien durchführen. Jede Kindergärtnerin sollte das Spiel im Freien dem Spiel im Gruppenraum vorziehen; im Freien können die Kinder alle Spielarten spielen.

3.3.3.3. Zu grundlegenden hygienischen Anforderungen an den Spielplatz

Aus der großen Bedeutung des Spielplatzes für die gesunde allseitige Entwicklung der Kinder, für inhalts- und abwechslungsreiche, freudvolle und lustbetonte sowie bewegungsintensive Spiele und andere Tätigkeiten ergeben sich an die Gestaltung der Freifläche, an die laufende Wartung und Pflege hohe Anforderungen. Maßgebend für die Gestaltung der Freiflächen (Aufgliederung in einzelne Funktionsbereiche, Gruppenbereiche, Ausstattungselemente) ist die Projektie-

rungsrichtlinie für Vorschuleinrichtungen vom September 1981.
Im Kapitel 4 und in der pädagogischen Literatur »Der Spielplatz im Kindergarten« und »Der Kindergarten zweckmäßig und schön« sind detaillierte Angaben zur Ausgestaltung der Freifläche, zur Funktion der einzelnen Bereiche sowie zu den hygienischen Anforderungen an die laufende Pflege und Wartung enthalten. Deshalb werden nachfolgend nur einige grundlegende Forderungen hervorgehoben.
In der Kindergartenordnung wird gefordert, daß die Freifläche eines Kindergartens so zu gestalten ist, daß Bedingungen für die Erhaltung und Förderung der Gesundheit der Kinder, für sinnvolle und vielfältige Betätigung an frischer Luft während des gesamten Tages und zu jeder Jahreszeit gegeben sind und die Aufsichtspflicht gewährleistet ist ([57]; § 33 und Anlage).
Daraus ergeben sich wesentliche allgemeine pädagogisch-hygienische Forderungen:

Die Kindergärtnerin muß auf dem Spielgelände ihrer Aufsichtspflicht gewissenhaft nachkommen.

Sie trägt die volle Verantwortung für das Wohl der Kinder, für die Verhütung von Unfällen und sonstigen Schäden. Im Freien ist die Unfallgefahr wesentlich größer als im Gruppenraum, bedingt dadurch, daß im schnellen Lauf, in der Begeisterung des Spiels die gegenseitige Rücksichtnahme teilweise außer acht gelassen wird.

Das Spielgelände muß stets in einem funktionssicheren Zustand gehalten werden.

Täglich ist das Gelände vor dem Benutzen auf Sauberkeit, Ordnung und Sicherheit zu überprüfen; mögliche Unfallquellen sind sofort zu beseitigen (↗ S. 194). An trockenen Sommertagen sind der Rasen und die Wege zu sprengen, um Staubaufwirbelung zu vermeiden. Eingeatmete staubhaltige Luft reizt die zarte Schleimhaut der kindlichen Atemwege, wodurch die biologischen Abwehrfunktionen herabgesetzt werden und als Folge sich die Disposition für Infekte der Atemwege erhöht.

Auf dem Spielgelände muß eine ausreichende Bepflanzung vorhanden sein.

Bäume und Sträucher verbessern die klimatischen Bedingungen. Durch ihre ästhetische Wirkung üben sie einen besonderen Einfluß auf das Wohlbefinden der Kinder aus. Die Gehölze spenden Sauerstoff, schlucken Lärm und wehren Staub ab. Kleingehölze der Randbepflanzungen und Hecken zwischen den Gruppenspielplätzen bieten außerdem Wind- und Wetterschutz (↗ Fotos Nr. 3,5). Für die Bepflanzung sind nur solche Gehölze zu verwenden, deren Blätter und Früchte giftfrei sind. Wegen der Verletzungsgefahr dürfen auch stachlige und dornige Sträucher nicht angepflanzt werden (↗ 4.3.4.).

Auf dem Gelände ist für Sonnenschutz zu sorgen.

Auch an sehr warmen Tagen mit direkter Sonnenstrahlung muß den Kindern der Aufenthalt im Freien ermöglicht werden. Reichen natürliche Schattenspender nicht aus, sind Sonnenschirme und Sonnensegel aus Markisenstoff aufzustellen. Vor allem die Gruppenspielplätze und die Sandkästen sind vor starker Sonneneinstrahlung zu schützen. Sind die Kinder bei ihren Tätigkeiten der direkten Strahlung ausgesetzt, so besteht einerseits die Gefahr des Sonnenbrandes, zum anderen kommt es zum Wärmestau im kindlichen Organismus, bedingt durch eine Störung im biologischen Gleichgewicht zwischen den chemischen Wärmebildungsprozessen und der physikalischen Wärmeabgabe. Herz-, Atmungs- und Kreislauffunktionen werden zu stark belastet, was zur vorzeitigen Ermüdung und Bewegungsunlust führt.

Durch schattige Plätze können solche Erscheinungen vermieden werden.

Der Spielgeräteplatz muß vorschriftsmäßig angelegt und gewartet werden.

- Die Spielgeräte sind ortsfest und funktionssicher aufzustellen.
- Spielgeräte müssen splitter- und rostfrei sein und dürfen keine scharfen Kanten und rauhen Flächen haben, der witterungsbeständige Farbanstrich darf keine giftigen Stoffe enthalten.
- Rutschflächen müssen mit glatten Oberflächen aus Metall, Kunststoff oder geschliffenem Terrazzo ausgestattet sein, Holz ist wegen der Splittergefahr ungeeignet.
- Die Benutzung der Schaukel sollte nur bei vorhandenen Schutzvorrichtungen gestattet werden.
- Ausreichender Bewegungsraum zwischen den Spielgeräten sichert, daß die Kinder sich nicht gegenseitig behindern und die Kindergärtnerin zur Wahrnehmung ihrer Aufsichtspflicht alle Kinder an den Geräten gut überblicken kann (↗ S. 162 f.).

3.3.3.4. Hygienische Forderungen an die Führung der Kinder im Spiel

Wie in jeder anderen Tätigkeit auch bedürfen fen die Kinder in ihren Spielen der gut überlegten Führung durch die Kindergärtnerin. Aus dem reichhaltigen Spielgut wählt und empfiehlt sie diejenige Spielart, die für die jeweilige Spielzeit, den Spielort und ihren Bildungs- und Erziehungsabsichten am besten geeignet ist. Dem Wesen und Charakter der Spielart gemäß, nimmt sie mit spezifischen Mitteln und Methoden direkt oder indirekt Einfluß auf den Spielverlauf. Um die gesundheitsfördernden Potenzen des Spiels wirksam zu nutzen, sind in die methodischen Überlegungen auch die psychohygienischen Forderungen an die Führung der Kinder im Spiel einzubeziehen. Nachfolgend werden die wesentlichen Forderungen an die Führung unter besonderer Beachtung der *Bewegungsspiele* erläutert.

Dem altersgemäßen psychophysischen Entwicklungsstand der Kinder ist bei allen Spielarten Rechnung zu tragen.

Diese Forderung gilt für alle Spielarten, denen feststehende Regeln, bestimmte Bewegungsabläufe und -folgen, Sing- oder Sprechtexte zugrunde liegen. Derartige Spiele (z. B. didaktische Spiele, Kreis- und Tanzspiele, Platzsuchspiele, Brett- oder Kartenspiele) stellen wesentlich höhere Anforderungen an das physische und psychische Leistungsvermögen als beispielsweise die Rollenspiele. Die Kinder müssen die Spielregeln begreifen und einhalten, die Bewegungen erfassen und diese in körperliche Bewegungen umsetzen sowie deren Abfolge einhalten, sie in einem bestimmten Tempo und Rhythmus ausführen; sie müssen sich konzentrieren, aufmerksam sein und Gedächtnisleistungen vollbringen. Je jünger das Kind ist, desto mehr muß es sich anstrengen, die Spielhandlungen exakt auszuführen. Welches Spiel für welche Altersgruppe geeignet ist, wird von seinem Schwierigkeitsgrad bestimmt. Es ist deshalb erforderlich, vor der Einführung eines neuen Spiels einzuschätzen, welche Anforderungen es in bezug auf Bewegungsformen, auf Erfassen und Aneignen der Spielregeln bzw. Sprech- oder Singtexte, auf Reaktions- und Gedächtnisleistungen an das Kind stellt.
Für die Kinder der jüngeren Gruppe müssen der Spielinhalt einschließlich der Spielregeln der *Bewegungsspiele* einfach, leicht faßlich, die ganz- oder teilkörperlichen Bewegungen unkompliziert sein. Auf Grund des Bewegungsüberschwanges, der gering entwickelten kombinierten und koordinierten Bewegungen, der noch nicht ausgebildeten Bewegungsfertigkeiten kann man vom jüngeren Vorschulkind noch keine Bewegungsharmonie und -elastizität verlangen. Es ist ohne

die Hilfe der Kindergärtnerin auch nicht fähig, seine Bewegungen mit denen anderer Kinder in Übereinstimmung zu bringen (z. B. einen Kreis zu bilden, ihn in der Bewegung einzuhalten). Für diese Altersgruppe sind auch solche Spiele nicht angebracht, die eine lange Aufmerksamkeit auf verschiedene Bewegungselemente (z. B. Bewegungsablauf, -reaktion, -regel und -aufgabe) erfordern. Einerseits ist für diese Altersstufe die Freude und Begeisterung an der Bewegung charakteristisch, nicht aber das Intersse am Spielablauf. Zum anderen überwiegen beim drei- bis vierjährigen Kind die Erregungsprozesse im Vergleich zu den das Verhalten und Handeln steuernden Hemmungsprozessen; Kinder dieses Alters besitzen nur eine kurzdauernde Konzentration auf eine Sache und sind leicht ablenkbar. Diesen Besonderheiten des jüngeren Vorschulkindes Rechnung tragend, wird ein neues Spiel ohne lange Erläuterung der Regeln und der Bewegungsformen eingeführt, unnütze Wartezeiten werden dadurch vermieden. Das Wartenmüssen, physiologisch gesehen ein Hemmungsprozeß in der Hirnrinde, bewirkt eine Dauerspannung. Sie äußert sich in Unruhe und Verstimmung mit ihren negativen Folgen auf den Spielverlauf. Das Kind sollte daher schnell zur aktiven Ausführung des Spiels kommen. Das Einhalten der Spielregeln sowie die Korrekturen an den Bewegungsabläufen können beim Wiederholen vorgenommen und dabei interessant gestaltet werden. So wird die Freude am Spiel erhalten. Kurze Spiele sind zu bevorzugen. Die Dauer einer bestimmten Art von Bewegungsspielen sollte 6 bis 8 Minuten betragen. Das jüngere Kind ist noch nicht fähig, seine Bewegungen zweckmäßig und ökonomisch auszuführen, seine Kräfte einzuteilen, und ermüdet daher schneller als die älteren Vorschulkinder. Durch kurze Spiele wird einer vorzeitigen Ermüdung entgegengewirkt.

In der mittleren und älteren Gruppe stellen die *Bewegungsspiele* höhere Anforderungen an die Leistungsfähigkeit des Kindes. Die Kinder lernen, die Spielhandlungen entsprechend den geforderten Spielregeln auszuführen. In ihren Bewegungen sind sie geübter, und sie haben bestimmte Bewegungsfertigkeiten erworben, wodurch sie Bewegungen ausdauernder und gewandter ausführen und ökonomischer einsetzen als Kinder einer jüngeren Gruppe. Demzufolge können die Spiele einen höheren Schwierigkeitsgrad haben und den Kindern koordinierte Bewegungsformen, kompliziertere Spielregeln und wechselnde Bewegungsfolgen abverlangen.

Auch in diesen beiden Gruppen muß die Spieldauer den Kräften des Kindes angemessen sein. Sie sollte in der mittleren Gruppe 8 bis 10 Minuten, in der älteren Gruppe bis zu 12 Minuten betragen.

> Viele Bewegungsspiele lassen sich vielfältig variieren, so daß es möglich ist, den Schwierigkeitsgrad für die jeweilige Altersstufe richtig zu bemessen.

Wertvolle Anregungen zur Auswahl der Spiele nach Altersgruppen, für Variations- und Abwandlungsmöglichkeiten sowie zur methodischen Gestaltung enthält das Buch »Kommt herbei zum großen Kreis« [6].

Bei der Führung didaktischer Spiele ist zu beachten, daß entsprechend dem Charakter dieser Spielart der Schwierigkeitsgrad nicht nur von den Spielregeln und den Bewegungsformen, sondern vor allem von der geistigen Aufgabe und dem erkenntnisvermittelnden Gehalt bestimmt wird. Die altersadäquate Konzentration, Aufmerksamkeit und Erkenntnisfähigkeit erfordern einen kindgemäßen Inhalt der didaktischen Spiele. Sie müssen vor allem gegenstandsbezogen sein.

Die jüngeren Vorschulkinder müssen in ihrer geistigen Aktivität unterstützt werden – sie müssen im didaktischen Spiel gegenständlich handeln können. Die Anschauung, das Wort der Kindergärtnerin und die Handlung der Kinder mit den Spielsachen, Gegenständen, dem Bildmaterial u. a. sind richtig miteinander zu verbinden. Die Spielregeln sind auf die unbedingt notwendigen zu beschränken. Ausführliche und wortreiche Erklärungen, nebensächliche Bemerkungen, häufige Hinweise auf Fehler sind zu vermeiden. Beachtet die Kindergärtnerin das nicht, hat das zur Folge, daß sich das Kind nicht mehr nach den Spielregeln richten kann, es ermüdet rascher, und die Lösung der didaktischen Aufgabe ist erschwert.

Den Kindern der mittleren und älteren Gruppe werden schwierigere Aufgaben gestellt, ohne die Spielhandlung sofort zu zeigen. Das Interesse am didaktischen Spiel wird dadurch gefördert. Dennoch sind auch die Kinder dieser Gruppen so zu führen, daß bei ihnen die emotionale Stimmung gewahrt wird, daß sie Freude am Spiel und Zufriedenheit empfinden, wenn ihnen die Lösung der didaktischen Aufgabe gelungen ist.

Unabhängig von der Altersgruppe sollte im didaktischen Spiel der erkenntnisvermittelnde Gehalt nicht überbetont werden; der Spielcharakter muß erhalten bleiben [30].

Bei der Führung im Rollenspiel gilt die besondere Aufmerksamkeit den *Kindern der jüngeren Gruppe.* Um eine bestimmte Rolle im Spiel übernehmen zu können, muß das Kind seine Vorstellungen in Spielhandlungen umsetzen, es muß seine Absichten und Handlungen mit den anderen Kindern abstimmen. Das jüngere Vorschulkind besitzt noch nicht die Fähigkeit, im Spiel das wiederzugeben, was es in Gesprächen, auf Beobachtungsgängen erlebt, gesehen oder gehört hat, da seine Vorstellungen noch ungenau und von geringem Umfang sind. In dieser Altersgruppe spielen die Kinder nebeneinander, meist allein mit ihrem Spielzeug. Das Miteinanderspiel muß allmählich entwickelt werden. Ohne Führung der Kindergärtnerin kann kein echtes Spiel zustande kommen. Schon nach kurzer Zeit ermüden die Kinder, was sich je nach typologischen Besonderheiten in unterschiedlichen Reaktionen äußern kann; Untätigkeit, mechanisches Hantieren mit Gegenständen, Teilnahmslosigkeit, Unlust oder auch Aggressivität sind zu beobachten. Derartigen entwicklungshemmenden Erscheinungen wirkt die Kindergärtnerin entgegen durch

- ihr Mitspiel, indem sie neue Aspekte am Spiel hervorhebt oder zu einem anderen Spiel überleitet,
- Erweiterung der Spielinhalte, wobei an die Erfahrungen der Kinder angeknüpft wird, und durch
- Präzisierung der Spielhandlungen mit dem entsprechenden Spielzeug und dem Zusatzmaterial.

Sie stellt genügend Spielmaterial bereit, lenkt auf eine Tätigkeit mit einem anderen Spielzeug, wenn ein Kind mit dem Spielzeug immer wieder die gleichen Handlungen ausführt. Sie sorgt dafür, daß genügend Platz zum Spielen vorhanden ist, damit die Kinder in ihrer Bewegung nicht behindert werden. Sie führt die Kinder allmählich vom Alleinspiel über das Spiel in kleinen Gruppen (2 bis 3 Kinder) zu einfachen Formen des kollektiven Spiels. Jede Art von Zwang, sei es zur Übernahme einer bestimmten Rolle oder eines bestimmten Spielzeugs, bewirkt eine psychische Überbelastung. Auf Grund der unvollkommen entwickelten Spielfähigkeit sollte das Rollenspiel zeitlich nicht zu lange ausgedehnt werden. Im allgemeinen ist mit 30 Minuten Spieldauer die physische und psychische Belastbarkeitsgrenze in der jüngeren Gruppe erreicht.

Bei der Führung *älterer Vorschulkinder* muß der gewachsenen Selbständigkeit Rechnung getragen werden, um die Kinder in ihrer Selbsttätigkeit nicht einzuengen. Die Kindergärtnerin beeinflußt indirekt den Spielverlauf und die Beziehungen zwischen den Kindern und bringt neue Aspekte in die Spielthemen ein [30].

Die individuellen Entwicklungsbesonderheiten sind durch differenziertes Eingehen auf die Kinder zu berücksichtigen.

Differenziertes Eingehen auf individuelle Besonderheiten hilft dem Kind, im Spiel tiefe Befriedigung zu finden und begünstigt seine optimale harmonische Entwicklung, sein psycho physisches Wohlbefinden.
Das zu berücksichtigen ist besonders dann wichtig, »... wenn Kinder durch ihren Gesundheitszustand oder ein eigenartiges Benehmen auffallen. Eigenschaften wie Unausgeglichenheit, leichte Erregbarkeit, Schlaffheit, Trägheit und andere machen sich beim Spiel sehr schnell bemerkbar. Es gibt Kinder, die während des Spiels ihre Begeisterung ziemlich laut und unbeherrscht zeigen und denen es sehr schwerfällt, die Regeln einzuhalten... Beim kleinsten Mißerfolg fangen sie sofort an zu weinen. Es gibt Kinder, die sich vor Spielen, bei denen es laut zugeht, fürchten, die beim Haschen einfach zur Seite treten und die nur mit großer Mühe Hindernisse überwinden, die zum Spiel gehören« ([17]; S. 34).
Passive, gehemmte oder infolge einer überstandenen Krankheit körperlich geschwächte Kinder kann man z. B. durch Ermutigung zum Spiel anregen, die Spielregeln vereinfachen, die Spielhandlungen abkürzen; man kann sie einer bestimmten Spielgruppe zuführen.

Die Kindergärtnerin berücksichtigt im Spiel das Entwicklungsniveau einzelner Kinder, wie z. B. Besonderheiten in der Motorik und im Auffassungsvermögen. Sie schlägt entsprechende Spielarten vor, differenziert Bewegungsabläufe und Spielregeln und steigert dabei die Schwierigkeitsgrade. Sie berücksichtigt die Mobilität der Kinder, ihre unterschiedlichen Interessen und Wünsche und sorgt dafür, daß *jedes* Kind seine Befriedigung im Spiel findet.

Der sinnvolle Wechsel der Spieltätigkeiten gemäß dem Wechsel von Ruhe und Bewegung, von Spannung und Entspannung, von Leistung und Erholung, ist zu sichern.

Die Forderung nach Wechsel und Vielfalt der Spiele ist dann durchzusetzen, wenn den Kindern eine zusammenhängende längere Spielzeit zur Verfügung steht. Das bezieht sich vor allem auf den Tagesbeginn, die Zeit nach den Beschäftigungen und nach dem Mittagsschlaf. Eine durchdachte Organisation aller Tätigkeiten ist notwendig, damit in den genannten Tagesabschnitten das Spiel umfassend als wichtiges Mittel der allseitigen harmonischen Entwicklung des Kindes genutzt wird. Das Programm für die Bildungs- und Erziehungsarbeit im Kindergarten stellt der Kindergärtnerin die Aufgabe, den Kindern die Bedingungen und Möglichkeiten für wechselnde Spielarten, z. B. Rollenspiele, bekannte didaktische Spiele und vor allem für Bewegungsspiele zu schaffen. Wenn im folgenden *der Wechsel der Spielarten* unter dem Aspekt der *Bewegungsaktivität* akzentuiert wird, so deshalb, weil die Bewegung Voraussetzung und Bedingung für die gesunde körperliche und geistige Entwicklung des Kindes ist.
Von einem sinnvollen Wechsel der Spieltätigkeit ist zu fordern, daß sowohl einseitige, gleichförmige Bewegungen als auch Bewegungsmangel vermieden werden. Vielseitige Bewegungen innerhalb der Spielarten und durch den Wechsel der Spielarten sind erforderlich. Bewegungsmangel und -einseitigkeit (z. B. Spiele am Tisch) werden vom kindlichen Organismus durch eine darauf einsetzende übersteigerte motorische Aktivität kompensiert, sie ist eine besondere Erscheinungsform der Ermüdung. Führt die Kindergärtnerin keinen Spielwechsel herbei, so kommt es zu Teilnahmslosigkeit, Desinteresse oder motorischer Unruhe. Länger anhaltende, einseitige Bewegungsbelastung setzt auch die Widerstandsfähigkeit herab, überfordert den kindlichen Bewegungsapparat

und kann zu negativen strukturellen und funktionellen Veränderungen führen.

Das kindliche Skelett, in dem sich die Verknöcherungsprozesse vollziehen, weist als charakteristische Besonderheiten eine relativ hohe Elastizität und Biegsamkeit sowie geringe Zug-, Druck- und Formbeständigkeit auf. Es reagiert auf unphysiologische Dauerbelastung mit Deformierungen. Die schwach entwickelte Muskulatur des jüngeren Vorschulkindes besitzt eine geringe Kraft- und Spannungsleistung, eine geringe Koordinationsfähigkeit. Aus den unbeholfenen Bewegungen, die mehr oder weniger mit überflüssigen Mitbewegungen einhergehen und ein hohes Maß an Muskelkraft und Energie erfordern, resultiert die schnelle Ermüdung des Kindes. Wachsende, sich entwickelnde Organe sind auf kurzzeitige, kräftige Reize eingestellt, nicht auf Dauerreize.

Aus der physiologischen Leistungsfähigkeit und der Belastbarkeit des Kindes ergibt sich die Notwendigkeit des Wechsels der Spiele. Zu gewährleisten ist

– der Wechsel von bewegungsintensiven mit ruhigeren Spielen, von kräftigen Belastungsreizen und geringeren,
– der Wechsel von Spielen mit höherer und geringerer psychischer Belastung,
– die Einschränkung statischer zugunsten dynamischer Spieltätigkeit, und daß die Kinder im Spiel
– niemals bis zur psychischen Sättigung und niemals bis zur Ermüdung gelangen.

Laufspiele, wie z. B. Platzsuchspiele, Spiele mit Wettbewerbselementen, Spiele mit sportlichen Geräten sind mit lebhaften Bewegungen verbunden und von optimaler Reizstärke, sie erfordern eine schnelle Anpassung an rasch wechselnde Situationen und ein gutes Reaktionsvermögen. An ein Spiel dieser Art sollte sich ein bekanntes Kreisspiel oder ein von den Kindern selbst organisiertes Spiel anschließen. Nach einem Rollenspiel, dessen Bewegungselemente von relativ geringem Umfang sind, dessen Bewegungsbelastung von schwacher bis mittlerer Reizstärke ist, sollte die Kindergärtnerin die Kinder auf ein Bewegungsspiel mit hoher Bewegungsintensität lenken.

Kurzdauernde kräftige Reize wirken trainierend und konditionierend.

Kreisspiele stellen ebenfalls recht unterschiedliche Anforderungen an die körperliche und geistige Leistungsfähigkeit. Die Kindergärtnerin hat die Aufgabe, zwischen sehr ruhigen und sehr bewegten Spielen, zwischen Spielen, die einen leicht faßlichen Inhalt haben und solchen, die schwieriger zu verstehen sind, zu wählen. Der besondere Wert liegt darin, daß durch diese Spiele das Gefühl für Gewandtheit und Schönheit der Bewegung und Körperbeherrschung, für rhythmisches Empfinden geweckt wird.

Der Wechsel von kollektivem und Alleinspiel entspricht ebenfalls der Forderung nach Wechsel der Spielarten. Auf Grund der Unreife der Nervenzellen, ihrer Tendenz zur schnellen Erschöpfung, ist das Bedürfnis nach Alleinspiel bei Kindern der jüngeren Gruppe stärker ausgeprägt als bei älteren Kindern. Darüber hinaus sind auch die individuellen typologischen Besonderheiten des kindlichen Nervensystems zu beachten. Kinder mit einem wenig beweglichen, stark erregbaren Nervensystem neigen häufiger zum Alleinspiel, als Kinder mit einem gut beweglichen, optimal erregbaren Nervensystem.

Das Alleinspiel kann eine Phase der aktiven Erholung des Nervensystems und der vegetativen Funktionen des kindlichen Organismus sein. Deshalb muß das Kind die Möglichkeit für individuelle Tätigkeiten erhalten. Eine Unterbindung dieses psychophysischen Bedürfnisses kommt einer Überlastung des Kindes gleich.

Der Wechsel der Spieltätigkeiten entspricht den im Programm für die Bildungs- und Erziehungsarbeit im Kindergarten und in der Kindergartenordnung erhobenen Forderungen nach Wechsel von Ruhe und Bewegung, von Spannung und Entspannung, von Leistung und aktiver Erholung.

Die aktive Erholung durch eine anders geartete Spieltätigkeit beruht auf der wechselseitigen Induktion der Erregungs- und Hemmungsprozesse im Kortex. Beim Wechsel der Spieltätigkeiten werden die vorher in Erregung befindlichen Zentren in Hemmung und die bislang in Hemmung befindlichen Zentren in Erregung versetzt. Die Funktionstüchtigkeit ermüdeter Muskeln wird schneller und wieder völlig hergestellt, wenn andere, nicht durch Tätigkeit ermüdete Muskeln beansprucht werden. Die aktive Erholung ist ihrem Wesen nach ein Wechsel von Erregungs- und Hemmungsprozessen in den verschiedenen Zentren des Kortex. Diese kortikalen Prozesse bewirken:

– den rhythmischen Wechsel von Kontraktion und Erschlaffung, von Spannung und Entspannung verschiedener Muskelgruppen des Körpers
– das biologische Gleichgewicht von Energieverbrauch und Energiespeicherung,
– die Rhythmik von Belastung und Entlastung aller Organsysteme des kindlichen Organismus, und damit die Aufrechterhaltung eines optimalen Aktivitätsniveaus in den Nervenprozessen und den vegetativen Funktionen.

Ein gut abgestimmter Wechsel von Belastung und aktiver Erholung ist eine objektive Notwendigkeit für die Optimierung der psychophysischen Leistungsfähigkeit, für die Sicherung der entwicklungsgerechten Belastbarkeit des Kindes und zur Verhütung gesundheitlicher und entwicklungshemmender Schäden durch vorzeitige Ermüdung, Über- und Unterforderung.

Die verschiedenen Spielarten sind sinnvoll in den Tagesablauf einzuordnen, die Kindergärtnerin hat dabei Wesen und Charakter des Spiels zu berücksichtigen.

Die Kindergärtnerin beachtet deshalb
– den psychophysischen Zustand der Kinder,
– den Grad der körperlich-geistigen Belastung vorausgegangener Tätigkeiten und
– den voraussichtlichen Belastungsgrad der nachfolgenden Tätigkeit.

Daher ist es aus gesundheitlicher Sicht nicht zu vertreten, wenn die Kinder im Spiel am Morgen nur Tischspielzeug erhalten oder sich während der Hauptspielzeit am Vormittag nur am Tisch mit Malen, Zeichnen, Schneiden und ähnlichem beschäftigen und dabei eine gleichbleibende Körperhaltung einnehmen.

Wir leiten den Tag deshalb am besten ein mit solchen Spielen, die nicht maximale, sondern optimale Leistungen verlangen und die dem Kind körperliche Bewegung ermöglichen, so z. B. Kreisspiele, wenn sie im Freien sind, Spiel mit kleinen sportlichen Geräten (Ball, Reifen, Seil) und auch Rollenspiele.

Von positivem Einfluß auf die Lernatmosphäre hat sich eine kurze Spielzeit von etwa zehn Minuten zwischen Frühstück und erster Beschäftigung erwiesen. Es müssen Spiele und Tätigkeiten mit Bewegung sein, die den Kindern bekannt sind und die sie auch selbständig spielen können. Auch rhythmische Spiele und gymnastische Übungen, wobei die in Musik- und Sportbeschäftigungen erlernten Bewegungen wiederholt und vervollkommnet werden, sind sehr gut geeignet.

Eine besonders gesundheitsfördernde Maßnahme ist die Einordnung eines Spiels in die Zeit vor und unmittelbar nach dem Mittagsschlaf.

Im ersten Fall kann ein beruhigendes Spiel das schnelle Einschlafen und einen tiefen Schlaf fördern, im zweiten Fall wird durch

ein Laufspiel die Übergangsphase vom Schlaf zum völligen Wachsein verkürzt, und die Kinder verzehren nach einem solchen Spiel ihr Vesperbrot mit größerem Appetit.
Gute Möglichkeiten für die Einbeziehung des Spiels in andere Tätigkeitsbereiche sind bei Beschäftigungen, beim Spaziergang und in der Zeit zwischen zwei Beschäftigungen gegeben.
Im Beschäftigungsablauf kann durch ein didaktisches Spiel die Aufmerksamkeit motiviert und die Aktivität des Kindes neu belebt werden.
Spiele zwischen den beiden Beschäftigungen, möglichst im Freien oder bei weit geöffneten Fenstern, bezwecken, daß sich die Kinder durch aktive Erholung entspannen und das Nervensystem entlastet wird. Musikbeschäftigungen eignen sich für die Einführung von Kreis-, Sing- und Tanzspielen. Ein Bewegungsspiel zu Beginn der Sportbeschäftigung weckt das Interesse und die Freude am Sporttreiben. Das Spiel zum Ausklang muß in seiner Bewegungsbelastung dem Belastungsgrad der Kinder entsprechen. Auf den bewegungsintensiven Hauptteil folgt zum Ausklang ein ruhiges Spiel. Besteht der Hauptteil aus sportlichen Einzelleistungen, so sollten alle Kinder noch einmal durch ein Spiel intensiv beansprucht werden [6].
Die Kindergärtnerin muß sich auch um ein ausgewogenes Verhältnis zwischen den Spielzeiten am Vormittag und denen am Nachmittag bemühen und daraufhin ihren Tagesablauf kritisch überprüfen. Auch am Vormittag müssen die Kinder ihr Bewegungsbedürfnis, das nach zwei Beschäftigungen besonders groß ist, unbedingt befriedigen können.
Dazu reicht der tägliche Spaziergang keinesfalls aus.
Darum muß auch in den späteren Vormittagsstunden das Spiel zu seinem Recht kommen, und umgekehrt sollte man in die vorwiegend dem Spiel gewidmete Nachmittagszeit auch Tätigkeiten anderer Art aufnehmen.

Wesentliche Bedingungen für ein gesundes Spiel sind
– ein nach wissenschaftlichen Erkenntnissen gestalteter Tagesablauf, in dem das Spiel den dominierenden Platz einnimmt,
– die sinnvolle Einordnung des Spiels in das Tätigkeitsgefüge entsprechend der physiologischen Leistungsbereitschaft, des rhythmischen Wechsels von Belastung und aktiver Erholung,
– die bewußte Nutzung verschiedener Spielarten aus dem reichhaltigen Spielgut unter gebührender Beachtung der Bewegungsspiele,
– die gut durchdachte Führung der Kinder im Spiel unter Berücksichtigung hygienischer Grundsätze: Beachtung des psychophysischen Entwicklungsstandes, differenziertes Eingehen auf die individuellen Besonderheiten des Kindes, Wechsel der Spielarten während einer längeren Spielzeit, Spiel als Bestandteil verschiedener Organisationsformen,
– eine harmonische Spielatmosphäre, die durch Freude, Heiterkeit und Wohlbefinden gekennzeichnet ist,
– das Ausschalten möglicher schädigender Faktoren, wie: Bewegungsmangel, Bewegungseinseitigkeit, statische Belastung, Lärm, schwer überwindbare Konfliktsituationen zur Verhütung von negativen Emotionen, psychische Dauerspannung zur Verhütung vorzeitigen Ermüdens und von Entwicklungsstörungen.

3.3.3.5. Hygienische Gestaltung der Spiele im Freien

Eine Grundforderung der Tagesgestaltung ist der mehrstündige Aufenthalt der Kinder im Freien zu allen Jahreszeiten und unter den verschiedensten Witterungsbedingungen.

Die Bewegungsaktivität der Kinder, die beim Spiel im Freien abwechslungsreicher und vielseitiger gestaltet werden kann als im Gruppenraum, und der direkte Kontakt der Kinder mit den bioklimatischen Faktoren sind unerläßliche Bedingungen für die Förderung der Gesundheit, für die Verhütung von Erkältungskrankheiten und für die Optimierung der körperlichen und geistigen Leistungsfähigkeit (↗ 3.2.2.3.).
Von allen Tätigkeiten, die im Freien durchgeführt werden können, ist den Spielen der Vorzug zu geben.

Zur materiellen Vorbereitung
Die Kindergärtnerin trägt dafür Sorge, daß die Kinder sich ungehindert bewegen und genügend Platz für bewegungsreiche Spiele haben. Steht einem Kindergarten nur ein kleiner Spielplatz zur Verfügung, dann ist ein freudvolles und harmonisches Spiel nicht mehr gesichert. In diesem Fall muß nach Möglichkeiten gesucht werden, damit ein in der Nähe des Kindergartens gelegenes Gelände als weiterer Spielplatz angelegt und genutzt werden kann. Die Leiterin muß ihre Verantwortung wahrnehmen und über die örtlichen Organe für ausreichende Freifläche sorgen.
Die Kindergärtnerin erlaubt den Kindern, bestimmtes Spielzeug aus dem Gruppenraum mit ins Freie zu nehmen, um zu verhindern, daß sich die Kinder nur an den feststehenden Geräten des Spielgeräteplatzes und im Sandkasten betätigen. Mangel an Spielmaterial führt oft zu unerwünschtem Lärm auf dem Spielplatz. Das Hinausbringen des Spielzeugs aus dem Gruppenraum, das Wiederaufräumen und Säubern ist zwar mit Mehrarbeit für die Kindergärtnerin verbunden, kann aber mit Hilfe der Kinder bewältigt werden.
Die Aufgabe der Kindergärtnerin, die Kinder zum pfleglichen Umgang mit dem Spielzeug und zur Ordnung zu erziehen, gilt nicht nur für den Gruppenraum, sondern auch für den Spielplatz.

Zur witterungsgerechten Bekleidung der Kinder
Die Art der Bekleidung beeinflußt den Spielverlauf, die Bewegungsaktivität und das Wohlbefinden der Kinder. Von einer zweckmäßigen, witterungsgerechten Bekleidung ist zu fordern, daß sie Kälteschutz bietet, einen Wärmestau verhindert, daß sie bioklimatische Reizeinwirkungen zuläßt und die Kinder sich darin gut bewegen können (↗ 2.3.5.)
Motorische Aktivität geht stets einher mit verstärkten biochemischen Wärmebildungsprozessen. Die Kleidung muß gewährleisten, daß die im Körper verstärkt gebildeten Wärmemengen nach außen abgegeben werden können. Ist infolge einer unzweckmäßigen Bekleidung die physikalische Wärmeabgabe eingeschränkt bzw. behindert, so gerät der kindliche Organismus in einen unangenehmen Wärmestau; zwischen Haut und Kleidung bildet sich ein subtropisches Hautklima; Bewegungsunlust und Ermüdungserscheinungen sind häufig die Folgen.

Um einen Wärmestau oder auch eine Unterkühlung zu vermeiden, muß die Kindergärtnerin bei der Gestaltung der Spiele im Freien den engen Zusammenhang zwischen der Bewegungsintensität, den klimatischen Bedingungen, der Art der Bekleidung und den thermoregulatorischen Funktionen berücksichtigen.

An sehr warmen Sommertagen genügt z. B. ein baumwollenes Spielkleid bzw. Spielanzug, wobei die Arme und die unteren Gliedmaßen frei, die Schultern aber bedeckt sein sollen. Die Kinder tragen Sandalen, und auf Sandboden und Rasen laufen sie barfuß (das setzt die regelmäßige gründliche Wartung des Freigeländes voraus (↗ 4.3.3.).
Leichte, einschichtige Kleidung ermöglicht eine gute Wärmeabgabe.
In der kalten Jahreszeit muß die Bekleidung einen guten Wärmedämmwert bzw. ein gutes

Wärmerückhaltevermögen besitzen. Ohne die Kinder in ihrer Bewegung einzuengen, soll sie mehrschichtig sein sowie Wind- und Feuchtigkeitsschutz bieten. Die sehr empfindliche Nacken- und Ohrgegend, Hände und Füße sind vor Unterkühlung zu schützen. Bei einer lokalen oder allgemeinen Unterkühlung des kindlichen Organismus sind die natürlichen Abwehrrekationen der Atemschleimhäute herabgesetzt, wodurch die mit der Einatmungsluft eingedrungenen Krankheitserreger nicht im erforderlichen Maße abgewehrt werden, sich ansiedeln und infektiöse Erkrankungen der Atemwege auslösen können. Derartige Folgen sind vermeidbar durch eine dem Wetter angepaßte Bekleidung und durch die richtige Lenkung der Spiele unter Berücksichtigung der allgemeinen pädagogisch-hygienischen Anforderungen an die Spielgestaltung. Dabei ist vor allem die Forderung nach Wechsel und Vielfalt in den Spieltätigkeiten zu beachten.

Zur Gestaltung der Spiele in der warmen Jahreszeit

Die Forderung nach Wechsel der Spiele läßt sich im Freien ohne Schwierigkeiten durchsetzen. Von den im Gruppenraum nicht durchführbaren Spielen sind diejenigen zu bevorzugen, die den ganzen Körper in Funktion setzen, die der Kräftigung der Großmuskeln dienen und von relativ hoher Bewegungsintensität sind. Danach sollten ruhigere Spiele folgen. Sie verhindern eine Überhitzung des kindlichen Organismus. Um einseitige, gleichförmige Bewegungen zu vermeiden, sollten die Rutschbahnen und die Schaukeln nicht zu lange von den Kindern benutzt werden. Die Spiele im Sandkasten, deren Thematik teilweise eng begrenzt ist, darf man ebenfalls nicht dem Selbstlauf überlassen. Die Kinder sollten zu inhaltsreichen Spielen mit ansprechendem Ergänzungsmaterial angeregt werden. Das Spiel im Sandkasten ist zeitlich zu begrenzen, um eine Übersättigung zu vermeiden.

An sehr heißen Tagen mit direkter Sonneneinstrahlung spielen die Kinder im Schatten. Zur Verhütung von Überhitzung und vorzeitiger Ermüdung sind ruhige Spiele angebracht. Die Wasserspielanlage erfrischt die Kinder.

Zur Gestaltung der Spiele in der kalten Jahreszeit

»Kalte Luft wirkt auf den Atemapparat gewissermaßen wie ein stärkendes und abhärtendes Brausebad. In der Haut erzeugt sie die Verengung der kleinsten Blutgefäße mit nachfolgender Erweiterung derselben und bewirkt auf diese Weise eine zweckmäßige Verteilung des Blutes. Im gesamten Organismus werden unter dem Einfluß der kalten Luft die Oxydationsprozesse verstärkt und der allgemeine Lebenstonus (Spannungszustand) erhöht...« Bei einem funktionstüchtigem Spielgelände, bei guter Organisation und inhaltlicher zweckmäßiger Gestaltung können »die Kinder selbst an frostigen Wintertagen ziemlich lange Zeit im Freien zubringen und... ihre Kräfte stählen und stärken« ([1]; S. 40).

Voraussetzung für eine gute inhaltliche Gestaltung ist auch hier wie in der warmen Jahreszeit die Berücksichtigung des Zusammenhangs von Temperatur, Kleidung und Bewegung und der hygienischen Grundregel: Je kälter die Luft, um so intensiver muß die Bewegung sein!

Nicht alle Spiele eignen sich für den Winter. Es ist selbstverständlich, daß man bei kälterem Wetter bewegtere Spiele aussuchen muß und die dazu erforderlichen Bewegungen den ganzen Organismus in Funktion setzen, damit sich die Kinder dabei gut erwärmen. Spiele, die einer längeren materiellen Vorbereitung und einer längeren Erklärung bedürfen, Spiele, in denen Bewegungen vorkommen, die die Kinder noch nicht beherrschen, in denen die Beweglichkeit vom Grad der Aktivität abhängt, und Spiele, deren Bewegungsablauf besonders schwierig ist, sind für die kalte Jahreszeit nicht geeignet ([17]; S. 31). Bei derartigen Spielen müßten die Kinder zu lange untätig stehen und würden infolge des Wärmeverlustes zu frieren und zu frösteln beginnen. Aber nicht erst bei auftretendem Kältegefühl hat die Kindergärtnerin etwas zur Erwärmung der Kinder zu tun, sondern sie muß sofort bei Beginn des Aufenthalts im Freien für eine rasche Erwärmung der Kinder sorgen. Am besten eignet sich dafür ein schneller Lauf. Er muß kurzdauernd sein, mit Gehen, mit Übungen im Stand, wie z. B. Stampfen, und anderem wechseln. Im weiteren Verlauf des Aufenthalts der Kinder im Freien muß auch in der kalten Jahreszeit das Prinzip des Wechsels und der Vielfalt der Tätigkeiten berücksichtigt werden.

Inhaltsreich, interessant und fröhlich läßt sich der Aufenthalt der Kinder im Freien gestalten, wenn Schnee liegt. Sie können z. B. kleine Schneewälle aufschichten und festklopfen und sie zum Laufen, Hüpfen und Springen nutzen. Schneemannbauen und Rodeln gehören zu weiteren beliebten Winterfreuden der Kinder. Beim Bauen eines Schneemanns läßt die Kindergärtnerin aber nicht zu, daß die Jüngsten große Bälle rollen und diese auch selbständig aufschichten, da diese Arbeit einen zu großen Kraftaufwand erfordert. An diese Tätigkeit, die mit starker Rumpfbeugung und weniger Bewegungsintensität verbunden ist, muß sich eine intensive körperliche Bewegung (vor allem zur Erwärmung) anschließen.

Auch das Rodeln ist gesundheitlich wertvoll, die Kindergärtnerin hat dafür bestimmte Sicherheitsmaßnahmen zu treffen. Sie erklärt den Kindern die Regeln des Schlittenfahrens – stets die Fahrbahn frei halten, zum Aufstieg den Seitenweg benutzen, den Schlitten nicht hochtragen, sondern hinaufziehen, nicht in Bauchlage rodeln – und achtet auf strenges Einhalten derselben. Um Unfällen vorzubeugen, muß die Kindergärtnerin vorher prüfen, ob das Gelände Unebenheiten aufweist. Nach 25 bis 30 Minuten schließt sich an die Rodelzeit eine andere Tätigkeit an.

In der kalten Jahreszeit muß die Kindergärtnerin beim Spiel im Freien danach streben, daß neben der Bewegungsintensität auch eine Erholung gewährleistet ist und die Kinder weder schwitzen noch frieren, daß sich alle wohl fühlen und sich gern bewegen. Dabei sollte sie die individuelle Reaktion der Kinder auf Kältereize beachten und berücksichtigen, daß einzelne Kinder vorübergehend eine größere Empfindlichkeit besitzen und daher mit stärkeren Reaktionen antworten als andere.

3.3.3.6. Die Bedeutung des Spiels für die Förderung der Gesundheit, Leistungsfähigkeit und harmonische körperliche und geistige Entwicklung des Kindes

Gesundheit, Leistungsfähigkeit und Belastbarkeit des Kindes sind Voraussetzungen und Bedingungen für die optimale Entwicklung aller Kinder, sie sind zugleich Ziel und Ergebnis einer gesundheitsrelevanten pädagogischen Arbeit.

Im Gesamtkomplex der zu schaffenden Lebens- und Tätigkeitsbedingungen für den gesunden störungsfreien Entwicklungsverlauf des Kindes nehmen die Spiele den höchsten Stellenwert ein. Der besondere Wert der Spiele ergibt sich vor allem aus dem jeder Spielart innewohnenden Bewegungsfaktor. Ohne Bewegung kann sich das Kind nicht gesund entwickeln. »Unter den Bedingungen der Bewegungsaktivität entwickelt sich auch die Biologie des Kindes. Es entwickelt sich nur, was auch funktioniert, und indem es funktioniert, entwickelt sich die Struktur in bestimmter Weise. Die strukturbildende Wirkung auf die Funktion und die Entwicklung der Funktion durch die Funktion ist besonders beim jungen, sich entwickelnden Organismus groß« ([29]).

Die allen Spielarten innewohnenden Bewegungsreize bewirken qualitative Veränderungen in Struktur und Funktion des Skelett-, Muskel- und Atmungssystems und des Herzens; sie beieinflussen damit das Gesamtleistungs- und Gesundheitsniveau des Kindes (↗ 3.2.2.3.).

Unter dem Aspekt der Bewegung gebührt den Bewegungsspielen besondere Aufmerksamkeit. Die größte Wirkung auf die Struktur- und Funktionsentwicklung im kindlichen Organismus haben diejenigen Bewegungsspiele, die durch ganzkörperliche Bewegung und Bewegungsaktivität gekennzeichnet sind (↗ Fotos Nr. 1, 29).

> *Schwache Bewegungsreize*
> sind ohne Effekt,
> *mittelstarke Reize*
> regen die Lebensfunktionen an,
> *kurzdauernde, kräftige Reize*
> sind von trainierender Wirkung und lösen Anpassungsreaktionen an höhere Leistungsanforderungen und Belastbarkeit aus.

Dabei reagiert der Organismus stets als einheitliches Ganzes. Die durch dosierte Bewegungsreize im rhythmischen Wechsel von kräftigen und mittelstarken Reizen ausgelösten Struktur- und Funktionsveränderungen in *einem* Organsystem bedingen Veränderungen in anderen Organsystemen und verbessern somit die Funktionstüchtigkeit des Gesamtorganismus.

Der dynamische Charakter der Bewegungsspiele fördert das funktionelle Zusammenwirken zwischen den motorischen Zentren der Hirnrinde und den subkortikalen Zentren des Herz-, Gefäß- und Atmungssystems auf der Grundlage bedingt-reflektorischer Nervenverbindungen. Das ermöglicht eine schnellere Umstellung aller Funktionen von relativer Ruhe auf Belastung. Der aktive Verlauf aller Prozesse wirkt stimulierend auf die Wachstums- und Reifungsprozesse zurück. Damit erhöhen sich die Funktionstüchtigkeit und die Belastbarkeit des kindlichen Organismus.

Die Rollenspiele haben eine positive Bedeutung für die Ausbildung manueller Fertigkeiten. Im ständigen Umgang mit dem Spielzeug, wie z. B. beim An- und Auskleiden der Puppen, bilden sich Bewegungsstereotyps aus, die auch für Arbeitsfertigkeiten und hygienische Fertigkeiten erforderlich sind.

Didaktische Spiele sind gut geeignet, die Seh-, Hör- und Tastfunktion zu üben und zu vervollkommnen. Ein funktionstüchtiges Analysatorensystem ist die Voraussetzung für die sinnliche Erkenntnis und geistige Beweglichkeit.

Bewegungsaktivität stimuliert die Reifungsprozesse der kortikalen Zentren, die Zentren des 1. und die des 2. Signalsytems.

»Jede körperliche Bewegung setzt den Ablauf nervaler Prozesse voraus. Je rascher die Bewegung, je intensiver die muskuläre Leistung, desto schneller vollzieht sich die Übertragung von Nervenimpulsen. Die vielfältigen Bewegungsabläufe beim aktiven Spiel ... erhöhen also gleichzeitig die Funktionsfähigkeit des Zentralnervensystems. So können auch träge Kinder durch bewußte Aktivierung körperlich beweglicher gemacht werden. Dadurch wird erreicht, daß die überwiegenden Hemmungszustände ... zugunsten der Erregungszustände abnehmen und somit Denkprozesse und Reflexe sich rascher vollziehen.

In unmittelbarer Wechselbeziehung zur körperlichen Leistungsfähigkeit steht das psychische Wohlbefinden als außerordentlich wichtiger Bestandteil der Gesundheit« ([15], S. 152).

Zu den wesentlichen Voraussetzungen des psychischen Wohlbefindens gehört, daß

– die Kinder ihr Bewegungs- und Spielbedürfnis befriedigen können,
– auf bewegungsintensive Spiele ruhige Spiele folgen,
– Beginn und Abschluß der Spielzeit ohne Hektik ablaufen

und eine fröhliche, muntere Stimmung und harmonische Spielatmosphäre im Kindergarten während des ganzen Tages herrschen, und daß die Kinder tiefe Befriedigung im Spiel mit ihren Spielkameraden finden.
»Ist das psychische Wohlbefinden nicht gewährleistet, können psychische Störungen und daraus resultierend auch Beeinträchtigung der physischen Leistungsfähigkeit ... die Folge sein« ([15], S. 152).

Die Aktivität im Spiel stimuliert die Wachstums- und Reifungsprozesse. Dabei sind die trainierenden und aktivierenden Einflußfaktoren maßvoll zu begrenzen, d.h., sie müssen der jeweiligen Entwicklungsstufe gemäß sein, um physische und psychische Überlastung zu vermeiden. Bei gut überlegter Führung der Kinder sind die Spiele ein wertvolles Mittel zur Steigerung der kindlichen Gesundheit und Leistungsfähigkeit. Das zeigt sich in

- erhöhter Widerstandsfähigkeit und Anpassungsfähigkeit an körperliche und geistige Leistungsanforderungen,
- verbesserter Körperbeherrschung und Körperhaltung,
- größerer innerer Stabilität und koordiniertem Zusammenwirken vegetativer Funktionen,
- psychonervaler Ausgeglichenheit, verbesserter Konzentrationsfähigkeit.

Ein Defizit an Bewegungsaktivität hemmt die Wachstums- und Reifungsprozesse, schränkt die Leistungsfähigkeit und Belastbarkeit ein. Mangel an Bewegung geht stets auch einher mit einem Magel an Stabilität der Gesundheit und mit einer erhöhten Disposition für gesundheitliche Schäden. Alle Spielarten, besonders die Bewegungsspiele, auch musikalische Kreis- und Tanzspiele sind für die gesundheitsfördernde Gestaltung des Lebens der Kinder im Kindergarten zu nutzen.

3.3.4. Hygiene des Lernens in der Beschäftigung

Die Beschäftigung ist eine Form des Unterrichts im Kindergarten, die dem systematischen, planvollen und zielgerichteten Lehren und Lernen dient. Der Unterricht in den Beschäftigungen besitzt Besonderheiten. Diese ergeben sich einmal aus dem Charakter und der gesellschaftlichen Funktion des Kindergartens und zum anderen aus den physischen und psychischen Besonderheiten des Vorschulkindes. Der Unterricht in den Beschäftigungen ist nicht die Hauptform der Tätigkeit der Kinder im Kindergarten, sondern *ein* Mittel der Bildung und Erziehung, das einbezogen ist in vielfältige Formen des ganztägigen Bildungs- und Erziehungsprozesses. »In den täglich durchzuführenden Beschäftigungen sind in faßlicher und anschaulicher Weise die Vorstellungen der Kinder zu erweitern, Kenntnisse zu vermitteln, Fähigkeiten und Fertigkeiten auszubilden und moralische Haltungen zu entwickeln. Dabei ist an die Erfahrungen der Kinder anzuknüpfen. Die Kinder sind zu befähigen, sich zu konzentrieren, gestellte Aufgaben in der geforderten Art und Weise zu lösen und in vorgegebener Zeit ein Ergebnis zu erreichen. Bei den Kindern sollen Interesse und Freude am Lernen herausgebildet werden« ([57] § 6 Abs. 3). *Hierin kommt zum Ausdruck, daß aus der Sicht der Vorbereitung auf die Schule die Entwicklung der Lernhaltung, der Lernbereitschaft, des Konzentrationsvermögens, die Entwicklung einer psychophysischen inneren Stabilität auf der Grundlage eines gesunden Nervensystems im Mittelpunkt der pädagogischen Arbeit stehen.*
Niveau und Umfang der Kenntnisvermittlung und -aneignung dürfen nicht über den Rahmen der in den Sachgebieten vorgegebenen Bildungs- und Erziehungsinhalte hinausgehen. Das Kind im Vorschulalter hat physische und psychische Besonderheiten mit einer entsprechenden Leistungsfähigkeit und Belastbarkeit. Einzelne Entwicklungs-

stufen folgen gesetzmäßig aufeinander, sie werden von jedem Kind durchlaufen. Eine Forcierung einer Entwicklungsperiode durch ungerechtfertigte Bildungs- und Erziehungsanforderungen würde sich nachteilig auf die psychophysische Gesundheit auswirken.

> Die Kindergärtnerin muß die Entwicklungsbesonderheiten in den Strukturen und Funktionen des kindlichen Organismus berücksichtigen, die aktuelle Leistungsfähigkeit und Belastbarkeit des Kindes einschätzen und es durch systematisch steigende Anforderungen an die nächste Entwicklungsstufe heranführen.

3.3.4.1. Zur psychischen und physischen Belastung des Kindes beim Lernen in der Beschäftigung

Das Lernen in der Beschäftigung ist ein psychophysischer Prozeß und eine psychophysische Tätigkeit der ganzheitlichen Persönlichkeit. Das äußert sich in der Weise, daß psychische Prozesse und Tätigkeiten, Regulationsvorgänge in den vegetativen Funktionen zur Sicherung der Leistungsenergie und materiellgegenständliche Handlungen gleichzeitig ablaufen.
Jede psychische Tätigkeit ist Hirntätigkeit. Die Prozesse der höheren Nerventätigkeit, die funktionellen Systeme der Hirnrinde bilden die neurophysiologische Grundlage für die Aneignung von Kenntnissen, Fähigkeiten, Fertigkeiten, Verhalten und Aufmerksamkeit. So vollzieht sich der Lernvorgang mit der Annahme der Aufgabe bis zum Ergebnis nach den Gesetzmäßigkeiten der Informationsaufnahme (Sinnesfunktionen), der Informationsleitung (peripherer Teil des Zentralnervensystems), der Informationsverarbeitung (in den Zentren der Hirnrinde) und der Informationsbeantwortung, sichtbar im Verhalten, im Handeln, in der Aufmerksamkeit oder in sprachlichen Äußerungen. Aus den prinzipiellen Beziehungen zwischen der physiologischen Dynamik des Gehirns und den psychischen Prozessen und Tätigkeiten resultiert, daß die durch Lernanforderung ausgelöste psychische Belastung eine psychonervale, d. h. eine Belastung der Funktionen der Hirnrinde ist. Dabei stellt das direkte Lernen in der Beschäftigung wesentlich höhere Anforderungen an die psychonervale Belastung, als das Lernen im Spiel oder in anderen Tätigkeiten.

■ Das Kind in der jüngeren Gruppe soll in der Beschäftigung lernen, der Erzieherin aktiv zuzuhören und sie zu verstehen, das zu sehen und zu erfassen, was sie zeigt, sich nicht ablenken zu lassen. Es muß mit der Antwort warten können, bis es gefragt wird. Um ein Ergebnis zu erreichen, muß das Kind Aufmerksamkeit und aktives Interesse, Denk- und Gedächtnisleistungen für die gestellte Aufgabe aufbringen.
Es ist einleuchtend, daß diese Anforderungen dem Kind der jüngeren, und zum Teil auch noch dem der mittleren Gruppe, hohe psychonervale Anstrengung abverlangen. Auf Grund der relativen Unreife der Hirnstrukturen, der geringen Beweglichkeit der Nervengrundprozesse kann die Herausbildung der inneren bedingten Hemmungsprozesse (Differenzierungs-, Verzögerungs-, Erlöschungshemmung), die Ausbildung dynamischer Stereotyps und bedingter Reflexe mit ihrer Reafferenz (Rückkopplung) nur mit geduldiger, kontinuierlicher Erziehung in einem langen Zeitraum erreicht werden. Die psychonervale Belastbarkeit jüngerer Kinder ist wesentlich niedriger als die älterer Vorschulkinder.

Zur Körperhaltung

Eine Reihe Beschäftigungsarten erfordern eine einseitige statische Körperhaltung. Beim Spielen schaffen sich die Kinder selbst den notwendigen Bewegungsausgleich, indem sie sich nach kurzer Zeit anderen Dingen zuwenden, sich mit einem anderen

Spielmaterial beschäftigen. In der Beschäftigung muß die Kindergärtnerin von den Kindern, der jeweiligen Lerntätigkeit entsprechend, eine bestimmte Sitzhaltung für die Dauer der Beschäftigung fordern. Zu dieser Haltung sind die Kinder nur eine begrenzte Zeit fähig.
Wird die Beschäftigungszeit überschritten und entsprechen außerdem Stühle und Tische nicht der Größe der Kinder, so werden sie körperlich fehlbelastet. Bequeme Sitzhaltung und Haltungswechsel beugen nicht nur unerwünschten, die Beschäftigung störenden Ermüdungserscheinungen vor, sondern auch der Haltungsschwäche (↗ 4.1.1.).

Zu den vegetativen Funktionsabläufen
Wie jede körperliche Tätigkeit, so erfordert auch die geistige Tätigkeit ein bestimmtes Maß an Leistungsenergie, die durch Regulationsvorgänge in Richtung einer Intensivierung der vegetativen Funktionen und der Stoffwechselprozesse bereitgestellt wird. Es ist erwiesen, daß zwischen der geistigen Tätigkeit der Kinder und den physiologischen Funktionsabläufen gesetzmäßige Zusammenhänge bestehen. In Abhängigkeit von der Dauer und dem Schwierigkeitsgrad der geistigen Tätigkeit verändern sich die physiologischen Funktionen. Zu Beginn der geistigen Tätigkeit zeigt sich z. B. eine Erhöhung der Pulsfrequenz, des Blutdruckes, der Sauerstoffaufnahme und der Kohlendioxidabgabe. Es handelt sich dabei um einen Aktionsprozeß der retikulären Formation im Gehirn, der sowohl den Zustand der Hirnrinde als auch die Zentren der vegetativen Funktionen aktiviert, ein bestimmtes nervales und physisches Aktivitätsniveau einleitet (Einstellungsphase). Mit der Einregulierung der vegetativen Funktionen auf die erhöhten Funktionswerte ist die Phase der gleichmäßigen Aktivität erreicht. Sie wird als die *Phase des funktionellen Optimums* für geistige Anforderungen bezeichnet, in der die Kinder gute Lernergebnisse erreichen können. In Abhängigkeit vom Alter der Kinder, von der methodischen Gestaltung der Beschäftigung und von vielen äußeren Bedingungen hält diese Phase bei Kindern der mittleren und älteren Gruppe 10 bis 15 Minuten an. Bei gleichbleibenden Leistungsanforderungen an das Kind zeigt sich noch vor Beendigung der Beschäftigung die *Phase der Anpassung an die Belastung* an, die mit einer weiteren Erhöhung der vegetativen Funktionen bis zum physiologischen Grenzwert einhergeht. Die geforderten Leistungen können von den Kindern nur mit größter psychonervaler Anstrengung und mit geringerem Erfolg bewältigt werden. Da der vegetativ-funktionelle Aufwand begrenzt ist, kommt es bei Weiterführung der Beschäftigung zur sprunghaft einsetzenden Senkung der vegetativen Funktionswerte, äußerlich am Leistungsabfall und an der Ermüdung der Kinder erkennbar. Die abfallenden Funktionswerte und die Ermüdung der Kinder sind eine Folge der *Überlastungshemmung* in der Hirnrinde (biologische Schutzhemmung), die eine Erholung erzwingt. Die ausgeprägten Ermüdungserscheinungen, wie Unaufmerksamkeit, Desinteresse, motorische Unruhe, körperliche Ermüdungshaltung, Unfähigkeit, den Leistungsanforderungen nachzukommen, zeigen an, daß die *Belastbarkeitsgrenze überschritten,* die Kinder überfordert wurden.
Aus dem gesetzmäßigen Zusammenhang zwischen der geistigen Tätigkeit und den vegetativen Funktionsveränderungen resultiert das nervale und vegetativ-funktionelle Aktivitätsniveau. »Das jeweilige Aktivitätsniveau wird beeinflußt; langes Sitzen, monotone Tätigkeit, schlechtes Raumklima bewirken eine Senkung des Aktivitätsniveaus, wogegen gezielte Motivierung, Erfolgserlebnisse, Wechsel der Tätigkeiten das Aktivitätsniveau erhöhen und es aufrechthalten.
Folgende Erkenntnisse lassen sich ableiten: Die physische und psychische Leistung des Kindes wird bestimmt vom funktionellen Zustand aller seiner physiologischen Systeme, sie hängt jedoch in erster Linie vom funktionellen Zustand des Zentralnervensy-

stems, vor allem der Hirnrinde ab. Es besteht somit ein enger Zusammenhang zwischen dem Aktivitätsniveau des Organismus und der vom Kind vollbrachten Leistung; ein optimales Aktivitätsniveau ist Voraussetzung für gute Leistungen, andererseits spiegelt die vollbrachte Leistung den funktionellen Zustand des Organismus einschließlich des Zentralnervensystems wider« ([32]; S. 77).
Für die Führung der Beschäftigung ist bedeutsam:

> Die Leistung des Kindes in der Beschäftigung ist das Ergebnis des Zusammenwirkens zwischen den inneren Bedingungen des kindlichen Organismus und den äußeren Lernbedingungen. Die inneren Bedingungen, – die Besonderheiten in der Gehirnstruktur, in den Prozessen der höheren Nerventätigkeit, des Bewegungsapparates und der vegetativen Funktionen, der aktuelle Gesundheitszustand des Kindes – bestimmen primär die psychophysische Belastbarkeit und Leistungsfähigkeit des Kindes in der Beschäftigung. Die äußeren Lernbedingungen – die räumlichen, materiellen, zeitlich-organisatorischen Bedingungen und die inhaltliche und methodische Gestaltung der Beschäftigung – beeinflussen fördernd oder hemmend die Lernhaltung und Lernbereitschaft des Kindes.

Es ist die lernhygienische Aufgabe der Kindergärtnerin, unter Berücksichtigung der inneren Bedingungen des kindlichen Organismus die äußeren Lernbedingungen optimal zu gestalten durch

- Schaffung gesunder raumklimatischer Bedingungen,
- Bereitstellung von Beschäftigungsmaterial,
- gut überlegte zeitliche und inhaltliche Planung der Beschäftigung,
- eine entwicklungsfördernde methodische Gestaltung der Beschäftigung.

Die Lernhygiene ist organischer Bestandteil der Beschäftigung und bewirkt die

- Erhaltung und Förderung der Gesundheit des Zentralnervensystems und des Sinnessystems,
- fördernde Einflußnahme auf die Struktur- und Funktionsentwicklung der höheren Abschnitte des Gehirns und den
- Schutz des Nervensystems vor Fehlbelastung und Überlastungsschäden.

3.3.4.2. Hygienische Forderungen an räumliche und materielle Bedingungen

Die räumlichen Bedingungen
Die Luftfeuchtigkeit, der Sauerstoffgehalt, die Raumtemperatur und die Lichtverhältnisse sind die wesentlichen Komponenten eines gesunden Raumklimas, die in ihrer Gesamtheit die körperliche und geistige Leistungsfähigkeit beeinflussen. Für die biologische Oxydation zur Bereitstellung höherer Leistungsenergie muß die Einatmungsluft sauerstoffreich sein. Sauerstoffmangel und damit Energiemangel beeinträchtigt die Funktion der Nervenzentren und die Konzentration. Das regelmäßige gründliche Lüften des Raumes ist deshalb eine grundsätzliche hygienische Forderung.
Die Raumtemperatur beeinflußt die Lernleistung. Bei Temperaturen über 20 °C steigt der Sauerstoffverbrauch an, die Stoffwechselleistung nimmt zu; Herz und Atmungssystem sind stärker belastet. Diese erhöhte Belastung führt insgesamt zur Herabsetzung der Leistungsfähigkeit, zur rascheren Ermüdung [16].
Die erforderlichen Temperatur- und Luftfeuchtigkeitsbedingungen sind durch zweckmäßiges Beheizen und richtiges Lüften zu schaffen (↗ 4.2.1.).
Die Lichtverhältnisse am Arbeitsplatz wirken sich auf die Leistungsfähigkeit aus. Es konnte nachgewiesen werden, daß die Leistungen des Großhirns in einer hellen Umgebung viel intensiver sind als in einer dunklen, daß

Dunkelheit bzw. Dämmerlicht nicht nur die Ermüdung begünstigt, sondern auch negative Emotionen beim Menschen auslöst. Unzureichende Lichtverhältnisse beeinträchtigen die Sehfunktion und sind sehr oft die Ursache von Augenschäden. Da das kindliche Auge eine physiologische Weitsichtigkeit besitzt und das Nahsehen anstrengender ist als das Weitsehen, wird das Entstehen einer Kurzsichtigkeit begünstigt, wenn bei Tätigkeiten wie Zeichnen, Malen, Formen, Bildbetrachtung u. ä. die Lichtverhältnisse unzureichend sind.

Bei Schatten- und Blendwirkung können die Kinder die gestellten Aufgaben nur mit größter Anstrengung lösen. Da die optische Wahrnehmung und die zielgerichtete Beobachtung ungenau sind, gibt das Kind oft fehlerhafte Antworten. Die größere Anstrengung beim Nahsehen erfordert zusätzliche Energie, die der Konzentration auf den Unterrichtsgegenstand verlorengeht.

Lichtmangel kann das Entstehen von Haltungsschäden begünstigen, weil die Kinder dabei eine Fehlhaltung einnehmen. Entweder neigen sie ihren Körper stark seitlich zur Lichtquelle oder stark nach vorn zum betrachteten Gegenstand. In beiden Fällen wird die Wirbelsäule falsch belastet.

Damit die Kinder bei günstigsten Lichtverhältnissen arbeiten können, sind entsprechend der Beschäftigungsart Tische und Stühle umzustellen. Bei allen manuellen Tätigkeiten muß das Licht von links auf die Arbeitsfläche fallen, bei Bildbetrachtungen und ähnlichem (Sitzordnung im Halbkreis) auf den von der Kindergärtnerin demonstrierten Gegenstand.

Ordnung im Gruppenraum und Ordnung am Arbeitsplatz müssen zu festen Arbeitsgewohnheiten entwickelt werden. Sie sind positive Umweltreize für Lernfreude und Lernbereitschaft. Unordnung am Arbeitsplatz und in der näheren Umgebung lösen Gleichgültigkeit, Desinteresse und Unlust aus. Die Kinder müssen während der Beschäftigung eine gute Arbeitshaltung einnehmen. Wesentliche Bedingung dafür ist *das Gestühl, das in seinen Ausmaßen der Körperhöhe des Kindes entsprechen muß* (↗ Fotos Nr. 25–28).

Passende Stuhl- und Tischmaße ermöglichen beim Zuhören und bei manuellen Tätigkeiten die entsprechende gesunde Körperhaltung (↗ 4.1.1.).

Der Gruppenraum ist richtig vorbereitet, wenn die Kindergärtnerin folgende lernhygienischen Forderungen erfüllt hat:

- Der Raum muß sauber, gut temperiert und gelüftet sein.
- Der Arbeitsplatz muß gut beleuchtet, blend- und schattenfrei sein, Lichteinfall und Beschäftigungsart bestimmen die Arbeitsplatzanordnung.
- Die richtige Stuhlgröße, das richtige Verhältnis von Stuhl und Tisch und der behinderungsfreie Abstand zwischen den Arbeitsplätzen müssen eine gute Sitzhaltung ermöglichen.
- Lärm aus anderen Räumen muß durch gute Organisation und Absprache mit dem Erzieherkollektiv vermieden werden.

Hygienische Forderungen an das Beschäftigungsmaterial

Das Beschäftigungsmaterial kann seine bildende und erzieherische Funktion nur erfüllen, wenn es hinsichtlich seiner *Auswahl*, seines *Einsatzes* und seiner *Verwendungsmöglichkeiten* den Besonderheiten des Vorschulkindes, seinem Handlungsbedürfnis und seiner Emotionalität entspricht. Es hat die Funktion, die Vorstellungen der Kinder zu bereichern und zu präzisieren und ihnen dadurch das Erkennen der Wirklichkeit zu erleichtern oder auch ihnen überhaupt erst zu ermöglichen.

Damit Über- und Unterforderungen vermieden werden, müssen zur Unterstützung der Erkenntnistätigkeit des Kindes die Beschäftigungsmaterialien hygienischen und pädagogischen Grundsätzen entsprechen:

Das Demonstrationsmaterial muß sich durch Einfachheit, Klarheit und Überschaubarkeit auszeichnen, der Schwierigkeitsgrad muß hinsichtlich seines Anforderungscharakters differenziert sein. Das Anschauungsmaterial muß vielseitig verwendbar sein und den Kindern den Umgang damit ermöglichen.

Je mehr Sinnesorgane bei der Betrachtung eines Gegenstandes zusammenwirken, um so genauer ist die Wahrnehmung, um so klarer sind die Vorstellungen, der Kenntniserwerb, und um so genauer und dauerhafter sind die Kenntnisse.
Besonders jüngere Vorschulkinder müssen den Gegenstand nicht nur sehen, sondern auch betasten, zerlegen und mit ihm Erfahrungen sammeln können. Verlangt die Kindergärtnerin bei ihrer Demonstration von den Kindern nur das Zuhören, ermüden sie rasch, »weil der durch ständige Beanspruchung akustische Analysator überlastet wird, was eine Schutzhemmung zur Folge hat, Aufmerksamkeit und Interesse lassen nach, das Kind wendet sich anderen Dingen zu« ([38]; S. 38).

Das Demonstrationsmaterial muß bis auf 8 m gut sichtbar sein, das Betrachten soll für alle Kinder ohne Anstrengung möglich sein.

Angestrengtes Betrachten erfordert zusätzliche Energie, die der Konzentration auf die Lösung der Aufgabe verlorengeht. Darum muß der Gegenstand in einem bestimmten Abstand, nicht seitlich, sondern gerade vor die Augen gehalten werden.

Das Beschäftigungsmaterial muß stabil sein und Verletzungen durch seine äußere Beschaffenheit ausschließen. Es muß der Altersgruppe entsprechend eine bestimmte Größe haben und darf nicht zu schwer sein.

Es ist zu berücksichtigen, daß die Finger- und Handmuskulatur noch ungenügend entwickelt ist und innerhalb der verschiedenen Altersstufen der drei Gruppen Unterschiede bestehen.

Das Beschäftigungsmaterial muß den ästhetischen Forderungen im Hinblick auf Form, Farbe und Sauberkeit entsprechen, es muß stets in der erforderlichen Menge und in einem einwandfreien Zustand bereitliegen.

Die Erfüllung dieser Forderung bewirkt, daß die Kinder emotional positiv angesprochen werden und sich ihre Lernfreude, Lernbereitschaft und die Aktivität erhöhen.

Das Beschäftigungsmaterial muß stets seinen bestimmten Platz im Schrank und am Arbeitsplatz haben und vom Kind bequem zu erreichen sein.

Diese Forderung erzieht zur Ordnung und Selbsttätigkeit, sichert einen ungestörten Beschäftigungsablauf und erleichtert die Arbeit des Beschäftigungsdienstes (↗ Fotos Nr. 11, 12).

3.3.4.3. Hygienische Forderungen an die zeitliche und inhaltliche Planung der Beschäftigung

Zur zeitlichen Planung
Das Lernen in der Beschäftigung verlangt von den Kindern körperliche und geistige Anstrengung, deshalb ist große Sorgfalt hinsichtlich der richtigen Belastung der Kinder vonnöten. Es muß abgewogen werden, welche Dauer die Beschäftigung haben darf, wie sie in den Tagesablauf einzugliedern ist und in welcher Regelmäßigkeit die Beschäftigungen durchgeführt werden können [50].
Richtungweisend für die zeitliche Festlegung der Beschäftigung ist die aus dem Biorhythmus (↗ 3.2.1.) der Organfunktionen resultierende physiologische Leistungsbereitschaft. Die optimale physiologische Leistungsbereitschaft liegt bei Vorschulkindern zwischen 8.00 und 10.00 Uhr, die Zeiten des

beginnenden Leistungsanstiegs (vor 8.00 Uhr) und die des beginnenden Leistungsabfalls (nach 10.00 Uhr) sind für die Beschäftigung ungeeignet.

Jede Beschäftigung ist zeitlich zu begrenzen. Die Dauer der Beschäftigung ist im Programm für die Bildungs- und Erziehungsarbeit im Kindergarten für jede Altersgruppe festgelegt und daher verbindlich; sie entspricht den Entwicklungsbesonderheiten der Vorschulkinder. Die angegebenen Richtwerte für die erste und für die zweite Beschäftigung dürfen nicht überschritten werden. Weder physisch noch psychisch ist das Kind in der Lage, über die angesetzte Zeit hinaus Konzentration und Aufmerksamkeit aufzubringen, eine zweckgerichtete Haltung einzunehmen oder die höheren Anforderungen durch neurophysiologische und vegetativ-funktionelle Funktionssteigerung zu kompensieren.

Es ist zu beachten, daß die vorgegebenen Zeiten Maximalwerte darstellen, die innerhalb einer Altersgruppe im Verlauf eines Jahres durch kontinuierliche zeitliche Steigerung zu erreichen sind.
Von positivem Einfluß ist, daß die Beschäftigung regelmäßig zur gleichen Zeit und unter den gleichen äußeren Bedingungen beginnt. Die Regelmäßigkeit ist die Grundlage für die Ausbildung von Zeitgefühl und Ordnung, für die Herausbildung der Lernhaltung auf der Grundlage bedingt-reflektorischer Nervenverbindungen.
Bei den Kindern der jüngeren Gruppe ist die Um- und Einstellung von Spielverhalten zum Lernverhalten mit psychonervaler Anstrengung verbunden. »Der Übergang von einem alten zu einem neuen Verhaltenstyp nimmt eine bestimmte Zeit in Anspruch. Die neuen Koppelungen im Nervensystem entstehen, entwickeln und festigen sich nur allmählich. Eine Voraussetzung für ihre Festigung ist der planmäßige Unterricht der Kinder, der zu einer genau festgelegten Tageszeit im Kindergarten regelmäßig durchgeführt wird« ([50]; S. 89). Auf diese Weise bereitet es dem Kind weniger Schwierigkeiten, sich vom Spiel auf die Beschäftigung einzustellen.

Die Regelmäßigkeit im Beschäftigungsbeginn, die Anpassung der Beschäftigungszeiten an die physiologische Leistungsbereitschaft sind mitbestimmende Faktoren zur Einregulierung des nervalen und vegetativ-funktionellen Aktivitätsniveaus für die bevorstehenden Lernanforderungen. Damit kann erreicht werden, daß Beschäftigungsbeginn und Lernbereitschaft zeitlich zusammenfallen, was äußerlich an der Lerndisziplin erkennbar ist.

Zur inhaltlichen Planung
Bei der inhaltlichen Planung der Beschäftigung dürfen die Förderung und Festigung der Gesundheit der Kinder, ihre physisch-psychischen Leistungsmöglichkeiten, aber auch ihre Leistungsgrenzen, nicht außer acht gelassen werden. Das Großhirn des Vorschulkindes besitzt eine große Plastizität. Darin sind die außergewöhnlich großen Möglichkeiten zur Entfaltung der Fähigkeiten der Kinder in diesem Alter, die mit Hilfe erzieherischen Einwirkens erreicht werden können, begründet. Es besteht dabei aber immer die Gefahr, die Kinder durch unüberlegte, ihrem Alter nicht entsprechende körperliche und geistige Leistungsanforderungen gesundheitlich zu schädigen. Die Kindergärtnerin hat sich deshalb an die im Programm für die Bildungs- und Erziehungsarbeit im Kindergarten vorgegebenen Inhalte zu halten, sie dürfen nicht willkürlich ausgedehnt werden (↗ S. 124). Besonderer Überlegungen bedarf die Verwendung von Begriffen. Abstrakte Begriffe sind zu ver-

meiden, sie sind formales Wissen. So sind auch nicht alle in den Sachgebieten verwendeten Fachtermini für die Aneignung durch die Kinder gedacht. Es sind nur solche zu verwenden, die von den Kindern konkret handelnd erfaßt werden können, damit das Fassungsvermögen nicht überfordert und die Lernfreude nicht beeinträchtigt wird. Je jünger das Kind ist, um so mehr Zeit braucht es, um so größere Anstrengungen muß es zur Bewältigung der Forderungen aufbringen, um so niedriger liegt aber auch seine Belastbarkeitsgrenze.

Hinsichtlich des Anforderungsniveaus und der Belastung der Kinder lassen sich zwei Gruppen von Beschäftigungen unterscheiden.

Zur ersten Gruppe gehören solche, die vom Kind hohe Konzentration und Denkleistung verlangen und relativ hohe Anforderungen an das 2. Signalsystem stellen, das sind z. B. Beschäftigungen der Sachgebiete Muttersprache, Kinderliteratur, Entwicklung elementarer mathematischer Vorstellungen, Bekanntmachen mit dem gesellschaftlichen Leben u. ä., in denen geistige Arbeit und statische Belastung überwiegen.

Zur zweiten Gruppe gehören die Beschäftigungen, in denen die motorische bzw. sensomotorische Aktiviät überwiegt, das sind z. B. künstlerisch-technische Beschäftigungen, Sportbeschäftigungen und Beobachtungsgänge. Die statische Belastung ist geringer, da Möglichkeiten für teil- oder ganzkörperliche Bewegungen gegeben sind und die Anforderungen an das 1. Signalsystem überwiegen. Aus dem unterschiedlichen Belastungsgrad ergeben sich für die Planung folgende Forderungen:

- Beschäftigungen mit hohen Anforderungen an die Erkenntniskräfte, an Konzentration und Aufmerksamkeit sollten als erste Beschäftigung durchgeführt werden.
- Auf eine Beschäftigung mit vorwiegend geistiger Tätigkeit und statischer Belastung muß eine Beschäftigung mit vorwiegend motorischer bzw. sensomotorischer Aktivität folgen, da die Leistungsfähigkeit in der zweiten Beschäftigung geringer ist als in der ersten.
- Beschäftigungen gleicher oder ähnlicher Art dürfen nicht aufeinanderfolgen. Jede Einseitigkeit und Gleichförmigkeit ist zu vermeiden.

> Der wachsende Organismus braucht die Vielfalt und den Wechsel im Rhythmus der Tätigkeiten, den Rhythmus von hoher und geringer Konzentration, den von körperlicher und geistiger Belastung, von Spannung und Entspannung.

Einseitigkeit beeinträchtigt die Lernfreude, die Lernbereitschaft, löst negative Emotionen aus, mit ihren negativen Auswirkungen auf das psychophysische Aktivitätsniveau.

»Unter Beachtung der Zeiten, in denen die Kinder ihre höchste Leistungsfähigkeit haben, wird ein Beschäftigungsplan für eine Woche zusammengestellt. Das höchste Leistungsniveau läßt sich bei Kindern in der Wochenmitte (Dienstag, Mittwoch, Donnerstag) beobachten; für diese Tage plant man die komplizierteren Beschäftigungen, die aktive Denktätigkeit verlangen... Man setzt sie am besten als erste in den Plan ein und erst danach die Beschäftigungen, die große motorische Aktivität verlangen und eine beträchtliche emotionale Belastung mit sich bringen« ([30]; S. 228). Die einzelnen Sachgebiete und die unterschiedlichen Beschäftigungsarten lassen viele Variationsmöglichkeiten für eine sinnvolle, abwechslungsreiche Aufeinanderfolge zu.

3.3.4.4. Hygienische Forderungen an die methodische Gestaltung der Beschäftigung

Die Kindergärtnerin muß innerhalb einer Beschäftigung mit vielfältigen Methoden arbeiten, um die Aufmerksamkeit des Kindes während der Beschäftigung zu fesseln und zu sichern, daß die Kinder bei optimalem Anstrengungsgrad optimale Lernergebnisse erreichen können. Ist die Konzentrationsfähigkeit bei einem Kind niedriger, als sie seinem Alter gemäß sein müßte, kann das verschiedene Ursachen haben. So können Schädigungen am Wahrnehmungsapparat (Hör- und Sehschäden), unzureichende Licht- und Sauerstoffverhältnisse, Lärm in der Umgebung, aber auch ein geschwächter Gesundheitszustand oder Schlafdefizit die Konzentration und die Aufmerksamkeit des Kindes herabsetzen. Die äußeren Störfaktoren müssen vor Beginn der Beschäftigung beseitigt sein.

Die Berücksichtigung lernhygienischer Forderungen bei der methodischen Gestaltung des Unterrichts in der Beschäftigung trägt wesentlich dazu bei, das Aktivitätsniveau aufrechtzuhalten, den Lernprozeß zu erleichtern, Ermüdungserscheinungen vor Beendigung der Beschäftigung zu vermeiden und Fehlbelastungen entgegenzuwirken. Wesentliche lernhygienische Forderungen sollen ihrer Bedeutung wegen herausgestellt werden.

Der Beschäftigungsbeginn (die Einstellungsphase) muß durch eine wirkungsvoll motivierte Zielorientierung gekennzeichnet sein.

Unmittelbar vor der Beschäftigung müssen die Kinder durch aktive Erholung (gymnastische Übungen, Bewegungsspiel) physisch und psychisch entspannt sein. Bei den Kindern der jüngeren und mittleren Gruppe ist bei Beschäftigungsbeginn mitunter eine Zeitlang eine motorische Unruhe zu bemerken. Es handelt sich um Bewegungen, die unwillkürlichen Charakter tragen, und das Kind ist sich dessen gewissermaßen nicht bewußt. Im Verlauf der Beschäftigung verschwindet diese Erscheinung fast vollständig. Die Bewegungen des Kindes werden immer ruhiger und geordneter, da sie unmittelbar mit der geistigen Tätigkeit zusammenhängen [50]. Die Einstellungsphase läßt sich durch spannende, lustige und Überraschungsmomente verkürzen. Solches Vorgehen ist in jüngeren und mittleren Gruppen besonders wichtig. Hinweise auf das Verhalten der Kinder (z. B. sich zu melden) sind nur dann zu Beginn der Beschäftigung zu geben, wenn es sich um die Einführung solchen Verhaltens handelt. Die Erinnerung daran sollte im Verlauf der Beschäftigungen erfolgen. Die Kinder sind noch nicht fähig, während des Lernvorganges, der Konzentration und Aufmerksamkeit verlangt, zusätzlich die zu Beginn gegebenen Verhaltensanforderungen im Gedächtnis zu behalten und einzuhalten. Die Zielorientierung muß kurz sein, sie darf nicht mit Fakten überladen werden [30], damit den Kindern genügend Zeit für das aktive Tätigsein bleibt, und sie ohne Zeitnot ihre Aufgabe lösen können. Eine ausgedehnte Einführung kann Disziplinprobleme verursachen, besonders dann, wenn das Beschäftigungsmaterial bereits auf dem Platz liegt (z. B. bei künstlerisch-technischen Beschäftigungen), die Kinder dadurch zur Selbsttätigkeit angeregt werden, dieses Bedürfnis jedoch durch Warten unterdrükken müssen. Dabei ist zu berücksichtigen, daß die Ausbildung der Verzögerungshemmung in der Hirnrinde bei Kindern der jüngeren Gruppe eine große psychische Belastung darstellt. Die Kinder werden unruhig und mißgestimmt.

> Eine kurze emotionale Einstimmung weckt das Interesse der Kinder, erhöht ihre Leistungsbereitschaft und beeinflußt positiv den Handlungsablauf.

Das Lernen in der Beschäftigung ist interessant, lustbetont, der Emotionalität des Kindes entsprechend zu gestalten.

Freudarme, monotone, betont lehrhafte, rein rational gestaltete Beschäftigungen lösen bei den Kindern Unlust und Ablehnung aus, führen zu Unaufmerksamkeit und mindern ihre Leistungen und Erfolgserlebnisse. Nicht jedes Kind reagiert auf die pädagogische Einwirkung mit adäquatem Verhalten. Das von der Kindergärtnerin Beabsichtigte muß die inneren Positionen des Kindes erreichen, muß sein Gefühl ansprechen, damit es die Aufgabe annehmen und verarbeiten kann. Auf Grund der gering entwickelten Differenzierungshemmung (vor allem in der jüngeren und mittleren Gruppe) fällt es dem Kind schwer, aus der Vielzahl der einwirkenden Reize auf einen ganz bestimmten mit entsprechendem Verhalten und Handeln zu reagieren. Die pädagogische Einwirkung, an die Erfahrungen des Kindes anknüpfend, muß für das Kind persönlich oder sozial bedeutsam sein, muß einen positiven emotionalen Zustand beim Kind hervorrufen.

Positive Emotionen erhöhen über den Kortex das Aktivitätsniveau, erhöhen den Muskeltonus für die zweckgerichtete Körperhaltung, beeinflussen die Konzentration und das Interesse, eine gute Leistung zu vollbringen.

Der Unterricht in der Beschäftigung muß durch Methodenwechsel, durch den Wechsel von Spannung und Entspannung gekennzeichnet sein.

Je jünger das Kind, desto konsequenter müssen die Methoden gewechselt werden. Die Nervenzellen der Großhirnrinde können sich nicht lange in einem aktiven Zustand befinden. Die Generalisation der Nervenprozesse, die breite Irradiation und geringe Konzentration, die Dominanz der Erregungsprozesse, die bei Kindern der jüngeren und mittleren Gruppe stärker hervortritt als bei älteren Kindern, führen dazu, daß nicht nur die unmittelbar aktiven Nervenzellen, sondern auch die gesamte Hirnrinde schnell erschöpfen [27]. Durch einseitiges methodisches Vorgehen, durch das Erzwingen einer längeren Konzentration auf einen Gegenstand, eine Sache, ist nach kurzer Zeit die psychonervale Belastbarkeitsgrenze erreicht, verbunden mit einer Steigerung der vegetativen Funktionen bis zum physiologischen Grenzwert.

Deshalb müssen im Beschäftigungsablauf Phasen der Spannung mit Phasen der Entspannung wechseln. Entspannung ist immer dann gegeben, wenn andere Bereiche der Persönlichkeit angesprochen werden. Durch den Wechsel der Methoden, auch durch neue Motivierung des Lernens, durch Änderung des methodischen Vorgehens, durch neue interessante Problemstellung werden andere Nervenzentren erregt und bisher beanspruchte gehemmt, wodurch das Aktivitätsniveau während der Beschäftigungsdauer erhalten bleibt.

Bei Kindern der jüngeren Gruppe ist ein wechselndes methodisches Vorgehen von besonderer Bedeutung. Da sie sich erst an das Lernen gewöhnen müssen, die Lernhaltungen sich nur allmählich herausbilden, ermüden sie schneller als die Kinder der mittleren und älteren Gruppe. Eine in Spielform gekleidete Aufgabe wird leichter gelöst, Momente des Spiels erzeugen Momente gesunder Spannung und bewirken eine psychonervale Erholung während der geistigen Anstrengung. Eine die Emotionalität des Kindes ansprechende Motivierung weckt das Interesse und die Freude am Lernen.

Durch Methodenwechsel nimmt die Kindergärtnerin auch Einfluß auf die Körperhaltung des Kindes. Das Einnehmen einer zweckgerichteten Arbeitshaltung ist dem Kind nur eine begrenzte Zeit möglich. Da in dieser Haltung von den das Skelett aufrichtenden und haltenden Muskeln eine optimale Kontraktionskraft abverlangt wird, bereitet es dem Kind große Schwierigkeiten, die geforderte Haltung für die Dauer der Beschäftigung beizubehalten – es ermüdet. Diese Tatsache erklärt sich aus der geringen Kontraktionsleistung der Muskeln, vor allem der Streckmuskeln, sowie aus der Dominanz der

Erregungsprozesse und der relativen Unreife der motorischen Zentren der Hirnrinde. Ein mehrmaliger Haltungswechsel im Verlauf der Beschäftigung ist erforderlich.

Kleine Auflockerungsübungen, die den Wechsel von Spannung und Entspannung in den Muskeln garantieren, sind in jeder Beschäftigung möglich. Dabei ist zu berücksichtigen, daß der Erholungseffekt durch ganzkörperliche Bewegungen größer ist als durch teilkörperliche. So wird man die Kinder z. B. in einer Musikbeschäftigung den Betonungsschwerpunkt oder das Gleichmaß nicht nur im Sitzen klatschen lassen, sondern die Kinder dazu aufstehen und im Kreis gehen und auch mit den Füßen stampfen lassen.

Zur Erhaltung der Gesundheit und Funktionstüchtigkeit des Nervensystems und zur Verhütung von Gesundheits- und Entwicklungsstörungen ist die Beschäftigung abwechslungsreich zu gestalten.

In der Beschäftigung ist eine enge Verknüpfung von gegenständlicher und verbaler Einwirkung durchzusetzen.

Diese hygienische Forderung ergibt sich aus dem bildhaft-anschaulichen, konkret gegenständlichen Denken des Kindes. Das Vorschulkind, vor allem das der jüngeren und mittleren Gruppe, besitzt noch nicht die Fähigkeit, den Worten der Kindergärtnerin mit Vorstellungen zu folgen. Es muß Dinge und Erscheinungen im konkret gegenständlichen Handeln erfassen können; Denken, Sprechen und Handeln stehen im engen Zusammenhang. Auf Grund der noch nicht ausgereiften Strukturen und Funktionen der Hirnrinde ist eine Lehrmethode mit rein verbaler Einwirkung zu vermeiden. »Die kortikalen Zentren der Sprach-Lautsignale, das motorische Sprachzentrum erreichen ihre funktionelle Vollwertigkeit erst um das siebente Lebensjahr. Ein Mißbrauch der verbalen Einwirkung ohne eine ausreichende Verbindung mit unmittelbaren Reizen ist nicht nur wenig effektiv, sondern fügt dem Kind auch funktionellen Schaden zu, da das Gehirn gezwungen wird, unter unphysiologischen Bedingungen zu arbeiten« ([32]; S. 36).

Dem Charakter des Denkens der Kinder Rechnung tragend, muß das Kind die Möglichkeit zur eigenen geistig-praktischen Tätigkeit erhalten. Beim praktischen Handeln vollziehen sich Denkprozesse. Nur in der geistig-praktischen Tätigkeit können sich die Kinder die geforderten Kenntnisse aneignen, bzw. können sie dauerhafte Vorstellungen von den Dingen und Erscheinungen gewinnen. Für die Bildung von Vorstellungen ist die unmittelbare Wahrnehmung notwendig, die gebunden ist an die Unversehrtheit und Funktionstüchtigkeit des Wahrnehmungsapparates (Analysatorensystem). Alle pädagogischen Einwirkungen, die Signale der Wirklichkeit werden in erster Linie von den Sinnesorganen aufgenommen, in nervale Erregung umgewandelt, und in der Hirnrinde (Analysatorenzentren) wird im Ergebnis der feinsten Analyse- und Synthesefunktionen aller eingegangenen Sinneserregungen der neurophysiologische Prozeß zum psychischen Prozeß, zur Empfindung und Wahrnehmung. Das Erkennen der Umwelt beginnt mit der Empfindung, der Wahrnehmung. Je reicher die Empfindungen und Wahrnehmungen, desto umfangreicher und vielseitiger sind die Vorstellungen und Kenntnisse von der Welt. Somit ist das in der geistig-praktischen Tätigkeit des Kindes erreichte Entwicklungsniveau der Empfindung und Wahrnehmung eine wichtige Voraussetzung für eine erfolgreiche Erkenntnistätigkeit. Deshalb muß der sensorischen Erziehung ..., die die Entwicklung und Bereicherung der sinnlichen Erfahrung sichert, die Vorstellungen von den Eigenschaften und der Beschaffenheit der Dinge herausbildet, größte Aufmerksamkeit geschenkt werden [30].

Die sensorische Erziehung und das Prinzip der Anschaulichkeit im Beschäftigungsablauf stehen im direkten Zusammenhang. Der

Einsatz von Demonstrationsmaterial, die Verwendung natürlicher Objekte, Beobachtungen in der Natur, Betrachtung von Gegenständen, Bildern und Modellen, das Beschäftigungsmaterial für die geistig-praktische Tätigkeit der Kinder tragen dem anschaulich-bildhaften Denken des Kindes Rechnung. Möglichst viele Sinnesbereiche sollten angesprochen werden. Je mehr Sinnesorgane zusammenwirken, desto genauer ist die Wahrnehmung und desto klarer sind die gewonnenen Vorstellungen. Komenský formuliert dazu: »Demnach gelte es als die goldne Regel für die Lehrenden, alles in möglichst großem Umfang den Sinnen vorzuführen: nämlich das Sichtbare dem Gesicht, das Hörbare dem Gehör, das Riechbare dem Geruch, das Schmeckbare dem Geschmack, das Fühlbare dem Tastsinn; und wenn sich etwas mit mehreren Sinnen zugleich erfassen läßt, soll es mehreren dargeboten werden« ([30]; S. 211).

> Durch die Kombination von verbaler und gegenständlicher Einwirkung in Verbindung mit der von der Kindergärtnerin geführten geistig-praktischen Tätigkeit des Kindes wird die Erkenntnistätigkeit des Kindes erleichtert, lassen sich optimale Resultate in der Beschäftigung erreichen, wobei auch das psychonervale Aktivitätsniveau erhalten bleibt und Fehlbelastungen vermieden werden können.

Die Erzieherin muß sich um eine gute und modulierte Sprechweise bemühen.

Diese Forderung steht in enger Beziehung zur Konzentrationsfähigkeit und zur Sprachentwicklung der Kinder. Monotones, leises Sprechen begünstigt die Irradiation der Nervengrundprozesse sowie die Ausbildung einer Schutzhemmung. Zu lautes Sprechen erschwert die Konzentration. Eine gut modulierte, ausdrucksvolle Sprechweise fördert das Konzentrationsvermögen und ist darüber hinaus von entscheidender Bedeutung für die Entwicklung der Sprache der Kinder. »Die phonetische Seite der Sprache bildet sich in ihrer ganzen Vielfalt in erster Linie bei den Kindern über die natürliche Nachahmung der Sprache der Erwachsenen heraus« ([50]; S. 203).

In jeder Beschäftigung ist auf die Entwicklung der Sprache großer Wert zu legen. Die Kindergärtnerin achtet darauf, daß die Kinder bei ihren Antworten langsam und deutlich sprechen. Sie korrigiert taktvoll fehlerhaftes, undeutliches Sprechen, damit sich keine falschen Wort- und Satzbilder in den kortikalen Zentren der Sprache fixieren. Eine Umerziehung ist mit großem nervalem Energieaufwand verbunden und kann unter Umständen eine Ursache für auftretende Sprachstörungen sein.

Die hygienisch gestaltete Beschäftigung zeichnet sich durch eine harmonische Lernatmosphäre aus.

> Beim Lernen in der Beschäftigung ist die ganze Persönlichkeit beteiligt. Durch zielbewußte Führung der Kinder und Berücksichtigung aller inneren Bedingungen des kindlichen Organismus und bei konsequenter Durchsetzung lernhygienischer Forderungen trägt die Beschäftigung zur allseitigen harmonischen Entwicklung der Kinder bei. Zugleich werden die Struktur- und Funktionsentwicklung des Nervensystems, die Prozesse der höheren Nerventätigkeit sowie die Sinnesentwicklung aktiviert, die Gesundheit und Leistungsfähigkeit gefördert, und gesundheitlichen Schädigungen wird vorgebeugt. Die Beachtung lernhygienischer Gesichtspunkte bei der Planung, Vorbereitung und Durchführung der Beschäftigung ist eine prinzipielle Forderung an die Kindergärtnerin.

Die harmonische Lernatmosphäre ist das Ergebnis des Zusammenwirkens aller gesundheits- und entwicklungsfördernden Lernbedingungen:
- vertrauensvolle zwischenmenschliche Beziehungen,
- die wirkungsvoll motivierte, interessant gestaltete Beschäftigung,
- der psychophysischen Leistungsfähigkeit entsprechend gestellte Aufgaben,
- Erfolgserlebnisse,
- die gut überlegte Führung der geistig-praktischen Tätigkeit der Kinder.

3.3.4.5. Zur hygienischen Gestaltung der Zeit zwischen zwei Beschäftigungen

Diese Zeit dient der allgemeinen Entspannung, der Auflockerung, der Erneuerung verbrauchter Energien und der Beseitigung beginnender Ermüdungserscheinungen. Je höher die Belastung und je geringer die Bewegungsmöglichkeit in der ersten Beschäftigung waren, um so intensiver muß die aktive Erholung sein. In Abhängigkeit von der Aufeinanderfolge der Tätigkeiten wird die Kindergärtnerin den Kindern Vorschläge für entspannendes Tätigsein unterbreiten (↗ Foto Nr. 30). Das können Bewegungsspiele mit bekannten Spielregeln ebenso sein wie die Nachbereitung einer Beschäftigung bzw. die Vorbereitung der nachfolgenden oder das Anziehen für einen Beobachtungsgang in die nähere Umgebung.
Ein kurzer Aufenthalt im Freien gibt den Kindern die Möglichkeit, ihr Bewegungsbedürfnis zu befriedigen. Es ist darauf zu achten, daß sich die Kinder in dieser Zeit solchem Spiel zuwenden, das sie auch in der kurzen Zeit beenden können, denn die Unterbrechung eines Spiels verzögert die zur zweiten Beschäftigung erforderliche Konzentration und Aufmerksamkeit.
Kindern, die sich nicht am gemeinsamen Spiel beteiligen möchten, werden individuelle Bewegungsvorschläge unterbreitet.

3.3.5. Hygiene der Arbeitstätigkeiten

3.3.5.1. Aufgaben und Bedeutung der Arbeitstätigkeiten im Kindergarten

Wie jede andere Tätigkeit, so leisten auch die Arbeitstätigkeiten der Kinder ihren spezifischen Anteil an der Persönlichkeitsentwicklung.
Die Kinder werden an das selbständige, planvolle und gewissenhafte Ausführen bestimmter Arbeitsaufträge und Pflichten gewöhnt – für die Selbstbedienung, für die Gruppe, den Kindergarten, auch bei gesellschaftlich nützlicher Arbeit außerhalb des Kindergartens – und von klein auf zu einem richtigen Arbeitsverhalten erzogen. Die Kinder erwerben dabei Arbeitserfahrungen und -fertigkeiten, es werden bestimmte Willensqualitäten und das für das gemeinsame Arbeiten im Kinderkollektiv unerläßliche Verhalten herausgebildet.
Verbunden damit machen wir die Kinder mit der Arbeit der Erwachsenen bekannt, erziehen sie zur Achtung vor ihnen und beginnen so, eine richtige Einstellung zur Arbeit in ersten Anfängen herauszubilden. Eine den Kindern angemessene und mit Bewegung verbundene Arbeit ist ein wertvolles Mittel zur gesunden, allseitigen körperlichen Entwicklung der Kinder.
Die Kindergärtnerin hat die Aufgabe, die im Kindergarten möglichen Arbeitsformen für die Kinder auszuwählen und diese so zu organisieren, daß die Kinder dabei keinen gesundheitlichen Schaden nehmen und Unfälle vermieden werden. Die Kindergärtnerin trägt die volle Verantwortung für alle gesundheitlichen Schäden, Unfälle und Verletzungen, die durch mangelhafte Aufsicht, durch nicht gerechtfertigte Arbeitsanforderungen und unzweckmäßige Arbeitsgeräte entstehen können. Jede physische Überforderung, sei es in der Art der Arbeitstätigkeit, im Umfang der Arbeitsanforderungen oder in der Dauer der Arbeitszeit, ist zu vermeiden. Dabei ist zu beachten, daß die Kinder

oft die eigenen Kräfte überschätzen und ihr Leistungswille oft höher ist als ihr physiologisches Leistungsvermögen. Diese Besonderheit resultiert vor allem aus dem Tätigkeitsbedürfnis und ihrem Interesse an der Arbeit Erwachsener.

Um den Gesundheitsschutz der Kinder in jeder Hinsicht zu sichern, muß die Kindergärtnerin gesunde Arbeitsbedingungen schaffen. Dazu gehören

- hygienisch einwandfreie Arbeitsgeräte,
- das Übertragen angemessener Aufgaben, die richtige Einschätzung des Umfangs und Schwierigkeitsgrades,
- gut überlegte Führung des Arbeitsablaufes, systematische Steigerung in den Arbeitsanforderungen nach dem Grundsatz: Förderung durch angemessene Forderung,
- die Abstimmung des Belastungsgrades der Arbeit mit dem der vorangegangenen und nachfolgenden Tätigkeit gemäß dem Grundsatz: Wechsel von Belastung und aktiver Erholung,
- die Einhaltung der für den Kindergarten zutreffenden Arbeitsschutzbestimmungen.

3.3.5.2. Hygienische Anforderungen an die Arbeitsgeräte

Die Arbeitsgeräte für die Kinder müssen in bezug auf Größe und Gewicht den physischen Kräften und den Körpermaßen des Kindes entsprechen.

Ein ständiger Umgang mit schweren und unhandlichen Geräten (Geräte der Erwachsenen) ist gesundheitsgefährdend. Muß das Kind mit schweren Geräten arbeiten, so wird die Muskelkraft übermäßig beansprucht, was zu einer vorzeitigen Ermüdung führt. Außerdem nimmt es, um das Gerät handhaben zu können, eine unökonomische, unzweckmäßige Haltung ein, in deren Folge sich einerseits falsche Arbeitsstereotyps einschleifen, zum anderen Deformierungen an dem sehr biegsamen, elastischen Skelett des Kindes begünstigt werden können.

■ Trägt das Kind einen gefüllten Eimer, so kann es keine gerade Haltung einnehmen. Die einseitige starke Belastung bewirkt eine Verschiebung des Schultergürtels und des Beckens und eine starke seitliche Neigung der Wirbelsäule nach der tragenden Seite. Trägt das Kind aber zwei kleine Eimer mit je 500 bis 800 g Inhalt, so ist eine gleichmäßige und eine angemessene Belastung des Halte- und Bewegungsapparates gewährleistet.

Es kommt also immer darauf an, entsprechende Bedingungen für die Arbeit des Kindes zu schaffen. Zu schwere und unhandliche Geräte sind auch oft Ursache von Verletzungen, wenn z. B. die schwere Kaffeekanne (bei der Ausübung des Ämterdienstes) oder Gießkanne (Gartenarbeit) infolge der einsetzenden Muskelermüdung den Händen des Kindes entgleiten. Handliche Geräte sind für das Erlernen von Arbeitsfertigkeiten Voraussetzung (↗ Fotos Nr. 22, 23, 24).

■ So erfordert das Auswringen eines großen Scheuertuches eine Kraftleistung, die die schwach entwickelten Hand- und Unterarmmuskeln kaum zu leisten imstande sind. Demzufolge kann das Kind die Fertigkeit des Wringens nur unter größten Schwierigkeiten erlernen. Kleine Wischlappen für Tische dagegen kann es gut auswringen, Scheuertücher müssen halbiert werden, damit die Kinder arbeiten können.

Die Geräte für Gartenarbeiten sollen folgende Größen haben:

Rechen und Laubbesen: Stiellänge für die jüngere und mittlere Gruppe 700 mm, für die ältere Gruppe 1100 mm, Zinkenteil 200 bis 220 mm

Schaufel: Stiellänge für die jüngere und mittlere Gruppe 700 mm, für die ältere Gruppe 1100 mm, Schaufelblatt 130 mal 150 mm;

Spaten und Blatthacke: Stiellänge für die mittlere Gruppe 700 mm, für die ältere Gruppe 1100 mm, Spatenblatt 130 mal 150 mm

Eimer und Gießkanne: Höhe 140 mm, Bodendurchmesser 140 mal 100 mm, Füllgewicht für die jüngere und mittlere Gruppe bis 2 l, für die ältere Gruppe bis 3 l

Für die Arbeiten im Hause und für den Ämterdienst werden folgende Geräte benötigt:

Für den Tischdienst

1 kleiner Plasteeimer, 2 kleine Tischlappen, 1 Besteckkörbchen, 1 kleine Kaffeekanne

Für den Blumendienst

2 kleine Gießkannen, 1 kleine Plasteschere (abgerundet), Holzstäbchen zum Auflockern der Erde

Für den Waschraumdienst

1 kleiner Plasteeimer, 1 kleiner Schrubber (Stiellänge vgl. Spaten), 1 Scheuertuch (Hälfte der handelsüblichen Größe), kleine Lappen für das Säubern der Waschbecken

Für den Gruppenraum

2 Staubtücher, 1 kleiner Besen (Stiellänge vgl. Spaten), 1 Handbesen mit Müllschippe

Alle Arbeitsgeräte müssen in einem einwandfreien Zustand sein und ordnungsgemäß aufbewahrt werden.

Die Holzteile der Geräte, wie z. B. die Stiele von Besen und Harke, müssen glatt, splitterfrei und an den Enden abgerundet, die Metallteile rostfrei und frei von schadhaften Stellen sein. Die kindliche Haut ist infolge der dünnen und zarten Oberhaut leicht verletzbar und für infektiöse Entzündungen empfindlicher als die Haut des Erwachsenen. Schadhafte oder stumpfe Geräte (z. B. Scheren) beeinträchtigen auf Grund des übermäßig hohen Kraftaufwandes nicht nur die Arbeitssicherheit, sondern mindern auch die Qualität der Arbeit und sind insofern häufig die Ursache von Unlust und Desinteresse, weil das Kind Mißerfolge in seiner Arbeit erlebt. Das ordnungsgemäße Aufbewahren ist sowohl aus Gründen der Unfallverhütung als auch aus erzieherischen Gründen erforderlich. Für die Arbeiten im Gruppenraum hat jede Gruppe ihre eigenen Arbeitsgeräte. Diese müssen im Gruppenraum ihren bestimmten Platz haben. Die Kindergärtnerin unterweist die Kinder, wie und warum die Geräte nach Gebrauch zu reinigen sind und erzieht sie dazu, gereinigte Geräte an den entsprechenden Aufbewahrungsort zurückzubringen. Sie entwickelt bei den Kindern Gewohnheiten des pfleglichen Umgangs mit ihren Arbeitsgeräten.

Größe, Beschaffenheit, Farbe sowie die Tatsache, daß die Arbeitsgeräte Gruppeneigentum sind, üben eine positive psychische Wirkung auf die Kinder aus.

Zweckmäßige, der Größe und der Kraft des Kindes angemessene Arbeitsgeräte, deren einwandfreie Beschaffenheit und ordnungsgemäße Aufbewahrung

- fördern das Einnehmen einer gesunden Körperhaltung,
- erleichtern das Erlernen zweckmäßiger Arbeitsfertigkeiten,
- beeinflussen fördernd das physiologische Leistungsvermögen und das Arbeitsergebnis,
- begünstigen die Entwicklung emotionaler Beziehungen zur Arbeit,
- verhindern Fehlhaltungen mit ihren schädigenden Wirkungen auf das Skelett,
- verhindern die Unsicherheit in der Handhabung der Geräte und wirken einer Unfallgefahr und einer vorzeitigen Ermüdung entgegen.

3.3.5.3. Allgemeine hygienische Anforderungen an die Führung der Arbeitstätigkeiten

Eine Arbeitstätigkeit erfordert die Aneignung von Arbeitsfertigkeiten, das Erfassen der Arbeitsaufgabe, die Konzentration auf

Arbeitsverfahren und das Arbeitsergebnis. Damit die Kinder die geforderten körperlichen und geistigen Leistungen vollbringen können, muß die Kindergärtnerin unabhängig von der jeweiligen Arbeitsform – bei der Selbstbedienung, beim Ämterdienst, Arbeiten im Haus, im Garten – ihre Führung stets nach folgendem pädagogisch-hygienischem Grundsatz wahrnehmen:

> Die entwicklungsphysiologischen Besonderheiten des Kindes, seine körperliche und geistige Leistungsfähigkeit und Belastbarkeit sind Ausgangspunkt und Bezugspunkt für alle im Kindergarten anfallenden Arbeiten.

Dieser Grundsatz gilt für alle Elemente der Arbeitstätigkeit,

- für die Herausbildung von Arbeitsfertigkeiten,
- für die Beurteilung und Einschätzung des Anforderungsniveaus,
- für das organisatorische und methodische Vorgehen zur Sicherung eines gesunden Arbeitsablaufes.

Zur Entwicklung von Arbeitsfertigkeiten

Zu jeder Arbeit muß das Kind die entsprechenden Arbeitsfertigkeiten erlernen und befähigt werden, diese im Arbeitsprozeß selbständig anzuwenden. Um z. B. den Waschraumdienst ordentlich verrichten zu können, muß das Kind folgende Fertigkeiten beherrschen: Handhabung und Umgang mit dem Schrubber, Wischen des Fußbodens, Wringen des Scheuertuches, Säubern der Waschbecken und die richtige Verwendung der Reinigungsmittel. Jede Handlung erfordert das harmonische Zusammenspiel verschiedener Muskelgruppen, das sich in einer Reihe exakter motorischer Bewegungen äußert: Koordinieren der Bewegungen beider Hände und der Arme, Koordinierung der Rumpfbewegungen bei den verschiedensten Körperstellungen. Die Kindergärtnerin muß bei den Kindern die zu einer Arbeitstätigkeit notwendigen motorischen Bewegungen zu automatisierten Handlungen, zu Fertigkeiten entwickeln.

In ihrem methodischen Vorgehen berücksichtigt sie die für jede Altersgruppe physiologischen Besonderheiten: Die Besonderheit in der Anbahnung und Festigung der bedingt-reflektorischen Nervenverbindungen sowie die dem Entwicklungsstand gemäße Muskelkraft und Muskelkoordination. Je jünger das Kind, desto schwerer lassen sich die angebahnten bedingten Reflexe und dynamischen Stereotyps festigen, desto geringer sind seine Muskelkraft und die Fähigkeit zur Muskelkoordination. Deshalb sollte das jüngere Vorschulkind nur einfache, leicht faßliche Arbeitsaufträge erhalten, die aus möglichst wenig Teilhandlungen bestehen und die nur elementare Fertigkeiten erfordern. Jede für das Kind neue Tätigkeit mit noch nicht erworbenen Fertigkeiten verlangt einen hohen Kraft- und Energieaufwand, verbunden mit starker Konzentration auf den Bewegungsablauf. Die Muskeln arbeiten verkrampft, die notwendigen Bewegungen werden langsam, unsicher und unbeholfen ausgeführt. Daraus erklärt sich einerseits die Schwierigkeit im Erfassen und Einhalten der Reihenfolge mehrerer Teilhandlungen, aber auch die Tendenz zur vorzeitigen Ermüdung vor allem dann, wenn die Arbeitsaufgabe nicht dem Leistungsvermögen angemessen war. Der Erwerb einer Fertigkeit ist ein Prozeß, der sich in der Tätigkeit unter Führung der Kindergärtnerin vollzieht.

Zu den grundsätzlichen Methoden gehören das Demonstrieren, das Beispiel, die Erläuterung, die Gespräche und die Übung in den Tätigkeiten. Beim ersten Bekanntmachen mit einer neuen Tätigkeit demonstriert die Kindergärtnerin anschaulich, erklärt den Vorgang (z. B. wie die Blumengießkanne gehalten werden muß, wie und warum man vorsichtig gießen muß), sie zeigt und begründet die festgelegte Reihenfolge der Teilhandlungen und fordert vom Kind ein möglichst exaktes Nachmachen. Durch Ungenauigkeit in der Anleitung sowie durch mangelnde Kontrolle und Hilfe bei der Ausübung der Arbeitstechniken können sich leicht falsche Arbeitsstereotyps herausbilden, die nur schwer umgebildet werden können. In der Phase der Aneignung kann man noch keine Exaktheit, Genauigkeit und Zügigkeit beim Ausüben der Tätigkeit verlangen, da sich bei Kindern die angebahnten zeitweiligen Nervenverbindungen nur langsam festigen. In den ersten Nachahmungsversuchen kommen noch überflüssige, teilweise falsche Bewegungen vor; die scheinbar angeeigneten Fertigkeiten sind noch unbeständig, was sich im leichten Vergessen einzelner Teilhandlungen äußert.

Darum ist mehrmaliges Wiederholen der Handlung notwendig, wobei die Kindergärtnerin die Art und Weise und den Ablauf der Handlung kontrolliert und korrigiert. Das Üben und Vervollkommnen der Fertigkeit erfolgt im Prozeß der Arbeitstätigkeit, zu der sie gehören. Nur in der Tätigkeit festigen und automatisieren sich dynamische Stereotyps. Stets ist der Schwierigkeitsgrad zu berücksichtigen. Das Kind soll sich anstrengen, soll lernen, Schwierigkeiten zu überwinden. Je häufiger ein Kind mit der gleichen Arbeit, aber unter neuer Zielstellung beauftragt wird (Ämterdienst für 3 bis 4 Tage), um so sicherer, flüssiger und ökonomischer werden die Bewegungen. Die mit der Arbeit verbundene körperliche Anstrengung wird dann von den Kindern als solche nicht mehr empfunden. Eine erworbene Fertigkeit gibt dem Kinde die Sicherheit in der Bewegung und in der Beherrschung des Arbeitsgerätes. Da bei jeder automatisierten Tätigkeit die entsprechenden Muskelgruppen koordiniert arbeiten, das Kind sich nicht mehr auf einzelne Tätigkeitselemente konzentrieren muß, sondern seine Aufmerksamkeit auf das zu erreichende Ziel und das Resultat seiner Arbeit richten kann, vollbringt es bei geringerer körperlicher Anstrengung und in einer kürzeren Zeit qualitativ höhere Ergebnisse.

Mit fortschreitender Entwicklung (in der Koordinierung der Bewegungen, in der Entwicklung der Sprache und des Denkens) kann die Kindergärtnerin die Kinder mit verschiedenen Arbeiten beauftragen. Im fünften Lebensjahr sind die Kinder bedeutend selbständiger, sie kennen die Reihenfolge der Teiloperationen einer Tätigkeit, sie können alle Handlungen, die zur Selbstbedienung und zum Ämterdienst gehören, schneller und genauer erledigen. Da sich im sechsten Lebensjahr die verschiedensten Arbeitsfertigkeiten automatisiert haben, kann der Pflichtenkreis erweitert werden.

Zur Einschätzung der Schwierigkeitsgrade und zur Auswahl der Arbeitstätigkeiten

»Das Kind kann sich nur dann vielseitig entwickeln, wenn die geeigneten Arbeiten ausgewählt werden, wenn sie im Hinblick auf Schwierigkeitsgrade und auch auf ihre Dauer richtig dosiert sind, und wenn sie den altersgemäßen und individuellen physisch-psychischen Möglichkeiten des Kindes angemessen sind« ([39]; S. 240).

Dabei ist zu beachten, daß die dem Kind aufgetragenen Arbeiten weder zu leicht noch zu schwer sein dürfen und daß ein und dieselbe Arbeit für das eine Kind auf Grund seiner körperlichen Konstitution angemessen, für ein anderes, körperlich schwächeres Kind zu schwer sein kann. Zwischen der individuellen Leistungsfähigkeit eines Kindes und seiner Leistungsvoraussetzung liegt der Schwierigkeitsgrad der Arbeit, der dem Kind eine die Entwicklung fördernde Anstrengung und Überwindung von Schwierigkeiten abverlangt.

Im körperlichen Bereich wird der Schwierigkeitsgrad einer Arbeit bestimmt von der Arbeitsform, der Arbeitszeit, dem Arbeitsmaterial und dem Ausbildungsgrad der Arbeitsfertigkeit.

Im geistigen Bereich machen das Erfassen der

Arbeitsgänge, das zu erreichende Arbeitsresultat (Konzentration und Aufmerksamkeit) und der Umfang der anzueignenden Kenntnisse und deren Anwendung im Arbeitsprozeß den Schwierigkeitsgrad aus. Dabei kann eine an sich leichte körperliche Arbeit mit hoher geistiger Anstrengung verbunden sein und umgekehrt.

■ So besitzt das Kind der mittleren Gruppe die für das Tischdecken erforderlichen körperlichen Fähigkeiten. Das Einhalten der Reihenfolge einzelner Arbeitsgänge, das Anordnen des Eßbestecks und das Überprüfen des Arbeitsresultats, des gedeckten Tisches, stellt an die Aufmerksamkeit und das Gedächtnis jedoch erhebliche Anforderungen, die das Kind dieser Altersstufe ohne Hilfe und Unterstützung noch nicht zu leisten vermag.

Um Überforderungen zu vermeiden, muß die Kindergärtnerin die spezifischen körperlichen und geistigen Schwierigkeitselemente einer jeden Arbeitstätigkeit analysieren, die Anforderungen an die Kinder differenziert stellen und systematisch steigern.

> Eine Steigerung im Anforderungsniveau besteht weniger in der Erweiterung des Arbeitsauftrages und der Verlängerung der Arbeitszeit, sondern vielmehr darin, den Arbeitsauftrag unter neuer Zielsetzung zu wiederholen.

Die erste Schwierigkeitsstufe liegt z. B. beim Ämterdienst im Erwerb der Fertigkeiten. Mit zunehmender Beherrschung und Vervollkommnung der Fertigkeiten lernt das Kind, wenn ihm auch die Bedeutung und der Nutzen seiner Tätigkeit immer mehr bewußtgemacht werden, seinen Ämterdienst immer selbständiger zu versehen.

Die höhere Anforderungsstufe besteht darin, daß die Kindergärtnerin dem Kind eine immer größere Selbständigkeit und Verantwortung in der Ausübung seines Amtes überträgt. Sie richtet ihre pädagogische Einflußnahme nun darauf, bestimmte gesellschaftliche Handlungsmotive herauszubilden, die in der freudigen Bereitschaft des Kindes zur kollektiven Tätigkeit und dem Bestreben, gute und ordentliche Arbeit für die Gruppe zu leisten, zum Ausdruck kommen. So wird das Kind z. B. mit Freude und Liebe den »Blumendienst« ausführen, wenn es weiß, daß seine sorgfältige Pflege zum Wachstum und Gedeihen der Pflanzen beiträgt. Es wird den Beschäftigungsdienst ordentlich und schnell verrichten, wenn ihm bewußt geworden ist, daß von der zügigen und ordnungsgemäßen Ausführung seiner Arbeit sowohl der pünktliche Beginn als auch der Verlauf der Beschäftigung abhängig sind.

Allmählich geht die Kindergärtnerin dazu über, die Kinder zu lehren, eine Arbeitstätigkeit bezüglich der Arbeitsgänge, der Arbeitsmittel und des Arbeitsresultates selbständig zu planen und auszuführen.

Dieses *selbständige Gestalten der Arbeitstätigkeit* ist eigentlich erst eine *echte Arbeit* des Kindes, das auch gewohnte Arbeiten zu einem neuen Erlebnis werden läßt und schöpferische Aktivität entwickelt.

Mit den genannten pädagogischen Maßnahmen: Steigerung im Anforderungsniveau, das Bewußtmachen der Notwendigkeit und der Bedeutung der Arbeit, die Motivation des Arbeitsauftrags, nimmt die Kindergärtnerin Einfluß auf positive emotionale Beziehungen zur Arbeit und damit auf anzubahnende sozialistische Arbeitshaltungen.

Das Tätigsein des jüngeren Vorschulkindes (eine Tätigkeit wird noch ohne Ziel, nur aus Freude an der Tätigkeit selbst ausgeführt) verwandelt sich durch systematische pädagogische Führung allmählich in zielgerichtete Arbeitstätigkeit und in die Bereitschaft, im und für das Kollektiv tätig zu sein. Ist aber die Arbeit für das Kind zu leicht oder zu schwer, zu gleichförmig, so kann sich das natürliche Interesse des Kindes an der Arbeit in Desinteresse, in Abneigung, die freudbetonte Aktivität in eine mechanische Erledigung der Arbeitsaufträge verwandeln.

Zur Relation von dynamischer und statischer Belastung bei den Arbeitstätigkeiten

Jede körperliche Arbeit ist eine funktionelle Leistung des Halte- und Bewegungsapparates, des Nervensystems und der energieliefernden Organsysteme. Eine statische Arbeit liegt vor, wenn das Kind eine Tätigkeit in einer gleichbleibenden Körperhaltung (gebeugt, in der Hocke, stehend oder sitzend) verrichten muß. Sie ist gekennzeichnet durch langanhaltende Muskelkontraktion gleicher Muskelgruppen, durch ein Mißverhältnis zwischen hohem Energieverbrauch und geringer Energieaufbereitung in den beanspruchten Muskeln, durch ständigen Zug bzw. Druck auf die entsprechenden Skelettteile und eine Überbeanspruchung der gleichen Zentren der Großhirnrinde. Da die statische Belastung sich nachteilig auf den gesunden Entwicklungsverlauf auswirkt, muß sie auf das unbedingt notwendige Maß beschränkt werden.

Es entspricht der natürlichen großen Mobilität des Kindes und seiner psychischen Eigenschaft, daß es den bewegungsreicheren Tätigkeiten (z. B. Waschraumdienst) eine größere Bereitschaft entgegenbringt als den bewegungsärmeren (z. B. Garderobendienst).

> Ihrem Wesen nach ist jede dynamische körperliche Tätigkeit ein rhythmischer Wechsel in allen Organfunktionen: Wechsel von Spannung und Entspannung in der Funktionsweise der Muskeln, von Be- und Entlastung der Wirbelsäule, von Erregung und Hemmung in der Funktion des Großhirns und somit ein wesentlicher Faktor für optimale Arbeitsergebnisse ohne körperliche und geistige Überbelastung.

Auch bei Arbeiten, zu deren Ausführung eine statische Belastung unumgänglich ist, läßt sich das Prinzip der *Dynamik durch den Wechsel in den Arbeitsgängen* verwirklichen. Sind die Kinder z. B. mit Pflegearbeiten im Garten beschäftigt, so kann die mit Jäten (gebückte Haltung) beschäftigte Gruppe später in den Arbeitsgang »Harken der Wege« oder »Fortbringen von Unkraut« überwechseln.

Weder ein Kind der mittleren noch der älteren Gruppe besitzt die Fähigkeit, eine statische Arbeit zehn Minuten lang auszuführen, weil mit dieser Forderung die Grenze der Belastbarkeit überschritten ist. Fast alle Arbeiten im Hause, im Garten und Kindergartengelände lassen sich methodisch so gestalten, daß innerhalb der festgesetzten Arbeitszeit ein Wechsel von statischer und dynamischer Beanspruchung gewährleistet ist.

■ Das »Scheuern der Bausteine« erfordert verschiedene Arbeitsgänge mit unterschiedlicher Bewegungsintensität: 1. Herantragen der Bausteine, 2. das Scheuern, 3. das Spülen, 4. das Fortbringen zum Trockenplatz. Es lassen sich also vier Gruppen bilden, die zweimal ihre Tätigkeit wechseln. Gruppe 1 (Herantragen) wechselt mit Gruppe 2 (Scheuern) und Gruppe 3 (Spülen) mit Gruppe 4 (Fortbringen). Beim zweiten Wechsel tauschen ihre Arbeitsplätze die Gruppen 2 und 4. Verrichtet das Kind nur eine Teilhandlung, z. B. das Scheuern, so wird es einseitig körperlich belastet. Da die ausgleichende Entlastung fehlt, ermüdet es nach kurzer Zeit, was sich in gesteigerter Unruhe und in undiszipliniertem Verhalten äußert.

Der fließende und störungsfreie Wechsel ist abhängig von der organisatorischen und methodischen Vorbereitung der Arbeitstätigkeit. Außerdem muß die Kindergärtnerin auch die der Arbeit vorausgegangene und die folgende Tätigkeit berücksichtigen. Das Wissen um die gesundheitsschädigenden Einflüsse durch unüberlegte Forderungen an die Kinder wird die Kindergärtnerin veranlassen, die Tätigkeit methodisch so zu gestalten, daß stets eine ausgleichende körperliche und geistige Belastung gesichert ist.

Die hygienische Forderung nach Wechsel der Arbeitstätigkeiten schließt die Forderung nach *Begrenzung der Arbeitsdauer* ein. Die für Gartenarbeit und gesellschaftlich nützliche Arbeit angesetzte Zeit darf nie über die obligatorische Beschäftigungsdauer hinausgehen. Die Dauer der Gesamtarbeitszeit beträgt durchschnittlich für die jüngere Gruppe 10 bis 15 Minuten, für die mittlere Gruppe bis zu 20 Minuten und für die ältere Gruppe bis zu 35 Minuten, wenn dazwischen Erholungspausen (3 bis 5 Minuten) eingeschaltet werden. Im Tagesablaufplan sollten die Zeiten für die täglich zu verrichtenden Arbeitspflichten der Kinder festgelegt sein.

3.3.5.4. Hygienische Gesichtspunkte für spezielle Formen der Arbeitstätigkeiten

Zu den im Kindergarten möglichen Arbeitstätigkeiten gehören: Die Selbstbedienung als elementarste Arbeitsform, alle Arbeiten, die der Aufrechterhaltung und Wiederherstellung der Ordnung in den Räumen des Kindergartens und der Ordnung des Spielplatzes dienen (Ämterdienst), Arbeiten in der Naturecke und im Garten.

Zur Arbeit im Garten

Die Gestaltung hygienischer Bedingungen für die Arbeit im Garten beginnt bereits bei der organisatorischen Vorbereitung. Die Kindergärtnerin wählt die richtige Tageszeit und legt die Dauer der Arbeitszeit fest. Damit die Gartenarbeit ein Ausgleich zu der vorangegangenen Tätigkeit ist, wird die Kindergärtnerin sie weder nach einem Spaziergang noch nach einer Sportbeschäftigung planen, sondern beispielsweise nach einer künstlerisch-technischen Beschäftigung. Sie berücksichtigt dabei die Witterungsbedingungen; bei hohen Außentemperaturen sind Gartenarbeiten in den späten Vormittags- oder frühen Nachmittagsstunden aus gesundheitlichen Gründen zu vermeiden. Es besteht die Gefahr, daß die Kinder einen Sonnenbrand oder Sonnenstich erleiden, der mit allgemeiner Unpäßlichkeit, Erschöpfung und Kopfschmerzen verbunden ist. Zum anderen ist bei hohen Außentemperaturen die körperliche Leistungsfähigkeit des Kindes stark herabgesetzt. Die günstigsten Zeiten sind daher die frühen Vormittags- bzw. die späten Nachmittagsstunden.

Kinder, die sich im Genesungsstadium befinden, die an leichten katarrhalischen Infekten (Husten, Schnupfen) oder an Hautekzemen, insbesondere an den Händen, leiden, und Kinder, die in den letzten acht Tagen eine Schutzimpfung erhalten haben, werden nicht an der Arbeit beteiligt; sie spielen an geeigneten Plätzen im Freien unter Aufsicht einer Kindergärtnerin.

Grundsätzlich müssen alle groben, die Gesundheit des Kindes schädigenden Arbeiten von den Erwachsenen verrichtet werden. Dazu gehören: das Graben, die groben Vorarbeiten beim Anlegen der Beete, das erste Vorharken der umgegrabenen Beete, das Düngen sowie der Umgang mit künstlichen Düngemitteln und das Anlegen des Komposthaufens, das Tragen von Lasten.

Die Kinder verrichten nur Arbeiten, die ihren physischen Kräften angemessen sind. Aus diesem Grunde können die Kinder der jüngeren Gruppe nur mit kleinen Hilfeleistungen beauftragt werden. Zu Arbeiten, die feinste Koordination der Handmuskeln und besondere Konzentration erfordern, wie z. B. das Jäten von Unkraut und das Säen winziger Samen (Mohrrübensamen), sind auch die Kinder der mittleren Gruppe noch nicht fähig, wohl aber zum Legen großer Samen (z. B. Erbsen und Bohnen).

Die Kindergärtnerin bildet kleine Arbeitsgruppen, die mit verschiedenen Arbeiten beauftragt werden. Die einen tragen das Wasser herbei, die anderen gießen, wieder andere zupfen Unkraut, einige lockern die Erde um die Pflanzen, einzelne Kinder harken das Unkraut zusammen, wieder andere bringen es fort. Nach 3 bis 5 Minuten erfolgt der Wechsel. Die Kinder, die gießen durften, übernehmen den Wassertransport und die

Kinder, die mit Jäten und Auflockern der Erde beschäftigt waren, übernehmen das Harken und Fortbringen von Unkraut. Dadurch wird einer einseitigen körperlichen Belastung und einem längeren Verharren in der gebückten Haltung und Hockstellung vorgebeugt. Die Gefährdung bei zu lang andauernder Hockstellung besteht darin, daß die Wirbelsäule stark gekrümmt ist, die Rükkenmuskeln übermäßig gedehnt, die Beinmuskeln stark beansprucht und die Organe der Bauchhöhle einem starken Druck ausgesetzt sind. Darum sollte auch die Kindergärtnerin beim Gießen darauf achten, daß sich die Kinder jeweils nach dem Wässern einer Pflanze wieder aufrichten. Bereits bei der Einführung in die Arbeitstechnik und in die Handhabung der Geräte demonstriert die Kindergärtnerin die zweckmäßige Körperstellung. Harken, Gießen und ähnliche Arbeiten erfordern eine nahezu aufrechte Haltung, die aber nur möglich ist, wenn die Maße der Geräte den Körpermaßen des Kindes entsprechen. Beim Wassertransport wie überhaupt beim Tragen von Gegenständen ist stets darauf zu achten, daß beidseitig getragen und das angegebene Gewicht nicht überschritten wird. Wenn die Beete nicht breiter als 700 mm angelegt sind, können die Kinder bequem mit ihren Händen bis zur Mitte der Beete reichen und brauchen sich nicht übermäßig zu strecken.

Die Kindergärtnerin muß alle Arbeitsgruppen ständig unter Aufsicht haben und darauf achten, daß die Kinder ihren Arbeitsplatz nicht ohne Erlaubnis verlassen, daß sie ihr Arbeitsgerät stets vorschriftsmäßig aus der Hand legen (Harke stets mit den Zinken nach unten) und daß sie die Handhabung und den Transport (Stielgeräte niemals geschultert tragen) des Gerätes vorschriftsmäßig ausführen (Unfallgefahr).

Auf breiten Wegen, bei einem Abstand von 500 bis 600 mm zwischen den Beeten, können die Kinder bequem, ohne sich gegenseitig zu behindern, aneinander vorbeigehen. Eine offene Wasserentnahmestelle ist nicht gestattet. Notwendige Behälter zum Bewässern der Pflanzen werden nur unter ständiger Aufsicht der Kindergärtnerin genutzt. Sie ist verpflichtet, diese sofort zu entleeren, wenn die Arbeit beendet wird. Die Kindergärtnerin bestimmt den Abschluß der Arbeitszeit. Sie muß beachten, daß Freude an der Tätigkeit die Leistungsfähigkeit steigert und daß demzufolge das Kind die objektiv vorhandene Ermüdung nicht als Müdigkeit empfindet und daher den Wunsch zur Weiterarbeit hat. Da die Ermüdung dann aber plötzlich einsetzt und eine Arbeit bis zur Ermüdung stets gesundheitsschädigend ist, muß die Kindergärtnerin die Arbeit rechtzeitig beenden. Die Kinder waschen sich die Hände, bürsten ihre Fingernägel und bringen ihre Kleidung in Ordnung. Das sich anschließende Spiel dient der allgemeinen Auflockerung.

Zum Ämterdienst

Der Ämterdienst, ein fester Bestandteil des Tagesablaufes, muß zeitlich genau festgelegt werden. Hast und Zeitnot für die Ausführung des Amtes sind oft die Ursache für oberflächliche Arbeitsresultate und versetzen das Kind schon vor Beginn seiner Tätigkeit in eine innere Spannung und Unruhe. Das Verteilen der Ämter und der Arbeitsaufträge erfolgt differenziert nach Altersgruppen, Kinder der jüngeren Gruppe bedürfen einer sehr starken Anleitung, Hilfe und Unterstützung. Sie können auch nur solche Aufträge erfüllen, die sich aus der augenblicklichen Situation ergeben, da Konzentrationsfähigkeit, Ausdauer und Hemmungsprozesse sich nur allmählich entwickeln. Ältere Vorschulkinder verrichten ihr Amt über mehrere Tage.

»Diese Zeit ist wichtig, weil die Kinder nicht an einem Tage den Inhalt des Dienstes erfassen und noch weniger die notwendigen Fertigkeiten beherrschen können... An einem Tage werden keine Voraussetzungen dafür geschaffen, daß der Kraftaufwand, den die Kinder bei der Arbeit entwickeln, wirklich

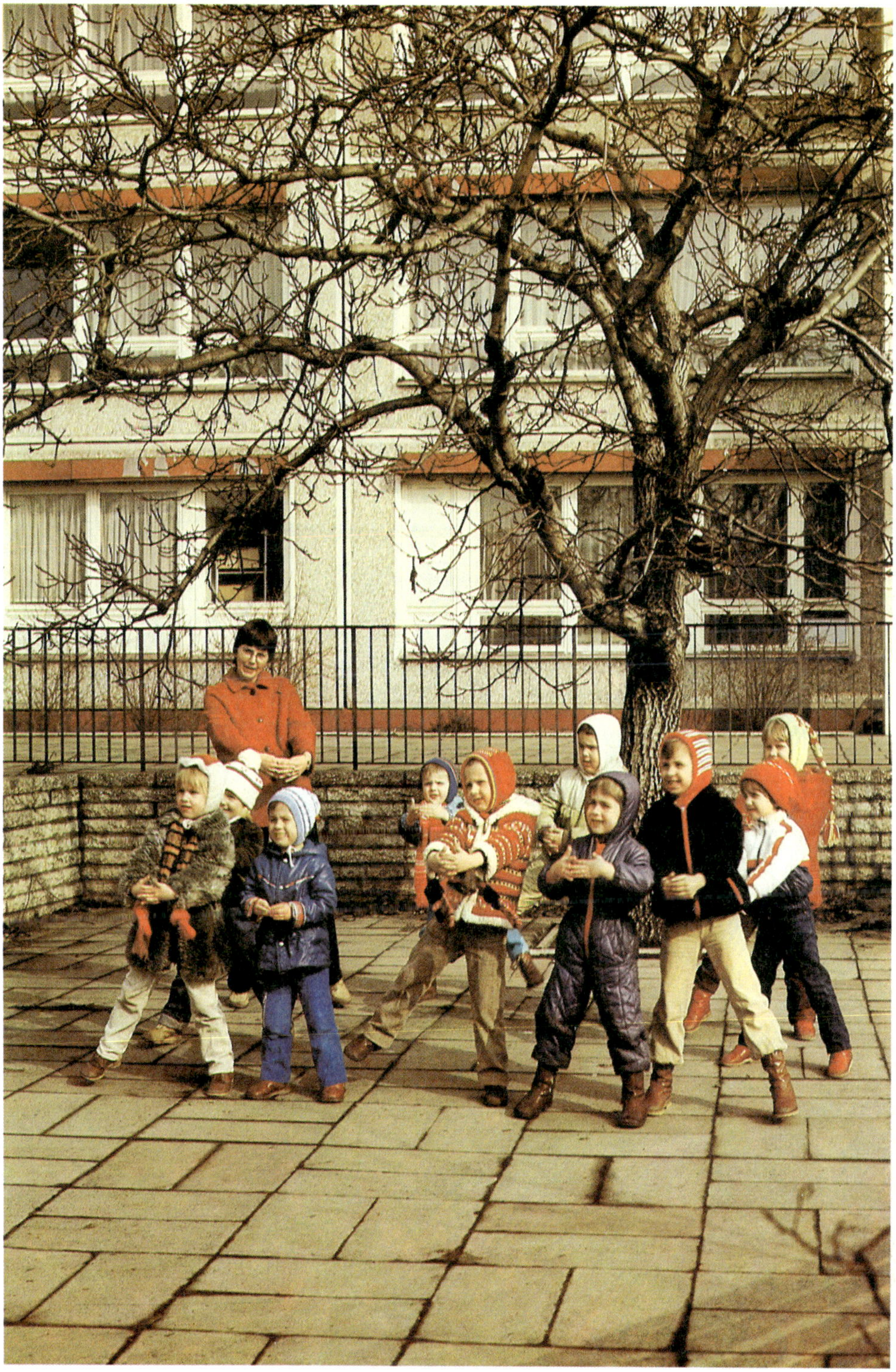

1

2

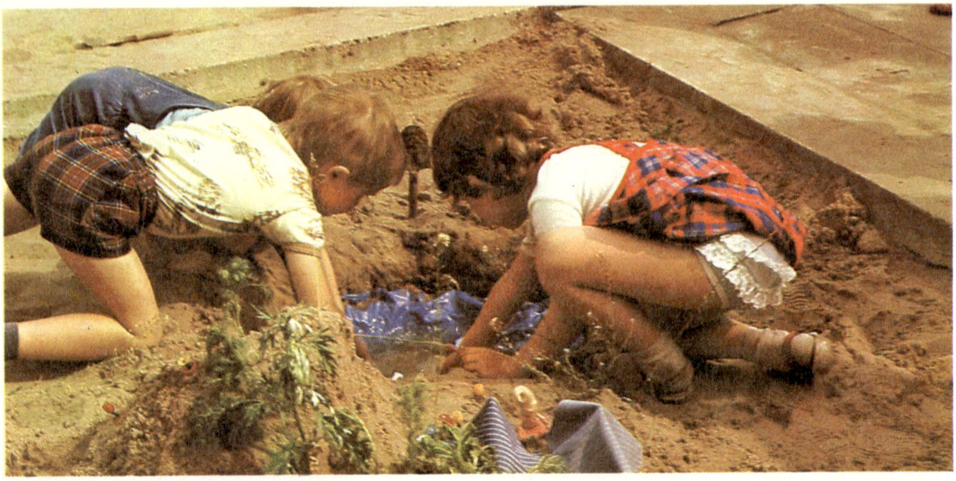

3

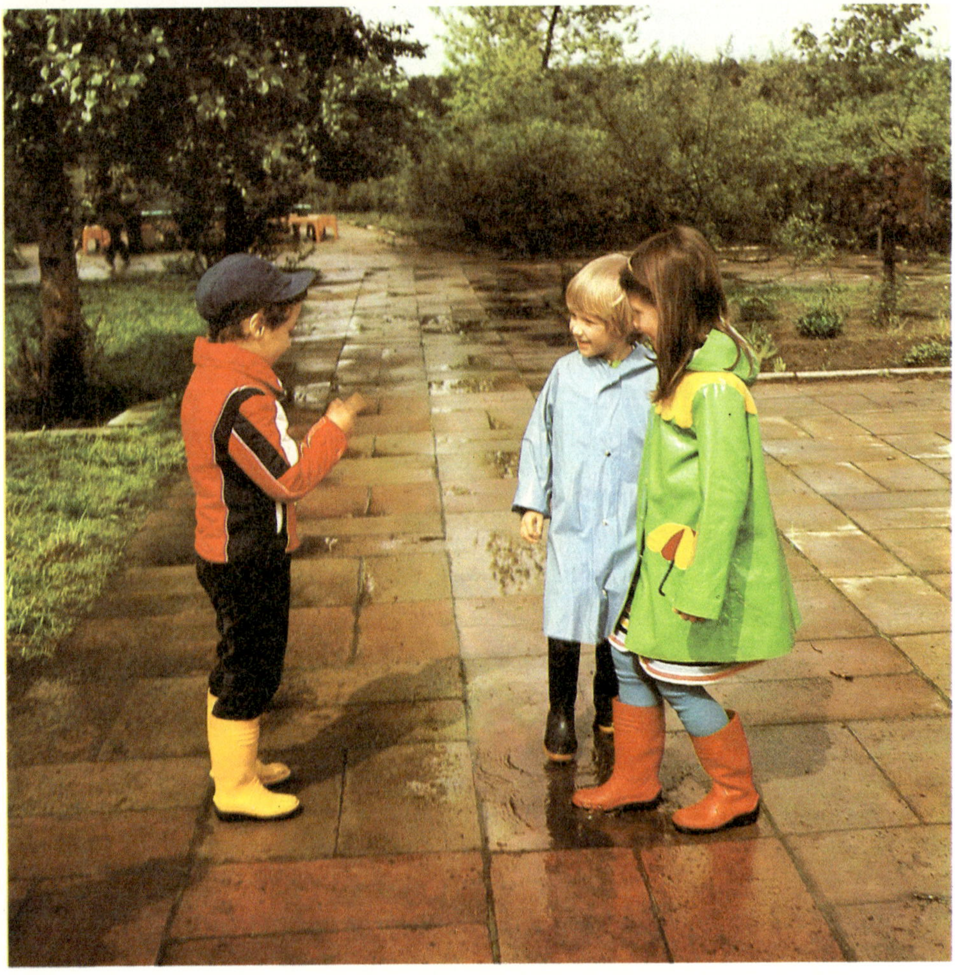

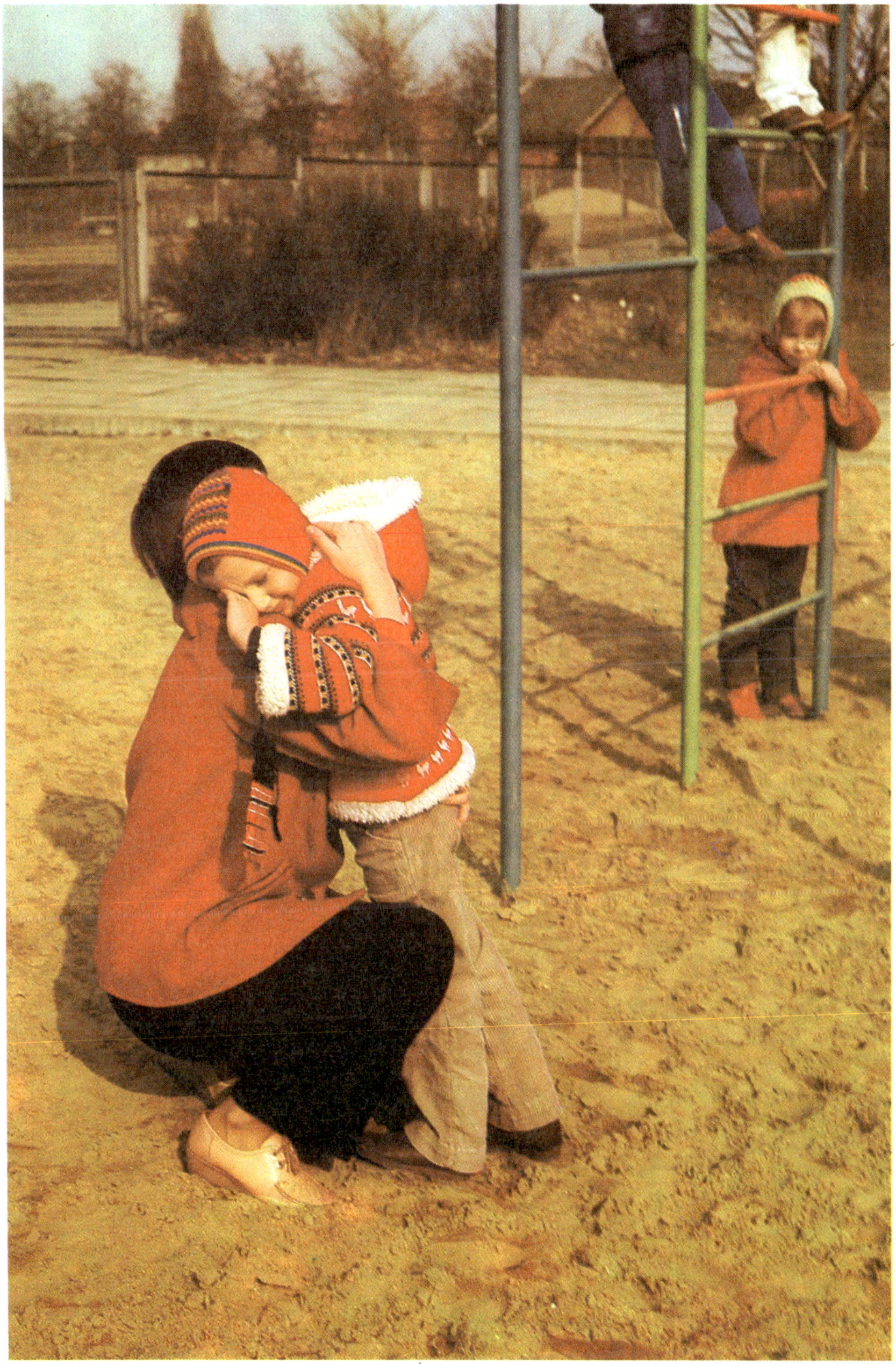

5

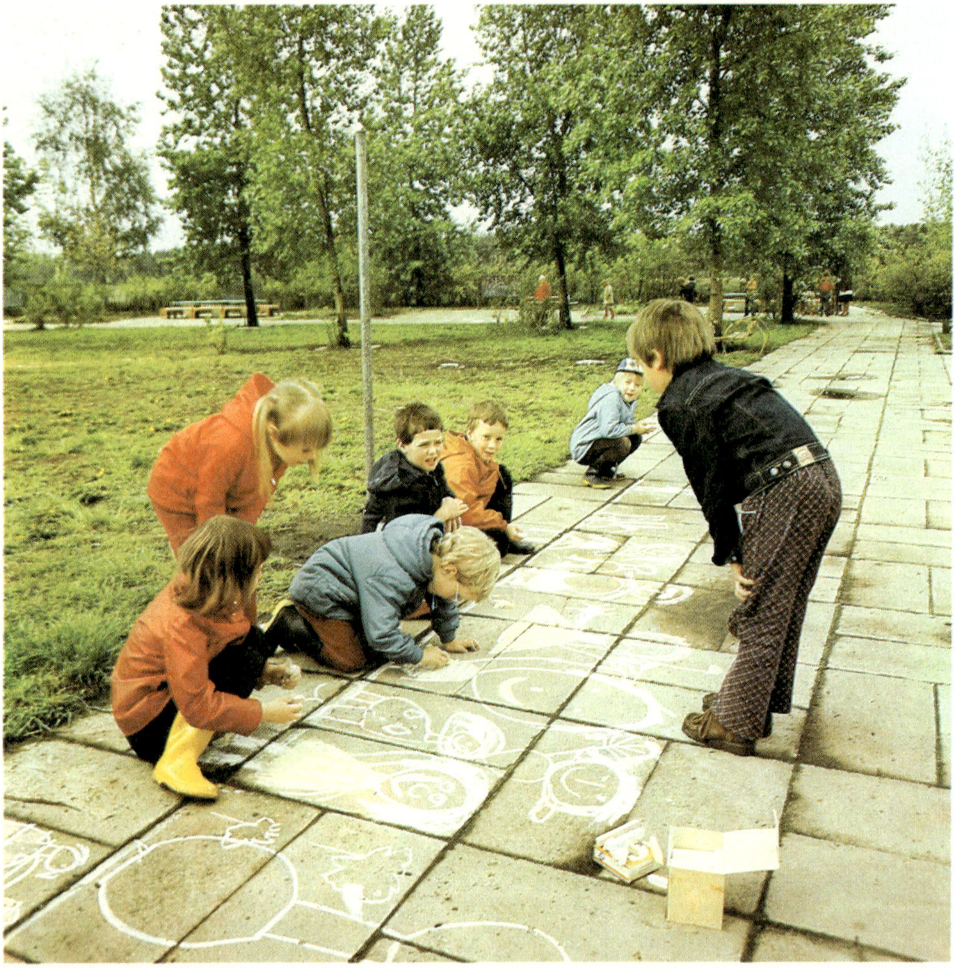

6

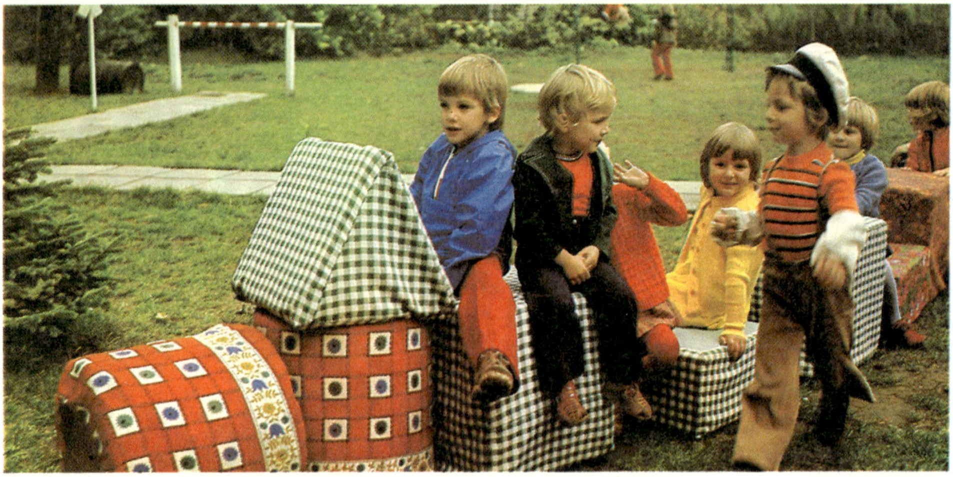

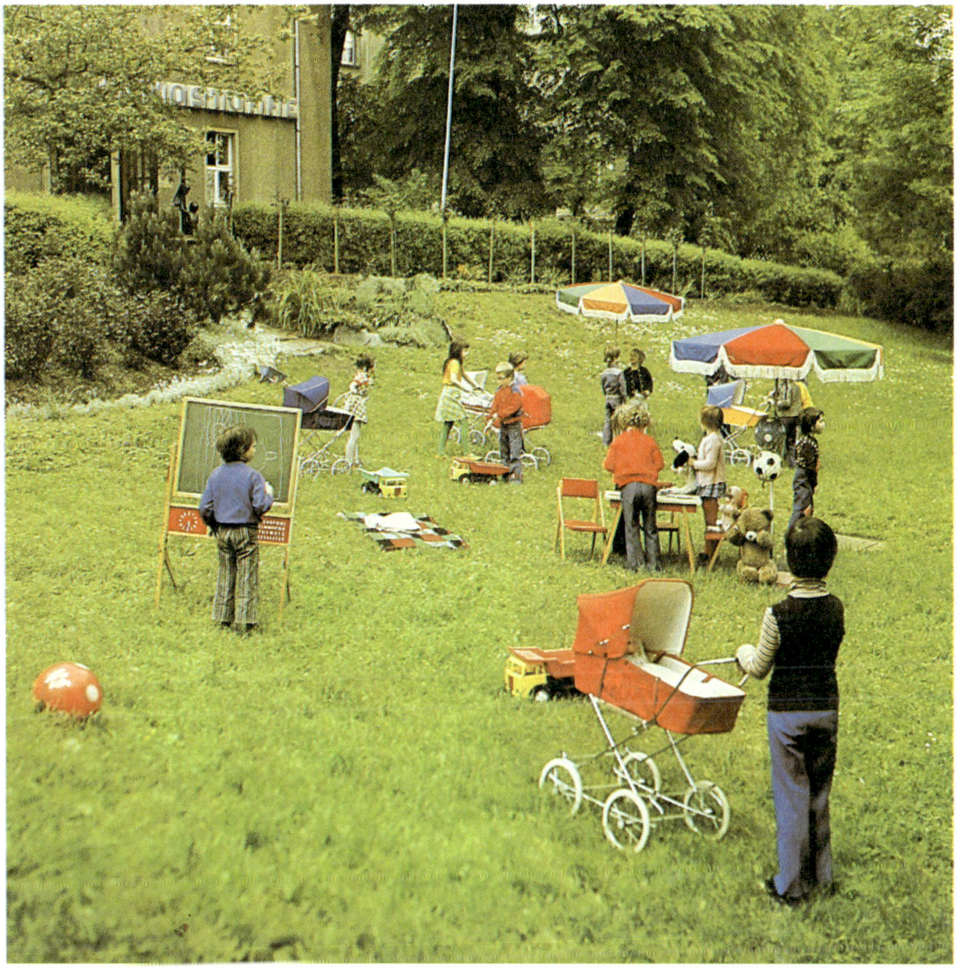

7

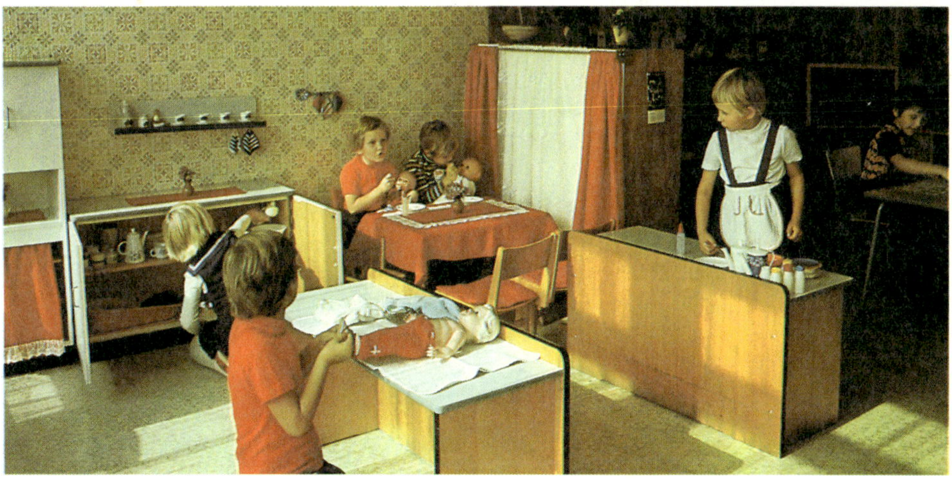

8

9

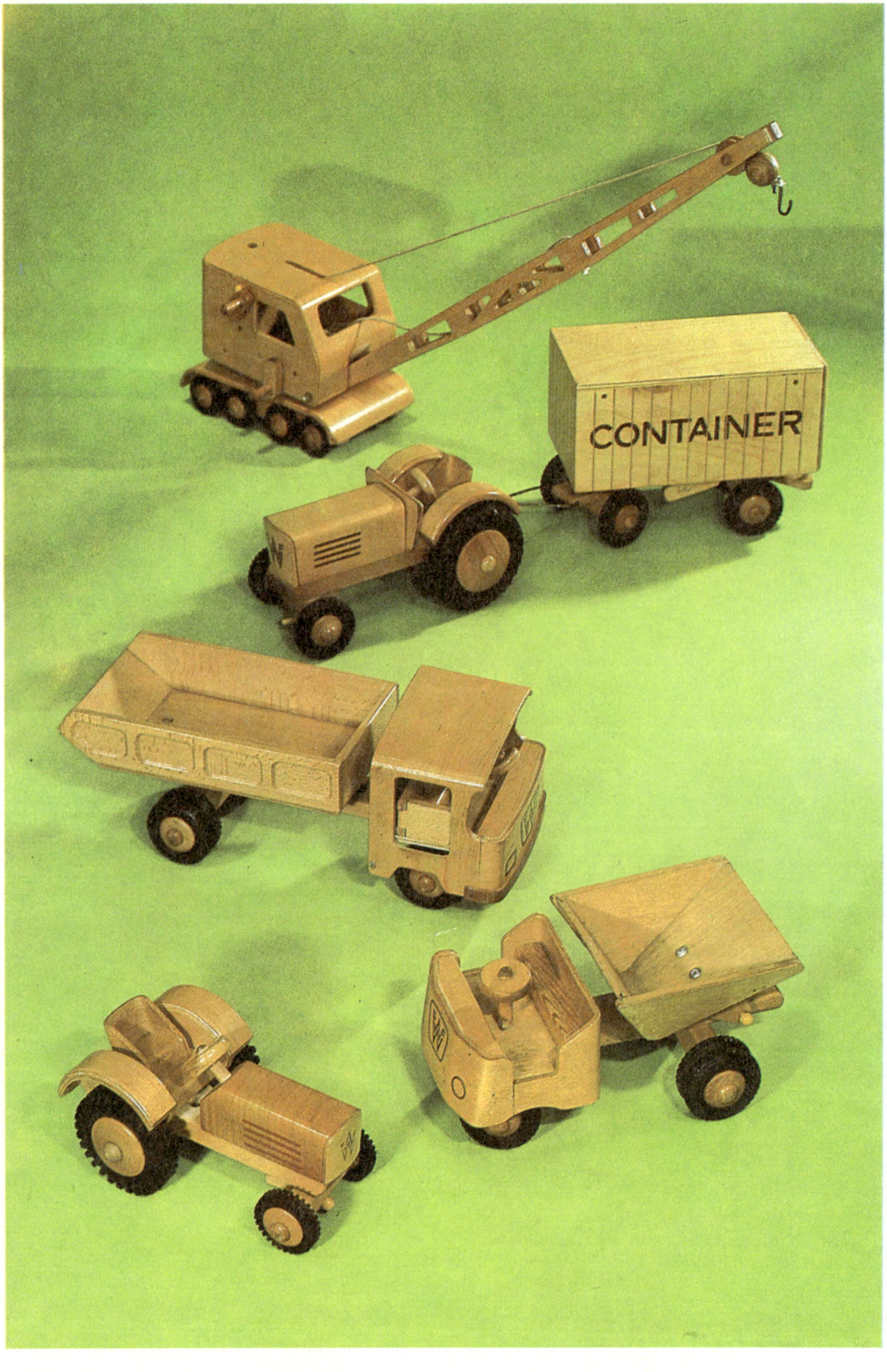

10

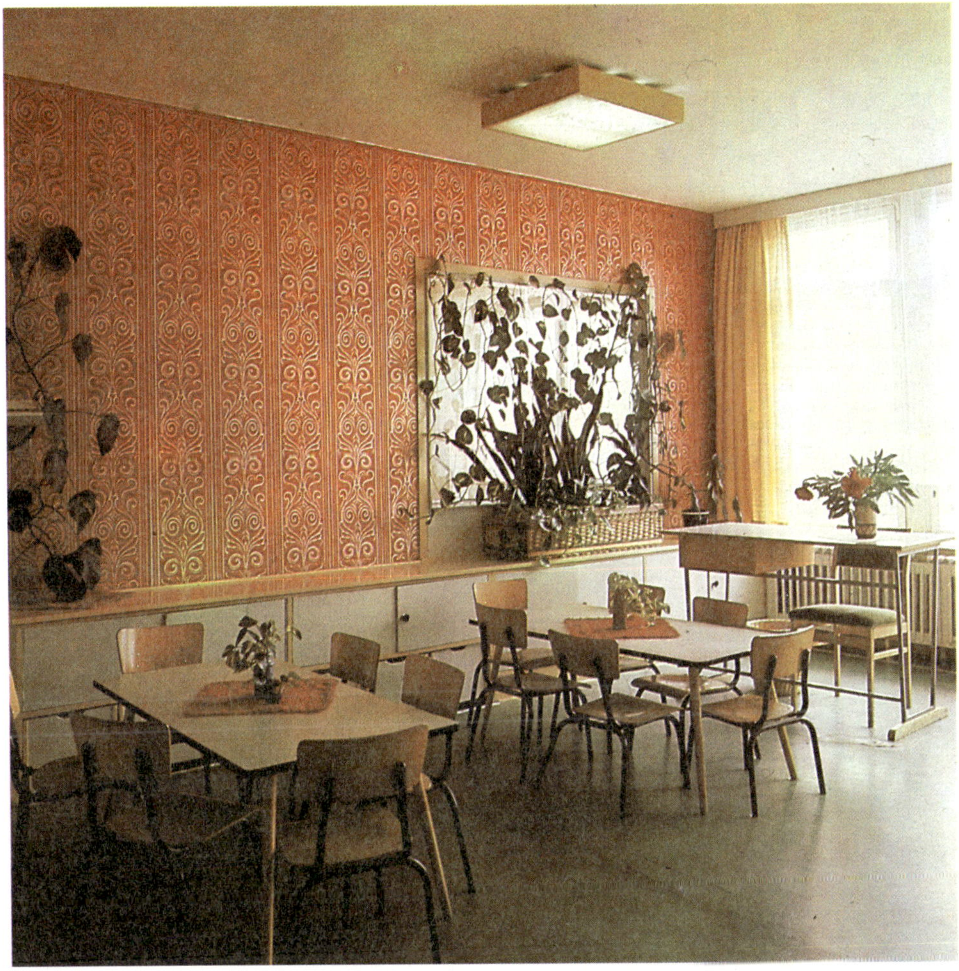

11

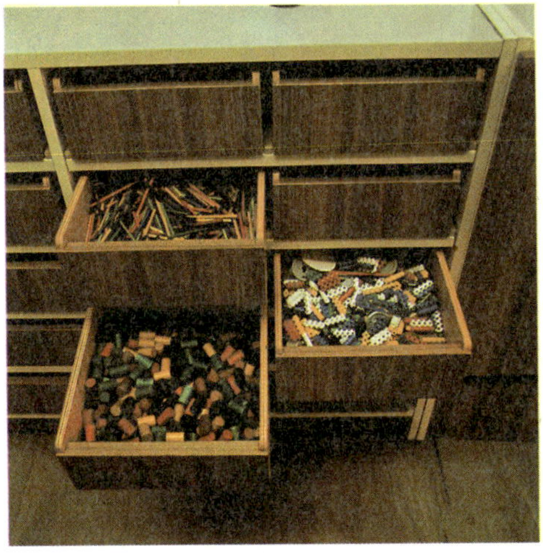

12

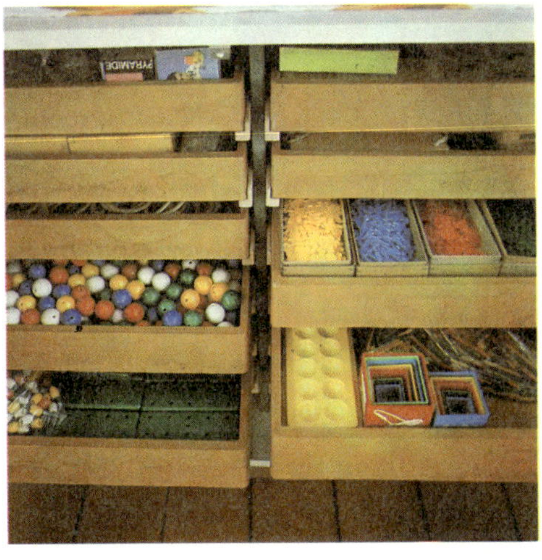

13
15

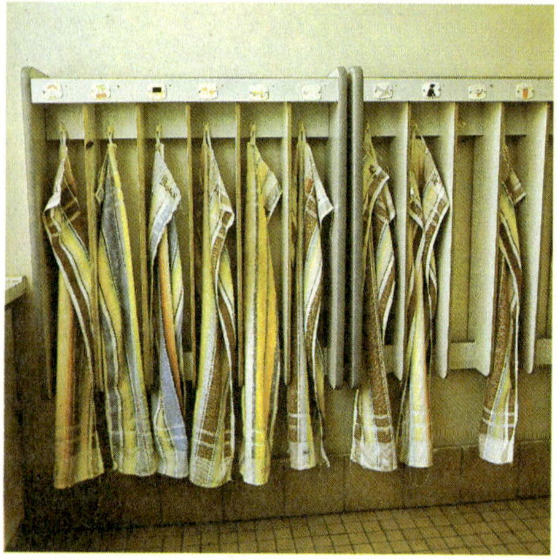

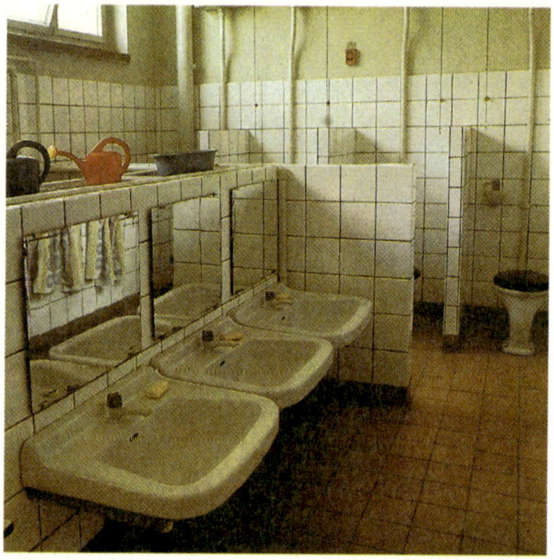

14
16
17

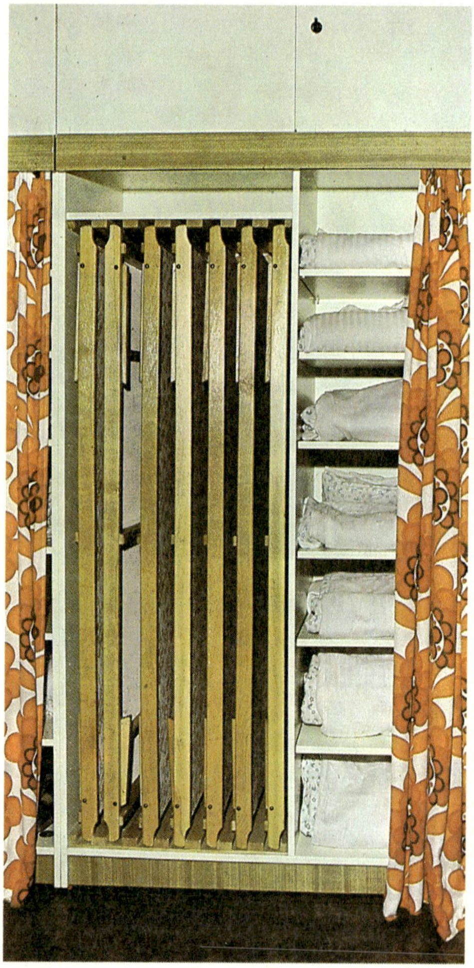

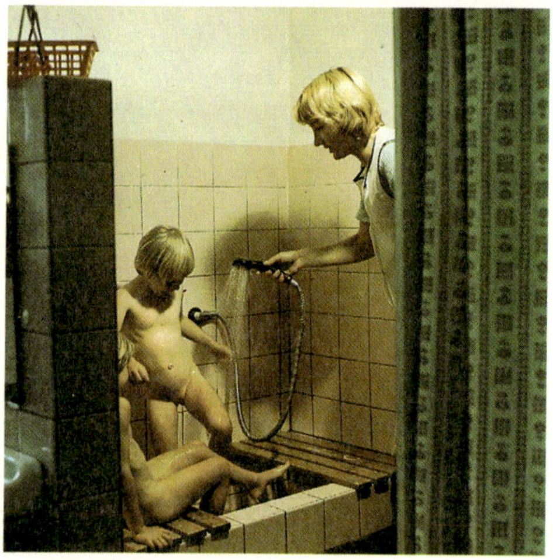

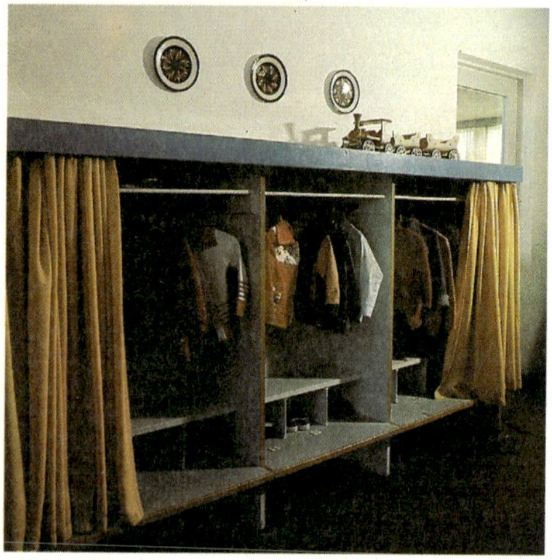

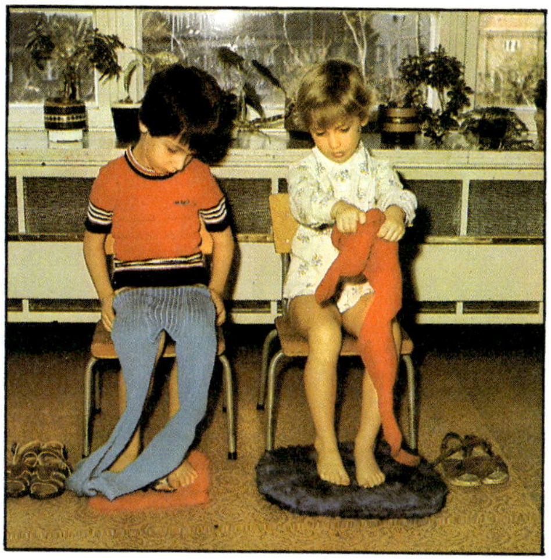

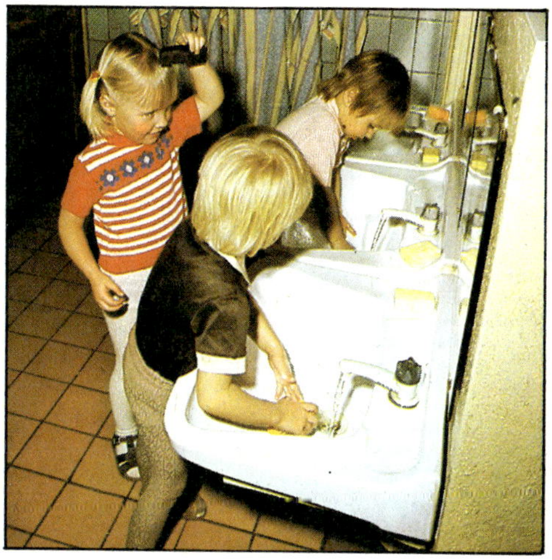

18
19

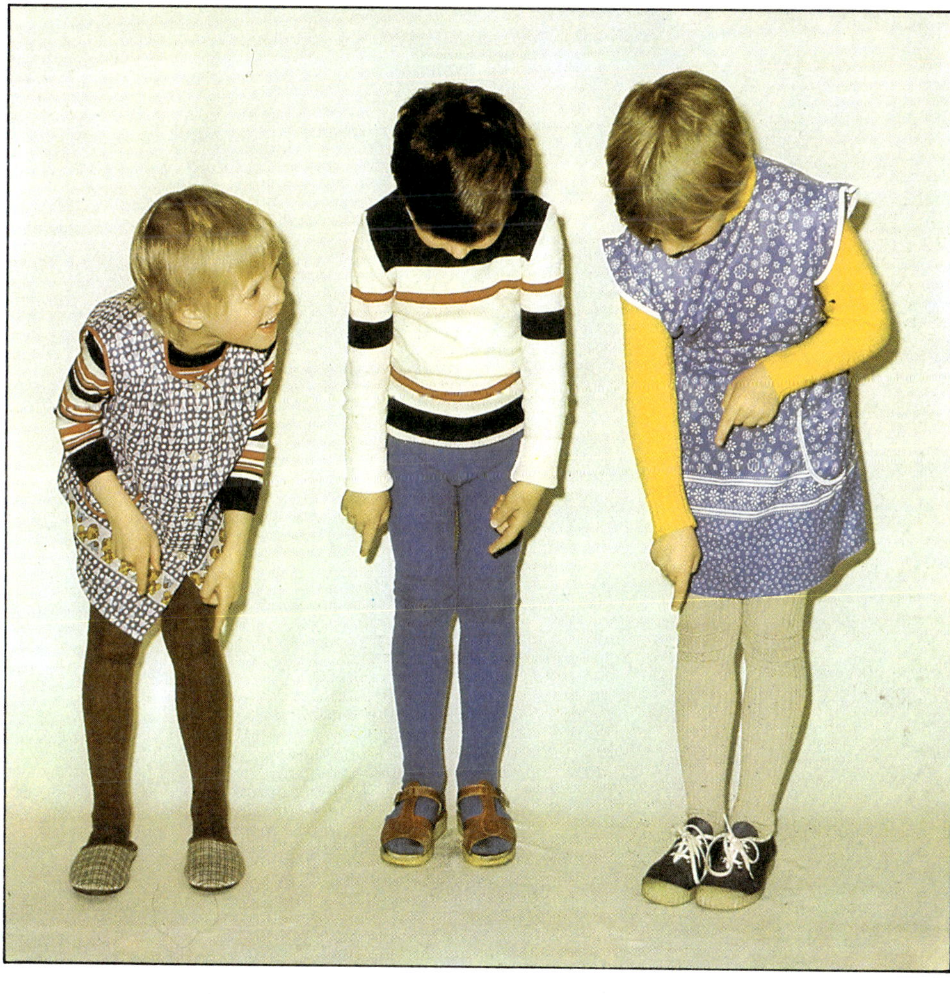

20

21

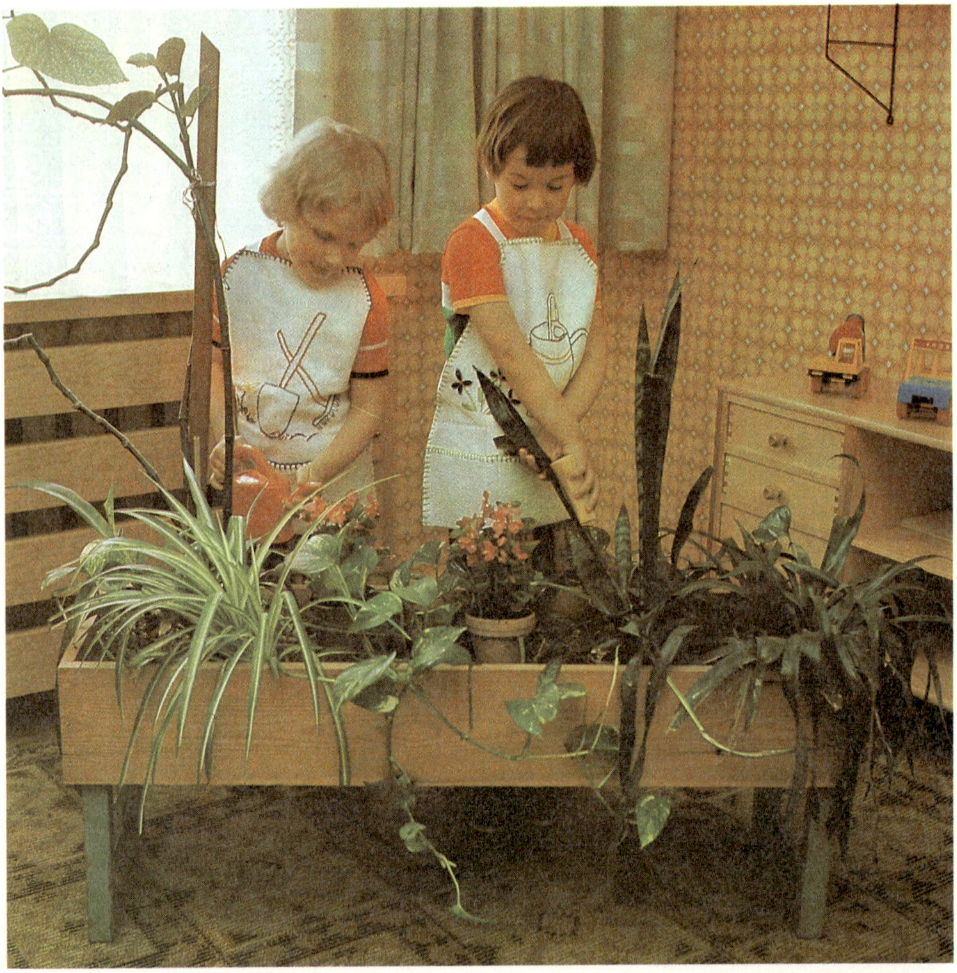

22

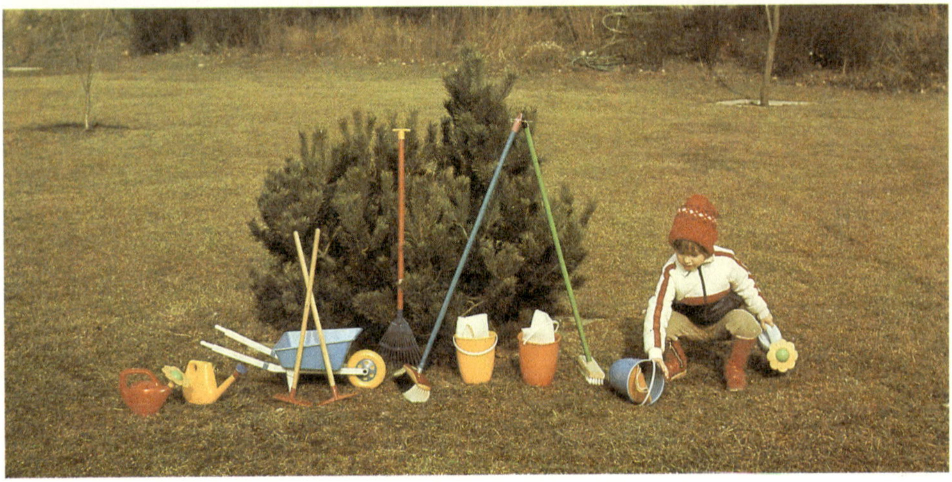

23

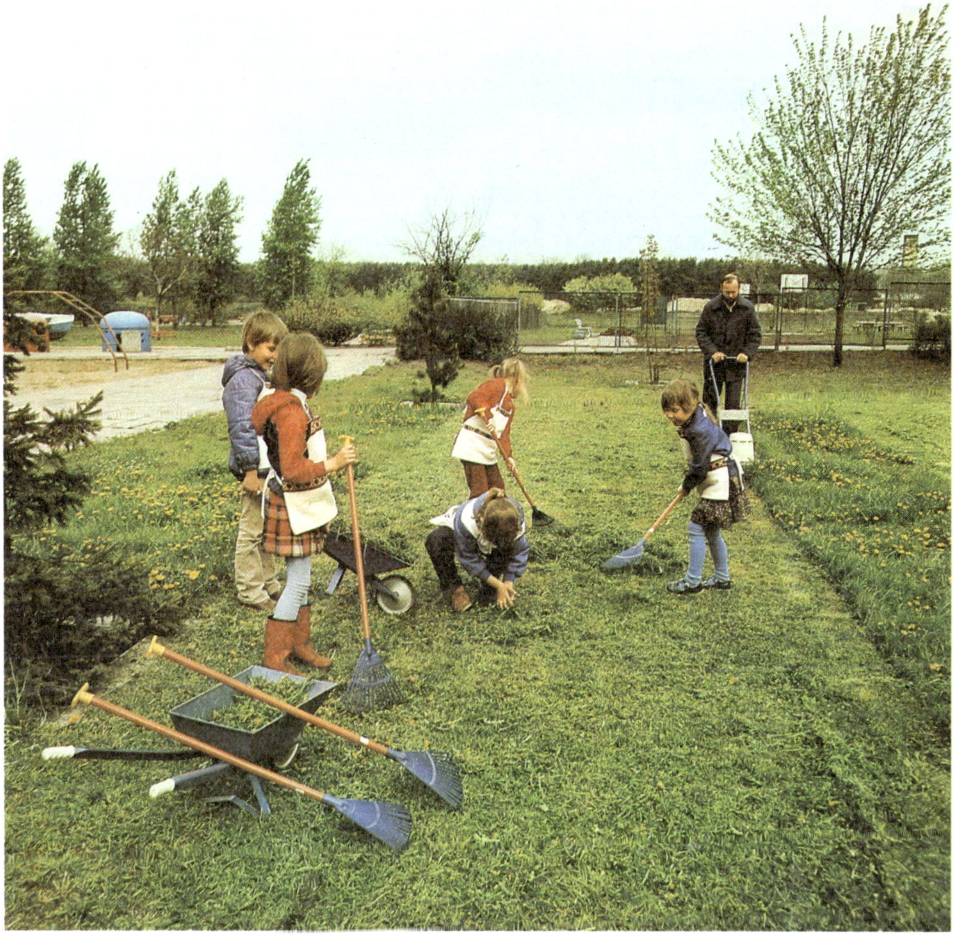

24

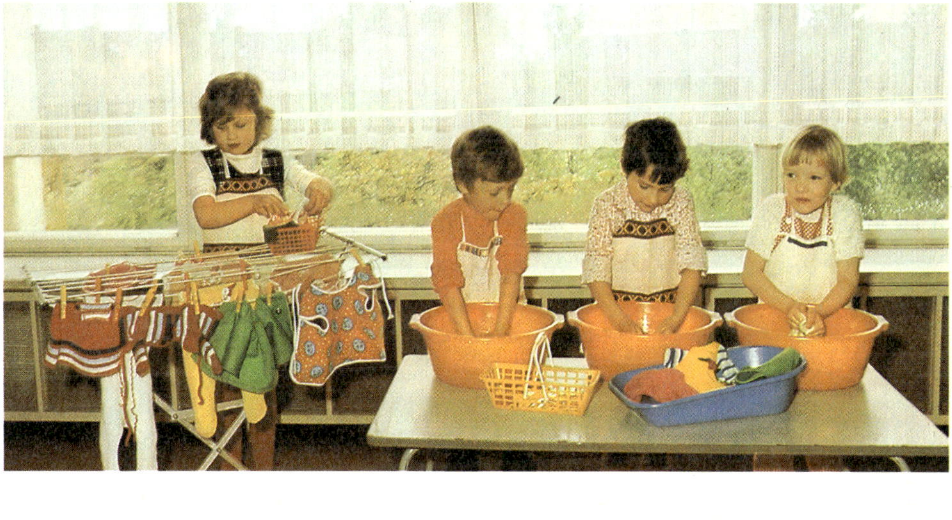

25
26
27

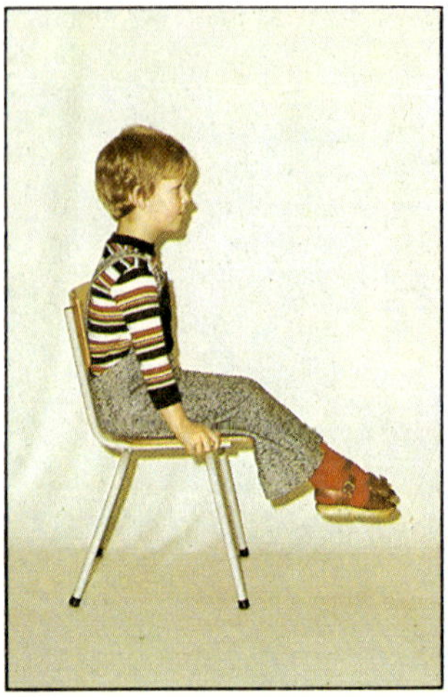

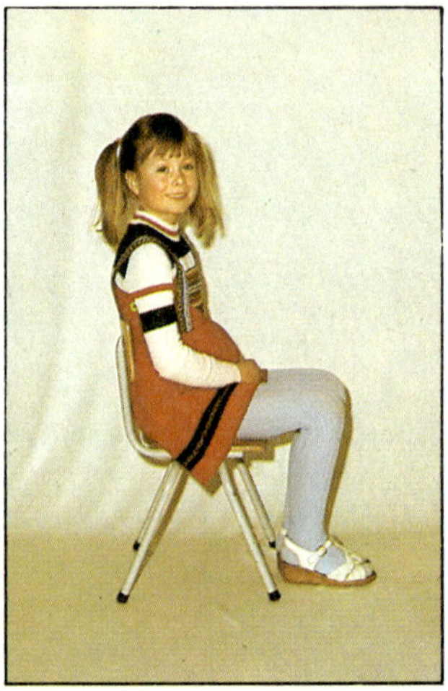

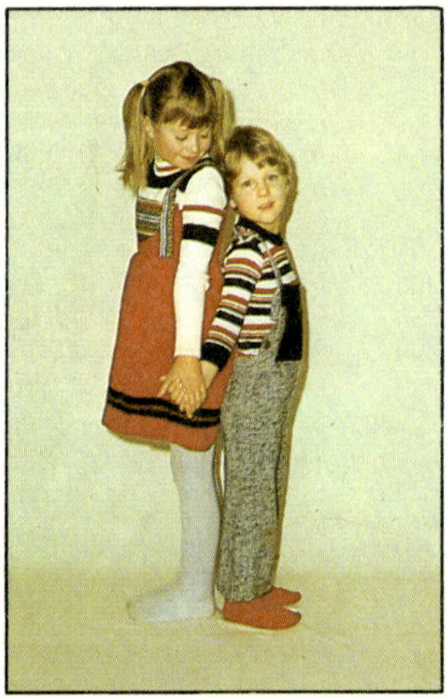

28

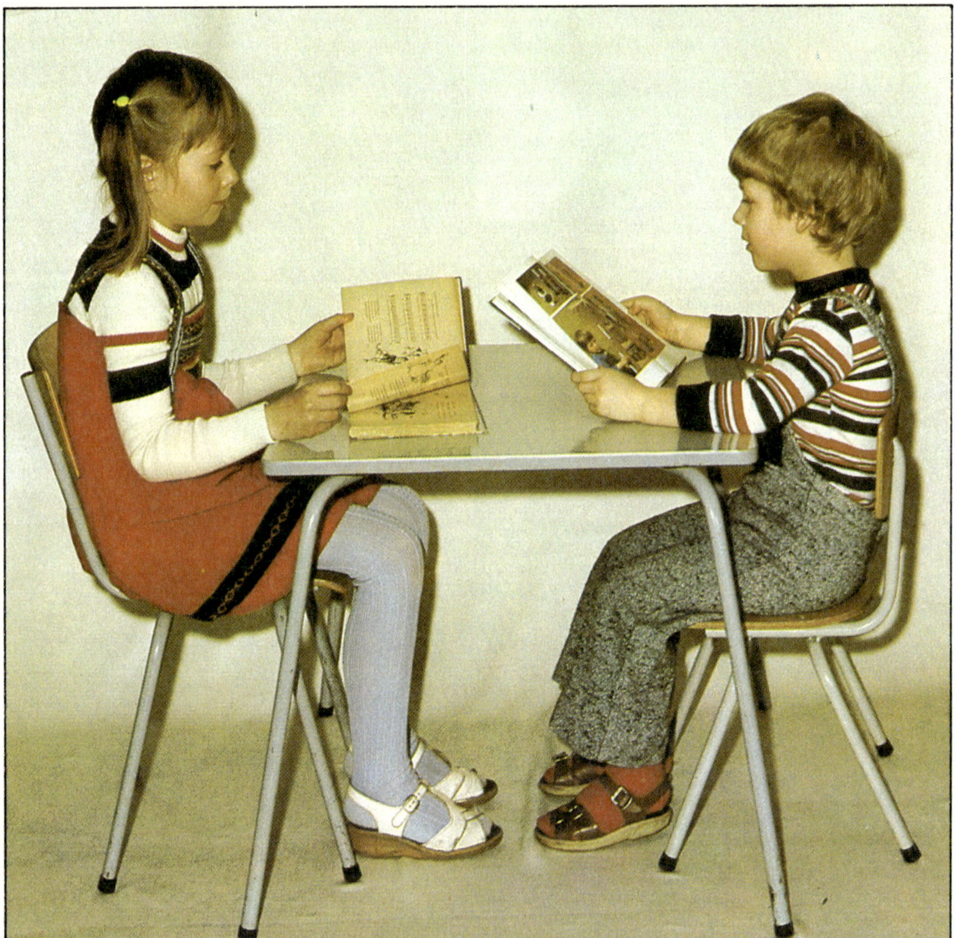

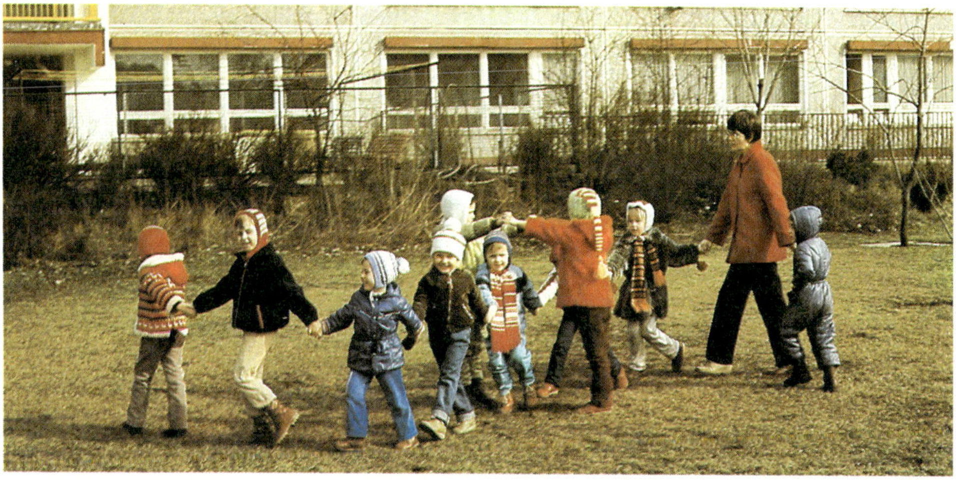

29

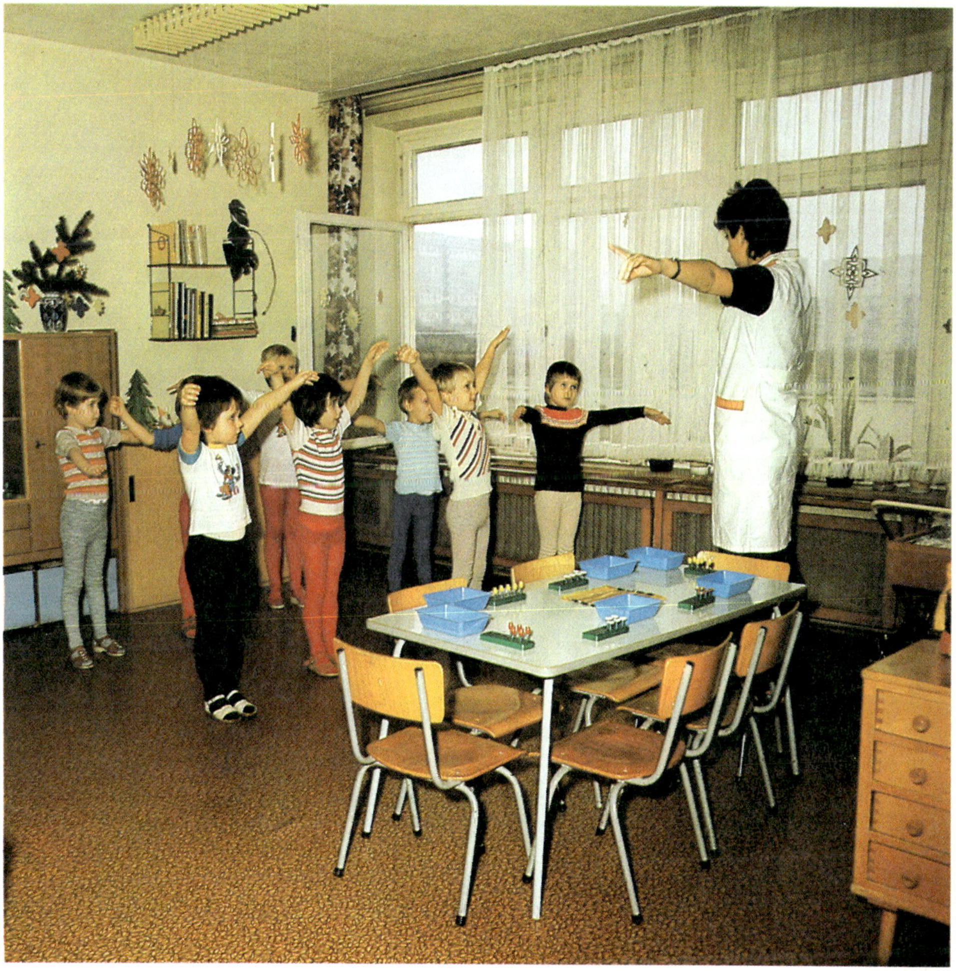

30

31

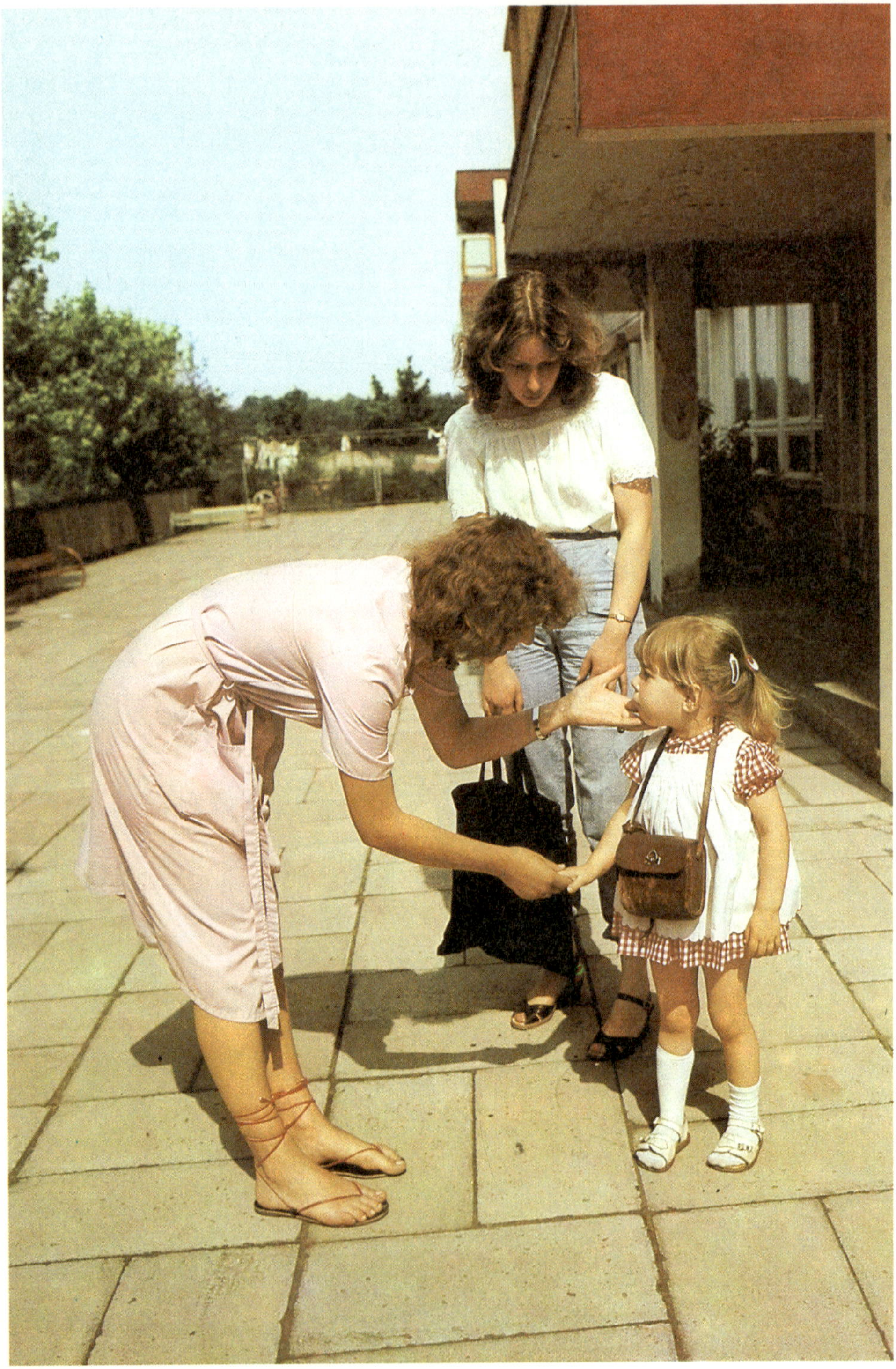

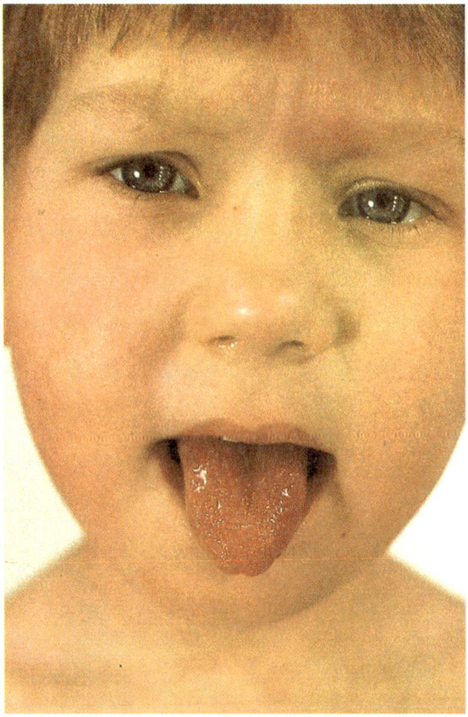

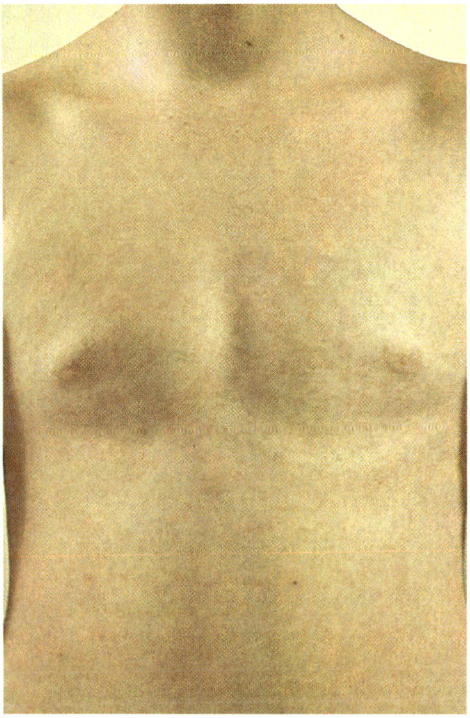

32
34

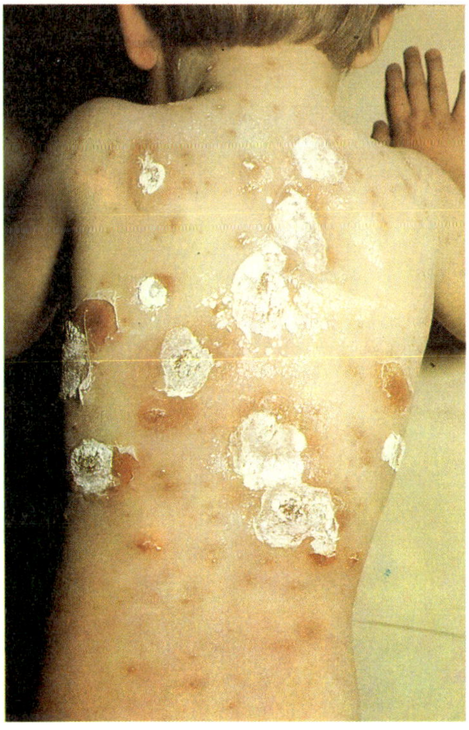

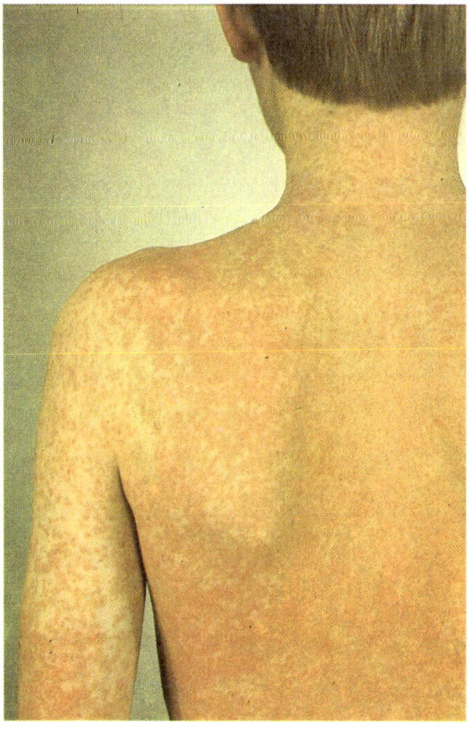

33
35

36

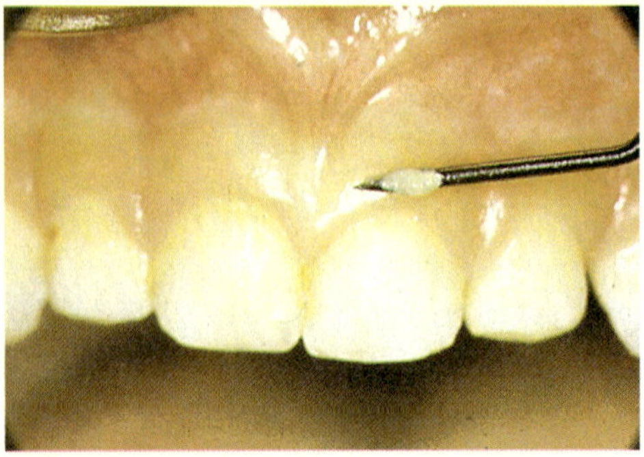

38

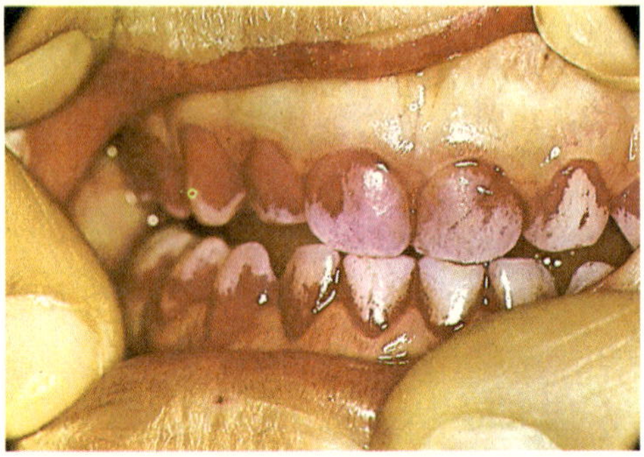

37

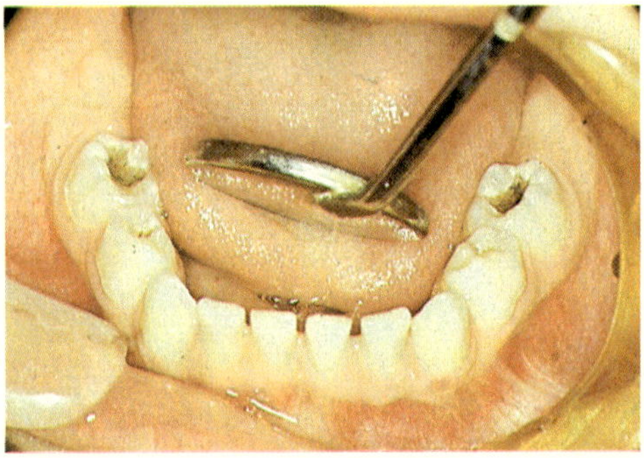

39

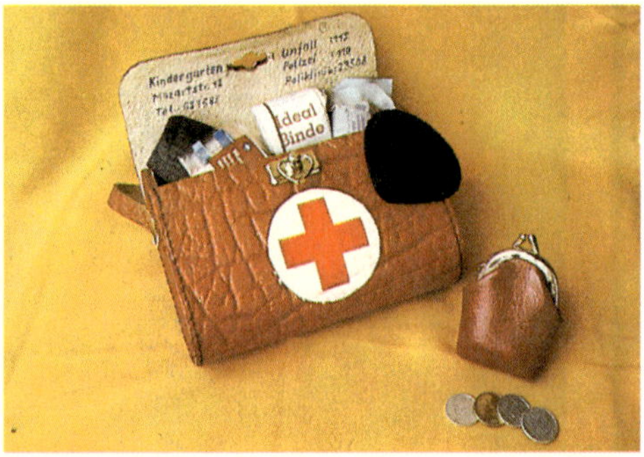

40

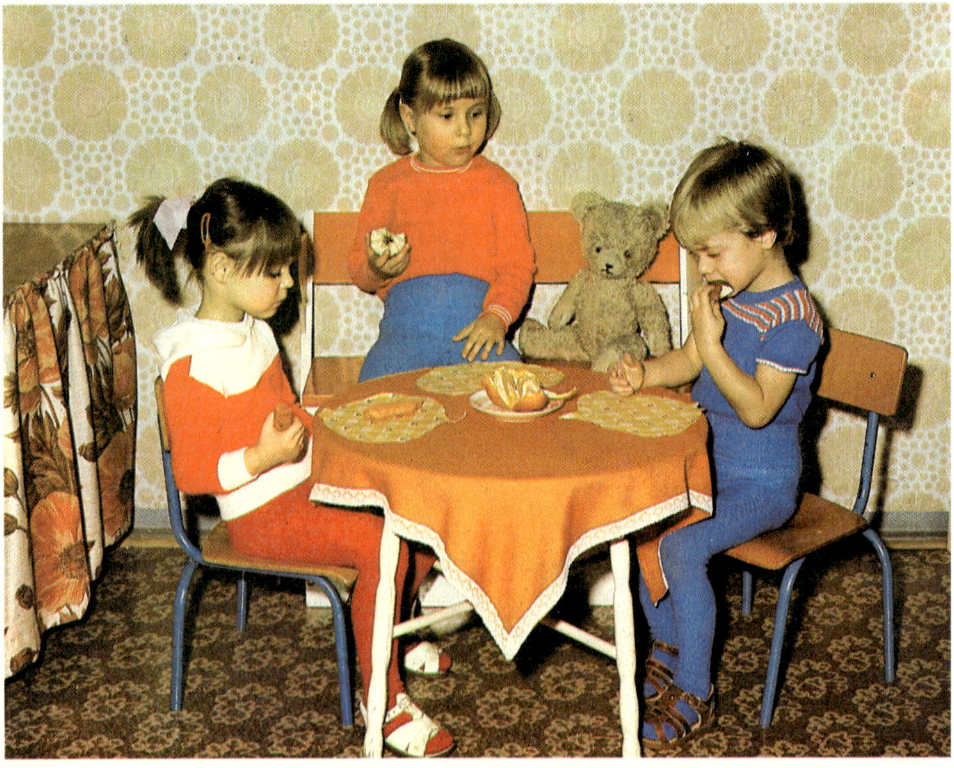

nützlich ist und daß die Kinder zu einem Erfolg kommen« ([47]; S. 132).

Für den Tischdienst bringt die Kindergärtnerin selbst das Geschirr in den Gruppenraum hinein. Das Austeilen von Messern oder Gabeln erfolgt nur in ihrer Anwesenheit. Sehr heißes Essen kann nur von der Kindergärtnerin ausgeteilt werden, eßwarmes dagegen auch von Kindern.

Aus hygienischen Gründen dürfen die Liegen nicht bereits vor der Einnahme des Mittagessens im Gruppenraum aufgestellt werden.

Für den Dienst in der Naturecke ist zu beachten, daß die Kinder die Blumentöpfe vom Boden aus erreichen können (↗ Foto Nr. 21). Ampelpflanzen werden entweder von der Kindergärtnerin gepflegt oder müssen zur Pflege für das Kind abgenommen werden. Es ist unzulässig (Unfallgefahr), die Kinder auf einen Stuhl bzw. auf eine Leiter steigen zu lassen.

> Aus gesundheitlicher Sicht dienen die Arbeitstätigkeiten dem rhythmischen Wechsel von körperlicher und geistiger Tätigkeit, sie schaffen funktionelle Entwicklungsreize. Sie ermöglichen den Wechsel von Leistung und Erholung, wenn sie in einem bestimmten Arbeitsrhythmus ausgeführt werden, physiologisch in den Tagesablauf eingegliedert und dem physiologischen Leistungsvermögen der Kinder angepaßt sind. Durch Motivierung der Arbeit nimmt die Kindergärtnerin Einfluß auf positive emotionale Beziehungen zur Tätigkeit. Diese positiven Emotionen bewirken über das Nervensystem eine allgemeine Funktionssteigerung der Organsysteme und mobilisieren die physischen und psychischen Kräfte des Kindes. Unter diesen Bedingungen leistet auch die Arbeitstätigkeit ihren spezifischen Anteil an der gesunden allseitigen Entwicklung des Vorschulkindes.

3.3.6. Zur Gestaltung der Übergänge

Die Übergänge von einer Organisationsform bzw. Tätigkeit zur anderen sind *fließend, kontinuierlich* zu gestalten, damit keine Wartezeiten für die Kinder entstehen. Jede Form der Untätigkeit steht der Bewegungsaktivität und dem Betätigungsbedürfnis des Vorschulkindes entgegen und führt zu psychischen Spannungszuständen und negativen Emotionen, die sich in Verhaltensabfall, Undiszipliniertheit, vorzeitiger Ermüdung oder Nachlassen der Leistungsbereitschaft bei der nachfolgenden Tätigkeit äußern. Bewegungsmangel und Inaktivität durch Untätigkeit wirken stets entwicklungs- und leistungshemmend und stören das Wohlbefinden der Kinder.

Den Kindern ist die Abfolge des Tages geläufig, sie wissen, welche Organisationsformen oder Tätigkeiten aufeinanderfolgen, und stellen sich darauf ein. Dieser Vorgang sollte von der Kindergärtnerin unterstützt werden, indem sie die Kinder z. B. in die Vorbereitung einer Organisationsform einbezieht. Den Kindern werden Aufträge erteilt, z. B. den Gruppenraum für die Beschäftigung vorzubereiten, Material herbeizuholen, zu ordnen oder wegzuräumen, einander beim Ankleiden zu helfen, eine Unordnung zu beseitigen u. a. Außer gelegentlichen Aufträgen können sie während der Übergänge auch ihre festen Ämter versehen; die Blumen pflegen, den Tisch decken oder abräumen, die Garderobe oder den Waschraum in Ordnung bringen usw.

Es geht darum, die Kinder weitgehend in ihre Lebensgestaltung einzubeziehen. Treten dennoch unvorhergesehen Wartezeiten auf, weil z. B. das Mittagessen verspätet kommt, sollen die Kinder angeregt werden, kurze Spiele zu spielen. Es kommt dabei nicht darauf an, daß sich alle Kinder an diesen Spielen beteiligen. Bei einzelnen Kindern wird manchmal das Bedürfnis nach einem Gespräch mit Spielkameraden, nach Austausch über Erlebnisse größer sein, solchen Bedürfnissen muß ebenfalls Raum gegeben werden. Die Kindergärtnerin muß darauf achten, daß die Übergänge einen Belastungsausgleich zur vorausgegangenen und nachfolgenden Tätigkeit der Kinder bieten.

3.3.7. Zur Gestaltung der Mahlzeiten

Die Gestaltung der Mahlzeiten hat auf das Wohlbefinden und die gesunde Entwicklung des Vorschulkindes entscheidenden Einfluß. Richtige Organisation und überlegte pädagogische Maßnahmen während der Mahlzeiten fördern die Nahrungsaufnahme und haben auch eine große erzieherische Wirkung.
Die Kindergärtnerin hat dafür zu sorgen, daß die Mahlzeiten regelmäßig und zu den festgelegten Zeiten eingenommen werden können. Damit sichert sie Ordnung und Stetigkeit; es kommt im kindlichen Organismus zur Ausbildung eines bedingten Zeitreflexes, die Verdauungssäfte werden rechtzeitig abgesondert und die Aufbereitung der Nahrung wird erleichtert.
Zwischen den Mahlzeiten sollte ein Abstand von etwa 3 1/2 Stunden eingehalten werden, damit die Verdauungssäfte voll wirksam werden können.
Bereits der Vorbereitung auf die Mahlzeiten muß Beachtung geschenkt werden. Die gute Nahrungsaufnahme und der Verdauungsvorgang hängen wesentlich vom Befinden des Kindes, von der Stimmung in der Gruppe, von der Atmosphäre insgesamt ab. Deshalb müssen physische Anstrengungen oder psychische Belastungen unmittelbar vor einer Mahlzeit unbedingt vermieden werden. Die Kinder sollen zur Mahlzeit in einer ausgeglichenen Stimmungslage sein. Die Kindergärtnerin bemüht sich um einen freundlichen und ruhigen Ton und spricht mit den Kindern vor und während der Mahlzeiten betont ruhig. Sie erlaubt den Kindern der mittleren und älteren Gruppe, leise Gespräche mit ihrem Tischnachbarn zu führen, wenn sie mit Essen fertig sind; wird diese Regel eingehalten, brauchen die Kinder ihr Bedürfnis nach Unterhaltung nicht zu unterdrücken.
Das Zimmer muß sauber und gut gelüftet sein; Tische und Stühle sind so anzuordnen, daß eine ungestörte Esseneinnahme möglich ist.
Die Tische werden vor den Mahlzeiten von den dafür verantwortlichen Kindern gedeckt (die pädagogischen Aufgaben dazu sind für die unterschiedlichen Altersgruppen im Programm für dic Bildungs- und Erziehungsarbeit im Kindergarten festgelegt). Ein ästhetisch gedeckter Tisch, der mit einer sauberen Tischdecke oder Platzdeckchen und mit Tischschmuck versehen ist, ruft positive Emotionen hervor.
Durch zweckmäßiges und schön gestaltetes Geschirr wird die Freude auf die gemeinsame Mahlzeit gefördert. Plastgeschirr ist nicht zu empfehlen, da es nach längerem Gebrauch unansehnlich und unhygienisch wird. Es sollte nach und nach durch Porzellangeschirr ersetzt werden. Dieses ist hygienisch einwandfrei und erzieht die Kinder zum sorgsamen Umgang damit.
Für die Mahlzeiten ist ausreichend Zeit einzuplanen, damit alle Kinder in Ruhe, ohne Hast essen können (individuelle Besonderheiten sind zu berücksichtigen).
Das Warten auf das Essen am Tisch sollte auf ein Mindestmaß beschränkt werden, da bei längerem Warten die Bereitstellung von Verdauungssäften und die Nahrungsaufnahme zeitlich nicht mehr zusammenfallen, die Kinder werden unruhig, der Appetit läßt nach.
Langsam essenden Kindern sind die Speisen zuerst zu reichen. Auf langsame Esser sollen die anderen Kinder am Tisch nicht warten müssen. Wenn sie aufgegessen haben, sollten sie die Möglichkeit erhalten, leise aufzustehen und den Tisch zu verlassen; die Kindergärtnerin vereinbart mit den Kindern, was sie tun, bis die anderen Kinder die Mahlzeit beendet haben.
Auch für die langsam essenden Kinder sollte die Dauer der Mahlzeit 20, höchstens 25 Minuten betragen, da sich sonst Unlustgefühle

einstellen und die für die Verdauung notwendige Produktion von Verdauungssäften gedrosselt wird.

Kulturvolle und hygienische Eßgewohnheiten gehören zu einer gesundheitsfördernden Tischatmosphäre.

Die Kinder sind anzuhalten, sauber gewaschen, gekämmt und mit ordentlicher Kleidung am Tisch Platz zu nehmen. Jedes Kind sollte *seinen* Platz haben. Gute Tischsitten und Höflichkeitsformen werden den Kindern bereits von klein auf anerzogen, sie sind von Bedeutung für die gesamte Atmosphäre bei Tisch. So lernen die Kinder, z. B. um Tee zu bitten, sich dafür zu bedanken; sie werden daran gewöhnt, eine ihnen angemessene Portion aufzuessen, den Teller sauber abzuessen und den Tisch nicht zu beschmutzen. Kinder der älteren Gruppen nehmen sich die Speisen selbst und tun sich nur soviel auf, wie sie aufessen können. Die Kinder müssen angehalten werden, die Nahrung *gründlich* mit geschlossenem Mund *zu kauen.* Dadurch wird die Nahrung gut eingespeichelt und Aufbereitungsprozesse können schon in der Mundhöhle beginnen. Es ist deshalb falsch, die Nahrung mit einer großen Flüssigkeitsmenge »hinunterzuspülen« (da Vorschulkinder einen hohen Flüssigkeitsbedarf haben, müssen ihnen während des ganzen Tages, besonders aber zu den Mahlzeiten, ausreichend Getränke angeboten werden [57]; § 8).

Den Kindern soll es zur Gewohnheit werden, lautlos zu essen und zu trinken und nicht mit vollem Mund zu sprechen. Während des Essens soll auf eine gute Haltung geachtet werden. Nach dem Essen waschen sich die Kinder Hände und Mund. Geschirr und Bestecke müssen so beschaffen sein, daß es den Kindern den sachgemäßen Umgang und das Erwerben hygienischer Fertigkeiten und Gewohnheiten ermöglicht. Ist die Tasse z. B. zu schwer, kann das Kind diese nicht zum Mund führen, es führt dann den Mund zur Tasse. Als Bestecke eignen sich Dessertbestecke am besten. Sie entsprechen den Körpermaßen und den Besonderheiten der kindlichen Hand.

Die Kindergärtnerin muß den Kindern die Bedeutung des geforderten Verhaltens erklären und auch auf die Einhaltung der Normen und Regeln achten.

Die Anerziehung der kulturvollen Eßgewohnheiten sollte auch mit den Eltern abgesprochen sein, damit in der Familie die gleichen Forderungen an das Kind gestellt werden und sich beim Kind ein positives Verhalten entwickeln kann. Die Kindergärtnerin sollte die Eltern auch hinsichtlich einer gesundheitsfördernden Frühstücks- und Vesperversorgung beraten und auf deren zweckmäßige Verpackung hinweisen.

Bei richtig organisierten Mahlzeiten, in einer ästhetisch gestalteten und ruhigen Umgebung und bei appetitlich angerichteten Speisen essen die Kinder gut; sie freuen sich auf die Mahlzeiten.

»Schlechten« Essern muß die Kindergärtnerin besondere Aufmerksamkeit schenken. Sie sollte die Ursachen für die Appetitlosigkeit bzw. den geringen Appetit ergründen und gemeinsam mit den Eltern und dem betreuenden Arzt geeignete Maßnahmen zur Überwindung dieses Zustandes festlegen. Die Kinder dürfen keinesfalls zum Essen gezwungen werden, weil dadurch Widerwillen gegen das Essen entstehen kann, und die Abneigung gegen die Nahrungsaufnahme kann sich verfestigen. Solche Kinder werden durch kleine Portionen zum Essen ermuntert. Es ist stets daran zu denken, daß Appetitlosigkeit ein Anzeichen für eine gesundheitliche Störung sein kann.

Manchmal lehnen Kinder Gerichte ab, die sie nicht kennen oder die sie zu Hause nicht zu essen brauchen. Die Kindergärtnerin gewöhnt diese Kinder behutsam an neue Gerichte, sie muß ihnen zureden und sie loben, wenn sie aufgegessen haben. Gegenüber verwöhnten Kindern sollte die Kindergärtnerin dagegen konsequent sein und sie zu einer Verhaltensänderung erziehen.

Das Beispiel guter Esser wirkt oft positiv auf

Kinder mit geringem Appetit. Es kann ohne weiteres angebracht sein, auch unter diesem Gesichtspunkt einmal die Sitzordnung bei Tisch zu verändern und schlechte Esser neben solche Kinder zu setzen, die einen guten Appetit haben.

3.3.8. Zur Gestaltung der Körperpflege

Eine regelmäßige sorgfältige Körperpflege ist für das Kind aus hygienischen und ästhetischen Gründen notwendig. Die Haut, als größtes Organ des Körpers, erfüllt lebenswichtige Funktionen (↗ 2.3.2.), so daß ihre Sauberhaltung eine Grundbedingung für die Unterstützung und Optimierung aller Körperfunktionen ist. Mit der Pflege der Haut und ihrer Anhangsgebilde, Haare und Nägel sowie der Zähne (↗ 2.3.3.3.), wird die Aufnahme von Krankheitserregern und Parasiten verhindert und eine ästhetische Wirkung erzielt. Ein gepflegtes Äußeres erhöht die Selbstsicherheit des Kindes, erleichtert ihm soziale Kontakte und trägt somit zu seinem physischen, psychischen und sozialen Wohlbefinden bei. Das Vorschulkind soll zum gewohnheitsmäßigen Einhalten der Körperpflege erzogen werden, deshalb muß es solche Fähigkeiten, Fertigkeiten und Gewohnheiten (↗ 2. 5.) erwerben, die es ihm ermöglichen, die körperpflegerischen Maßnahmen selbst auszuführen und unter Anleitung durch Kindergärtnerin und Eltern bis zum Schulbeginn einen hohen Grad der Selbständigkeit zu erreichen.

Die regelmäßige Durchführung der Körperpflege zu feststehenden Zeiten ist eine grundlegende Voraussetzung, um bedingte Zeitreflexe herauszubilden, z. B. für die Blasen- und Darmentleerung. Der Tagesablaufplan ist deshalb konsequent einzuhalten und zeitlich mit den anderen Gruppen, welche die Sanitärräume ebenfalls benutzen, abzustimmen.

Ausreichend Zeit ist für die Körperpflege vorzusehen, damit die Kinder in Ruhe Fertigkeiten erwerben und zur sorgfältigen Körperpflege erzogen werden können. Die Kinder der verschiedenen Altersgruppen, aber auch die gleichen Alters, brauchen für die Körperpflege unterschiedlich lange Zeit, diese muß ihnen eingeräumt werden. Die körperpflegerischen Maßnahmen werden deshalb wie die Mahlzeiten oder das Umkleiden auch nach dem Prinzip der fließenden Abwicklung gestaltet([30]; S. 159).

Normgerechte räumliche und materielle Bedingungen fördern die Entwicklung von Gewohnheiten und zunehmender Selbständigkeit (↗ 4.1.2.). Als Beispiele seien genannt

- zweckmäßig und übersichtlich angeordnete Gegenstände,
- gekennzeichnete Utensilien für jedes Kind,
- handliche Größe der Seife, Handtücher, Kämme usw.

Einheitliche Forderungen von allen pädagogischen Mitarbeiter müssen garantiert werden. Sie beziehen sich z. B. auf Einhaltung der Regeln für

- die Toilettenbenutzung,
- die Reihenfolge der Tätigkeiten im Waschraum,
- die Ausführung der Teilhandlungen,
- den richtigen Umgang mit Wasser und den Waschutensilien,
- das Verhalten in den Sanitärräumen,
- das Verhalten untereinander (sich gegenseitig beim Zuknöpfen der Ärmelbündchen helfen u. a.).

> Die Wahrung des Prinzips der Stabilität und Regelmäßigkeit bei der Durchführung der Körperpflege ist Voraussetzung für das Herausbilden dynamischer Stereotyps als physiologische Grundlage der Fertigkeiten und Gewohnheiten sowie für das Aneignen der Regeln des Handelns und Verhaltens.

Die zunehmende Befähigung zur Selbstbedienung, der Grad der Normverinnerlichung bis hin zur selbständigen Entscheidung was getan, wann und wie etwas getan werden muß, wird vor allem von der *zielgerichteten pädagogischen Führung* der Kinder bei der Körperpflege bestimmt (↗ 2.5.2.). Die Kindergärtnerin fördert den Aneignungsprozeß durch überlegtes methodisches Vorgehen (↗ 2.6.2./Bsp. S. 65) unter Beachtung der Stufen der Aneignung (↗ 2.6.3.).

In einer jüngeren Gruppe werden bei der Körperpflege das Bekanntmachen mit Verhaltensregeln, die konkrete Anleitung und Kontrolle, die direkte Hilfe und das anspornende Lob im Vordergrund stehen. Das Vorbild der Kindergärtnerin als Verhaltensmuster ist besonders wichtig.

In der mittleren Gruppe werden die Verhaltensregeln erweitert bzw. gefestigt. Die Kindergärtnerin kontrolliert dann vorwiegend die Ausführung der Körperpflege, gibt individuelle Hinweise, wertet und regt die Kinder zur Selbstkontrolle und gegenseitigen Hilfeleistung an.

In der älteren Gruppe verfügen die Kinder über eine Reihe von Fertigkeiten, Gewohnheiten, Kenntnissen und Wertvorstellungen. Die Kindergärtnerin achtet auf selbständige und sorgfältige Körperpflege, erinnert bei Bedarf an das Einhalten der Regeln oder an Versäumtes. Sie entwickelt die gegenseitige Kontrolle der Kinder, indem sie z. B. den Waschraumdienst mit Kontrollaufgaben betraut und gemeinsam mit den Kindern Wertungen vornimmt.

Wenn es die räumlichen Bedingungen erlauben (bei Doppelgruppeneinheiten ↗ 4.1.1.), sollten die Kinder, sobald sie mit den Räumlichkeiten und den wesentlichen Verhaltensregeln vertraut sind, nicht mehr in der geschlossenen Gruppe zu den Sanitärräumen geführt werden. Das erhöht ihre Selbständigkeit, schafft fließende Übergänge und schließt Wartezeiten aus.

Bedenkt man, daß die Körperpflege die Organisationsform ist, die sich am häufigsten wiederholt (acht- bis neunmal am Tag), so wird deutlich, daß sie von den Kindern als uninteressant, als lästig empfunden werden kann. Läuft sie stets gleichförmig ab, stellen sich die Kinder schon zu stark auf die nachfolgenden interessanten Tätigkeiten wie Beschäftigung, Spiel im Freien o. a. ein und führen die Körperpflege flüchtig oder nur teilweise aus, um schneller fertig zu sein. Die Kinder müssen deshalb immer wieder motiviert und durch Lob, Wertung und durch eine abwechslungsreiche Gestaltung stimuliert werden.

Die Beachtung des Prinzips der Abwechslung und Vielseitigkeit ist bei der Gestaltung der sich täglich häufig wiederholenden Körperpflege besonders notwendig, um das Interesse und die freudige Bereitschaft der Kinder für diese Tätigkeit zu erhalten und ihr Bedürfnis nach Sauberkeit und einem gepflegten Äußeren weiterzuentwickeln.

4. Materielle und hygienische Grundanforderungen zur Sicherung der gesunden und harmonischen Entwicklung der Kinder

4.1. Gesundheitsfördernde Ausstattung und Gestaltung des Gruppenbereiches

Bei der Projektierung und Ausstattung neuer Kindergärten sind die materiell-räumlichen Bedingungen von vornherein gesichert. Erkenntnisse, die sich aus pädagogisch-psychologischen als auch aus medizinisch-hygienischen und ästhetischen Gesichtspunkten ergeben, werden zugrunde gelegt.
Für die Rekonstruktion und Modernisierung älterer Kindergärten sind die Typenbauten eine wesentliche Orientierung für zweckmäßiges, auf das gesunde Aufwachsen der Kinder gerichtetes Umgestalten. Die Forderungen der Projektierungsrichtlinie [65] und des Rahmenausstattungsplanes [66] sind sinngemäß anzuwenden. Alle die Sicherheit betreffenden Fragen gelten uneingeschränkt für alle Einrichtungen.
Aus pädagogisch-funktionellen und hygienischen Erwägungen heraus hat es sich bewährt, die Räumlichkeiten für je zwei Kindergruppen zu einer Funktionseinheit zusammenzufassen. Zur Funktionseinheit einer Doppelgruppe gehören zwei durch eine Tür miteinander verbundene Gruppenräume, ein gemeinsamer Waschraum mit WC und ein Garderobenraum. Eine solche räumliche Abgrenzung bietet gute Voraussetzungen für einen ruhigen, ungestörten, harmonischen Tagesablauf. Im Bedarfsfall ist eine kurzzeitige Aufsicht beider Gruppen durch eine Kindergärtnerin möglich. Das könnte z. B. während des Mittagsschlafes der Fall sein. Wenn die Kinder eingeschlafen sind, kann die Schlafwache von einer Kindergärtnerin für beide Gruppen übernommen werden, denn es ist ihr möglich, bei geöffneter Verbindungstür alle Kinder zu überblicken.
Diese räumliche Bedingung ist auch für den Tagesbeginn und den Tagesausklang der Kinder günstig. Sie können in dieser Zeit unter der Aufsicht der ihnen vertrauten pädagogischen Kräfte in den gewohnten Räumlichkeiten tätig sein.

> Das Vorhandensein normgerecht ausgestatteter Räume und gebäudetechnischer Ausrüstungen allein gewährleistet noch nicht die optimalen Entwicklungsbedingungen für die Kinder. Es gilt, die vorhandenen materiellen Bedingungen voll zu nutzen, auf Abweichungen vorgegebener Normative verantwortungsbewußt zu reagieren und das Leben der Kinder im Kindergarten nach festen Regeln der gesunden Lebensweise und hygienischen Prinzipien zu gestalten und zu überwachen.

Die Aufteilung der Räume in Funktionseinheiten bietet auch beim Auftreten einer Infektionskrankheit die Möglichkeit, die Gruppen teilweise zu isolieren und somit die Ausbreitung der Krankheit auf andere Gruppen weitgehend zu verhindern.
Alle nachfolgend aufgeführten Normative sind der Projektierungsrichtlinie und dem Rahmenausstattungsplan entnommen. Sie sind für alle Kindergärten verbindlich.

4.1.1. Gruppenraum

Im Gruppenraum müssen alle materiellen Bedingungen für abwechslungsreiches, interessantes Spielen und Lernen, für das Verrichten von Arbeitstätigkeiten, für das kulturvolle Einnehmen der Mahlzeiten und für den erholsamen Mittagsschlaf gegeben sein. Er ist der Wohn- und Lebensbereich für 18, zeitweilig für 21 Kinder. Der Gruppenraum muß so bemessen sein, daß pro Kind 2,1 m² bis 2,5 m² Fläche gewährleistet werden.
Für jede Kindergruppe werden 21 Kinderstühle, 4 bis 5 rechteckige Kindertische, 21 Kinderliegen und 3 Liegenregale und ausreichend Schränke und Regale zur Aufbewahrung des Spiel- und Beschäftigungsmaterials benötigt.
Stühle und Tische müssen den unterschiedlichen Körpergrößen der Kinder entsprechen, damit die Kinder bei unbedingt am Tisch zu verrichtenden Tätigkeiten eine bequeme und gesunde Sitzhaltung einnehmen können. Kinderstühle und -tische können in vier verschiedenen Größen vom Staatlichen Kontor für Unterrichtsmittel und Schulmöbel (SKUS) bezogen werden. In diesem durch starke Entwicklungs- und Wachstumsprozesse geprägten Alter haben die Sitzmöbel einen besonderen Einfluß auf die Herausbildung einer guten Körperhaltung; Schäden am Halte- und Bewegungsapparat manifestieren sich vorwiegend im Vorschulalter.
Bedingt durch die unterschiedliche Größe der Kinder einer Altersstufe und das rasche Längenwachstum, ist es erforderlich, die Übereinstimmung der Körpergröße mit der Stuhl- und Tischhöhe halbjährlich zu überprüfen und zu sichern, daß jedem Kind das erforderliche größengerechte Gestühl zur Verfügung steht ([57]; Anlage 1 zu § 31).

> Eine normale Sitzhaltung nehmen die Kinder ein, wenn sie beide Füße voll auf den Fußboden aufsetzen, die Oberschenkel zu zwei Drittel auf der Sitzfläche aufliegen, damit die Vorderkante des Sitzes nicht in die Kniekehlen drückt. Ferner soll die Stuhllehne den Rücken unterhalb der Schulterblätter abstützen, jedoch nicht federn. Zwischen Tischplatte und Oberschenkeln muß ausreichend Bewegungsraum vorhanden sein. Beim Arbeiten am Tisch sollen die Ellenbogen und Unterarme bequem auf die Tischplatte aufgelegt werden können. Der angemessene Abstand zwischen Brustkorb und Tischkante gewährleistet, daß die inneren Organe in ihrer Funktion nicht behindert werden (↗ Fotos Nr. 25–28).

Bei zu hohen Stühlen hängen die Füße der Kinder bei angelehntem Rücken in der Luft, »die Unterschenkel unterstützen den Körper nicht, sondern belasten ihn durch Zug. Das Gesamtgewicht des Körpers konzentriert sich auf das Gesäß. Diesen Druck kann das Kind nicht lange ertragen. Es wird nach vorn rutschen, bis die Füße auf dem Fußboden Halt bekommen. In dieser Haltung wird der Halteapparat einseitig beansprucht. Die unbequeme Sitzhaltung führt zu Unruhe und beeinträchtigt die Aufmerksamkeit des Kindes«([2]; S. 63).
Die Liege für den Mittagsschlaf muß mit fester Liegefläche, wärmender Unterlage sowie einer Decke und einem Kissen ausgerüstet sein. Die feste Liegefläche ist eine weitere wichtige Voraussetzung für die gesunde Haltungsentwicklung des Kindes. Kissen und

Decken müssen für jedes Kind getrennt im Liegenregal aufbewahrt werden. Damit sie immer nur vom gleichen Kind benutzt werden, müssen Liege und Bettzeug gekennzeichnet sein. Zur Aufbewahrung der Liegen sind *Liegenregale* vorgesehen. Sie werden mit einem Vorhang versehen, damit die Luftzirkulation gewährleistet ist (↗ Foto Nr. 14).
Zur Grundausstattung gehört ausreichend Bettwäsche, so daß diese regelmäßig gewechselt werden kann. Im Bedarfsfall muß der Wäschebestand auch zwischenzeitlich das Wechseln der Bettwäsche für einzelne Kinder ermöglichen.
Kombinierfähige Schränke und Regale zur Aufbewahrung des Spiel- und Beschäftigungsmaterials sind ebenfalls vom Staatlichen Kontor für Unterrichtsmittel und Schulmöbel (SKUS) zu beziehen. Sie sind der Größe der Kinder angepaßt, so daß die Kinder alle Spielmaterialien bequem erreichen können.

> Tische, Stühle und Liegen werden stark beansprucht und unterliegen daher einem relativ raschen Verschleiß. Deshalb muß die Kindergärtnerin deren Zustand regelmäßig überprüfen und die Kinder zum pfleglichen Umgang damit anhalten. Schadhaftes Mobiliar muß sofort ausgesondert und repariert werden.

Die farbliche Gestaltung des Gruppenraumes übt starke Reize auf die Kinder aus. Wie andere materielle Bedingungen auch, beeinflußt sie nicht nur das physische Leistungsvermögen, sondern wirkt im gleichen Maße auf das psychische Wohlbefinden und ästhetische Empfinden des Kindes. Die Farbgebung des Gruppenraumes muß dem kindlichen Empfinden Rechnung tragen. Sie soll die Funktion des Raumes berücksichtigen sowie Ordnung und Klarheit vermitteln. Decken, Wände, Fußbodenbeläge, Raumtextilien und Möbel sind farblich aufeinander abzustimmen. Dekor und Design sollten sparsam eingesetzt werden und müssen sich gestalterisch in den gesamten Raum einordnen. Es empfiehlt sich, die Wandflächen möglichst in ruhigen und zurückhaltenden Pastelltönen, insbesondere zartgelb und orange zu gestalten. Zurückhaltende Farbtöne bringen auch Bilder, Pflanzen u. a. gestalterische Elemente zur Geltung, auffällige Muster rufen Unruhe hervor (↗ Fotos Nr. 8, 10, 17, 30, 40).
Laut Projektierungsrichtlinie müssen die Wandoberflächen der von Kindern benutzten Räume bis 1650 mm über Oberfläche Fußboden abwaschbar und desinfizierbar sein. Die Verwendung heller unauffälliger Tapeten mit Latexanstrich entspricht hygienischen und auch ästhetischen Erfordernissen.
Fußböden müssen eine trittsichere Oberfläche haben, feucht bis naß leicht zu reinigen und zu desinfizieren sein, mit wisch- und stoßfesten Fußboden- und Wandanschlüssen versehen sein (die Ausbildung als Hohlkehle ist anzustreben); wasserfest verklebte PVC-Beläge, deren Nähte zu verschweißen sind, entsprechen den Anforderungen.
Textile Fußbodenbeläge sind aus hygienischen Gründen nicht zulässig. Weil der Gesamteindruck eines Raumes wesentlich vom Fußboden mitbestimmt wird, sollte er möglichst hell und neutral sein. Dadurch wirkt der Raum ruhig, und auf dem Fußboden befindliche Gegenstände, vor allem Spielsachen, werden deutlich sichtbar; insbesondere kann die Sauberkeit des Fußbodens jederzeit beurteilt werden. Geeignete Farbtöne sind beige, hellgrau, graugrün. Stark gemusterte Fußbodenbeläge sind für Gruppenräume nicht geeignet.
Für Raumtextilien (wie z. B. Vorhänge für die Liegenregale und Fenster) sollten Stoffe verwendet werden, die sich gut reinigen und pflegen lassen. Mehrmals gewaschene oder gereinigte Textilien sollten nichts von ihrer ästhetischen Wirkung eingebüßt haben. Raumtextilien wie auch die Fußbodenbeschaffenheit und Möblierung haben auch eine lärmdämmende Funktion.

4.1.2. Sanitärräume

Zum Wohn- und Lebensbereich gehören weiterhin die Sanitärräume. Zur Befriedigung elementarer Lebensbedürfnisse und für die Erziehung der Kinder zur selbständigen Sauberhaltung und Pflege des Körpers und zur Anerziehung und Festigung hygienisch richtigen Verhaltens spielen diese Räumlichkeiten eine wichtige Rolle.

Der Waschraum

Zur ordnungsgemäßen Ausstattung des Waschraumes gehört für jeweils 6 Kinder 1 Handwaschbecken in der Abmessung 500 mm × 310 mm. Diese Waschbecken werden für alle Altersstufen in einer Höhe von 550 mm (von Oberfläche Fußboden bis Oberkante Waschbecken) angebracht. Den Kindern muß bei der Ausübung der körperpflegerischen Handlungen eine gute Körperhaltung und das bequeme und sichere Ausführen derselben möglich sein (↗ Foto Nr. 19). Dabei muß auch der Größenunterschied der Kinder in den Altersgruppen beachtet werden. Zu hoch angebrachte Waschbecken erschweren das Erlernen des Händewaschens. Gegebenenfalls muß in jüngsten Gruppen der Höhenunterschied durch Roste ausgeglichen werden, denn das Hochhalten der Arme strengt die Kinder an und das an den Armen herablaufende Wasser ist ihnen unangenehm.

In jedem Waschraum muß eine Kalt- und Warmwasserversorgung vorhanden sein, nur so sind die gründliche Körperreinigung, die Entwicklung des Bedürfnisses nach Sauberkeit und Wasseranwendungen im Rahmen von Abhärtungsmaßnahmen möglich. Auch außerhalb der Heizperiode muß die Warmwasserversorgung im Kindergarten gesichert sein. Die Temperatur des Wassers darf höchstens 45 °C betragen, wenn es aus den Wasserhähnen kommt.

Für die selbständige Körperpflege brauchen die Kinder eine milde Kinderseife in handlichem Format und weiche, farblich ansprechende Handbürsten aus Plast zur Nagelpflege.

Persönliche Wasch- und Pflegeutensilien, wie Kämme, Handtücher, Seiflappen und Nagelreiniger, *müssen gekennzeichnet sein,* um ein Verwechseln auszuschließen. Dazu müssen Verzeichnisse mit Namen und Bildchen der Kinder im Waschraum aushängen, damit die Gruppenleiterin, aber auch die Vertretung in der Lage ist, die Kinder beim Ordnunghalten zu unterstützen und zu kontrollieren.

Für die Aufbewahrung der Handtücher haben sich regalähnliche Vorrichtungen bewährt (↗ Foto Nr. 13), die das gegenseitige Berühren verhindern. Durch diese Art der Aufbewahrung und den wöchentlichen Wechsel wird Infektionen vorgebeugt. Die Handtuchhaken sollten aus Plast sein und keine scharfen Kanten haben, damit die Kinder sich nicht verletzen. Sie dürfen nicht zu hoch angebracht werden; denn jedes Kind soll sein Handtuch selbst abnehmen und wieder anhängen können. In jeden Waschraum gehören *Spiegel* (Naßraumspiegel), damit die Kinder ihre Haar- und Gesichtspflege selbständig durchführen und kontrollieren können. Jeder Waschplatz ist mit einem Spiegel 400 mm × 500 mm auszustatten, wobei die Unterkante des Spiegels 150 mm über der Oberkante des Handwaschbeckens anzuordnen ist (↗ Fotos Nr. 15, 19).

Zur Reinigung und Pflege der Fingernägel erhalten die Kinder der mittleren und älteren Gruppe Nagelreiniger aus Plast und Zellstoffläppchen, die nur unter Aufsicht der Kindergärtnerin zu benutzen sind.

Bei rauhen Witterungsbedingungen, intensiver Sonnenstrahlung und nach starker Entfettung der Haut, z. B. nach Arbeiten im Garten, benötigen die Kinder eine fettende Hautcreme mit heilenden Zusätzen, z. B. Kamillencreme. Auch eine *Haartüte* sollte für die Kinder in erreichbarer Höhe im Waschraum aufgehängt werden.

Vorhandene *Duschen* sollten für die tägliche Körperpflege und für Abhärtungsmaßnahmen genutzt werden. Während sich für die Körperreinigung z. B. nach der Turnbeschäftigung feststellbare Duschköpfe eignen, sind für abhärtende Maßnahmen Schlauchbrausen geeigneter (↗ Foto Nr. 16). Um Fußpilzerkrankungen vorzubeugen, sind Plastmatten zu verwenden. Das Auslegen von Holzrosten ist verboten.

Die WC-Anlage

In der WC-Anlage eines Gruppenbereiches muß für jeweils 9 Kinder ein Abortsitz vorhanden sein. WC-Becken für Vorschuleinrichtungen sind normiert und haben eine einheitliche Sitzhöhe von 320 mm. Für sehr kleine und ängstliche Kinder der jüngsten Gruppe empfiehlt sich die Anschaffung eines Toilettenbrilleneinsatzes. Die Zugketten der Spülung müssen von den Kindern zu erreichen sein, gegebenenfalls müssen sie verlängert werden.

Der Abstand der Toiletten bei Reihung beträgt 600 mm. Zwischen den einzelnen WC-Becken sind Schamwände erforderlich (↗ Foto Nr. 15).

Die Wände in den Wasch- und Duschräumen sowie in den WC-Anlagen müssen abwaschbar und desinfizierbar sein. Sie sollten deshalb in sparsamer Weise gefliest oder mit einer gleichwertigen Oberfläche versehen werden. Latexanstriche entsprechen in Sanitärräumen nicht den Erfordernissen. Die Kindergärtnerin muß dafür sorgen, daß immer Toilettenpapier vorhanden ist und die Kinder ordnungsgemäß damit umgehen lernen. Kinder der jüngsten Gruppe brauchen dabei noch die Hilfe der Kindergärtnerin.

Im Sanitärbereich sollte auch ein Abfallbehälter mit Deckel für benutzte Zellstofftaschentücher aufgestellt werden, aus hygienischen Gründen dürfen diese keinesfalls in den Papierkorb geworfen werden.

Der gesamte Sanitärbereich muß von der Kindergärtnerin gut überschaubar sein. Die Belüftung in diesen Räumen erfolgt direkt über das Fenster, Zugluft muß unter allen Umständen vermieden werden. Für Wasch- und Duschraum soll die Raumlufttemperatur 22 °C betragen.

Im Sanitärbereich muß die größte Sauberkeit herrschen. Die Sanitärräume, einschließlich der Wasch- und Toilettenbecken, sind täglich einmal von der verantwortlichen Reinigungskraft zu säubern und zu desinfizieren (↗ 5.1.1.; 5.1.2.).

> In jedem Kindergarten ist dafür Sorge zu tragen, daß die Ausstattungsnormen für Sanitäreinrichtungen in Toiletten und Waschräumen eingehalten werden.

4.1.3. Garderobenraum

Für das Wechseln der Schuhe, die hygienische und übersichtliche Aufbewahrung der Kleidung, Schuhe und Turnbeutel müssen geeignete Garderobenregale vorhanden sein. Sie müssen für jedes einzelne Kind gut erreichbare Fächer für die Ablage der Mütze, der Handschuhe, des Schals, der langen Hosen oder auch der Wechselkleidung haben. Haken und auch Kleiderbügel haben sich zum Aufhängen der Oberbekleidung bewährt. Es muß gewährleistet sein, daß in den Garderobenräumen *Sitzbänke* vorhanden sind, auf die sich die Kinder beim Wechseln der Schuhe setzen können und die ihnen das Zusammenlegen von Kleidungsstücken ermöglichen. Das *Garderobenregal* sollte mit einem Vorhang versehen werden. Er ermöglicht die Belüftung und verleiht dem Raum ein ästhetisches Aussehen (↗ Foto Nr. 17).

> Die materiellen und hygienischen Bedingungen in der Garderobe sind Voraussetzungen für das Erlernen des selbständigen und zügigen An- und Auskleidens in der richtigen Reihenfolge und die Gewöhnung an den pfleglichen und hygienischen Umgang mit der Kleidung.

4.1.4. Isolierraum/Isoliermöglichkeiten

Es ist zweckmäßig, in Kindergärten ab vier Gruppen einen Isolierraum oder in kleineren Kindereinrichtungen andere Isoliermöglichkeiten einzurichten, damit akut erkrankte oder krankheitsverdächtige Kinder bis zum Abholen durch die Eltern oder bis zum Eintreffen des Arztes von den anderen Kindern abgesondert werden können. Wird ein Kind isoliert, muß die Aufsicht in jedem Falle gesichert sein.

Trotz strenger hygienischer Anforderungen an diesen Raum sollte der Eindruck eines sterilen Krankenzimmermilieus vermieden werden. »Das durch das Kranksein physisch und durch die Absonderung von der Gruppe auch psychisch belastete Kind soll sich im Isolierraum wohl fühlen können. Pastellfarbene Wände, die bis zu 1500 cm Höhe abwaschbar und desinfizierbar sein müssen, ein wohnlich gestaltetes Fenster und eine freundliche, beruhigende und ablenkende Wandgestaltung sind für den Isolierraum durchaus erlaubt... Einzelne Spielsachen, die mit Desinfektionslösung behandelt werden können, sollten nicht fehlen. Eine kleine Puppe lenkt das Kind z.B. ab und läßt es sich weniger einsam fühlen« ([4]; S. 171).

Das Isolierzimmer sollte mit einer Liege bzw. mit einem Bett und der dazu gehörenden Bettwäsche und einer Waschgelegenheit ausgestattet sein. Ferner sollte für Kinder, die der Bettruhe nicht unbedingt bedürfen, ein Kindertisch und -stuhl vorhanden sein.

Für die das isolierte Kind betreuende Person sollte ein kochbarer Kittel in diesem Raum vorhanden sein. Er wird nur während der Pflege und Betreuung im Isolierraum getragen und beim Verlassen desselben dort abgelegt.

Der Zugang zu diesem Raum ist während der Zeit der Isolierung für andere Kinder und Erwachsene nicht gestattet, um der Ausbreitung einer möglichen Infektionskrankheit vorzubeugen.

War der Isolierraum von einem kranken Kind belegt, muß danach eine umfassende Desinfektion (↗ 5.1.2.) vorgenommen werden.

Es ist angebracht, die *Hausapotheke* mit Material für Erste-Hilfe-Leistungen im Isolierraum unterzubringen, sie kann aber auch im Leiterin- oder Erzieherinnenzimmer deponiert werden.

Inhalt der Hausapotheke

- Wund- und Rollpflaster verschiedener Breiten
- Verbandmull
- sterile Mullkompressen
- Mull- und elastische Binden verschiedener Breiten
- Watte, Zellstoff
- Fieberthermometer
- Holzspatel, Splitterpinzette, Schere, Sicherheitsnadeln
- Nierenschale, Einnahmeglas
- Armtragetuch, Augenklappe.

Die Leiterin muß dafür sorgen, daß der betreuende Arzt das Material regelmäßig kontrolliert und evtl. die Anschaffung ergänzender Mittel festlegt.

4.2. Sicherung gesundheitsfördernder raumklimatischer Bedingungen

Das Wohlbefinden und die Leistungsfähigkeit der Kinder wird – zumal sie sich täglich über viele Stunden in ihren Gruppenräumen aufhalten – wesentlich vom Raumklima beeinflußt. Ordnungsgemäße Raumluftverhältnisse spielen aber auch unter den vielfältigen gesundheitsfördernden Maßnahmen zur Erhöhung der Widerstandsfähigkeit des kindlichen Organismus gegen die unspezifischen Infekte der oberen Luftwege eine große Rolle. So sind die Raumluftbedingungen nicht nur für das tägliche körperliche und geistige Wohlbefinden von Bedeutung,

sondern langzeitig eine Grundvoraussetzung für die gesunde Entwicklung der Kinder.
Die Raumluftbedingungen werden von den Faktoren Lufttemperatur, Luftfeuchte, Temperatur der Umschließungsflächen und der Windgeschwindigkeit, also der Luftbewegung im Raum, bestimmt. Durch äußere Einflüsse, wie z. B. Außentemperatur und Sonneneinstrahlung, durch bauphysikalische Bedingungen, aber auch bedingt durch den Aufenthalt vieler Kinder in einem Raum, verändern sich die Zusammensetzung der Raumluft und die Temperatur sehr rasch. Deshalb muß die Kindergärtnerin durch ein entsprechendes Be- und Entlüftungsregime und die Regulierung der Wärmeabgabe über die Heizkörperoberflächen laufend für ordnungsgemäße Raumluftbedingungen sorgen.

4.2.1. Raumtemperatur, Lüftung, Heizung

Die wichtigste Komponente des Raumklimas ist die *Raumtemperatur.* Für den Kindergarten gelten folgende Richtwerte für Raumtemperaturen:

Raumbezeichnung	Raumtemperatur in °C
Gruppenraum	20
Garderobenraum	20
Waschraum/WC	22
Dusche	22
Isolierraum/Schleuse	20
Mehrzweckraum	20
Flure und sonstige Verkehrsflächen	18

Die Temperatur im Gruppenraum verändert sich infolge der Abgabe von Wärme über die Haut und Atemorgane ständig. In normal beheizten Räumen kann der Richtwert durch die Belüftung relativ konstant gehalten werden. Kurzzeitiges Absinken der Temperatur durch gründliches Lüften wird in kurzer Zeit wieder ausgeglichen und schadet den Kindern nicht.
Aus energetischen Gründen sollte während der Heizperiode von einer Dauerbelüftung Abstand genommen werden, auch dann, wenn durch gegenüberliegende Fenster eine zugfreie Querlüftung möglich wäre. Statt dessen ist während der Heizperiode durch *kurzzeitiges weites Öffnen der Fenster* zu lüften, wobei sich der Luftaustausch bei großem Temperaturgefälle zwischen Außen- und Innentemperatur sehr rasch, bereits in 1/2 bis 1 Minute vollzieht. Die beim Öffnen der Fenster eindringende kalte Luft breitet sich zunächst auf Grund ihrer höheren Dichte über dem Boden aus. Diese Zone kalter Luft über dem Boden mit erhöhten Luftbewegungen (Windgeschwindigkeiten bis zu 0,5 m/sec) wird von Erwachsenen häufig gar nicht wahrgenommen, kann aber bei den im Einfallsbereich der Kaltluft am Boden spielenden Kindern zu übermäßigen Abkühlungen führen. Beim Lüften sollten sich die Kinder deshalb nicht in unmittelbarer Nähe des Fensters aufhalten. Vor allem sollten auch solche Zeiten zum Lüften gewählt werden, in denen sich die Kinder nicht im Gruppenraum befinden. In der warmen Jahreszeit ist eine zugfreie Dauerlüftung geboten.
Bei niedrigen Außentemperaturen muß die Kindergärtnerin darauf achten, daß die Raumtemperatur durch das Lüften nicht unter den geforderten Richtwert von 20 °C sinkt. Ebenso hat sie dafür Sorge zu tragen, daß die Räume nicht übertemperiert sind.

Das Problem der überheizten Räume darf nicht durch zu häufiges und langes Fensterlüften gelöst werden. Nur durch *Reduzierung der Wärmeabgabe* durch die Heizkörper kann eine behagliche Raumtemperatur, der vorgeschriebene Richtwert, erreicht werden. Deshalb muß dafür Sorge getragen werden, daß die Wärmeabgabe reguliert werden kann.

Das Temperaturempfinden des Menschen ist altersabhängig und natürlich auch individuell unterschiedlich. Die Kindergärtnerin darf sich deshalb bei der Temperaturregulierung nicht von ihrem eigenen Temperaturempfinden leiten lassen; denn die Behaglichkeitstemperatur des Kindes ist entsprechend seinem höheren Stoffwechsel und dem daraus resultierenden geringeren Wärmebedürfnis niedriger.

> Die Temperatur in allen von den Kindern benutzten Räumen ist mehrmals täglich zu kontrollieren. Die erforderlichen Thermometer sind in 1 m Höhe, unfallsicher, weder direkt am Fenster noch in Heizkörpernähe anzubringen.

Die *Luftfeuchtigkeit* ist ein weiterer Faktor, der das Wohlbefinden der Kinder wesentlich beeinflußt.
Die relative Luftfeuchte gibt den prozentualen Anteil der tatsächlich in der Luft enthaltenen Wasserdampfmenge (g/m^3) zur maximal möglichen Wasserdampfmenge an.
Der Feuchtegehalt der Raumluft sinkt in der Heizperiode um so stärker ab, je tiefer die Außentemperaturen sind und je gleichmäßiger die Innentemperaturen gehalten werden. Werte von 40 bis 60 % relative Feuchte sind für Kindergärten am günstigsten. In überheizten Gruppenräumen liegen die Werte jedoch oft erheblich darunter. Warme und trockene Luft reizt die Schleimhäute und erschwert das Sprechen und Singen. Die Luftfeuchtigkeit muß deshalb durch sachgemäße Belüftung und ein sinnvolles Temperaturregime reguliert werden.
Eine Verbesserung der Luftfeuchte ist durch Grünpflanzen bedingt möglich. Der Einsatz von Kaltverregnern im Gruppenraum ist nicht zu empfehlen, weil der Keimgehalt des eingebrachten Leitungswassers in kurzer Zeit rapide ansteigt und dieses zu einer laufenden Keimabgabe an die Umgebungsluft führt.

4.2.2. Beleuchtung

Ausreichende Beleuchtung muß in den Räumen des Kindergartens gesichert sein, damit keine Schäden am Sehapparat auftreten. Durch gute Lichtverhältnisse werden die Augen vor Überanstrengung geschützt. Alle von Kindern benutzten Räume müssen Tageslichtbeleuchtung haben.
Gute Tageslichtverhältnisse sind gewährleistet, wenn in den Räumen entsprechend große Fensterflächen vorhanden sind. Der Tageslichtquotient muß mindestens 1 % betragen. Das Tageslicht kann durch verschmutzte oder bemalte Fenster bis zu zwei Drittel seiner Helligkeit einbüßen, deshalb ist für saubere Fenster zu sorgen (↗ 5.1.1.).

> Sofern die natürliche Beleuchtung nicht ausreicht, muß sie durch künstliche ergänzt bzw. ersetzt werden. Die Beleuchtungsstärke muß in Gruppenräumen, Mehrzweckräumen, Garderoben, Waschräumen und WC-Anlagen zu jeder Tageszeit 300 LUX, auf Fluren und Treppen 100 LUX betragen.

Als Beleuchtung sind für Gruppenräume und Mehrzweckräume Leuchtstofflampen der Farbwiedergabestufe 1 mit der Leuchtfarbe »Neutral-Weiß de Luxe« einzusetzen. Garderoben- und Sanitärräume erfordern Leuchtstofflampen der Farbwiedergabestufe 2 mit der Leuchtfarbe »Neutral-Weiß 20«. Zur Herabsetzung der Leuchtdichte ist ein Blendschutz erforderlich. Deckenleuchten in Gruppenräumen sind parallel zur Fensterfront so anzuordnen, daß sie den Raum gleichmäßig ausleuchten. Sie sind, in Reihen getrennt, schaltbar zu installieren. Die Helligkeit eines Raumes wird durch die farbliche Gestaltung der Decken, Wände, Fußböden und Möbel mit bestimmt; denn helle Farben reflektieren das Licht. Unzureichende Lichtverhältnisse beeinträchtigen die Sehfunktion und können die Ursache von

Augenschäden sein. Unerwünschte Blendwirkungen und Schattenbildung sollten vermieden werden, da sie zu einer unnötigen Belastung der Adaptationsmechanismen der Augen führen und somit Sehschäden begünstigen.

4.2.3. Sonnenschutz

Die für das Tageslicht erforderlichen Fensterflächen haben besonders in der Sommerzeit den Nachteil, daß die Raumtemperaturen weit über die Norm ansteigen, denn Fensterglas läßt 40 mal so viel Wärme hindurch wie z. B. eine Wand. Um das Wohlbefinden der Kinder zu sichern, sind deshalb wirksame Sonnenschutzmaßnahmen unbedingt erforderlich. Fensterfronten der Gruppenräume sollen nach Süden, Südost oder Südwest orientiert sein. Sie müssen vor starker Erwärmung durch bewegliche, von außen angebrachte Jalousien oder Markisen geschützt werden. Rollos und Vorhänge bieten keinen Sonnenschutz, der die Raumerwärmung verhindern könnte.

4.3. Hygienische Anforderungen an die Freiflächen des Kindergartens

4.3.1. Allgemeine hygienische Grundsätze

Den pädagogischen Erfordernissen entsprechend ausgestattete Freiflächen sind eine Grundvoraussetzung für die Sicherung des erforderlichen Aufenthalts im Freien und somit für die Befriedigung der vielseitigen Bewegungsbedürfnisse unserer Kinder im Kindergarten.
Die aktive körperliche Bewegung ist für die gesunde Entwicklung des kindlichen Organismus von entscheidender Bedeutung. Sie beeinflußt nicht nur unmittelbar die Leistungsfähigkeit der Organsysteme, sondern hat in gleichem Maße Einfluß auf die Reaktionsweise des Zentralnervensystems, den Ablauf der nervalen Prozesse sowie auf das psychische Wohlbefinden und die physische Entwicklung der Vorschulkinder.
Auch für die Steigerung der unspezifischen Abwehrfähigkeit des kindlichen Organismus im Sinne der Bekämpfung von Infekten der oberen Luftwege stellt der ausreichende Aufenthalt im Freien eine Grundvoraussetzung dar.
Der ausreichende Aufenthalt der Kinder im Freien zu allen Jahreszeiten erfordert, daß viele Tätigkeiten und Organisationsformen bei gleichbleibender Qualität sowohl in den Gruppenräumen als auch auf der Freifläche durchgeführt werden. Voraussetzung dafür ist, daß die Gestaltung und Ausstattung der Freifläche, wie natürlich ihre Größe, dieser Forderung entspricht. Das bedeutet aber auch, daß die Freiflächen integrierter Bestandteil des Kindergartens sind, also Gebäude und Freifläche eine funktionelle Einheit darstellen und ihre Bedeutung und Wertigkeit gleichrangig den Hauptfunktionsräumen der Gruppen zu sehen ist.
Die außerordentliche Bedeutung der Freiflächen für die gesunde Entwicklung der Kinder und den kontinuierlichen Bildungs- und Erziehungsprozeß erfordert einen hohen Ausstattungsgrad mit einer laufenden Pflege, Wartung und größte Sauberkeit der Anlagen. Die ständige Funktionssicherheit von Geräten und die große Bedeutung aller Belange des Unfallschutzes sind hierin einbezogen. Alle für den Spielplatz vorgesehenen Ausstattungselemente des Kindergartens sind speziell für die Nutzung durch Kinder eben dieser Altersgruppe konzipiert und entsprechen in ihrer Stabilität und Konstruktion den Forderungen an Spielanlagen für Vorschulkinder.

4.3.2. Aufteilung der Freifläche

Die Freifläche gliedert sich in die pädagogisch nutzbare Grundfläche und funktionelle Nebenflächen für den Wirtschaftsbereich einschließlich Rand- und Trennpflanzungen sowie Eingangsbereich. Die pädagogische Nutzfläche ist aufzugliedern in einzelne Bereiche der Gruppen mit dazugehörender Sandfläche und gemeinsame Bereiche für alle Gruppen, zu denen die befestigte Platzfläche bzw. Terrasse, die Rasenfläche, der Spielgeräteplatz und die Wasserspielanlage gehören. Alle erforderlichen Flächen und Ausstattungen müssen mit der Übergabe eines Kindergartens zur vollen Nutzung verfügbar sein. Zur ständigen Gewährleistung der Sicherheit sind die Spielbereiche so überschaubar anzuordnen, daß sich einzelne Kinder nicht der Aufsicht entziehen können. Die gesamte Freifläche ist mit einem Zaun von mindestens 1 m Höhe zu umgeben. Die Freiflächen getrennter Leitungsbereiche, wie z. B. in Kinderkombinationen (Krippe/Kindergarten), sind aus hygienischen Gründen vollständig voneinander zu trennen.

Die ganzjährige Nutzbarkeit der Freifläche erfordert eine sonnige Lage; insbesondere die Gruppenspielplätze dürfen vormittags nicht im Schatten des Gebäudes liegen. Eine teilweise Verschattung der Freifläche durch lichtkronige Bäume bietet den am besten geeigneten Sonnenschutz. Zusätzlich sind je nach Sonneneinstrahlung die Gruppenspielplätze, die Sandflächen und Terrassen mit Sonnenschirmen, deren Steckhülsen fest und unfallsicher einzubauen sind, auszustatten.

Bei der Aufteilung und Gestaltung der Fläche ist zu gewährleisten, daß

- die Kinder alle Spielarten im Freien spielen und
- möglichst viele Beschäftigungen ins Freie verlegt werden können,
- vielseitige sportliche Betätigung möglich ist,
- allen Gruppen Beete für die Gartenarbeit zur Verfügung stehen,
- die Mahlzeiten bei schönem Wetter im Freien eingenommen werden können,
- Gruppenspielplätze eingerichtet werden.

4.3.3. Zweckmäßige Gestaltung, hygienische Nutzung und Pflege der Flächen

Der Gruppenspielplatz

Von besonderem Wert für die Sicherung eines ausreichenden Freiluftaufenthalts sind die Gruppenspielplätze. Sie sollten, wenn es die Lage des Geländes zuläßt, am Rande der Freifläche angelegt werden. Hier sollen die Kinder ihrem Entwicklungsstand und individuellen Bedürfnissen entsprechend, Tätigkeiten verschiedenster Art nachgehen können. Solche Gruppenspielplätze sollten 4,5 m^2 Freifläche pro Kindergartenplatz zur Verfügung haben (davon geht 1 m^2 Fläche für den Sandkasten ab) und mit ortsfesten Tischen und Sitzplätzen für jedes Kind, einer Kritzeltafel und einer Materialablage ausgestattet sein. Um ein ungestörtes Tätigsein der Kinder zu ermöglichen, werden die Gruppenspielflächen durch Sträucher oder Stauden voneinander getrennt. Diese Anpflanzungen dürfen eine Höhe von 700 mm nicht überschreiten, damit die Aufsicht auf dem gesamten Gelände gewährleistet ist. Dornige Sträucher sind zum Abgrenzen wegen der Verletzungsgefahr ungeeignet. Abgegrenzte Spielflächen im Freien kommen dem Bedürfnis der Kinder nach ungestörtem Spiel im Kollektiv Gleichaltriger entgegen, was sich auf ihr physisches und psychisches Wohlbefinden positiv auswirkt.

Die Ausstattung der Gruppenbereiche mit ausreichend Sitzgelegenheiten und Tischen ermöglicht auch die Verlagerung vieler Beschäftigungen ins Freie. Die Kinder können an diesen Tischen modellieren, bauen, für ihre Spiele basteln. Werden die Mahlzeiten im Freien eingenommen, dürfen kulturhygienische Gesichtspunkte nicht außer acht gelassen werden. Die vom Spiel und durch Luft verschmutzten Tische müssen abgewischt und mit einer geschmackvollen Wachstuchdecke eingedeckt werden.

Der Sandkasten soll eine Fläche von 36 m^2 haben. Er wird immer zur gemeinsamen

Nutzung zweier Gruppen angelegt. Um die Kinder beim Spiel im Sand vor Unterkühlung zu schützen, darf er weder im Gebäudeschatten noch unter zu großen Bäumen liegen. Bei starker Sonne müssen die Kinder erforderlichenfalls durch Sonnenschirme und Sonnensegel vor Überhitzung geschützt werden.

Es muß gesichert sein, daß Regenwasser im Sandkasten rasch abläuft. Zu diesem Zweck wird der Untergrund des Sandkastens mit Schotter oder Drainagerohren ausgelegt.

Der Sandkasten muß durch Pflege vor Verunreinigungen bewahrt werden. Deshalb ist er täglich nach dem Spiel unter Einbeziehung der Kinder von herabgefallenen Zweigen und Blättern, evtl. auch von Papier, Steinen usw. zu säubern. Um Fäulnisprozessen vorzubeugen, ist der Sand regelmäßig umzuwälzen. Bei Bedarf ist der Sand aufzufüllen und innerhalb von drei Jahren völlig zu erneuern [57].

Die Rasenfläche

Eine größere, zusammenhängende Rasenfläche ist erforderlich, damit die Kinder die verschiedensten Spiele, körperlichen Übungen, Gymnastik, Turn- und andere Beschäftigungen, Feste und Feiern, Wettspiele usw. im Freien durchführen können.

Die Kinder sollen Gelegenheit zu Ball- und Kreisspielen haben, sich auch einmal nur hinzulegen, um am Rande des Rasens wachsende Pflanzen und Gräser zu betrachten oder die ziehenden Wolken zu verfolgen. Der Rasen ist Mittelpunkt der Spielfläche und schließt vorzugsweise direkt an die Terrasse an.

Keinesfalls sollte er im Schatten benachbarter Gebäude liegen, damit er morgens rasch abtrocknet und genutzt werden kann. Nassen Rasen sollten die Kinder nicht betreten, weil durchnäßte Schuhe und Strümpfe, werden sie nicht umgehend gewechselt, zu Erkältungen führen können. Die Rasenfläche sollte mindestens 400 m^2 groß sein, pro Kindergartenplatz werden 6,5 m^2 veranschlagt. Es kommen nur solche Grasmischungen in Frage, die sich für Sport und Spiel eignen, also strapazierfähig sind. Beschädigte Grasnarben müssen durch Nachsäen ausgebessert werden.

Vorhandene Bodenerhebungen und -senken sind in die Rasenfläche einzubeziehen, wenn dadurch keine Unfallgefahren entstehen. Das Gehen auf unebenem Gelände fördert die gesunde Entwicklung der Fuß- und Beinmuskulatur und die Funktionstüchtigkeit der Gelenke.

Grundsätzlich werden auf der Rasenfläche *nur bewegliche* Spielgeräte wie Rutschen, Gymnastiktürme u. ä. aufgestellt. Alle Klettergerüste sind ortsfeste Spielgeräte und gehören auf den Spielgeräteplatz, wo sie verankert werden.

Vor Benutzen des Rasens muß die Kindergärtnerin überprüfen, ob er ausreichend abgetrocknet und frei von Verunreinigungen ist.

Unter Beteiligung der Kinder ist der Rasen regelmäßig abzuharken und von Steinen und Zweigen abzulesen. Auf gut gewartetem Rasen ist das gesunde Barfußgehen zu verantworten.

Die Terrasse

Die Terrasse schließt sich unmittelbar an das Kindergartengebäude an. Sie bietet den Kindergruppen die Möglichkeit, viele Tätigkeiten im Freien zu verrichten und häufig kurzzeitig nach draußen zu gehen.

Hier können die Kinder vielfältigen Spielen nachgehen, ebenso kann die Terrasse für Beschäftigungen, die täglich mehrmals durchzuführenden gymnastischen Übungen, für das Einnehmen der Mahlzeiten und den Mittagsschlaf genutzt werden. Von besonderem Wert ist sie für einen kurzzeitigen Aufenthalt im Freien bei schlechtem Wetter und in der kalten Jahreszeit, weil das zeitaufwendige An- und Ausziehen besonders des Schuhwerkes der Kinder entfällt. Die Terrasse soll eine Größe von 1,0 m^2 pro Kindergartenplatz haben. Es erweist sich als zweckmäßig, wenn sie mit Gehwegplatten befestigt ist, sie lassen sich gut sauber halten und trocken nach Regen schnell ab. Rauhe Oberflächen sind ungeeignet, weil sich die Kinder beim Fallen verletzen können. Werden farbige Platten zu Rastern oder Mustern angeordnet, können die Kinder auf der Terrasse Zielwerfen, Felderhüpfen u. ä. Spiele spielen.

Bei starker Sonneneinstrahlung muß den Kindern durch Markisen, Sonnenschirme oder Sonnensegel Schutz vor Überhitzung geboten werden. Das Aufstellen von Blumenbehältern und Anhängen von Blumenkästen vermittelt den Kindern eine behagliche und ästhetische Atmosphäre. Die Terrassen sind regelmäßig zu fegen. Diese Arbeit sowie die Pflege der Pflanzen kann von den Kindern übernommen werden, sie bietet ihnen eine angemessene körperliche Betätigung.

Terrassenüberdachungen erhöhen vom Grundsatz her die funktionelle Nutzbarkeit der Terrassen; sie können jedoch nicht generell befürwortet werden, sondern nur unter Berücksichtigung der spezifischen Voraussetzungen eines jeden Kindergartens. So darf die Überdachung der den Gruppenräumen vorgelagerten Terrassen den Tageslichteinfall nicht unzulässig reduzieren, denn innerhalb der Hauptfunktionsräume muß ein Tageslichtquotient von mindestens einem Prozent gewährleistet sein. Die Überdachungen sind deshalb vorzugsweise aus hellen, lichtdurchlässigen, glasfaserverstärkten, gewellten Kunststoffplatten herzustellen und sollen die Terrasse nicht völlig, sondern nur teilweise überdachen.

Entscheidend sind jedoch Größe und Anordnung der Fenster im Gruppenraum, deshalb ist eine fachliche Beratung durch die zuständige Kreishygieneinspektion immer anzuraten. Es darf natürlich nicht versäumt werden, Möglichkeiten der zeitweisen Reinigung und Aufbringung von moos- und algenwachstumshemmenden Chemikalien von vornherein zu berücksichtigen.

Der Spielgeräteplatz

Auf dem Spielgeräteplatz sollen die Kinder die Möglichkeit haben, körperkräftigende Übungen auszuführen. Die vielfältigen Bewegungsmöglichkeiten an den Geräten unterstützen die Entwicklung des Halte- und Bewegungsapparates und begünstigen die Entwicklung einer gesunden Körperhaltung. Hier ist ein Flächenanteil von 1,5 m^2 pro Platz vorzusehen. Die Geräte müssen in ihren Abmessungen den Körpergrößen der unterschiedlichen Altersstufen der Kinder entsprechen. In größeren Kindergärten hat es sich bewährt, zwei Spielgeräteplätze anzulegen, um den Entwicklungsbesonderheiten der Kinder besser gerecht zu werden. Es sind solche Spielgeräte auszuwählen, die viele Übungen zulassen, elementare Bewegungsfertigkeiten, Geschicklichkeit, Mut und Ausdauer fördern. Solche Geräte sind

- das **Zickzackreck** mit Stangenhöhen von 900 mm, 1200 mm, 1400 mm,
- der **Hangelbogen** mit einer Länge von 300 mm, maximal 1300 mm Höhe und 200 mm Sprossenabstand,
- der **Balancierbalken** mit einer Länge von 3000 mm, 200 mm bis 250 mm Höhe und 200 mm bis 300 mm Breite,
- die **Ballspielwand,** ihre Höhe beträgt 1500 bis 2000 mm, die Breite 2000 mm, die Öffnungen sollen weniger als 100 mm oder mehr als 200 mm Durchmesser eines Kreises haben,
- **Schaukeln,** die maximale Höhe der Aufhängung beträgt 2000 mm, die Sitzflächenhöhe 400 mm, die Höhe des Seitenschutzes, dessen Länge der maximalen Ausschwingung entspricht, beträgt 1000 mm,
- **Kriechelemente** mit mindestens 800 mm Weite und 1500 mm Länge bei geschlossener Mantelfläche.

Das Aufstellen von Karussells oder ähnlichen Spielgeräten mit senkrechter Drehachse und Kletterbäumen ist in Kindergärten wegen der hohen Unfallgefahr nicht gestattet.

Bei der Einrichtung und Nutzung des Spielgeräteplatzes sind folgende hygienische Anforderungen zu beachten:

- Zwischen den Geräten muß ausreichend Platz vorhanden sein, damit sich die Kinder gegenseitig nicht behindern und die Kindergärtnerin alle Kinder gut beaufsichtigen kann.
- Die ortsfesten Spielgeräte müssen zuverlässig verankert und stets funktionssicher sein.
- Der gesamte Spielgeräteplatz muß mit einer 300 mm dicken Sandschicht aufgefüllt sein. Ständig ist zu überprüfen, ob die zur Verankerung der Geräte eingebrachten Betonsockel ausreichend mit Sand bedeckt sind. Die Sandschicht ist in angemessenen Abständen aufzulockern, damit sie ihren Zweck auch erfüllt.
- Das Spielen im Sand unter den Geräten darf den Kindern nicht gestattet werden.
- Holz- und Metallgeräte sollen mit einem witterungsbeständigen ungiftigen Anstrich versehen werden, sie müssen splitter- und rostfrei sein, ohne scharfe Kanten und gratige Flächen. Rutschflächen aus Metall oder Plaste müssen eine makellose Oberfläche haben.
- Werden Schaukeln aufgestellt, sind Absperrungen erforderlich, damit die Kinder nicht hineinlaufen können.
- Kriechbögen und Kriechgitter genügen den Anforderungen, wenn sie den bestimmten Abmessungen entsprechen.

Geräte, die wenig Bewegungsmöglichkeit zulassen, wie z. B. Schaukeln und Rutschen sollten nur vereinzelt vorhanden sein. Die Kindergärtnerin sollte darauf achten, daß die Kinder sich nicht zu lange solchen Geräten zuwenden.

Die Wasserspielanlage

Bei der Neuanlage bzw. Umgestaltung bestehender Freiflächen soll auf die Errichtung einer Wasserspielanlage besonderer Wert gelegt werden, denn sie ist, weil sie der Wassergewöhnung, Abhärtung und Erfrischung der Kinder dient, aus gesundheitlicher Sicht von sehr großem Wert. Wasserspielanlagen sind grundsätzlich in sonniger Lage zu errichten. Die Befestigung des Platzes kann durch Ortbeton, Bitumenfeinbeton, Gußasphalt oder Gehwegplatten erfolgen. Die Oberfläche soll trittsicher sein und kann zum besseren Abfluß eine Neigung bis höchstens sieben Prozent aufweisen. Die Ableitung des Wassers erfolgt in das Entwässerungsnetz.

Auszurüsten ist der Wasserspielplatz mit Standrohren, aus denen das Leitungswasser durch feinste Düsen so hochgradig versprüht wird, daß es sich in der Luft erwärmt. Die an den Wasserspielplatz angrenzende Fläche ist in einer Breite von 2000 mm undurchlässig zu befestigen.

Die Gartenbeete

Zur sinnvollen und vielfältigen Betätigung an frischer Luft während des ganzen Tages gehört die Gartenarbeit. Für die Kinder sind Gartenbeete einzurichten. Sie können den Gruppen- bzw. Doppelgruppenbereichen zugeordnet werden und als Abgrenzung zu anderen Gruppenbereichen dienen. Aber auch entlang der Gebäudefront, der Umzäunung oder an anderen Stellen können die Beete angelegt werden.

Es ist darauf zu achten, daß die Beete nicht in unmittelbarer Nähe von Baum-, Strauch- oder Heckenbepflanzungen liegen, denn ihre Wurzeln machen die Bearbeitung der Beete durch die Kinder fast unmöglich und schmälern infolge der schlechten Wachstumsbedingungen die Freude und Erfolgserlebnisse der Kinder.

Die Kinder bepflanzen die Beete mit Blumen und Kräutern und pflegen sie. Die Beete sollen 600 mm breit und von 300 mm breiten Wegen umgrenzt sein. Dadurch wird gewährleistet, daß die Kinder mit den Händen bis zur Mitte der Beete reichen, ohne sich dabei übermäßig zu strecken.

Nur den Körpergrößen und der Leistungsfähigkeit der Kinder angemessene Arbeitsgeräte (↗ 3.3.5.2.) sind für die Gartenarbeit zu verwenden (↗ Foto Nr. 22, 23).

4.3.4. Bepflanzung des Freigeländes

Ungeeignete Bepflanzungen (Auszug aus der TGL 227 19/02)
Bastard-Indigo
Berberitze
Baumartiger Erbsenstrauch
Baumwürger
Zierquitten
Anemonen-Waldrebe
Gemeiner Blasenstrauch
Weißer Hartriegel
Blutroter Hartriegel
Ölweide
Doldige Ölweide
Wurzelnder Spindelbaum
Pfaffenhütchen
Efeu-Arten
Gemeiner Sanddorn
Gemeiner Liguster
Heckenkirschen-Arten
Tibetische Heckenkirsche
Gewöhnliche Mahonie
Feuerdorn
Gemeiner Kreuzdorn
Gemeiner Faulbaum
Vielblütige Rose
Weinrose
Kartoffelrose
Hirschholunder
Traubige Schneebeere
Schneeball
Immergrüner Buchsbaum
Weißdorn
Echte Quitte
Seidelbastarten
Gleditschie Christusdorn
Gemeiner Sadebaum
Gemeiner Goldregen
Gemeiner Bocksdorn
Rhododendron, Alpenrose
Essigbaum
Robinie, Scheinakazie
Beeren-Eibe
Lebensbaum

Außer den genannten Bäumen, Sträuchern und kletterndwindenden Pflanzen sei noch auf Blumen und Stauden verwiesen, die auf Grund ihrer Inhaltsstoffe nicht auf dem Gelände des Kindergartens angepflanzt werden dürfen, zum Beispiel
Akelei, Anemone, Christrose, weißer Diptam, Eisenkraut, Fingerhut, Gefleckter Aronstab, Herbstzeitlose, Kaiserkrone, Maiglöckchen. (Vgl. auch „Hinweise für die von der Kindergartenleiterin im Laufe des Jahres durchzuführenden Belehrungen der pädagogischen Mitarbeiter“ vom 1. Dezember 1984)
Bei der Bepflanzung der Freifläche ist zu sichern, daß die Pflanzen in allen Teilen frei von toxischen Inhaltsstoffen sind, um Gesundheitsschäden durch sie auszuschließen. Auch sollen bevorzugt solche Pflanzen gewählt werden, die keine zum Verzehr anregenden Früchte hervorbringen. Wie immer, wenn es darum geht, Unfälle und andere Gefahren auszuschließen, gelten diese Grundsätze nicht nur für neu anzulegende Freiflächen, sondern selbstverständlich auch für alle bestehenden Einrichtungen. Die Leiterin muß neu erscheinende Arbeitsgrundlagen und Anordnungen aufmerksam verfolgen.
Für schattenlose Spielflächen sind schnellwüchsige Baum- und Straucharten besonders geeignet. Während entlang der Grundstücksgrenze durch Gehölzpflanzungen bis über 1,50 m Wuchshöhe die Freifläche optisch nach außen abgegrenzt sein soll, sind niedrige Trennpflanzungen zwischen einzelnen Funktionsbereichen, Blumenrabatten und Beete, die von den Kindern mitbearbeitet und bepflanzt werden, sowie solitäre, lichtkronige Bäume als Schattenspender innerhalb der Spielflächen, erforderlich. Bei der Bepflanzung ist unbedingt darauf zu achten, daß auch nach Jahren der Tageslichteinfall in die Hauptfunktionsräume des Kindergartens nicht unzulässig durch Bäume und Sträucher reduziert wird und den Kindern die Sicht zur Freifläche erhalten bleibt.

5. Umfassende Prophylaxe zum Schutz von Leben und Gesundheit

5.1. Spezifische Maßnahmen zum Gesundheitsschutz im Kindergarten

5.1.1. Gewährleistung von Sauberkeit und Ordnung

Für die Gesunderhaltung der Kinder und zur Verhütung von Krankheiten sind der Sauberkeit und Ordnung im Kindergarten größte Aufmerksamkeit zu schenken. Sie bestimmen ganz wesentlich die gesunde kulturhygienische Umwelt und beeinflussen das Wohlbefinden der Kinder in ihrem Kindergarten. Ständige Sauberkeit und Ordnung üben spezifische Reize auf das Kind aus. Ein ästhetisch gestalteter Gruppenraum, saubere Waschräume, Garderobenräume, in denen Ordnung herrscht, sauberes und ordentlich aufgeräumtes Spielzeug strahlen nicht nur Behaglichkeit auf die Kinder aus, sondern regen sie auch zum pfleglichen Umgang mit den Gegenständen an. Die Kindergärtnerin muß die Kinder auf Ordnung und Sauberkeit aufmerksam machen, diese durch ihr Urteil unterstreichen, die Kinder zum Werten derselben anregen und ihnen Vorbild sein. Indem die Kinder in die Aufrechterhaltung der Sauberkeit und Ordnung ihren Kräften gemäß einbezogen sind, z. B. in die Reinigung der Spielsachen oder in die vielfältigen Verrichtungen der Ämtertätigkeit, werden bei ihnen von klein auf hygienische Fertigkeiten und Gewohnheiten herausgebildet.

Die Reinigung und Pflege der Räumlichkeiten, Ausstattungs- und Einrichtungsgegenstände, sowie des Freigeländes müssen in regelmäßigen Abständen erfolgen.

Tägliche Arbeiten

Die Räume sind täglich grundsätzlich feucht aufzuwischen, für Gruppenräume, Garderoben, Waschräume und Toiletten sind Desinfektionsmittel zu verwenden (↗5.1.2.). Schränke, Regale und anderes Mobiliar sollten vom Staub befreit werden. Besonders wichtig ist das feuchte Reinigen der Fensterbretter und der Heizungsrippen in der Heizperiode, damit der Staub nicht durch die warme Luft im Raum zirkuliert und die Atemwege gefährdet. Der Sauberkeit der Wasch- und Toilettenbecken ist besondere Aufmerksamkeit zu schenken. Die Reinigung ist so zu organisieren, daß der harmonische Tagesablauf der Kindergruppen nicht gestört wird.

Wöchentliche Arbeiten

Einmal in der Woche sollte eine gründliche Reinigung *aller Räume* des Kindergartens vorgenommen werden. Der Spielplatz ist vor allem nach Unrat (Papier, Ästen) und Unfallquellen (Scherben, Defekte an Spielgeräten) abzusuchen. Spiel- und Beschäftigungsmaterial sollte auch mit Hilfe der Kinder gereinigt werden. Die Handtücher sind wöchentlich einmal oder auch nach Bedarf eher zu wechseln; Kämme, Nagelreiniger und Nagelbürsten sind zu desinfizieren.

Dreiwöchentliche Arbeiten

Das Wechseln der Bettwäsche erfolgt in der Regel alle drei Wochen, das der Schlafbekleidung nach Möglichkeit zweiwöchentlich.

Halbjährliche Arbeiten

Die Kindergartenordnung sieht die Fensterreinigung mindestens zweimal jährlich vor. Es wird jedoch ausdrücklich darauf verwiesen, daß unter bestimmten Bedingungen (starke Umweltverschmutzung) eine häufigere Reinigung notwendig wird. Im Zusammenhang mit der Fensterreinigung sollten die Vorhänge/Gardinen gewaschen bzw. chemisch gereinigt werden. Auch die Vorhänge von Regalen und Garderoben sind halbjährlich zu reinigen.

Jährliche Arbeiten

Die Schlafdecken bzw. Schlafsäcke, die wärmende Unterlage wie auch die Kopfkissen werden jeweils am Ende des Kindergartenjahres chemisch gereinigt, die Liegen feucht gesäubert und desinfiziert, so daß die Kinder zu Beginn des neuen Kindergartenjahres saubere, hygienisch einwandfreie Liegen, Decken, Unterlagen und Kopfkissen vorfinden. Auch für die Kinder, die im Laufe des Jahres in den Kindergarten aufgenommen werden, müssen solche Bedingungen geschaffen werden.

Die Spielgeräte sind im Frühjahr auf ihren hygienischen Zustand zu prüfen und eventuell zu entrosten und zu streichen.

Zur kulturvollen und hygienischen Atmosphäre, die Krankheiten und Unfällen vorbeugt, gehört, daß die Kinder an das selbständige Einhalten bestimmter Ordnungsregeln gewöhnt werden. Das Vorschulkind versteht auf Grund der Konkretheit seines Denkens nur solche, die sich auf ganz bestimmte, konkrete Handlungen beziehen. Alle Ordnungsregeln, die den Kindern vermittelt werden, sollen exakt formuliert und dem Kind verständlich sein. Es muß bedacht werden, daß die Kinder Zeit brauchen, sich jede Regel anzueignen, deshalb muß die Regel erklärt, ihre Anwendung geübt und das Einhalten gelobt werden. Ordnungsregeln sollen nach und nach eingeführt werden, denn die Kinder sind nicht in der Lage, sich gleichzeitig mehrere Forderungen einzuprägen und zu merken. Ob die Regel allmählich zum stabilen Verhalten des Kindes wird, hängt wesentlich vom Vorbild der Kindergärtnerin, der Angemessenheit der Forderung und vom einheitlichen Handeln der Erwachsenen ab. Bei der Erziehung der Kinder zu Sauberkeit, Ordnung und zum kulturvollen Verhalten berücksichtigt die Kindergärtnerin, welche Erfahrungen die Kinder besitzen, inwieweit sie sich Ordnungsregeln angeeignet haben und ob sie in der Lage sind, ihr Verhalten bewußt zu regulieren ([30]; S. 266). Beispiele für Ordnungsregeln:

- Die Oberbekleidung und Straßenschuhe werden geordnet im gekennzeichneten Garderobenteil richtig abgelegt, beim Wechseln der Schuhe werden die vorgesehenen Sitzgelegenheiten benutzt. Niemand setzt sich auf den Fußboden.
- Jedes Kind benutzt nur seine eigenen Waschutensilien (z. B. Handtuch, Kamm, Zahnbürste usw.).
- Vor jeder Mahlzeit und nach jedem Toilettenbesuch werden die Hände gewaschen und abgetrocknet.
- Den Mittagsschlaf hält jedes Kind nur auf seiner Liege und täglich am gleichen Platz. Alle Kinder ziehen sich zügig aus und an, stellen sich nicht barfuß auf den Fußboden.
- Das Spiel- und Beschäftigungsmaterial wird nach der Benutzung sorgfältig und ordentlich an den vorgesehenen Orten aufbewahrt.

5.1.2. Desinfektion

Zur Prophylaxe in der Umwelt des Kindes gehört die konsequente Desinfektion; denn nicht durch Sauberkeit und Ordnung allein wird die Weiterverbreitung von Krankheitserregern verhindert oder eingeschränkt.
Die Desinfektion gehört zu den Maßnahmen der Expositionsprophylaxe (↗ 5.2.2.). Sie hat für die Bekämpfung von Gesundheitsschädlingen (Fliegen, Schaben) und besonders zur Keimfreimachung von Materialien, Gegenständen, Flächen und Räumen im Kindergarten einen hohen prophylaktischen Wert.

Unter *Desinfektion* versteht man Maßnahmen zur Ausschaltung aller krankmachenden Mikroorganismen mit Ausnahme bestimmter Dauerformen oder Sporen, z. B. Tetanusbazillen. *Desinfizieren* heißt, totes oder lebendes Material mit physikalischen Verfahren oder chemischen Mitteln in einen solchen Zustand zu versetzen, daß es nicht mehr infektiös ist.

In Einrichtungen der Vorschulerziehung wird die
- tägliche Desinfektion und die
- Desinfektion beim Auftreten von Krankheitserscheinungen (Durchfall, Erbrechen) durchgeführt.

Die tägliche Desinfektion
Sie wird in der Regel von den *Raumpflegerinnen* des Kindergartens vorgenommen. Sie sind von der Leiterin des Kindergartens zur ordnungsgemäßen Wahrnehmung dieser Aufgabe anzuleiten. Es ist festzulegen,
- welche Räumlichkeiten und Gegenstände unter Verwendung von Desinfektionsmitteln zu reinigen sind,
- wie die Desinfektionslösung herzustellen und zu verwenden ist,
- wo Desinfektionsmittel aufbewahrt werden und wie der Zugriff durch Kinder ausgeschlossen wird.

Auch die *pädagogischen Kräfte* müssen über den Umgang mit Desinfektionsmitteln Bescheid wissen, da sie zeitweilig oder in besonderen Fällen auf Anordnung der Kreishygieneinspektion, z. B. beim Auftreten der infektiösen Gelbsucht, Desinfektionsmaßnahmen durchzuführen haben. Ferner liegt ihre Verantwortung darin, sich dafür einzusetzen, daß die tägliche Desinfektion gewissenhaft eingehalten wird.
Das *Küchenkollektiv* realisiert die tägliche Desinfektion nach gesetzlich vorgeschriebenen Kriterien, die in einem von der Leiterin bestätigten Plan enthalten sind.
Die in der DDR üblichen Desinfektionsmittel sind in einer »Liste der Desinfektionsmittel« zusammengefaßt, die vom Ministerium für Gesundheitswesen veröffentlicht wird. Diese Liste enthält Angaben über die Einwirkungszeiten und Konzentrationen sowie über die Anwendungsgebiete der zugelassenen Desinfektionsmittel ([58]; S. 5–8).
Die gebräuchlichsten Desinfektionsmittel sind Fesia-form, Meleusol, Kresomerlat, C 4, Wofasept, wobei Meleusol und Kresomerlat sogenannte Grobdesinfektionsmittel und alle anderen Feindesinfektionsmittel sind.

Durchführung der täglichen Desinfektion
Zum Wischen der Fußböden in den Waschräumen, Duschen und Toiletten, für Toilettensitze, -deckel, Ziehgriffe, Druckspüler und Türklinken wird eine 2%ige Lösung eines Grobdesinfektionsmittels verwendet, wobei Fesia-form zur Grob- und Feindesinfektion eingesetzt werden kann. Die Einwirkungszeit beträgt vier Stunden.
Eine 2%ige Lösung wird bereitet, indem 8 Liter Wasser (großer Wassereimer) mit 160 ml Desinfektionsmittel (Fesia-form oder Kresomerlat oder Meleusol) vermengt werden. Zum Abmessen der Desinfektionsmittel sind Meßbecher zu verwenden, oder die Lösung ist nach den Zubereitungsvorschriften, die auf dem Etikett der Originalflasche ange-

geben sind, herzustellen. Damit jede Kollegin die Lösung richtig zubereiten kann, empfiehlt es sich, ein Merkblatt am Aufbewahrungsort der Desinfektionsmittel anzubringen. Auf diese Weise kann unsachgemäßer Umgang mit Desinfektionsmitteln vermieden werden.

Für die Händedesinfektion gibt es drei Möglichkeiten:

1. Verwendung des Schnelldesinfektionsmittels Fesia-cito. Dieses wird unverdünnt angewendet, indem 5 ml auf die Hände gespritzt und verrieben werden. Es muß etwa zwei Minuten einwirken, *danach* werden die Hände wie üblich gereinigt.
2. Verwendung einer 2%igen Desinfektionslösung, die aus den Feindesinfektionsmitteln C 4 oder Wafasept bzw. Fesia-form hergestellt wird. Die Lösung besteht aus 2 Litern Wasser und 40 ml Feindesinfektionsmittel und wird in einer Waschschüssel bereitgestellt. Die Hände werden *vor dem Waschen* in die Lösung getaucht. Die Einwirkungszeit beträgt zwei Minuten.
3. Verwendung von Wofasept-Seifengelee. Bei diesem Mittel erfolgt die Desinfektion und Reinigung der Hände gleichzeitig, indem 3 bis 4 cm Gelee aus der Tube entnommen und beim Waschen verrieben werden. Die Einwirkungszeit beträgt zwei Minuten.

Bei gehäuftem Auftreten von Krankheitserscheinungen, wie z. B. Erbrechen und Durchfall, werden von der Kreishygieneinspektion für den Kindergarten besondere Desinfektionsmaßnahmen angeordnet, die konsequent durchzuführen sind. Die Anleitung dazu erteilen die Mitarbeiter der Kreishygieneinspektion.

Vorsichtsmaßnahmen beim Umgang mit Desinfektionsmitteln

- Desinfektionsmittel sind in den etikettierten Originalflaschen unter Verschluß zu halten.
- Desinfektionsmittel gehören nicht in Kinderhand.
- Das Desinfizieren von Materialien darf Kindern nicht gestattet werden. Werden die Kinder z. B. zum Reinigen der Kämme herangezogen, so werden die Kämme von der Kindergärtnerin in einer 4%igen Fesia-formlösung desinfiziert (Einwirkungszeit vier Stunden) und anschließend unter fließendem Wasser abgespült. Erst dann dürfen die Kinder die Kämme scheuern.
- Ist eine Händedesinfektion bei Kindern angeordnet, so muß diese unter *strengster Aufsicht* erfolgen.

5.1.3. Gesundheitskontrolle

Aufgaben der Gesundheitskontrolle

Die tägliche Gesundheitskontrolle im Kindergarten ist auf die Erhaltung und Förderung der Gesundheit eines jeden Kindes gerichtet. Es kommt darauf an, die ersten Anzeichen einer gesundheitlichen Störung eines Kindes zu erkennen, um dem krankheitsverdächtigen Kind die nötige Fürsorge zu gewährleisten, erforderliche Maßnahmen einzuleiten und die anderen Kinder der Gruppe nicht zu gefährden. Durch rechtzeitiges Erkennen und frühzeitiges Behandeln durch den Arzt lassen sich bestimmte Krankheiten in ihrem Verlauf mildern, und die Ausbreitung von Infektionskrankheiten läßt sich einschränken.

Durchführung der Gesundheitskontrolle

Die Gesundheitskontrolle wird am Morgen von der Kindergärtnerin oder Helferin bei der Übernahme des Kindes in den Kindergarten vorgenommen. Sie befragt die Eltern bzw. auch das Kind selbst nach dem Befinden und schaut sich das Kind aufmerksam an (↗ Foto Nr. 31). Stellt sie Unwohlsein oder Frühsymptome von Infektionskrankheiten fest, so entscheidet sie, ob das Kind in den Kindergarten aufgenommen wird oder sofort dem Arzt vorgestellt werden muß. Die Kindergärtnerin oder Helferin muß in der Lage sein, bereits am Gesichtsausdruck und am Verhalten des Kindes zu erkennen, ob es gesund oder krank ist, ob es sich wohl fühlt oder nicht. Über ihre Feststellung informiert die Helferin die Kindergärtnerin, damit diese das Befinden des Kindes gezielt verfolgt.

Anzeichen, die auf eine Krankheit hindeuten, sind

- entzündete, tränende oder fiebrig glänzende Augen, Augenringe,
- auffallende Blässe, starke oder fleckige Rötung im Gesicht,
- Schwellungen, besonders in der Hals- oder Kiefergegend,
- Ausschlag,
- Mattigkeit, Abgeschlagenheit,
- schweißige, kalte oder heiße Hände,
- Schnupfen, hartnäckiger Husten und starke Heiserkeit,
- Fieber, Hals-, Ohren- oder andere Schmerzen, Erbrechen, Durchfall (wird durch Erfragen festgestellt).

Häufig zeigen sich erste Anzeichen einer Krankheit im veränderten Verhalten der Kinder. Kränkelnde Kinder beteiligen sich nicht am Spiel, ziehen sich zurück, sind uninteressiert, haben keine Spielwünsche und ähnliches. In der Beschäftigung sind sie unkonzentriert, unruhig oder stark gehemmt, sie zeigen Haltungsschwäche, nehmen nicht aktiv am Gespräch teil und zeigen stärkere Ermüdungserscheinungen. Auch verminderter Appetit und Einschlaf- bzw. Schlafstörungen können Ausdruck einer sich entwikkelnden Krankheit sein. Die Kindergärtnerin, die ihre Kinder genau kennt, wird solches Verhalten richtig zu werten wissen.

Einzuleitende Maßnahmen

Zeigen sich deutliche Krankheitsanzeichen beim Kind, muß die Leiterin informiert werden. Die Leiterin entscheidet, ob die Eltern verständigt werden, um das Kind dem Arzt vorzustellen, oder ob der Arzt in den Kindergarten gebeten wird.

Zum Einleiten solcher Maßnahmen müssen die *Telefonanschlüsse*

- der Schnellen Medizinischen Hilfe (SMH),
- der nächsten medizinischen Einrichtung,
- des betreuenden Arztes,
- der Arbeitsstelle bzw. der Privatanschluß der Eltern,
- der Kreishygieneinspektion

im Kindergarten sofort auffindbar sein.

Verbleibt das Kind in der Einrichtung, sollten in Abhängigkeit vom Befinden des Kindes folgende Maßnahmen getroffen werden:

- Dem Kind muß die Möglichkeit zum Ruhen geschaffen werden.
- Die Körpertemperatur ist regelmäßig zu kontrollieren.
- Bei Kältegefühl oder Schüttelfrost sind dem Kind wärmende Getränke anzubieten, auch eine Wärmflasche und zusätzliche Decken dienen der Erwärmung.
- Bei Übelkeit, Erbrechen und Bauchschmerzen sind keine Flüssigkeiten zu verabreichen.
- Bei deutlichem Fieber (ab 38,5 °C) sollten Wadenwickel angelegt werden.
- Kopfschmerz kann durch Ruhen an einem stillen Ort oder durch Auflegen eines feuchten, kühlen Tuches gelindert werden.
- Grundsätzlich dürfen keine Medikamente verabreicht werden.

Kranke und kränkelnde Kinder bedürfen besonderer liebevoller Zuwendung und fürsorglicher Betreuung.

Die Kindergärtnerin ist verpflichtet, die Eltern bei der Übergabe der Kinder über beobachtete Auffälligkeiten, die auf Krankheiten hindeuten, zu informieren.

5.2. Verhütung und Bekämpfung übertragbarer Krankheiten

Verschiedene übertragbare Krankheiten haben für das Kindesalter nicht mehr die überragende Bedeutung wie früher. Seit 1965 ist in der DDR kein Erkrankungsfall von Diphtherie und spinaler Kinderlähmung (Poliomyelitis) mehr aufgetreten und seit 1976 kein Todesfall an Tuberkulose bei Kindern und Jugendlichen. Der Keuchhusten (Pertussis) verläuft komplikationsloser, und Wundstarrkrampf (Tetanus) tritt bei Kindern und Jugendlichen nicht mehr auf. Stark verbreitet sind die akuten Erkrankungen der Atemwege in allen Altersstufen der Bevölkerung, besonders im Kleinkind- und Vorschulalter.

5.2.1. Allgemeine Infektionslehre

Infektionserkrankungen sind Erkrankungen, die durch das Eindringen mikroskopisch kleiner Krankheitserreger im menschlichen Körper hervorgerufen werden. Solche Mikroorganismen sind Viren, Bakterien, Protozoen und Pilze. Zu den übertragbaren Krankheiten werden aber auch die durch tierische Parasiten hervorgerufenen Erkrankungen gezählt, wie Kopflausbefall, Krätze und Wurmerkrankungen.

Der kindliche Organismus befindet sich tagtäglich im Kontakt mit zahlreichen Viren, Bakterien, Pilzen und anderen Mikroorganismen. Im Dickdarm und in anderen Darmabschnitten, im Nasen- und Rachenraum, in der Mundhöhle und auf der Haut befinden sich gleichfalls Mikroorganismen, ohne daß dabei das Wohlbefinden oder die Gesundheit des Kindes gestört sein muß. Die Gesamtheit aller Mikroorganismen hält sich in einem gegenseitigen Gleichgewicht.

Werden Mikroorganismen aus der Umwelt auf das Kind übertragen, bleiben sie an seinem Körper haften; dringen sie in ihn ein und vermehren sie sich im kindlichen Organismus, dann spricht man von einer *Infektion.*

Schädigen die eingedrungenen Mikroorganismen oder auch Parasiten in irgendeiner Weise, z. B. durch Bildung von Giftstoffen (Toxine), durch ihre Stoffwechselprodukte und anderes, den Organismus des Kindes, dann ist aus einer Infektion eine *Infektionskrankheit* geworden.

Mikroorganismen können Erkrankungen in Organen hervorrufen, die normalerweise keimfrei sind (Mittelohr, Harnblase u. a.).

Charakteristisch für eine Infektionskrankheit ist die Übertragbarkeit von Mensch zu Mensch, vom Tier auf den Menschen und umgekehrt. Diese beiden Lebewesen sind dann ansteckend (kontagiös).

Infektionskrankheiten werden nach verschiedenen Gesichtspunkten eingeteilt. Für die Kindergärtnerin ist die Unterscheidung nach ihrem Erscheinungsbild nutzbar.

Einteilung übertragbarer Erkrankungen im Kindesalter nach klinischen Gesichtspunkten (Auswahl)

Aspekt	Erkrankung
1. Exanthematische Infektionskrankheiten	Scharlach, Masern, Röteln, Windpocken
2. Weitere für das Kindesalter typische Infektionskrankheiten	Mumps, Virushepatitis, Pertussis, Poliomyelitis, Diptherie
3. Infektiöse Darmerkrankungen	Salmonelleninfektionen, bakterielle Ruhr, Koli-Enteritis, Durchfallerkrankungen durch Viren, Bakterien und Pilze
4. Organbezogene Erkrankungen	Hautkrankheiten, Gehirn- und Hirnhautentzündung u.a.
5. Einheimische Wurmerkrankungen	Madenwurm-, Spulwurm-, Bandwurmbefall

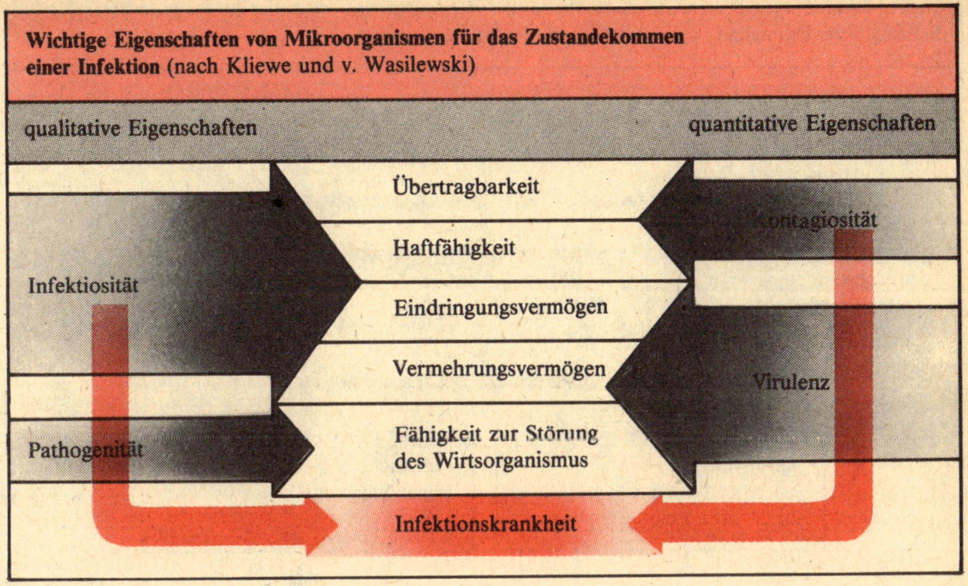

Bedingungen für das Zustandekommen einer Infektion

Nicht jede Infektion führt zu einer Erkrankung. Das hängt sowohl von den Eigenschaften des Erregers als auch vom gegenwärtigen Zustand des Organismus des Kindes und auch von seinem Alter ab.

Erklärung der in der Abbildung verwendeten Begriffe

Infektiosität: Die Fähigkeit eines Erregers, sich im Körper anzusiedeln und zu vermehren.

Pathogenität: Die Fähigkeit, beim Menschen und Tier Krankheiten hervorzurufen, die Fähigkeit, Gifte zu bilden, die die Zellen schädigen. Infektiosität und Pathogenität stimmen nicht immer überein, so haben Masernviren eine hohe Infektiosität, aber eine geringe Pathogenität.

Kontagiosität: Ansteckungskraft eines Erregers, die Fähigkeit, im befallenen Körper zu haften.

Virulenz: Unterschiedlich stark ausgeprägte Fähigkeit des Erregers, in den kindlichen Organismus einzudringen, sich in ihm zu vermehren und ihn zu schädigen.

Das Kind steht der Auseinandersetzung mit Krankheitserregern nicht schutzlos gegenüber. Sein Organismus verfügt über verschiedene Schutzeinrichtungen, die das Eindringen der krankmachenden Mikroorganismen verhindern bzw. vermindern können.

Bestimmte Abwehrleistungen des menschlichen Organismus richten sich mehr oder weniger gegen alle Mikroorganismen. Sie sind zumeist angeborene, d. h. natürliche unspezifische Schutzeinrichtungen. Diese angeborene unspezifische Widerstandsfähigkeit gegenüber Krankheitserregern bezeichnet man auch als *Resistenz.* Sie kann durch äußere Bedingungen wie Unter- und Fehlernährung, Überanstrengung, Mangel an Schlaf, Durchnässung, Witterungseinflüsse, aber auch durch Kummer, Milieuwechsel vermindert werden. Außerdem bildet der Organismus des Kindes bei erfolgter Infektion Abwehrstoffe (Antikörper, Immunzellen) gegen den jeweiligen Krankheitserreger. Diese sind je nach Erregerart lebenslänglich oder längere Zeit im menschlichen Organismus nachweisbar. Antikörper sind erworbene spezifische Schutzeinrichtungen. Diese erworbene spezifische Unempfänglichkeit gegen Erreger und deren Toxine nennt man *Immunität.* Sie tritt entweder durch das Überstehen einer Infektionskrankheit oder Infektion (natürliche Immunität) oder durch die erfolgreich verlaufende Schutzimpfung (künstliche Immunität) ein.

Schematische Darstellung der Infektionsabwehr im Kindesalter

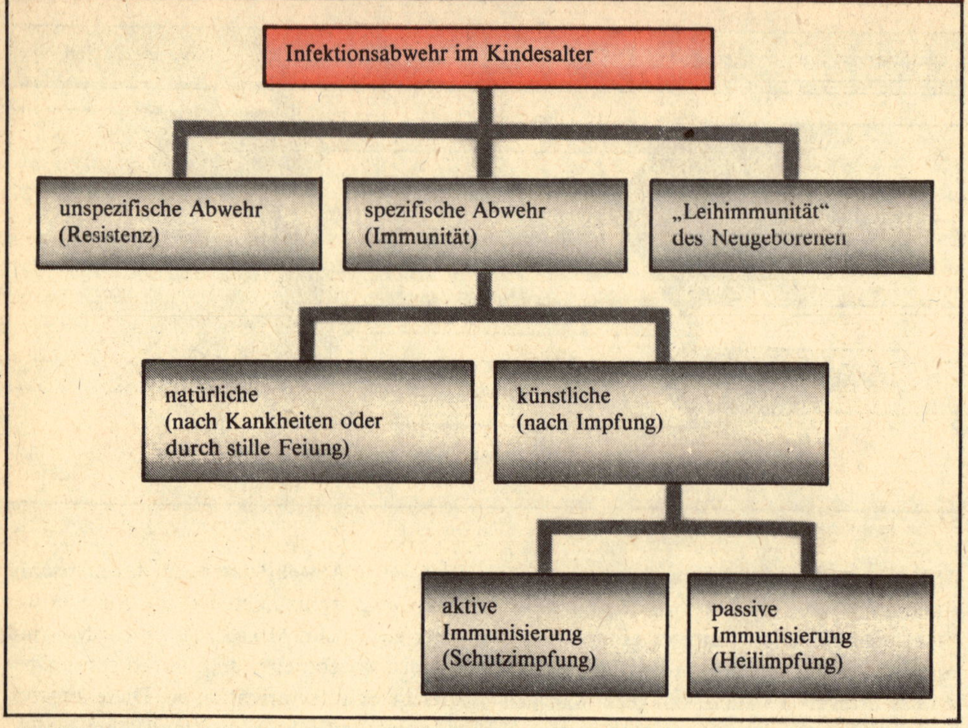

Es gibt Fälle, bei denen ein Kind eine Erkrankung ohne klinische Symptome durchmacht, z. B. Röteln, und es zu einer Ausbildung einer Immunität kommt. Diesen Vorgang bezeichnet man als *stille Feiung.*

Infektionsquellen und Übertragungsvorgang

Eine übertragbare und damit Infektionskrankheit kommt zustande durch

– das Vorhandensein einer Infektionsquelle, die die Erreger der Infektionskrankheit beherbergt,

– die Übertragung des Erregers, von einem Tier auf ein Kind oder von einem Erwachsenen auf ein Kind bzw. von einem Kind auf ein anderes Kind,

– das Vorhandensein eines empfänglichen kindlichen Organismus für diese Erreger.

Wenn die gesamte Kindergruppe und Kinder anderer Gruppen der Einrichtung an einer Infektionskrankheit erkranken, spricht man von einem epidemischen Prozeß.

Um die Kinder und sich selbst vor übertragbaren Krankheiten zu schützen, sollte die Kindergärtnerin wissen,

– wie man eine Infektionsquelle erkennt,

– wie die Übertragung vermieden werden kann und

– wie sie die Widerstandskraft aller Kinder gegenüber Infektionskrankheiten stärken kann.

Menschen oder Tiere sind Ausgangspunkt einer übertragbaren Krankheit (Infektionsquelle), wenn sie Erreger ausscheiden. Das geschieht durch

– den Mund beim Sprechen und Anhusten,

– die Nase beim Ausatmen und Anniesen,

– die Haut durch Schweiß, Wunden, Blasen und Pusteln,

– die Schleimhaut bei engem Kontakt (z. B. Kuß),

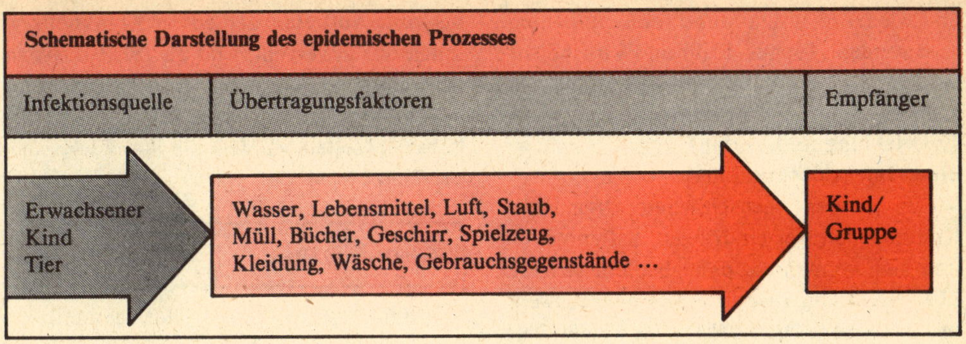

- den After (Kot),
- die Harnröhre (Urin).

Das Kind oder der Erwachsene wird zur Infektionsquelle als
- Kranker,
- im Vorstadium der Krankheit Befindlicher (Inkubierter),
- Genesender (Rekonvaleszent),
- zeitweiliger oder dauernder Keimausscheider, ohne selbst krank zu sein (Dauerausscheider).

Sind Stoffe oder Gegenstände, z. B. Lebensmittel oder Spielzeug mit Erregern behaftet, dann sind sie *kontaminiert.*

Infizierte Kinder erkennt die Kindergärtnerin an bestimmten Symptomen.

Allgemeine Symptome: Unbehagen, Unlust, Klagen über Kopf-, Hals-, Bauch- und Gliederschmerzen, Appetitlosigkeit, Frösteln, Übelkeit, Schwindel, Stuhlverstopfung, dünner oder andersartig gefärbter Stuhl. Sie können Vorboten (Prodromi) von Infektionskrankheiten sein. Rechtzeitiges Erkennen verhindert eine Weiterverbreitung der Erreger.

Besondere Krankheitssymptome wie die folgenden müssen die Kindergärtnerin veranlassen, baldigst ärztlichen Rat einzuholen:
- Fieber (Temperatur über 38,5 °C),
- Erbrechen,
- Durchfall, Brechdurchfall (oder verfärbte, d. h. blutige oder helle Stühle),
- Hautausschläge, Hautverfärbung (Gelbsucht), eiternde Wunden,
- Schmerzen,
- starker Husten, Schnupfen, anhaltende Heiserkeit.

Übertragung der Erreger

Sie erfolgt durch
- Aufnahme über das Verdauungssystem (Mund – Speiseröhre – Magen – Darm; z. B. bei Durchfallerkrankungen – orale Infektionen),
- Aufnahme über das Atmungssystem (Nase/Mund – Luftröhre – Lunge; z. B. bei Windpocken; aerogene Infektionen),
- Aufnahme über Schleimhäute, Haut oder Wunden (Blut-Lymphgefäßsystem – Körperorgane; z. B. bei Wundstarrkrampf).

Übertragungs- oder Infektionswege

Kontaktinfektion: direkte Übertragung durch körperliche Berührung (akute respiratorische Erkrankungen).

Tröpfcheninfektion: direkte Übertragung durch schwebende Tröpfchen und indirekte durch Staub auf dem Luftweg.

Schmutz- und Schmierinfektion: direkte Übertragung über die Hände (Impetigo – Eitergrind, Eiterflechte) und indirekte über Gegenstände und infizierte oder kontaminierte Lebensmittel (Virushepatitis, Durchfallerkrankungen).

Orale Infektionen erfolgen in der Regel über infizierte und kontaminierte Lebensmittel. Gegenstände und Hände werden zur Infektionsquelle durch Schmierinfektion, wenn die Erreger mit dem Stuhl oder Urin und anderen Sekreten ausgeschieden, verschmiert und wieder über den Mund (oral) aufgenommen werden (Typhus, Ruhr und Virushepatitis).

Entwicklung und Verlauf einer Infektionskrankheit

Wenn in den menschlichen Organismus Krankheitserreger eindringen, haftenbleiben und sich vermehren, dann bedient sich der überfallene Organismus bestimmter Abwehrmechanismen. Dazu gehört das Fieber. Normalerweise entwickeln sich Krankheitserreger bei einer Körpertemperatur von 37°C am besten. Wird die Körpertemperatur erhöht, dann verschlechtern sich die Lebensbedingungen der Erreger. Mit dem Auftreten von Fieber laufen noch weitere Abwehrmechanismen parallel. Andererseits sind die Toxine der Erreger Antigene, mit denen sich der Organismus auseinandersetzen muß. Er bildet Antikörper. Durch die allmählich gebildeten Antikörper kommt es im Organismus zur Antigen-Antikörperreaktion, die mit zur Vernichtung der Krankheitserreger beiträgt. Gleichzeitig bewirkt die Bildung von Antikörpern, daß der Mensch nach Überstehen einer Infektionskrankheit (z. B. bei Windpocken) gegenüber einer erneuten Infektion mit dem gleichen Erreger, d. h. bei erneutem Kontakt mit dem gleichen Antigen, unempfänglich (gefeit) ist.
Viele Infektionskrankheiten, wie Röteln, Windpocken, Mumps, infektiöse Gelbsucht u. a., haben immer einen bestimmten, für sie typischen zeitlichen Ablauf. Infektionskrankheiten laufen als ein gesetzmäßiges Prozeßgeschehen ab, man nennt sie deshalb auch *zyklische Infektionskrankheiten.* Sie verlaufen in drei Phasen.

Erste Phase

Sind die Erreger in den Organismus des Kindes eingedrungen, dann gelangen sie über den Blut- oder Lymphweg in die Milz, Lymphknoten, Leber, in das Knochenmark und vermehren sich dort. Diese symptomfreie Zeit, die vom Zeitpunkt der Infektion bis zum Auftreten der ersten Krankheitserscheinungen vergeht, wird als *Inkubationszeit* bezeichnet, deshalb heißt diese Phase das *Inkubationsstadium.* Auf der Grundlage der Inkubationszeiten wurden die *Regelsperrzeiten* berechnet.

Regelsperrzeiten

Erkrankung	Regelsperrzeit in Tagen
Masern	16
Röteln	16
Windpocken	16
Mumps	21
infektiöse Gelbsucht	28
Scharlach	10
Bauchtyphus	21
Paratyphus A und B	14
Dysenterie, Ruhr	8

Die Regelsperrzeiten für die Neu- und Wiederaufnahme der Kinder sind gemäß der Anordnung zur Verhütung und Bekämpfung übertragbarer Krankheiten in Einrichtungen zur Betreuung von Kindern (GBl. II Nr. 10/1980, S. 49 und GBl I Nr. 8/1979, S. 75) strikt einzuhalten.
Nach dieser mehr oder weniger genormten symptomfreien Zeit werden die Erreger aus den oben genannten Organen erneut in das Blut ausgeschwemmt.

Zweite Phase

Die Ausschwemmung der Erreger in das Blut geht mit mehr oder weniger starken Allgemeinsymptomen einher. Sie sind zunächst uncharakteristische Vorboten (Prodromi) einer Erkrankung. Die Allgemeinsymptome können heftiger werden und äußern sich in Fieber, Erbrechen, Kopfschmerz, Gliederschmerzen, dann aber auch in Leber-, Milz- und Lymphknotenschwellungen als Zeichen des »Abwehrkampfes« der weißen Blutkörperchen (Leukozyten) und anderer Abwehrsysteme. Lymphknotenschwellungen sind z. B. typisch im Nacken bei Röteln. Dieses Stadium heißt *Generalisationsstadium,* in dem das *Prodromalstadium* eingebettet ist.

Dritte Phase

Auf dem Blut- oder Lymphweg gelangen die Erreger in die verschiedenen Organe, z. B. das Hepatitisvirus (Erreger der infektiösen Gelbsucht) in die Leber, und es entsteht das typische Krankheitsbild. Man spricht dann vom Stadium der *Organmanifestation.*

Durch Toxineinwirkungen kommt es zu Zellschädigungen, die dann Störungen hervorrufen, die der Infektionskrankheit ihr charakteristisches Erscheinungsbild in Form von besonderen Krankheitszeichen, sogenannten *Leitsymptomen,* geben.

Beispiele für Leitsymptome sind

- Katarrh, Husten, Auswurf, Atemnot, Schnupfen bei Erkrankungen der Atemwege und Lungen,
- Erbrechen, Durchfall bei Erkrankungen des Magen-Darm-Kanals,
- Kopfschmerz, Benommenheit, Gesichtsstarre, Krämpfe, Lähmungen bei Erkrankungen des Zentralnervensystems,
- Ausschläge wie Papeln (Knötchen), Bläschen, Pusteln (mit Eiter oder Flüssigkeit gefüllte Bläschen) auf Haut und Schleimhaut bei Röteln, Masern, Windpocken,
- Schwellung der Ohrspeicheldrüse (Gegend des Unterkieferwinkels) bei Mumps.

> Wenn die Kindergärtnerin solche Symptome beim morgendlichen Empfang der Kinder bemerkt, dann muß sie an den Beginn einer Infektionskrankheit denken und verantwortungsbewußt über den Verbleib des Kindes in der Einrichtung entscheiden.

Die *Ansteckungsgefahr* für andere Kinder besteht, solange die Infektionsquelle vorhanden ist oder ausgeschiedene Erreger nicht beseitigt sind (Isolierung bzw. Desinfektion). Das bedeutet, daß während des Verlaufs einer Infektionskrankheit eine *Infektionszeit* besteht, in der das kranke Kind ansteckend für seine Umgebung ist. Bei Röteln, Windpocken, Mumps und anderen beginnt sie schon während der Inkubationszeit.

Die *Isolierung* eines Kindes erfolgt, um den Kontakt mit anderen Kindern zu unterbrechen. Wird die Infektionsquelle, in diesem Fall das kranke Kind, aus der Gruppe entfernt, so kann eine weitere Übertragung der Krankheit verhindert werden. Außerdem braucht ein kränkelndes oder bereits krankes Kind Ruhe und darf keinen physischen und psychischen Belastungen ausgesetzt werden.

Infektionskrankheiten können von *Komplikationen* begleitet werden, die den Verlauf der betreffenden Krankheit ungünstig beeinflussen. In den meisten Fällen wird eine Infektionskrankheit überwunden, indem der Organismus mit Hilfe seiner körpereigenen Abwehrmechanismen und der eingeleiteten Behandlungsmaßnahmen (z. B. mit Antibiotika) die Erreger vernichtet.

Das Kind befindet sich danach im Stadium der Genesung, in der *Rekonvaleszenz* und bedarf der besonderen Fürsorge.

> Kehrt das Kind nach einer überstandenen Infektionskrankheit in den Kindergarten zurück, so darf die Wiederaufnahme nur nach Vorlage einer ärztlichen Bescheinigung erfolgen, die nicht älter als eine Woche sein darf. Sie muß übertragbare Krankheiten ausschließen und die Kindergartenfähigkeit des Kindes bescheinigen sowie die Diagnose der übertragbaren Krankheit ausweisen ([59]; § 17).

Bei den Eltern des Kindes muß sich die Kindergärtnerin erkundigen, ob der Arzt besondere Anweisungen während der Rekonvaleszenz gegeben hat. Es kann sich um eine Sportbefreiung, um Diätvorschriften, auch um allgemeine Schonung u. ä. handeln.

Erst allmählich können genesende Kinder wieder aktiv am Leben in der Kindergruppe teilnehmen und körperlich und geistig belastet werden.

Maßnahmen des Infektionsschutzes

Übertragbare Krankheiten können nur dann erfolgreich zurückgedrängt werden, wenn ein System vorbeugender Maßnahmen angewandt wird. Es werden zwei Gruppen von Schutzmaßnahmen unterschieden:

- prophylaktische Maßnahmen,
- gegenepidemische bzw. Bekämpfungsmaßnahmen.

Der gewünschte Erfolg wird nur erreicht, wenn die nachstehenden Maßnahmen, sinnvoll aufeinander abgestimmt, durchgesetzt werden.

5.2.2. Prophylaktische Maßnahmen

Sie sollen das Auftreten übertragbarer Erkrankungen von vornherein verhindern. Das Ziel der Infektionsprophylaxe im engeren Sinne besteht darin,

- Infektionsquellen auszuschalten,
- Übertragungswege zu unterbrechen,
- die Widerstandsfähigkeit des Kindes zu steigern.

Dazu werden hygienische Maßnahmen notwendig, die sowohl die Exposition als auch die Disposition beeinflussen.

In Abhängigkeit vom Infektionsgeschehen im Kindergarten sind die Vorschulkinder immer wieder Krankheitserregern ausgesetzt. Dieses Ausgesetztsein gegenüber Krankheitserregern wird als *Exposition* bezeichnet.

Die Reaktion des kindlichen Organismus auf eine Infektion ist unterschiedlich. Sie hängt vom körperlichen und geistigen Zustand eines Kindes, d. h. von seiner Konstitution und Kondition ab.

Unter *Konstitution* versteht man die allgemeine körperliche und psychische Gesamtverfassung des Kindes, während mit *Kondition* die augenblickliche Leistungsbereitschaft, die physische und psychische Leistungsfähigkeit bezeichnet wird.

Konstitution und Kondition eines Kindes bestimmen in starkem Maße seine *Disposition,* d. h. seine Empfänglichkeit bzw. Widerstandsfähigkeit Krankheitserregern gegenüber.

Disposition und Konstitution stehen in enger Wechselwirkung. Je stärker die Konstitution, desto geringer ist die Disposition. Je schwächer die Konstitution, desto höher ist die Disposition.

Die Disposition wird außerdem vom Alter, Geschlecht und von anderen Faktoren beeinflußt und ist demnach bei jedem Kind unterschiedlich.

■ So erkranken beispielsweise Kleinkinder häufiger an Harnweginfekten als Erwachsene und Mädchen häufiger als Jungen.

■ 5 bis 10 % der Kinder eines Jahrganges, besonders im Krippen-, aber auch im Kindergartenalter sind durch eine Infektdisposition auffällig und werden oft als sogenannte »infektanfällige« Kinder bezeichnet.

Expositionsprophylaxe

Expositionsprophylaktische Maßnahmen sollen das Auftreten und die Verbreitung von Krankheitserregern im Kindergarten verhindern. Erreicht wird das durch

- Ausschalten der Infektionsquellen
- Unterbrechung der Übertragungswege.

Im Kindergarten kommen dafür hauptsächlich folgende Maßnahmen in Betracht.

- *Krankheitsverdächtige Kinder* werden morgens nicht im Kindergarten aufgenommen. Die Erziehungsberechtigten werden aufgefordert, das Kind einem Arzt vorzustellen. Tagsüber sind solche Kinder in einem geeigneten Raum bis zum Abholen zu *isolieren.*
- Alle Kinder und Erwachsenen müssen sich vor dem Essen und nach Benutzen der

Toilette die Hände gründlich reinigen. Dadurch können *Schmierinfektionen* weitgehend verhindert werden. Da Schmierinfektionen auch durch rohes Obst und Gemüse möglich sind, ist dieses vor dem Verzehr unter fließendem Wasser gründlich zu waschen.

● Die Kindergärtnerin muß beharrlich auf die Kinder einwirken, daß sie beim Husten und Niesen das Taschentuch benutzen, damit *Tröpfcheninfektionen* weitgehend ausgeschaltet werden. Voraussetzung ist, daß jedes Kind täglich ein sauberes Taschentuch mitbringt, dieses hygienisch einwandfrei aufbewahren kann und die Kindergärtnerin den Kindern ständig den hygienischen Umgang damit bewußtmacht.

● Die Räume des Kindergartens sind grundsätzlich feucht zu reinigen, weil damit *Staubinfektionen* weitgehend verringert werden können.

Sofern auch die Kinder das Staubwischen im Kindergarten übernehmen, ist darauf zu achten und ihnen begreiflich zu machen, daß das Staubtuch nur im Freien ausgeschüttelt wird.

● Die *tägliche Reinigung* der Gruppenräume, Garderoben, Toiletten und Waschräume muß unter Verwendung von *Desinfektionsmitteln* erfolgen (↗ 5.1.2.).

War der *Isolierraum* von einem infektionsverdächtigen Kind belegt, ist dieser anschließend umfassend zu *desinfizieren.*

● Bei den *körperpflegerischen Maßnahmen* achtet die Kindergärtnerin darauf, daß jedes Kind nur seine eigenen Waschutensilien gebraucht. Bei der Benutzung von Waschschüsseln, Fußwaschbecken und Badewannen ist darauf zu achten, daß nur jeweils ein Kind das Wasser benutzt und das Gefäß beim Wasserwechsel gereinigt wird. Schmutzränder sind ideale »Brutstätten« für Krankheitserreger.

● Fliegen, Schaben, Ratten und Mäuse sind *Gesundheitsschädlinge,* sie sind wirksam zu *bekämpfen.*

● Bei der Zubereitung und Ausgabe von Speisen und beim Umgang mit Lebensmitteln müssen *einwandfreie hygienische Verhältnisse* herrschen. Die *gesetzlichen Bestimmungen* sind in den Küchen konsequent zu beachten. Die Hygienebekleidung ist ständig zu tragen, und betriebsfremden Personen ist der Zutritt zur Küche im Kindergarten nicht zu gestatten.

Dispositionsprophylaxe

Dispositionsprophylaktische Maßnahmen sollen den kindlichen Organismus in epidemiefreien Zeiten in seiner Abwehrbereitschaft gegenüber Krankheitserregern stärken. Erreicht wird das durch

– Gesundheitserziehung und Gesundheitsschutz,
– Aktivierung und Mobilisierung der allgemeinen und spezifischen Abwehrmechanismen des Organismus.

Kinder und Erwachsene sind infolge der verschiedenen Resistenz und Disposition unterschiedlich anfällig für Infektionskrankheiten. Für beide aber gelten die hauptsächlichsten Maßnahmen zur Dispositionsprophylaxe gleichermaßen. Die Abwehrbereitschaft wird gestärkt durch

● regelmäßige Körperpflege, die durch Kaltwasseranwendungen gleichzeitig der Abhärtung dient,

● sinnvolles Training der körperlichen und psychischen Leistungsfähigkeit,

● gesunde Ernährung und ausreichenden Schlaf,

● witterungsgerechte und zweckmäßige Bekleidung,

● gesundheitsfördernde materiell-hygienische Bedingungen im Kindergarten und Elternhaus.

● Einhaltung des nach physiologischen Gesichtspunkten gestalteten Tages- und Wochenablaufs im Kindergarten und an den Wochenenden im Elternhaus,

● mehrstündigen, täglichen Aufenthalt im Freien.

Eine spezifische Abwehrbereitschaft gegenüber Krankheitserregern wird durch **Schutzimpfungen** erreicht.

5.2.3. Gegenepidemische Maßnahmen

Bereits aufgetretenen infektiösen Erkrankungen wird mit gegenepidemischen Vorbeugungs- und Bekämpfungsmaßnahmen begegnet. Sie sollen die Weiterverbreitung von Krankheitserregern verhindern und den Rückgang der Erkrankungshäufigkeit bewirken.

Damit das Ausbrechen einer Epidemie verhindert wird, müssen die Infektionsquellen ermittelt, ausgeschaltet und die Infektionswege unterbrochen werden. Insofern überschneiden sich Vorbeugungs- und Bekämpfungsmaßnahmen. Bei Scharlach, Mumps, infektiöser Gelbsucht, Durchfallerkrankungen und anderen *meldepflichtigen Krankheiten* ist es notwendig, die Namen erkrankter Kinder und Erwachsener schriftlich zu erfassen und festzuhalten:

- den Zeitpunkt des Auftretens der ersten Symptome,
- mit welchen Personen der Erkrankte Kontakt hatte,
- die vermutliche Infektionsquelle u. a.

Die Anzeige meldepflichtiger Erkrankungen an die Kreishygieneinspektion erfolgt durch den Arzt, ggf. durch die Leiterin des Kindergartens.

Die Mitarbeiter der Kreishygieneinspektion legen die notwendigen *Quarantänemaßnahmen* für Erkrankte und Kontaktpersonen und die Sperrzeiten für den Kindergarten fest.

Schutzimpfungen

Nach einer Infektionskrankheit oder Infektion entsteht auf natürliche Weise eine Immunität gegenüber dieser Krankheit. Es gibt gefährliche Infektionskrankheiten, die mit dem Tod enden können oder einen schweren Verlauf mit Komplikationen und Restschäden nehmen. Dazu zählen die Diphtherie, Kinderlähmung, Tuberkulose, Masern und der Wundstarrkrampf. Gegen diese Krankheiten besteht heute die Möglichkeit einer *künstlichen Immunisierung durch Impfung.*

Zu einem wissenschaftlich ermittelten günstigen und epidemiefreien Zeitpunkt werden dem Kind lebende, abgeschwächte oder abgetötete Erreger sowie Toxine gespritzt. In der Regel erfolgt die Injektion in den rechten oder linken Oberarm. Die Impfung gegen Kinderlähmung erfolgt als Schluckimpfung.

Die Erreger besitzen die Eigenschaft, den kindlichen Organismus zur Bildung von Antikörpern und Immunzellen anzuregen.

Während die durch das Überstehen einer Infektionskrankheit erworbene Immunität lange, oft lebenslänglich, anhält, ist die durch Impfung erworbene zeitlich begrenzt. Daher machen sich auch Wiederholungsimpfungen erforderlich. Einige Infektionskrankheiten, wie z. B. der Scharlach, hinterlassen nach der Genesung nur kurze Zeit natürlichen Schutz.

Pflichtschutzimpfungen

In der DDR sind die Schutzimpfungen gegen

- Tuberkulose,
- Poliomyelitis (spinale Kinderlähmung),
- Diphtherie/Pertussis/Tetanus (nachfolgend Dreifachschutzimpfung genannt),
- Masern

Pflichtschutzimpfungen.

Sie sind zu den im Impfkalender angegebenen Zeitpunkten durchzuführen (↗ grafische Darstellung S. 179).

Impfungen stellen eine Belastung für den kindlichen Organismus dar. In der Regel verläuft eine Wiederholungsimpfung ohne nachfolgende Symptome, wenn das Kind zum Zeitpunkt der Impfung gesund ist. Erkrankte und krankheitsverdächtige Kinder stellt der betreuende Arzt, der die Impfung vornimmt, zeitweilig von der Dreifachimpfung zurück.

In der Regel sind die Eltern bei der Impfung ihrer Kinder im Kindergarten nicht zugegen, so daß es der Kindergärtnerin obliegt, den Arzt über den Gesundheitszustand der Kinder zu informieren und ihn auf beobachtete Anzeichen aufmerksam zu machen (↗ 5.6.).

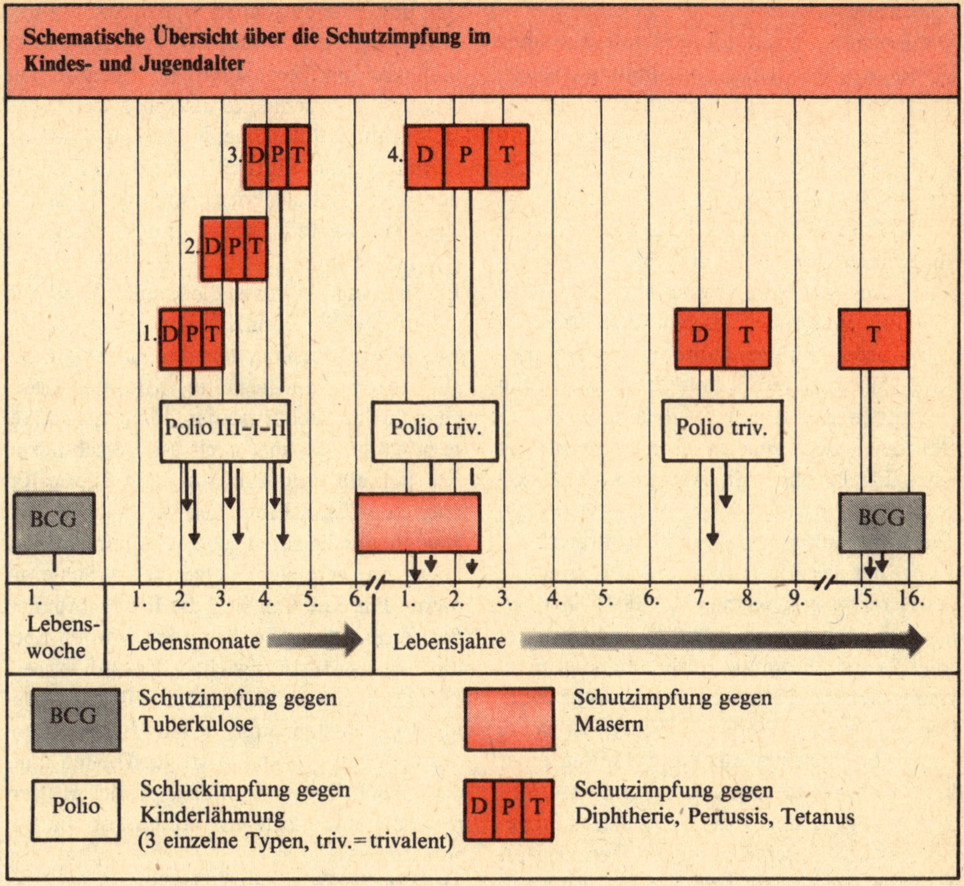

Schematische Übersicht über die Schutzimpfung im Kindes- und Jugendalter

5.3. Überblick über die häufigsten übertragbaren Krankheiten im Vorschulalter

5.3.1. Erkrankungen der Atemwege

Sie werden umgangssprachlich auch als Erkältungskrankheiten, Infekte der oberen Luftwege, grippaler Infekt, katarrhalischer Infekt oder kurz Infekt bezeichnet. Die exakte medizinische Bezeichnung lautet »akute respiratorische Erkrankung« (ARE). Während die klassischen Infektionskrankheiten wie Masern, Keuchhusten oder Ruhr an Häufigkeit abgenommen haben, ist eine steigende Tendenz der Erkrankungen der Atemwege und der Ohren zu verzeichnen. Sie machen im Kindergarten etwa 60 % aller Fehltage der Kinder wegen Erkrankung aus. Im Herbst und im Frühjahr ist eine Häufigkeit der ARE zu verzeichnen, sie muß den meteorologischen Faktoren zugeschrieben werden.

Erreger, Infektionsquelle und Übertragung
Als *Erreger* kommen zu 90 bis 95 % Viren in einer Formenvielfalt von über 150 Arten und mit jahreszeitlich bedingten Häufungen vor, Bakterien und Pilze können ebenfalls die Ursache von ARE sein. Die *Infektionsquelle* ist das erkrankte oder infizierte Kind oder auch der Erwachsene. Aerogen, durch Tröpfcheninfektionen, durch direkten Kontakt oder indirekt über Taschentücher, Eßbestecke, Eß- und Trinkgeschirr erfolgt die *Übertragung.*

Krankheitsbild

Die Erkrankung verläuft mild, teilweise ohne Fieber mit Schnupfen, Entzündung des weichen Gaumens, des Kehlkopfes und der Luftröhre. Werden dagegen die tieferen Luftwege befallen, dann ist die Krankheit schwerer und tritt als Bronchitis, spastische Bronchitis, Pseudokrupp oder Lungenentzündung auf. Hinzu gesellt sich oft eine Entzündung des Ohres. Bei einer bakteriellen Zusatzbesiedelung kann sich als Komplikation eine Nasennebenhöhlenentzündung oder eben eine bakteriell verursachte Bronchitis, Lungenentzündung u. a. entwickeln.

Bei den ARE gibt es eine Vielzahl von Krankheitszeichen. Sie werden auch als allgemeine Symptome bezeichnet, die bei anderen Erkrankungen ebenfalls auftreten:

Fieber hat das Kind, wenn die Körpertemperatur, rektal gemessen, über 38 °C beträgt, hohes Fieber, wenn sie 40,0 °C und mehr beträgt. Wie die normale Körpertemperatur, so steigt auch das Fieber gegen Abend gewöhnlich auf höhere Werte an. Fieber ist keine Krankheit, sondern nur ein Symptom einer krankhaften Störung. Das Verhältnis von Wärmeabgabe und Wärmeproduktion ist gestört, es wird durch Reizung des Temperaturzentrums im Gehirn vermehrt Wärme gebildet, die zur Erhöhung der Körpertemperatur führt. Kinder fiebern viel eher, häufiger, meist auch stärker als Erwachsene, unter Umständen auch schon bei harmlosen und relativ geringfügigen Gesundheitsstörungen. Im Kindesalter ist die Höhe des Fiebers nur selten ein direkter Maßstab für die Schwere einer Krankheit, trotzdem müssen fiebernde Kinder dem Arzt vorgestellt werden, um ein ernsteres Krankheitsgeschehen auszuschließen.

Obwohl man den meisten Kindern ansieht und anmerkt, wenn sie Fieber haben, sollte die Temperatur vor dem Arztbesuch gemessen werden.

Kinder mit Fieber fühlen sich an der Stirn, im Gesicht und am gesamten Körper heiß an. Die Augen glänzen stärker als gewöhnlich und sehen zuweilen größer aus. Bei Fieberanstieg ist das Gesicht manchmal sehr blaß und im Fieberabfall oft hochrot. Die Atmung geht schneller als sonst, der Schlaf ist unruhig. Ein schneller Anstieg der Körpertemperatur führt häufig zum Frösteln oder zum Schüttelfrost, während schneller Temperaturabfall immer mit Schweißausbrüchen einhergeht.

Ein fieberndes Kind ist ein krankes Kind und bedarf der Ruhe und Pflege.

Das Erbrechen ist bei fieberhaften Erkrankungen oftmals ein Begleiter. Mitunter erbrechen Kinder bei Hustenanfällen mit stärkerem Würgereiz, aber auch das Verschlucken von Schleim und Blut aus dem Nasen-Rachenraum kann Erbrechen verursachen.

Der Husten begleitet jede ARE, er entsteht durch die gereizten, entzündeten Schleimhäute. Für den Arzt sind die Beobachtungen der Kindergärtnerin bzw. der Mutter über die Art des Hustens wichtig. Er muß wissen, ob es sich um einen rauhen, bellenden oder heiseren Husten, um ein kurzes ausstoßendes oder um ein krampfartiges Husten handelt. Auch die Feststellung, ob der Husten mit oder ohne Auswurf erfolgt, ist für ihn von Interesse.

Der Schnupfen ist eine allgemein übliche Bezeichnung für eine Krankheit, aber auch Symptom der Entzündung und Anschwellung der Nasenschleim- und meist auch Rachenschleimhaut, in deren Bereich verstärkt Sekret abgesondert wird. Dabei tritt eine Behinderung der Nasenatmung auf. Die Kinder atmen durch den Mund, dabei trocknen die Mundschleimhäute aus, und ein starkes Durstgefühl macht sich bemerkbar.

Die Heiserkeit ist ein Symptom, das bei Erkrankungen des Kehlkopfs durch Schwellungszustände der Schleimhaut und durch Reizung der Stimmbänder bedingt auftritt.

Der Schmerz als Allgemeinsymptom ist bei vielen ARE anzutreffen. So können Hals- und Schluckschmerzen bei einer Angina auftreten. Schmerzen in angeschwollenen Lymphknoten des Hals-, Nacken- und

Unterkieferbereichs sind für eine ARE ebenfalls typisch. Der Kopfschmerz tritt bei grippeartigen ARE auf, er wird oft von Glieder- und Rückenschmerzen begleitet. Klein- und Vorschulkinder klagen bei ARE mitunter über Schmerzen im Bauchraum. Bauchschmerzen im Kindesalter sollten ernst genommen werden. Als Faustregel gilt: Bei Bauchschmerz, der ununterbrochen, länger als eine Stunde anhält, sollte der Arzt aufgesucht werden. Damit er die Situation richtig einschätzen kann, soll auf eventuelle Begleiterscheinungen, wie Fieber, Erbrechen, Ohnmachtsanfälle, Durchfall und Stuhlverhalten, geachtet, und diese sollen dem Arzt mitgeteilt werden. Solche Beobachtungen sind für den Arzt wichtig, denn kleine Kinder können den Schmerz meistens nicht genau beschreiben und lokalisieren. Vor allem straff gespannte Bauchdecken (die Kinder liegen deshalb meist mit angezogenen Beinen) und starke Schmerzen beim Abfühlen des Leibes und anhaltende Unruhe sind stets alarmierende Zeichen.
Die Appetitlosigkeit im Verlaufe von fieberhaften ARE ist eine vorübergehende Erscheinung und gibt keinen Anlaß zur Beunruhigung. Die Kinder sollten nicht zum Essen gezwungen werden.
Diese aufgeführten allgemeinen Symptome treten nicht alle gleichzeitig bei einer ARE auf. Mitunter zeigen sich nur einige davon.
Die Inkubationszeit ist abhängig vom Erreger und kann einige Stunden bis wenige Tage betragen, eine *Ansteckungsgefahr* besteht während der akuten Erkrankung.

Expositionsprophylaxe

- Erkrankte Kinder recht bald von der Gruppe isolieren,
- Zellstofftaschentücher benutzen, die nach Gebrauch in einen abgedeckten Behälter (in der Toilette aufzustellen) geworfen werden,
- das Händegeben weitgehend vermeiden,
- die Hände häufig waschen, gegebenenfalls mit Desinfektionsmittel,
- beim Niesen und Husten den Handrükken bzw. das Taschentuch vorhalten.

Dispositionsprophylaxe

- Für vitamainreiche und gesunde Ernährung sorgen sowie ausreichenden Schlaf gewährleisten,
- ausgiebige Bewegung im Freien bei jeder Witterung und zweckmäßiger Bekleidung sichern,
- die hygienischen Grundanforderungen an raumklimatische Bedingungen einhalten,
- Abhärtungsmaßnahmen regelmäßig und systematisch im Kindergarten und Elternhaus durchführen.

5.3.2. Mittelohrentzündung

Sie nimmt ihren Ausgang von Nasen- und Nasenrachenrauminfekten. Dabei gibt es eine nichteitrige Form, bei der das Kind über Ohrenschmerzen klagt und schlecht hört. Fieber tritt kaum auf.
Bei der eitrigen Mittelohrentzündung treten zu Beginn der Erkrankung hohe Temperaturen auf. Erhebliche Ohrenschmerzen, Kopfschmerzen und die ausgeprägten allgemeinen Krankheitszeichen müssen die Kindergärtnerin veranlassen, das Kind schnellstens dem Arzt vorzustellen, damit das Kind fachgerecht behandelt wird und Komplikationen (wie Innenohrentzündung, die zu Gehörschäden führen kann) vermieden werden.
Nicht selten füllt sich bei der Mittelohrentzündung die Paukenhöhle rasch mit entzündlicher oder eitriger Flüssigkeit. Die dadurch hervorgerufene Spannung des Trommelfelles ist die Ursache eines heftigen Ohrschmerzes. Wenn diese Flüssigkeit bzw. der Eiter durch einen Riß im Trommelfell nach außen in den Gehörgang dringt, dann »läuft« das Ohr, und Fieber und Schmerz lassen nach. Die vom Arzt festgelegten Behandlungsmaßnahmen müssen von den Eltern und der Kindergärtnerin unterstützt werden.

5.3.3. Angina

Angina ist eine Halsentzündung. Das Wort Angina bedeutet »Enge« und weist auf das Krankheitsbild hin, wonach eine entzündliche Schwellung und oft mit Belägen bedeckte Gaumenmandel Schmerzen und Unwohlsein hervorrufen. Sie ist meist eine Begleiterscheinung eines Nasen-Racheninfekts. Die Angina ist neben der akuten Mittelohrentzündung die häufigste Ursache von Fieberzuständen bei Kindern. Dieses Krankheitsbild ist oft von einer schmerzhaften Schwellung der Lymphknoten in den Kieferwinkeln begleitet. Die Kinder haben Schmerzen beim Schlucken und wenig Appetit, bisweilen tritt Erbrechen auf. Die Angina sollte frühzeitig vom Arzt behandelt werden.

5.3.4. Virusgrippe

Die Virusgrippe ist nicht mit einem »grippalen Infekt« zu verwechseln, und ebenso ist eine ARE keine »Grippe»! Sie ist eine hochfieberhafte Infektionskrankheit mit besonderem Befall des Atmungssystems und ausgeprägten Allgemeinsymptomen.

Erreger, Infektionsquelle und Übertragung
Erreger sind das Influenzavirus Typ A, B und C. Die *Inkubationszeit* beträgt 2 bis 3 (1 bis 5) Tage, und die Erkrankung ist vom Ende der Inkubationszeit bis einige Tage nach Krankheitsbeginn ansteckend. Die *Infektionsquelle* ist der latent Infizierte und Erkrankte, die *Übertragung* erfolgt aerogen auf dem Luftwege.

Krankheitsbild
Die Grippe beginnt mit einem plötzlichen Temperaturanstieg, der mit Schüttelfrost verbunden sein kann. Abgeschlagenheit, Kopf- und Gliederschmerzen, Appetitlosigkeit sind weitere Krankheitszeichen. Die Kinder sind schwerkrank. Die Rachenschleimhaut ist hochrot, es besteht ein meist quälender Reizhusten. Die akuten Erscheinungen klingen meist nach einer Woche ab, aber es besteht eine wochenlange Rekonvaleszenz. Die herabgesetzte Reaktionslage des Organismus begünstigt die Besiedlung mit anderen Erregern, wobei die Herzmuskulatur, das Gehirn, die Hirnhäute sowie andere Organe mitbetroffen sein können. Diese Erkrankung ist meldepflichtig, wenn sie gehäuft auftritt.

Prophylaxe
Die *Prophylaxe* erfolgt wie bei ARE (↗ 5.3.1.). Aktive Impfungen mit einem nach bestimmten Gesichtspunkten ausgewählten Impfstoff werden im Vorschulalter nicht durchgeführt.

5.3.5. Infektiöse Gelbsucht

Sie ist eine akute, meist zweigipflig verlaufende Infektionskrankheit mit vorwiegendem Befall der Leber, die meist epidemisch auftritt. Bei der infektiösen Gelbsucht handelt es sich um zwei übertragbare Krankheiten, die sich zwar in ihrer Symptomatik ähneln, aber sonst virologisch, immunologisch und epidemiologisch unterscheiden.

Erreger, Infektionsquelle und Übertragung
Die *Erreger* sind Viren, die sich nicht einfach nachweisen lassen. Sie werden mit großen Buchstaben bezeichnet, bisher kennt man den Typ A, B und C. Die *Infektionsquelle* ist der Hepatitiskranke und der Erkrankte am Ende der *Inkubationszeit.* Diese beträgt bei Typ A 15 bis 50 Tage und bei Typ B 50 bis 240 Tage, meist etwa 90 Tage. Die *Übertragung* erfolgt oral, direkt oder indirekt durch Schmierinfektion, verunreinigtes Wasser, kontaminierte Gegenstände und Lebensmittel.

Krankheitsbild
Die Hepatitis ist eine langwierige Erkrankung, die das Kind mindestens 4 Wochen

und länger an das Krankenlager fesselt. Die Krankheit beginnt mit Appetitlosigkeit, Übelkeit, Erbrechen, Leibschmerzen und nicht selten mit Durchfall. Die Temperaturen sind normal oder nur wenig erhöht. Nach einigen Tagen färben sich die Haut und die Bindehäute der Augen gelb. Der Stuhl hat eine helle Farbe oder ist völlig entfärbt, der Urin ist dunkelbierbraun. Der Arzt ertastet eine vergrößerte und druckempfindliche Leber. Nach 2 bis 4 Wochen bekommen die Kinder wieder eine blasse Hautfarbe und normalaussehende Bindehäute. Das Aussehen von Stuhl und Urin normalisiert sich, die Leberschwellung geht zurück. 50 bis 80 % der Erkrankungen im frühen Kindesalter verlaufen ohne Gelbfärbung.

Eine *Ansteckungsgefahr* besteht 2 bis 3 Wochen vor Auftreten der Symptome und während der Erkrankung.

Expositionsprophylaxe

- Gründliche Reinigung der Hände nach Benutzen der Toilette unter Zusatz von Desinfektionsmittel (genaue Anweisung dazu erteilt die Kreishygieneinspektion),
- strengste Einhaltung der Hygienevorschriften im Kindergarten,
- Anwendung von Human-Gammaglobin in der Wohngemeinschaft des erkrankten Kindes und im Kindergarten (die gesamte Gruppe und das betreuende Personal).

Dispositionsprophylaxe

- Anwendung von Human-Gammaglobin nur bei akut gefährdeten Mitarbeitern des Gesundheitswesens.

Gegenepidemische Maßnahmen

- Bei Verdacht und Erkrankung besteht Meldepflicht.
- Erkrankte werden in ein Krankenhaus eingewiesen.
- Die Wiederaufnahme in den Kindergarten erfolgt nach klinischer Genesung, frühestens 4 Wochen nach Beginn des Krankenhausaufenthalts.
- Für Kinder, die eine Kindereinrichtung besuchen, und für Beschäftigte in Kindereinrichtungen besteht, wenn sie Kontaktpersonen sind, für 21 Tage Quarantäne. Für alle Kontaktpersonen ist für 50 Tage eine Gesundheitskontrolle erforderlich.

Die vorgeschriebenen Desinfektionsmaßnahmen sind unbedingt durchzuführen. Konkrete Hinweise zu den hier aufgeführten Maßnahmen erteilen und kontrollieren die Mitarbeiter der Kreishygieneinspektion.

5.3.6. Röteln

Diese Infektionskrankheit verläuft sehr mild mit kleinfleckigem, blaßrosa Exanthem und charakteristischer Lymphknotenvergrößerung, besonders im Kopf- und Nackenbereich (↗ Foto Nr. 34).

Erreger, Infektionsquelle und Übertragung

Als *Erreger* wurde das Rötelnvirus nachgewiesen. Die *Infektionsquelle* ist das erkrankte Kind und die *Übertragung* erfolgt aerogen und über frisch kontaminierte Gegenstände.

Krankheitsbild

Die Röteln beginnen ohne oder mit leichten grippeähnlichen Prodromi. Die Kinder haben mäßiges Fieber, hinter den Ohren beginnt ein Exanthem von weit auseinanderstehenden, rundlichen bis ovalen rosaroten Hautflecken, das Gesicht ist meist gerötet. Das Exanthem breitet sich innerhalb eines Tages über den ganzen Körper aus und klingt nach 2 bis 3 Tagen wieder ab. Es schwellen die Lymphknoten im Nacken. Das Allgemeinbefinden ist kaum beeinträchtigt. Die *Inkubationszeit beträgt 14 bis 16 (21) Tage, Ansteckungsgefahr* besteht etwa eine Woche vor Ausbruch des Exanthems bis wenigstens 4 Tage danach.

Expositionsprophylaxe

- Schwangere, die noch nicht an Röteln erkrankt waren, müssen in den ersten 3 bis 4

Schwangerschaftsmonaten den Kontakt mit erkrankten Kindern meiden.

Dispositionsprophylaxe

- Schutzimpfung ist bei 10- bis 15jährigen Mädchen möglich. In der DDR ist diese noch nicht eingeführt.

Röteln während der Schwangerschaft

Im Alter von 20 bis 30 Jahren waren die meisten Frauen (etwa 95%) an Röteln erkrankt und sind demzufolge während ihrer Gebärfähigkeit dagegen immun. In der DDR ist eine vorgeburtliche Schädigung durch Rötelnviren selten. 1941 beschrieb der australische Augenarzt GREGG Mißbildungen an Neugeborenen, die während der Entwicklung im Mutterleib durch das Rötelnvirus infiziert wurden. Die häufigsten Mißbildungen sind: Augenschädigungen, Taubheit, Herzmißbildungen und geistige und körperliche Retardierungen. Das Risiko und die Art der Schädigung hängen vom Zeitpunkt der Infektion im Mutterleib ab.
Wird das Kind bis zur 12. Schwangerschaftswoche infiziert, dann spricht man von einer *Embryopathie.*
In der Embryonalperiode erfolgt die Entwicklung der meisten Organe, deshalb sind Organmißbildungen bei bis zu 25% der Betroffenen zu finden.
Erfolgt die Infektion des Kindes nach dem dritten Schwangerschaftsmonat, dann wird die Schädigung als *Fetopathie* bezeichnet. Hier geschieht eine Schädigung des sich bereits gebildeten und in der Differenzierung (Reifung) befindlichen Organs, und es entsteht eine Erkrankung.
Eine Infektion in den letzten Schwangerschaftsmonaten ist möglich und führt zu »Röteln des Neugeborenen« ([42]; S. 262).
Das Risiko einer Fruchtschädigung liegt nach Angaben der WHO in Europa unter 1%, in der DDR beträgt das Risiko etwa 0,3 bis 0,5% pro tausend Schwangeren mit Röteln.
Jede Schwangere mit Rötelnkontakt oder Verdacht auf Rötelnerkrankung sollte sofort einen Arzt aufsuchen und sich beraten lassen. Durch Anwendung moderner Laboratoriumsverfahren ist nach zwei Blutentnahmen im zweiwöchigen Abstand eine exakte Auskunft über die mögliche Immunität, eine Erstinfektion oder eine Wiederinfektion möglich. Diese Untersuchungen sind in jedem Bezirk der DDR in den zuständigen Rötelnlaboratorien möglich.

5.3.7. Windpocken

Die Windpocken sind eine hochgradig infektiöse Erkrankung mit bläschenförmigen Exanthem (↗ Foto Nr. 33), die meist harmlos verläuft.
Rund 98% der Bevölkerung machen die Erkrankung bis zum 14. Lebensjahr durch.

Erreger, Infektionsquelle und Übertragung

Erreger ist das Varizellen-Zoster-Virus, das ausschließlich Erkrankungen beim Menschen bewirkt, daher sind nur varizellenkranke Menschen als *Infektionsquelle* anzusehen. Die meisten Kinder erkranken zwischen dem zweiten und sechsten Lebensjahr. Die *Übertragung* geht aerogen oder durch Haut-Schleimhautkontakt vor sich. Ihre Haupterscheinung, der pockenähnliche, bläschenförmige Hautausschlag, und die leichte Übertragbarkeit (sogar mit dem Windzug) gaben der Krankheit ihren Namen.

Krankheitsbild

Die Krankheit beginnt nur gelegentlich mit uncharakteristischem Unwohlsein. Bei mäßigem Fieberanstieg bilden sich verschiedene Bläschenstadien gleichzeitig nebeneinander. Aus einem roten Fleck entwickelt sich eine Pustel, die sich mit wasserhellem Sekret füllt und zu einem Bläschen ausbildet. Dieses trocknet ein, die entstehende Borke fällt ab und hinterläßt in der Regel keine Narbe. Der behaarte Kopf und die Mundhöhle des Kindes werden typischerweise immer mit befallen.

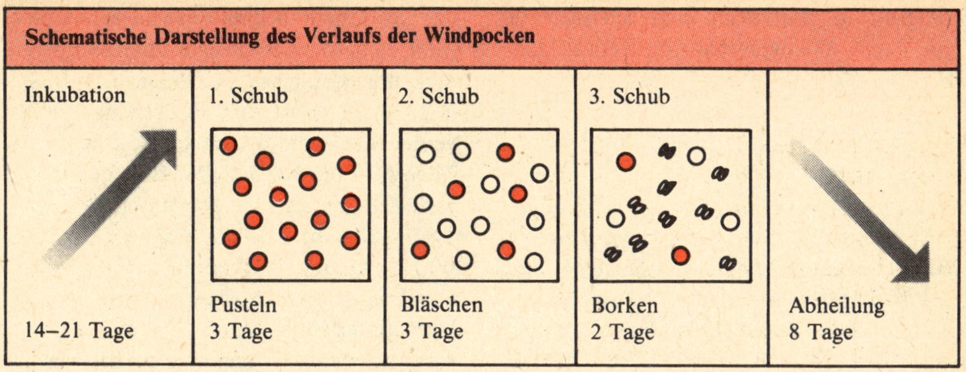

Schematische Darstellung des Verlaufs der Windpocken

Die *Inbukationszeit* beträgt im allgemeinen 14 bis 21 (8 bis 28) Tage, *Ansteckungsgefahr* besteht 1 bis 2 Tage vor Ausbruch des Exanthems bis zum Abfall der Borken.

Prophylaxe

Es gibt keine spezielle Prophylaxe. Wie auch bei Röteln können die Kinder bei Fieberfreiheit und Wohlbefinden den Kindergarten besuchen.

5.3.8. Mumps

Mumps ist eine Infektionskrankheit mit charakteristischer Schwellung der Ohrspeicheldrüse. Andere Speicheldrüsen, wie die Bauchspeicheldrüse und die Keimdrüsen, können mit befallen sein.

Erreger, Infektionsquelle und Übertragung

Der *Erreger* ist das Mumpsvirus. Die *Infektionsquelle* ist der Speichel des erkrankten Kindes, sind Rekonvaleszenten, aber auch Infizierte, bei denen die Erkrankung nicht zum Ausbruch kommt. Die Krankheit tritt vorwiegend zwischen dem zweiten und siebten Lebensjahr auf.

Die *Übertragung* erfolgt aerogen und über kontaminierte Gegenstände.

Krankheitsbild

Auch Mumps beginnt mit unklaren Vorzeichen, wie Fieber, Unwohlsein, Appetitlosigkeit, Kopfschmerzen. Meist schwillt zu Beginn der Krankheit die linke Ohrspeicheldrüse schmerzhaft an und nach 1 bis 2 Tagen bei etwa 75 % der Erkrankten auch die rechte. Die anderen beiden Speicheldrüsen können mit befallen sein. Die Kinder haben abstehende Ohrläppchen, ein »Vollmondgesicht«, Schmerzen beim Kauen und in der Regel 3 bis 4 Tage Fieber um 39 °C. Bei den meisten Kindern tritt eine Hirnhautentzündung als Organmanifestation auf, die oft nur durch Untersuchung der Rückenmarkflüssigkeit nachgewiesen werden kann. Als Komplikation kann eine Hodenentzündung oder Hörnervschädigung auftreten.

Die *Inkubationszeit* beträgt etwa 18 bis 21 (15 bis 23) Tage, die *Ansteckungsgefahr* besteht 6 Tage vor Beginn der Erkankung bis zum Verschwinden der Schwellung der Ohrspeicheldrüse, etwa 9 bis 10 Tage nach Krankheitsbeginn.

Prophylaxe

Eine *Expositionsprophylaxe* gibt es nicht, für eine *Dispositionsprophylaxe* ist in der DDR eine aktive Schutzimpfung in Erprobung.

»Die Regelsperrzeit von 21 Tagen für Mumps gemäß der Anlage 1 der Anordnung vom 13. Januar 1970 ([53]; S. 53) gilt nur für Einrichtungen für physisch und psychisch geschädigte Kinder. Für alle anderen Kindereinrichtungen hat der Leiter der Kreishygieneinspektion bei epidemiologischem Erfordernis im Einzelfall eine Sperrzeit für Neu- und Wiederaufnahmen festzulegen« ([54]; S. 73).

5.3.9. Masern

Unter Masern versteht man eine hochfieberhafte Infektionskrankheit mit katarrhalischem Prodromalstadium und grobfleckigem, unregelmäßigem Exanthem.

Erreger, Infektionsquelle und Übertragung
Der *Erreger* ist das Masernvirus, das aerogen und durch Haut-Schleimhautkontakt *übertragen* wird. Nasen-Rachenraumsekrete des Masernerkrankten sind die *Infektionsquellen.*

Krankheitsbild
Die Erkrankung beginnt mit Schnupfen, Bindehautentzündung (Lichtscheuheit), Husten und steil ansteigendem Fieber um 39 ° bis 40 °C. Nach Rückgang des Fiebers steigt die Temperatur erneut an, es verstärken sich die katarrhalischen Symptome, und es beginnt das *Exanthemstadium.*

Das Exanthem beginnt hinter den Ohren, greift dann auf das Gesicht über und befällt stark die Mundgegend. Gleichzeitig breitet es sich auf Brust und Rücken aus, später werden die Arme und zuletzt die Beine befallen (↗ Foto Nr. 35). Der Höhepunkt wird nach 2 Tagen erreicht. Das grobfleckige, unregelmäßige und leicht erhabene rosa bis rote, bis bräunliche Exanthem blaßt in gleicher Reihenfolge ab wie es aufschießt. Mitunter hinterläßt es braune Flecken.
Während des Exanthemausbruches verstärken sich noch einmal die Erscheinungen des Prodromalstadiums.
Im Rachen sieht man vor dem Exanthem einen samtig, braunroten, oft etwas fleckigen Ausschlag und bei genauerem Suchen gegenüber den Mahlzähnen an der Wangenschleimhaut stecknadelkopfgroße, kalkspritzerähnliche Koplikssche Flecke, die nur bei Masern, aber auch nicht immer auftreten.
Die Kinder sind in ihrem Allgemeinbefinden sehr stark beeinträchtigt.
Nach Beendigung des Exanthemstadiums bedürfen die Kinder noch 10 bis 14 Tage der Erholung.

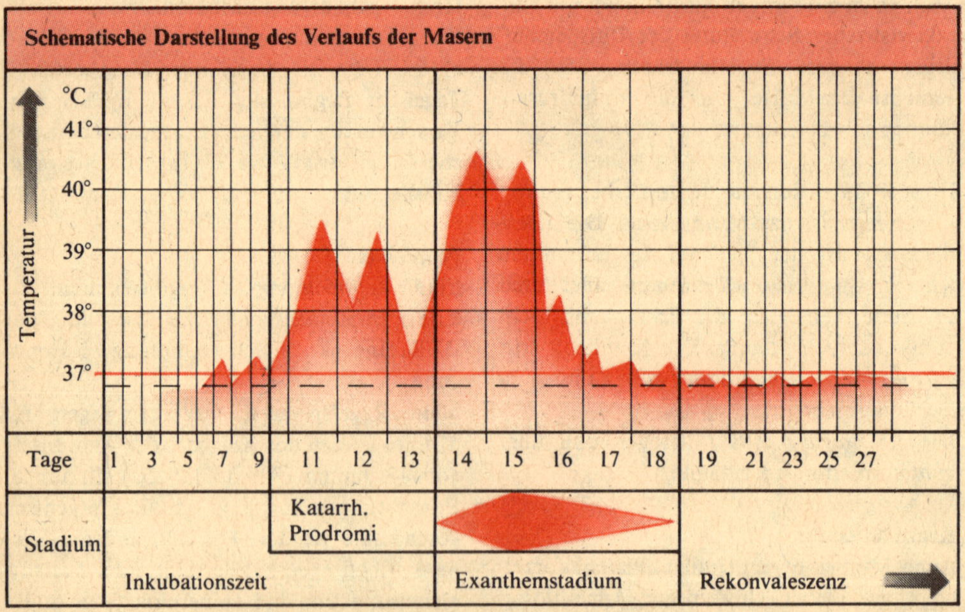

Erst danach ist ein Kindergartenbesuch anzuraten. In der Rekonvaleszenz kann es zu Komplikationen kommen, da sich das erkrankte Kind in einer abwehrschwachen Zeit befindet. Die *Inkubationszeit* beträgt 9 bis 11 Tage bis zu den Prodromi, 14 (13 bis 15) Tage bis zum Exanthemausbruch, die *Ansteckung* ist 4 Tage vor bis etwa 5 Tage nach dem Exanthemausbruch möglich (von 100 nicht immunen Menschen erkranken in der Regel 95).

Prophylaxe

Zur wichtigsten *Expositionsprophylaxe* gehört die Isolierung masernerkrankter Kinder. Als erfolgreiche *Dispositionsprophylaxe* hat sich die Masernschutzimpfung ab 13. Lebensmonat erwiesen.

Gegenepidemische Maßnahmen

Bei Erkrankung an Masern besteht Meldepflicht, eine Krankenhauseinweisung ist nicht erforderlich. Die Kinder dürfen erst 16 Tage nach der Entfieberung die Kindereinrichtung besuchen. Kinder, die Kontakt zu Erkrankten haben, selbst noch nicht an Masern erkrankt waren bzw. nicht geimpft sind, dürfen den Kindergarten erst 3 Wochen nach Auftreten der letzten Erkrankung in der Umgebung wieder besuchen.

Die Masern lassen sich nicht wie die Pocken ausrotten, weil sie eine zu hohe Ansteckungskraft haben. Durch die Masernschutzimpfung kann die Infektionskrankheit in Grenzen gehalten werden. Kleinere Häufungen von Masernfällen kommen hin und wieder vor. Unmittelbar nach Meldung des ersten Masernfalles, auch die Leiterin des Kindergartens ist zur Meldung von Infektionskrankheiten verpflichtet ([60]; S. 634), wird die Impfung aller gefährdeten Kontaktpersonen in der Umgebung von Masernkranken durchgeführt.

Damit läßt sich sowohl der Immunstatus des einzelnen Kindes als auch des gesamten Kollektivs kurzfristig auf ein höheres Niveau heben ([20]; S. 65).

5.3.10. Scharlach

Der Scharlach ist eine akute, hochfieberhafte Infektionskrankheit mit charakteristischem Exanthem und Angina.

Erreger, Infektionsquelle und Übertragung

Die *Erreger* des Scharlachs sind Streptokokken. Als *Infektionsquelle* kommt der Scharlachkranke und der unbehandelte Rekonvaleszent in Frage. Die *Übertragung* erfolgt hauptsächlich aerogen und indirekt über Staub, Nahrungsmittel (Milch, Milchprodukte), Hände und Gebrauchsgegenstände.

Krankheitsbild

Urplötzlich setzen Erbrechen und hohes Fieber ein, das 2 bis 5 Tage je nach Schwere der Erkrankung in gleicher Höhe bleiben kann. Dabei besteht fast immer eine Angina. Nach 1 bis 3 Tagen zeigt sich ein flammendrotes, kleinfleckiges und oft nur wenige Stunden anhaltendes Exanthem. Zuerst werden die Oberschenkel und der Unterbauch befallen, später breitet es sich über den ganzen Körper, besonders über die Außenseiten der Arme und Beine aus. Es blaßt dann fast überall gleichmäßig ab. Im Gesicht stellt man intensive Wangenröte und ein typisches blasses Munddreieck fest. Die Zunge ist weißlich belegt und wird etwa ab dritten Tag zur Himbeerzunge (↗ Foto Nr. 32), gleichzeitig besteht eine flammende Röte des weichen Gaumens. Die Kinder klagen über Schluckbeschwerden, Lymphdrüsenschwellung in den Kieferwinkeln und am Unterkiefer werden fühlbar. Etwa eine Woche nach Krankheitsbeginn verspüren die Kinder Juckreiz. Am Körper tritt eine kleinförmige Schuppung der Haut auf, während sich an den Handtellern und Fußsohlen lamellenartig große Hautfetzen lösen. Durch eine frühzeitige Penicillinbehandlung ist das Krankheitsbild oft nicht so ausgeprägt wie beschrieben, und die Komplikationen sind sehr viel seltener geworden, sie hat aber zur Folge, daß man an Scharlach mehrmals erkranken kann.

Der Scharlach hat eine *Inkubationszeit* von 2 bis 4 (1 bis 7) Tagen. Eine *Gefahr der Ansteckung* besteht kurze Zeit nach einer Penicillinbehandlung nicht mehr, da die Streptokokken vernichtet wurden.

Prophylaxe

Eine spezielle Prophylaxe gibt es für Scharlach nicht. Er gehört zu den meldepflichtigen Infektionskrankheiten. »Die Regelsperrzeit von 7 Tagen für Scharlach gemäß Anlage 1 der Anordnung vom 13. Januar 1970 gilt für Kinderkrippen mit Wochenbelegung, Dauerheime für Säuglinge und Kleinkinder, Kinderwochen- und Vorschulheime. Für Krippen und Tagesbelegung von Kindergärten hat der Leiter der Kreishygieneinspektion bei klinisch schweren Verlaufsformen im Einzelfall eine Sperrzeit für Neu- und Wiederaufnahmen festzulegen« ([54]; S. 75).

5.3.11. Impetigo contagiosa

Hierbei handelt es sich um eine hochinfektiöse Infektionskrankheit der Gesichtshaut, die mit Krustenbildung einhergeht.

Erreger, Infektionsquelle und Übertragung

Streptokokken sind die *Erreger* dieser Erkrankung, deren *Infektionsquelle* das erkrankte Kind ist. Die *Übertragung* erfolgt vor allem durch Haut-, Schleimhautkontakt, über kontaminierte Gegenstände, aerogen und seltener durch Staub und Lebensmittel.

Krankheitsbild

Die Krankheit beginnt mit einem Impetigobläschen am Mund oder Ohr. Es wird eitrig und platzt auf. Sein Inhalt wird auf der Haut verschmiert und führt zu neuen Bläschen. Die geplatzten Bläschen verkrusten, ohne daß unter der Kruste eine restlose Abheilung erfolgt.

Die Erkrankung wird durch Schmutz und mangelnde persönliche Hygiene begünstigt. Die *Inkubationszeit* beträgt 1 bis 3 Tage. Die *Ansteckungsgefahr* besteht nach sachgemäßer antibiotischer Behandlung maximal 3 Tage, unbehandelt solange noch Krusten vorhanden sind.

Prophylaxe

Die *Expositionsprophylaxe* besteht in der persönlichen Hygiene. Die Kinder sind sofort zu isolieren und dem Arzt vorzustellen.

5.3.12. Infektiöse Darmerkrankungen

Im Vordergrund dieser Erkrankungsgruppe steht der *Durchfall,* mehr oder weniger begleitet von Erbrechen und Fieber.

Unter Durchfall (Diarrhoe) verstehen wir das gehäufte Absetzen von Stühlen verminderter Konsistenz, unabhängig von der speziellen Ursache. Zur Diagnose und Behandlung ist das Wissen um die Konsistenz (breiig bis wässerig) wichtiger als die Anzahl der Entleerungen.

Erreger, Infektionsquelle und Übertragung

Die *Erreger* sind sehr vielfältig. Viren, klassische Bakterien wie Salmonellen, Shigellen, Escheria coli aber auch Protozoen, Pilze u.a. kommen in Betracht. *Infektionsquelle* kann das kranke Kind, der kranke Erwachsene oder der Rekonvaleszent sein, aber auch symptomlose Dauerausscheider kommen in Frage (letztere müssen durch Stuhluntersuchungen ermittelt werden, da sie für die Kindergruppen eine ständige Gefahr darstellen). Auch Tiere können an infektiösen Darmerkrankungen leiden und Keime ausscheiden, z.B. Salmonellen. Die *Übertragung* geschieht fäkal – oral; indirekt und direkt. Die Verbreitung ist auch durch Milch, Molkereiprodukte, gelegentlich Wasser, Verzehr von infiziertem bzw. kontaminiertem, nicht ausreichend erhitztem Fleisch (Hackepeter, Schabefleisch, nicht durchgebratene Buletten u. a.) bzw. Eiprodukte und Fliegen möglich. Bei der Übertragung spielt die Art des Erregers eine Rolle.

Krankheitsbild

Bei Durchfall, verbunden mit Fieber, Erbrechen, krampfartigen Bauchschmerzen, blutigem Stuhl und Kopfschmerzen liegt der Verdacht auf eine Infektionskrankheit oder »Lebensmittelvergiftung« vor, die sofort ärztlicher Behandlung bedarf. Damit eine zielgerichtete Therapie durchgeführt werden kann, wird der Stuhl auf Erreger untersucht. Von diesem Ergebnis hängt auch die Wiederaufnahme genesender Kinder in den Kindergarten ab ([53] §5). Kinder mit oben beschriebenen Symptomen sind bis zur Arztvorstellung im Kindergarten zu isolieren. Die *Inkubationszeit* ist je nach Erreger unterschiedlich lang und liegt zwischen einigen Stunden und mehreren Tagen, z. B.

Salmonellen	6 bis 48 Stunden
Shigellen	12 bis 50 Stunden
Escheria-coli-Typen	3 bis 6 (26) Tage.

Während der Erkrankung und Keimausscheidung besteht Ansteckungsgefahr.

Expositionsprophylaxe

- Beachtung allgemeiner hygienischer Grundsätze, insbesondere die der persönlichen Hygiene,
- Einhaltung der Hygienevorschriften beim Umgang mit Lebensmitteln, bei der Essenausgabe, beim Geschirrspülen,
- Waschen von Obst und Gemüse vor dem Verzehr,
- Bekämpfung von Ungeziefer, insbesondere Fliegen,
- Vermeidung von Diätfehlern.

Dispositionsprophylaxe

- Bei Ruhr und Typhus sind Schutzimpfungen möglich.

5.3.13. Befall durch Madenwürmer

Bei dieser wurmbedingten Erkrankung handelt es sich um eine durch Parasiten hervorgerufene Störung des Allgemeinbefindens (Afterjucken), das gelegentlich zu unspezifischen Symptomen und allgemeiner Unruhe führen kann.

Erreger, Infektionsquelle und Übertragung

Der *Erreger* ist der Madenwurm, ein kleiner weißer fadenförmiger Rundwurm von 2 bis 12 mm Länge, dessen Eier von Mensch zu Mensch *(Infektionsquelle)* ohne Zwischenwirt übertragen werden. Die *Übertragung* kann fäkal – oral erfolgen, ebenso aerogen durch kontaminierten Staub und Schmutz und durch gemeinsame Benutzung von Bettwäsche, Leibwäsche und Toilettengegenständen. Auch über den direkten Kontakt von Kind zu Kind, z. B. beim Baden in einer Badewanne ist eine Übertragung möglich.

Krankheitsbild

Nach Befruchtung im Darm kriechen die Madenwurm-Weibchen, während das Kind schläft, aus dem After und legen ihre Eier ab. Diese benötigen zu ihrer Reifung etwa 4 bis 6 Stunden und werden dann auf eine der oben erwähnten Weise weiter übertragen.

Etwa 1 bis 2 Stunden nach dem Zubettgehen verspüren die Kinder starkes Afterjucken. Sie werden unruhig und kratzen sich im Genital-Analbereich. Dabei infizieren sie ihre Hände (Fingernägel). Auf diese Weise gelangen die Eier über den Magen-Darmkanal erneut in das Verdauungssystem und sie infizieren sich immer wieder selbst. Die entstehende Schlafstörung führt zu einer allgemeinen Nervosität, Blässe der Haut und Appetitlosigkeit. Gedeihensstörungen und Einnässen können das Krankheitsbild komplizieren. Das häufige Kratzen kann zu einem Ekzem in diesem Bereich führen, bei Mädchen tritt gelegentlich Ausfluß auf.

Als *Inkubationszeit* rechnet man 37 bis 93 Tage nach der Infektion durch die Eier. *Ansteckungsgefahr* besteht während der Dauer des Wurmbefalls.

Expositionsprophylaxe

- Regelmäßiges und gründliches Säubern der Sanitär- und übrigen Kindergarten-

räume, des Mobiliars und der Spielsachen,
- Händewaschen vor dem Essen und nach Benutzung der Toilette,
- gründliches Reinigen und regelmäßiges Beschneiden der Fingernägel,
- hygienische Aufbewahrung der persönlichen Toilettengegenstände (Handtücher, Seiflappen, Nagelreiniger u. ä.),
- Einhalten der Körper- und Bekleidungshygiene,
- gemeinsames Schlafen in einem Bett bzw. Baden in einer Badewanne vermeiden.

Eine *Dispositionsprophylaxe* gibt es nicht.

5.3.14. Kopflausbefall

Kopfläuse sind Hautparasiten, die auf der Kopfhaut einen Juckreiz hervorrufen. Durch Kratzen mit infizierten Fingernägeln können Zweitinfektionen entstehen.

Erreger, Infektionsquelle und Übertragung
Der *Erreger* ist die Kopflaus. Die nur 1 mm großen Eier (Nissen) kleben als birnenförmige, weißliche Kapseln an den Haaren. Larven schlüpfen etwa nach 6 bis 9 Tagen, und nach etwa 9 weiteren Tagen sind geschlechtsreife Nachkommen herangewachsen.
Als *Infektionsquelle* kommt nur der befallene Mensch in Frage. Krankheitserreger werden von der Kopflaus nicht übertragen. Die *Übertragung* erfolgt von Mensch zu Mensch, und sie ist sehr leicht möglich, da die Läuse springen. Auch über gemeinsam benutzte Bettwäsche, Decken, Kopfbedeckungen, Schals, Kämme, Haarbürsten u. a. ist eine Übertragung indirekt möglich.

Krankheitsbild
Durch ihren Biß in die Kopfhaut verursacht die Kopflaus einen unangenehmen Juckreiz, der zum Kratzen führt. Dadurch entstehen Kratzwunden, die später verkrusten. Auch Ekzeme können so entstehen. Als Komplikationen treten neben Sekundärinfektionen auch Schwellungen der umgebenden Lymphknoten auf.
Die rundlichen, grauen Nissen am Haarschaft sind deutlich zu sehen. *Ansteckungsgefahr* besteht während der Dauer des Befalls.

Prophylaxe
Beim Kopflausbefall ist nur eine *Expositionsprophylaxe* möglich. Vor allem sind die Regeln der persönlichen Hygiene einzuhalten (jedes Kind benutzt seinen eigenen Kamm!). Sichere Vorbeugungsmaßnahmen gibt es nicht, eine sorgfältige medizinische Behandlung ist erforderlich.
Treten Läuse im Kindergarten auf, hat die Leiterin unverzüglich den betreuenden Arzt zu informieren, damit umgehend eine wirksame Behandlung des Befallenen, der Kindergruppe und der betreffenden Familie mit einem geeigneten Präparat eingeleitet werden kann.

5.3.15. Krätze

Die Krätze wird durch Parasiten hervorgerufen. Diese bohren Gänge in die Haut und rufen Entzündungen dieser Hautpartien hervor.

Erreger, Infektionsquelle und Übertragung
Die Krätzemilbe (Weibchen 0,3 bis 0,5 mm lang, Männchen 0,2 mm) ist der *Erreger*, die *Infektionsquelle* ist nur der Mensch. Die *Übertragung* erfolgt von Mensch zu Mensch durch gemeinsame Benutzung eines Bettes, aber auch indirekt über Leib- und Bettwäsche, Handtücher, Kissen, Decken, Kleidungsstücke.

Krankheitsbild
Die Krätze entwickelt sich am häufigsten in den Zehen- und Fingerzwischenräumen, den Beugeseiten der Handgelenke, den Achselfalten, der Nabelgegend, auf Hand- und Fußrücken. An diesen Stellen sind unregelmäßige leicht erhabene, dunkel aussehende

Gänge zu finden, an deren Ende die Milbe nachweisbar ist. An den befallenen Hautpartien entsteht ein Juckreiz. Durch Kratzen entstehen Wunden und Pusteln. Die *Inkubationszeit* beträgt etwa 10 bis 30 Tage, die *Ansteckungsgefahr* besteht bis zur Heilung.

Expositionsprophylaxe

● Die Übertragung der Krätze auf andere ist durch hygienisches Verhalten und Körperpflege zu unterbinden. Dazu gehören auch der hygienische Umgang mit Wäsche, Dekken, Kopfkissen, Handtüchern, Kleidungsstücken im Kindergarten und die Aufklärung und Belehrung der Mitarbeiter des Kindergartens sowie der Eltern über zweckmäßiges Verhalten.

● Die Pflege der Haut dient der Erhaltung ihrer natürlichen Abwehrkräfte und ist damit auch eine Maßnahme der *Dispositionsprophylaxe.*

5.3.16. Pilzerkrankungen der Hand und des Fußes

Infektionskrankheiten der Haut nehmen zu. Häufig sind Füße und Hände betroffen.

Erreger, Infektionsquelle und Übertragung

Als *Erreger* kommen verschiedene Pilzarten in Frage. Die *Infektionsquellen* sind Fußmatten, besonders Holzroste in Badeanstalten und Duschräumen. Auch das Anziehen fremder Schuhe und Strümpfe kann eine Infektion zur Folge haben. Durch Pilze kontaminierte Fußböden, Teppiche, Bettvorleger, Bett- und Leibwäsche können der Ausgangspunkt für eine derartige Erkrankung sein. Die Übertragung erfolgt demzufolge indirekt, aber auch direkt durch Hautkontakt von Mensch zu Mensch.

Krankheitsbild

Je nach Pilzart entstehen kleine rote schuppende Flecken und Bläschen, vor allem im Bereich von Hautfalten, wie zwischen den Fingern und Zehen. Sie verursachen einen starken lästigen Juckreiz. Feuchtes Mikroklima, wie häufiges Tragen von Gummistiefeln und erhöhte Schweißproduktion fördern die Ausbreitung von Pilzen.

Die *Inkubationszeit* beträgt etwa 10 bis 14 Tage, sie ist jedoch sehr variabel.

Ansteckungsgefahr besteht, solange Krankheitsherde vorhanden sind und lebensfähige Pilzsporen in der kontaminierten Umgebung sich erhalten.

Prophylaxe

Es ist nur eine *Expositionsprophylaxe* möglich.

● Regelmäßige Pflege des Körpers, der Hände und der Füße, gründliches Abtrocknen nach dem Waschen (besonders zwischen den Fingern, Zehen und Hautfalten), tägliches Wechseln der Strümpfe.

● Mögliche Infektionsquellen müssen beseitigt werden. Die Fußböden der Gruppenräume sowie die Wasch- und Duschräume des Kindergartens sind täglich zu desinfizieren (↗ 5.1.2.).

● Beim Duschen benutzen die Kinder nur ihre eigenen Badeschuhe.

5.4. Unfallprophylaxe im Kindergarten

5.4.1. Zur Verantwortung für den Schutz von Leben und Gesundheit

Die Sicherheit der Kinder, den Schutz ihres Lebens und ihrer Gesundheit in jedem Kindergarten zu gewährleisten ist ein prinzipieller Anspruch an die Arbeit der Kindergärtnerinnen. Er durchzieht die gesamte pädagogische Arbeit im Kindergarten und erfordert die vertrauensvolle Zusammenarbeit mit den Eltern und die Einbeziehung gesellschaftlicher Kräfte. Den pädagogischen Kräften im Kindergarten wird großes Vertrauen für die gesunde und allseitige Entwicklung der Kinder entgegengebracht, verbunden damit ist eine hohe Verantwortung für die Kinder. Der Schutz des Lebens und der Gesundheit der Kinder ist nicht nur eine moralische Pflicht, sondern für alle Pädagogen auch eine *arbeitsrechtliche Verpflichtung,* die in der Arbeitsordnung für pädagogische Kräfte gesetzlich geregelt ist und in der Fürsorge- und Aufsichtspflicht ihren Ausdruck gefunden hat. Jeder pädagogische Mitarbeiter des Kindergartens ist zur konsequenten Einhaltung der Fürsorge und Aufsicht verpflichtet, um die Kinder vor physischen und psychischen Schädigungen zu bewahren und materielle Schäden abzuwehren.

Die *Fürsorge- und Aufsichtspflicht* schließt die allmähliche Befähigung der Kinder zum rechtzeitigen Erkennen von Unfallquellen, zum selbständigen Reagieren auf Unfallgefahren und zum verantwortungsbewußten, disziplinierten Verhalten ein.

»Wichtige Fragen dabei sind, die Kinder systematisch zum bewußten Einhalten der Normen sozialistischen Gemeinschaftslebens zu erziehen, bei ihnen kulturvolle, hygienische und disziplinierte Verhaltensweisen und Gewohnheiten herauszubilden und den gesamten pädagogischen Prozeß auf die *aktive* Auseinandersetzung der Kinder mit der Umwelt, auf die *aktive* Aneignung des erforderlichen Wissens, Könnens und Verhaltens zu richten« ([26]; S. 182).

Dabei gilt es, psychophysische Besonderheiten zu beachten, die den pädagogischen Bemühungen Grenzen setzen. Das Vorschulkind vermag von seinem physischen und psychischen Vermögen her die Folgen seines Handelns noch nicht einzuschätzen, und zum anderen ist es in seinem Verhalten noch labil. Ihm fehlen Erfahrungen und damit verbunden die Fähigkeit, bestimmte Gefahren zu erkennen; demzufolge reagiert es oft spontan und weniger regelhaft in Gefahrensituationen. Ferner ist zu berücksichtigen, daß das Vorschulkind seine Umwelt nur begrenzt wahrnimmt und ihm Einsichten in Zusammenhänge fehlen (↗ 5.5.5.). Häufig gerät es auch durch seinen großen Erkundungsdrang und sein impulsives Handeln in Gefahr. Für die Unfallprophylaxe leiten sich daraus Konsequenzen für die Gewährleistung der Sicherheit der Kinder und ihre Erziehung zum richtigen Verhalten ab.

5.4.2. Gewährleistung der Sicherheit der Kinder im Kindergarten

Die Sicherheit der Kinder und den Schutz ihres Lebens zu gewährleisten verlangt, *vorsorglich* und *vorausschauend,* alles Erforderliche zu tun, damit sich die Kinder unter günstigen Bedingungen gesund entwickeln können und vor Schaden bewahrt bleiben. Umsichtig und aufmerksam gilt es Gefahren für Gesundheit und Leben abzuwenden.

Die Kindergartenordnung legt dazu für alle pädagogischen Kräfte *verbindliche* Regelungen zur Wahrnehmung der Fürsorge- und Aufsichtspflicht, die konkret auf die Altersstufe der Kindergartenkinder ausgerichtet sind, fest.

Die Fürsorge- und Aufsichtspflicht der Kindergärtnerin und Helferin beginnt mit der Übernahme der Kinder im Kindergarten und endet mit der Übergabe der Kinder an die Erziehungsberechtigten.

Dieser Grundsatz der Fürsorge- und Aufsichtspflicht verweist auf die *Übernahme* und *Übergabe* der Kinder und regelt, daß die Eltern voll verantwortlich für das Kind auf dem Weg vom und zum Kindergarten sind. Damit wird die jeweilige *persönliche Verantwortung* für die Kinder durch die Erwachsenen (Eltern oder pädagogische Kräfte) hervorgehoben.

Die Verantwortung der pädagogischen Kräfte für die Kinder ist nicht formal an die Öffnungszeit des Kindergartens gebunden, denn die Kinder befinden sich zu verschiedenen Zeiten und unterschiedlich lange im Kindergarten.

Mit der ordnungsgemäßen Übergabe und Übernahme ist immer eindeutig geklärt, in

wessen Obhut sich die Kinder befinden und wer für sie die Verantwortung trägt.
Über diesen Grundsatz wird bereits bei der Aufnahme eines Kindes in den Kindergarten mit den Eltern gesprochen.

- Die Leiterin vereinbart mit den Eltern die tägliche Anwesenheit des Kindes im Kindergarten.
- Sie weist die Eltern auf ihre volle Verantwortung für den Weg vom und zum Kindergarten einschließlich der Übergabe ihrer Kinder an die pädagogischen Mitarbeiter hin.
- Das Kommen in den Kindergarten bzw. das Verlassen ohne Begleitung bedarf schriftlicher Mitteilung durch die Eltern. Das gilt auch für das Abholen der Kinder durch Dritte ([57]; § 4).

In bedrohlichen Situationen (Sturm, Gewitter) dürfen die Kinder, die den Heimweg sonst allein antreten, nicht auf den Nachhauseweg geschickt werden. Den Eltern ist nahezulegen, in solchen Fällen die Kinder unbedingt vom Kindergarten abzuholen.

Während der gesamten Öffnungszeit sind die Ein- und Ausgänge des Kindergartens ständig verschlossen bzw. unter Aufsicht zu halten.

Jeder im Kindergarten Tätige ist für das Einhalten dieser Forderung verantwortlich, denn es muß verhindert werden, daß Kinder unbemerkt und ungehindert den Kindergarten verlassen und sich in Gefahr begeben.
In jedem Kindergarten sind *spezifische und konkrete Festlegungen* darüber zu treffen, wie die Fürsorge und Aufsicht der Kinder beim Betreten und Verlassen des Grundstücks wahrgenommen wird und wie die Übergabe und Übernahme erfolgen sollen. Solche Festlegungen müssen sinnvoll sein und das Optimum an Sicherheit der Kinder garantieren. Die unterschiedlichen örtlichen Bedingungen werden für die eine oder andere Lösung den Ausschlag geben. Wie alle anderen Fragen der gesunden Entwicklung und fürsorglichen Betreuung müssen auch diese vertrauensvoll mit den Eltern besprochen werden.
Sich ändernde Bedingungen sind von Anfang an zu berücksichtigen und eindeutig in den Festlegungen zu formulieren. So könnte z. B. die Übergabe und Übernahme der Kinder im Sommer anders geregelt werden müssen als im Winter, weil die Kinder morgens und abends auf dem Spielplatz sind.
Die Anwesenheit der Kinder ist im Gruppenbuch zu notieren. Die Kindergärtnerin sichert, daß sich zu keiner Zeit ein Kind ihrer Fürsorge und Aufsicht entziehen kann.

Arzneimittel gehören nicht in Kinderhand und sind unter Verschluß zu halten.

In besonderen Ausnahmefällen kann es notwendig sein, daß Kindern Arzneimittel im Kindergarten verabreicht werden müssen. Tritt solch ein Fall ein, sind Vorsichtsmaßnahmen zu treffen, damit die Arznei nicht in die Hände der Kinder gelangt; denn ihre unberechtigte Einnahme könnte zu Erkrankungen und Unfällen führen.
Grundsätzlich hat jede Mutter die Arznei mit der Einnahmevorschrift nur an Erwachsene zu übergeben. Kinder sind als Überbringer unter allen Umständen auszuschließen. Die Kindergärtnerin achtet darauf, daß die Arznei mit dem Namen des Kindes versehen ist, damit keine Verwechslungen vorkommen. Sie sollte es sich zur Gewohnheit machen, die Arznei *gleich nach Erhalt einzuschließen.* Restliche Arznei wird wiederum nur von pädagogischen Kräften an die Eltern ausgehändigt. Es kann keine Entschuldigung dafür geben, wenn sich Kinder den Zugang dennoch verschaffen, weil z. B. der Schlüssel nicht abgezogen war. Medikamente gehören auch nicht in die Schürzen- oder Manteltasche, ebensowenig sicher sind sie in der Tasche der Kindergärtnerin. Die Leiterin ist verpflichtet, die pädagogischen Mitarbeiter anzuweisen, Medikamente – einschließlich die für den persönlichen Ge-

brauch – unter Verschluß zu halten ([57]; § 23). Das Nichteinhalten einer Weisung zieht disziplinarische Maßnahmen nach sich.

Sicherheit und Ordnung müssen zu jeder Zeit auf dem gesamten Grundstück des Kindergartens gewährleistet sein.

Um Unfällen vorzubeugen, müssen mögliche Gefahrenquellen rechtzeitig erkannt und beseitigt werden. Zu diesem Zweck müssen die materiell-hygienischen Bedingungen auf der Freifläche und im Gebäude *regelmäßig* kontrolliert werden (↗ 4.3.3.).
Auf dem Freigelände erstreckt sich die Kontrolle auf
- mögliche Defekte an der Umzäunung des Kindergartens,
- Sauberkeit des gesamten Geländes (Scherben, Nägel),
- Funktionssicherheit der Spielgeräte, (↗ S. 162–163) auf dem Spielgeräteplatz,
- ordnungsgemäße Beschaffenheit der ortsfesten Tische, Bänke, Sonnenschirmsteckhülsen, Wasserleitung, Wasserspielanlage,
- Gefahrenquellen durch Witterungseinflüsse (vereiste Wege, vom Dach herabhängende Eiszapfen, vom Sturm gebrochene Äste usw.).

In den Räumen des Kindergartens ist vor allem darauf zu achten, daß
- alle festen und beweglichen Ausstattungsgegenstände einwandfrei beschaffen sind, daß z. B. alle Steckdosen mit Schutzkappen versehen sind, defekte Möbel u. a. Einrichtungsgegenstände sofort entfernt werden, sich lösende Fußbodenbeläge sofort repariert werden, angeschlagenes Porzellan (Eßgeschirr) aussortiert wird,
- alle Geräte und Materialien für das Spiel, die Beschäftigungen, die Arbeitstätigkeiten und die zur sportlichen Betätigung funktionstüchtig sind und keine Unfallquelle darstellen,
- Desinfektionsmittel und Haushaltchemikalien unter Verschluß gehalten werden und den Kinder keinesfalls zugänglich sind.

5.4.3. Unfallprophylaxe durch Erziehung zum richtigen Verhalten

Neben den Maßnahmen, welche die pädagogischen Kräfte vorausschauend zur Sicherheit der Kinder treffen, sind sie darüber hinaus verpflichtet, ihre Verantwortung bei der *Erziehung* der Kinder *zum richtigen Verhalten* wahrzunehmen.
Indem die Kinder lernen, aufeinander Rücksicht zu nehmen, Regeln des Zusammenlebens in der Gruppe einzuhalten und die Möglichkeit haben, in allen Lebenssituationen aktiv Erfahrungen und Kenntnisse zu sammeln und anzuwenden, sind sie einbezogen in eine aktive Unfallprophylaxe.
Kindergärtnerin und Kinder haben gleichermaßen Regeln und Verhaltensnormen in bestimmten Situationen und Tätigkeiten einzuhalten. Dazu einige Beispiele:
Den Spaziergang bereitet die Kindergärtnerin mit Umsicht vor. Das Terrain muß sie genau kennen. Sie legt die Länge der Wegstrecke und die Dauer des Spaziergangs nach der Leistungsfähigkeit der Kinder fest und plant Erholungspausen an sicheren Orten ein. Nach Möglichkeit meidet sie verkehrs- und lärmreiche Straßen. Zum Überqueren der Straßen benutzt sie Fußgängerschutzwege. Aus Sicherheitsgründen geht die Kindergärtnerin stets in der hintersten Reihe und am Fahrbahnrand, damit sie die ganze Gruppe überblicken und bei Gefahr schnell reagieren kann. Auf Feld- und Waldwegen sowie im übersichtlichen Gelände dürfen die Kinder frei gehen. In diesem Fall muß sie ausschließen können, daß sich Erdlöcher, Wassertümpel, unerlaubte Müllplätze u. ä. am Wege bzw. im Gelände befinden. Zu jedem Spaziergang nimmt die Kindergärtnerin Material für die Erste Hilfe mit (↗ Foto Nr. 39).
● Die Kinder sind beim Gang durch Straßen anzuhalten, diszipliniert und zu zweit oder dritt angefaßt zu gehen, die der Fahrbahn abgewandte Seite zu benutzen und auf Spielkameraden, Passanten, Hindernisse u. ä. zu achten.

- Bewegen sich die Kinder frei im Gelände, ist von ihnen zu fordern, immer in Sichtweite der Kindergärtnerin zu bleiben und sich nicht von der Gruppe zu entfernen.
- Dürfen die Kinder auf ungefährlichen Wegen vorlaufen, müssen sie an festgelegten markanten Stellen auf die Gruppe warten.
- Immer wieder sind die Kinder zu belehren und daran zu erinnern, keine Beeren, Pilze, Gräser u. a. in den Mund zu nehmen oder Tiere anzufassen, dabei sollen sie auch auf ihre Spielkameraden achten.

Im Spiel achtet die Kindergärtnerin auf den richtigen Umgang mit Spielzeug und auf rücksichtsvolles Verhalten der Kinder untereinander. In den Gruppen bestehen dazu, abhängig vom Alter der Kinder, bestimmte Regeln. Während die Kindergärtnerin auf die Kinder der jüngeren und mittleren Gruppe einwirkt, Perlen, Muggelsteinchen, Stecker und Kugeln nicht in Mund, Nase oder Ohren zu stecken, muß sie zur Verhütung von Unfällen beispielsweise das Spielen im Sand unter den Spielgeräten *verbieten.* Wichtig ist, daß den Kindern Forderungen, Regeln und Verbote immer einsichtig begründet werden.

Bei den Arbeitstätigkeiten ist den Kindern zu verdeutlichen, daß sie durch den richtigen Umgang mit den Arbeitsgeräten (↗ 3.3.5.) Unfälle verhindern können. Die Kindergärtnerin darf nicht nachlassen, den sachgemäßen Umgang mit den Geräten und Gegenständen zu demonstrieren und richtiges Verhalten zu loben.

Die Erziehung der Kinder zum verkehrssicheren Verhalten ist ein Schwerpunkt der Unfallprophylaxe. Die Kindergärtnerin wird dazu ausdrücklich durch die Kindergartenordnung verpflichtet. Verkehrssicheres Verhalten wird bei den Kindern nicht vordergründig durch Kenntnisse über die Verkehrsregeln erreicht. Das häufige Üben des richtigen Verhaltens in realen Verkehrssituationen, verbunden mit dem ständigen Aufmerksammachen auf Gefahrenquellen ist im Vorschulalter die wirksamste Methode der Verkehrserziehung. Im Kindergarten konzentriert sich die Verkehrserziehung vor allem auf das Verhalten als Fußgänger.

Alle verkehrserzieherischen Aufgaben kann der Kindergarten nur gemeinsam mit den Eltern lösen. *Das Vorgehen* beim Üben des richtigen Verhaltens im Straßenverkehr muß mit den Eltern abgesprochen werden, damit Eltern und Kindergärtnerinnen in gleicher Weise auf das Kind Einfluß nehmen.

Einen entscheidenden Einfluß auf das verkehrsgerechte Verhalten der Vorschulkinder hat das Vorbild der Erwachsenen.

Die Erziehung zum verkehrssicheren Verhalten ist für die einzelnen Altersgruppen differenziert zu gestalten.

»In der jüngeren Gruppe konzentriert sich die Verkehrserziehung auf die Regeln in der Reihe, von der Gehwegkante entfernt und dicht hinter dem Vordermann zu gehen. An der Gehwegkante und vor Ausfahrten ist stehenzubleiben, die Straße ist zügig zu überqueren. Es kommt darauf an, daß den Dreijährigen der Schutzreflex *»Halt an der Gehwegkante«* anerzogen wird.

In der mittleren Gruppe wird den Kindern die Links- und Rechtsorientierung anerzogen, damit verbunden wird die Herausbildung des zweiten bedingten Schutzreflexes im Straßenverkehr: Nach dem »Halt an der Gehwegkante« *»Erst nach links, dann nach rechts sehen«*, und wenn kein Fahrzeug kommt, zügig über die Fahrbahn gehen. Das Überqueren der Fahrbahn sollte mit den Kindern an übersichtlichen und verkehrsarmen Straßen geübt werden. Gemeinsam wird der Zeitpunkt zum Betreten der Fahrbahn bestimmt. Die Kinder überqueren die Fahrbahn sicher und zügig, wenn sie in breiter Formation gehen. Verkehrsregeln prägen sich bei den Kindern gut ein, wenn sie in Reime gekleidet sind.

»Erst sehen – dann gehen!«
»Gehe nicht ohne Sicht!«
»Spiel und Sport treibe nur am sicheren Ort!«.

In der älteren Gruppe folgt das Farborientieren in den Signalfarben Rot und Grün. *»Bei*

Rot bleibe stehn, bei Grün kannst du gehn!« singen sie im Kindergarten und benennen damit den dritten notwendigen Schutzreflex. Kinder, deren Farbwahrnehmung gestört ist, sollten wissen, daß das oberste Licht jeder Verkehrsampel stets rot und das untere grün leuchtet« ([45]; S. 24).

5.5. Verhalten bei Unfällen

5.5.1. Der Unfall

In den letzten Jahren hat die Zahl der Unfälle, einschließlich der Vergiftungen zugenommen. Dabei ereignen sich mehr als 50 % aller Unfälle und leider auch Unfalltodesfälle bei Kindern in den ersten fünf Lebensjahren. Auf einen Kinderunfall mit tödlichem Ausgang kommen je nach Unfallart 100 bis 200 Unfälle ohne Todesfolge.

An erster Stelle stehen bei den Drei- bis Sechsjährigen die Verkehrsunfälle, dann folgen Stürze, insbesondere Stürze aus dem Fenster, und Vergiftungen.

Wenngleich die Zahl der Unfälle in Kindereinrichtungen im Vergleich zu den Unfällen in der häuslichen Umgebung geringer ist, kann daraus kein Schluß über mögliche Gefahrenquellen abgeleitet werden. Nicht oft genug kann auf das Verschließen von Desinfektionsmitteln und Medikamenten, Sichern von Steckdosen, die Wahrnehmung der Aufsichtspflicht auf dem Spielplatz u. ä. hingewiesen werden.

Wiederholt kommen Kinder durch Verzehr roher Pilze und giftiger Früchte (Goldregen) zu Schaden.

Nahezu jedes zweite Kind, das einem Chirurgen vorgestellt wird, muß wegen Verletzungen behandelt werden. 4 bis 5 % der Unfälle erfordern eine stationäre Behandlung, bei 1 bis 2 % der Fälle muß mit Dauerschäden gerechnet werden. Ein Unfall mit seinen Folgen bringt dem betroffenen Kind und seinen Eltern Leid und Schmerzen, bleibende Schäden, oder Verlust von Gliedmaßen oder Organen führen zur Benachteiligung gegenüber gesunden Kindern und damit zu möglichen Einschränkungen der gesunden körperlichen oder geistigen Entwicklung im weiteren Leben.

Die meisten Unfälle sind auf Leichtsinn und Fehlverhalten zurückzuführen.

»Unter einem Unfall versteht man ein plötzliches und in kürzester Zeit, verschuldet oder unverschuldet, auftretendes Ereignis, durch das Menschen geschädigt oder getötet werden. Unfälle können sich zu jeder Zeit und an jedem Ort ereignen. Die Körperschädigung sowie der Unfallvorgang müssen dabei in unmittelbarem Zusammenhang stehen« ([48]; S. 249).

5.5.2. Erste Hilfe

Jeder Bürger unseres Staates hat die moralische und die gesetzliche Pflicht, einem Menschen in einem Notfall, nach einem Unfall oder bei akut lebensbedrohlichem Zustand bzw. Erkrankung die Erste Hilfe zu erweisen. Wer sich dieser Pflicht entzieht, macht sich strafbar. Im Strafgesetzbuch der DDR sind in den Paragraphen 119 »Verletzung der Pflicht zur Hilfeleistung« und 199 »Pflichtwidriges Verhalten nach einem Verkehrsunfall« entsprechende Strafmaßnahmen festgelegt.

Durch die Erste Hilfe sollen Hilfsmaßnahmen eingeleitet werden, die einen Verunfallten vor weiteren Schädigungen bewahren. Erste Hilfe zu leisten schließt ein, die endgültige medizinische Versorgung durch einen Arzt zu organisieren.

Die Kindergärtnerin ist für den Schutz des Lebens und die Sicherheit der ihr anvertrau-

ten Kinder verantwortlich. Sie muß die Maßnahmen der Ersten Hilfe beherrschen und sicher anwenden können. Sie ist für ihre Erste-Hilfe-Leistungen in vollem Umfang und allein verantwortlich.
Eine richtige und schnelle Erste Hilfe vom medizinischen Laien ausgeführt ist oftmals lebensrettend, während eine falsche oder zu spät einsetzende schwerwiegende Folgen haben oder sogar den Tod herbeiführen kann. Jede Studentin erhält deshalb eine Grundausbildung in der Ersten Hilfe, und die Leiterin des Kindergartens ist dafür verantwortlich, daß diese Kenntnisse durch Übungen ständig aufgefrischt und vervollkommnet werden.

Maßnahmen der Ersten Hilfe

Die im folgenden beschriebenen Maßnahmen können in der Regel nur von dem ausgeführt werden, der eine Grundausbildung in der Ersten Hilfe besitzt.

Die Erste Hilfe umfaßt:

1. Bergen von Verletzten

Im Kindergarten spielt dieser Grundsatz dann eine Rolle, wenn es z. B. durch eine Havarie zum Ausbruch einer Katastrophe, wie Brand, Explosion, Ausströmen von Leuchtgas u. a., gekommen ist.

2. Spezielle erste Maßnahmen

- Einleitung und Durchführung von Wiederbelebungsmaßnahmen bei Atem- und Herzstillstand (Mund-zu-Mund- bzw. Nase-zu-Mund-Atemspende),
- Schockbekämpfung.
- Stillen lebensbedrohlicher Blutungen,
- provisorische Ruhigstellung gebrochener oder verstauchter Gliedmaßen,
- eine der Schädigung angepaßte Lagerung,
- Anlegen von Notverbänden.

3. Inanspruchnahme der Schnellen Medizinischen Hilfe (SMH) *bzw. Veranlassen der endgültigen ärztlichen Versorgung*

Die *Reihenfolge* der Ersten-Hilfe-Maßnahmen hängt von der Art des Unfalls ab. Zuerst ist festzustellen, ob lebensbedrohliche Zustände vorliegen und wenn ja, ist sofort mit der entsprechenden Hilfeleistung zu beginnen (Atemspende, Herzdruckmassage, Druckverband, Schockbekämpfung).
Bei Einzelunfällen und wenig Verunfallten sind zuerst die Maßnahmen der Ersten Hilfe durchzuführen, dann erst wird weitere Hilfe herbeigeholt. Bei einem Massenunfall ist die umgekehrte Reihenfolge erforderlich.
Ist ein Unfall eingetreten, sollte sich die Kindergärtnerin nach folgenden Regeln verhalten:

- In jedem Fall ist Ruhe zu bewahren, jegliche Hektik ist zu vermeiden.
- Die Unfallsituation sollte schnell überblickt, und weitere Gefahren am Unfallort sollten ausgeschaltet werden. Dazu gehört auch, die übrigen Kinder der Gruppe in Sicherheit zu bringen.
- Das verunfallte Kind ist anzusprechen, um den Bewußtseinszustand festzustellen, um nach Schmerzen oder Beschwerden zu fragen, die Hinweise auf »verdeckte« Verletzungen geben können.
- Vor allem ist das Kind zu beruhigen, durch gütigen Zuspruch ist sein Vertrauen zu gewinnen, damit die Folgemaßnahmen komplikationslos durchgeführt werden können, außerdem sollte versucht werden, etwas über den Unfallhergang zu erfahren, wenn die Kindergärtnerin den Unfall nicht unmittelbar beobachtet hat.
- Das verunfallte Kind ist schnell und schonend zu bergen und entsprechend den Erfordernissen der Ersten Hilfe zu lagern.

In jedem Kindergarten müssen die Telefonnummern und Anschriften nachstehender Einrichtungen bzw. Dienststellen gut sichtbar in der Nähe des Telefons ausgehängt sein:

Schnelle Medizinische Hilfe	115
Nächste Poliklinik bzw. nächster Arzt	...
Nächstes Krankenhaus	...
Volkspolizei	110
Feuerwehr	112

5.5.3. Maßnahmen bei lebensbedrohlichen Zuständen

Bei schweren Unfällen kann es zum Ausfall lebenswichtiger Funktionen, wie z. B. der Atmung oder der Herztätigkeit, kommen. Mitunter versagen diese Funktionen infolge von Komplikationen erst geraume Zeit nach einem Unfall. In jedem Fall ist bei schwerverletzten Kindern auf die Aufrechterhaltung der Funktionen des Zentralnerven-, Atmungs- und Herz-Kreislaufsystems bis zum Eintreffen eines Arztes zu achten. Lebensrettende Maßnahmen, wie die Atemspende und Herzdruckmassage, sind durchzuführen.

Bewußtlosigkeit – Schock

Bewußtlose Kinder sind sofort unter sorgfältiger Beachtung anderer Verletzungen in die stabile Seitenlage zu bringen, damit sie vor dem Ersticken bewahrt werden können.

Plötzlich eingetretene erhebliche Schädigungen des Organismus durch großen Blutverlust, durch Verletzungen oder Verbrennungen, durch eine Vergiftung, aber auch großer Schmerz oder eine psychische Erschütterung und alle im Zusammenhang damit stehenden Folgeerscheinungen lösen Reaktionen im Organismus aus, die zu bedrohlichen Störungen lebenswichtiger Systeme und des Stoffwechsels führen. Diese werden in ihrer Gesamtheit als **Schock** bezeichnet.

Bis zum Eintreffen der SMH sind folgende Maßnahmen durchzuführen:

- Blutung stillen.
- Atemwege frei machen und frei halten (auf Bonbons oder Kaugummi achten).
- Körper flach, Kopf tief lagern, Arme und Beine hoch lagern, sie eventuell sogar herzwärts fest auswickeln, damit dem Herzen möglichst viel Blut zugeführt wird (mit Ausnahme stark verletzter Gliedmaßen).
- Schmerzarme Lagerung des verletzten Kindes, Beruhigung und Ablenkung, unnötige Bewegung vermeiden, für Ruhe in der Umgebung sorgen, keine Medikamente verabreichen.
- Vor Auskühlung/Überwärmung schützen, für frische Luft sorgen, Puls, Atmung und Ansprechbarkeit ständig kontrollieren.
- Sofern keine Bauchschädigung vorliegt, sollte dem Kind Tee, Fruchtsaft oder Salzlösung (1 Teelöffel Salz auf 1 Liter Wasser) verabreicht werden, solange es noch ansprechbar und bei Bewußtsein ist.

Atem- und Herz-Kreislaufstillstand

Dieser Zustand kann durch Fremdkörperaspirationen, Vergiftungen, Verbrennungen und andere Unfallarten eintreten. Die Wiederbelebung der Funktionen ist durch *Atemspende und die Herzdruckmassage* möglich.

Durch die *Atemspende* (Mund-zu-Mund-Beatmung, Nase-zu-Mund-Beatmung, künstliche Beatmung) wird das Blut des Verunfallten arteriell gesättigt. Der Sauerstoffgehalt der Ausatmungsluft des Spenders reicht dazu aus. Die Atemspende ist nur wirksam, wenn der Blutkreislauf intakt ist.

Das physiologische Prinzip der *Herzdruckmassage* besteht darin, die erloschene Herztätigkeit durch kurzzeitiges Zusammenpressen des Herzens, in der Regel von außen durch Druck auf den Brustkorb, zumindest teilweise zu ersetzen bzw. wiederherzustellen. Dadurch gelangt genügend Blut in die Lungen und in die Gefäße der Körperperipherie, so daß die lebenswichtigen Funktionen aufrechterhalten werden und vor allem das Gehirn nicht so geschädigt wird, daß die ausgefallenen Funktionen nicht wiederhergestellt werden können.

Der Stillstand einer der beiden lebensnotwendigen Funktionen (Atmung, Herztätigkeit) hat das Einstellen der Funktionen der anderen Organsysteme zur Folge.

> Bei gleichzeitigem Atem- und Herz-Kreislaufstillstand wird zuerst mit der Atemspende begonnen. Dadurch wird das Blut mit Sauerstoff angereichert, das danach mittels der Herzdruckmassage durch den Kreislauf gepumpt wird.

Die Wirksamkeit der Wiederbelebungsversuche ist abhängig von ihrer rechtzeitigen und richtigen Anwendung.

Die Maßnahmen bei Atem- und Herz-Kreislaufstillstand werden nach der *A-B-C*-Regel durchgeführt:

(A) Atemwege freimachen und freihalten

– Lagerung in Rückenlage mit nach hinten überstrecktem Kopf,

– Vorschieben des Unterkiefers, so daß die untere Zahnreihe vor die obere zu liegen kommt, vorher Zunge herabdrücken,

– Säuberung des Rachens von Erbrochenem oder Fremdkörpern,

– Einblasen der Luft durch den Helfer, bei Säuglingen und Kleinkindern gleichzeitig durch Mund und Nase, jedoch mit sanfter Kraft!

(B) Beatmung

Mund-zu-Mund-Beatmung bei großen Kindern und Erwachsenen,

Mund-zu-Mund-, und Mund- zu Nase-Beatmung bei Säuglingen und Kleinkindern, bei Kindern werden etwa 20 Atemstöße in der Minute gegeben, die Wirkung muß an der Bewegung des Brustkorbes erkennbar sein.

(C) Circulation durch Herzmassage

Der Oberkörper wird flach auf eine feste Unterlage gelagert. Das untere Drittel des Brustbeines wird stoßartig gegen die Wirbelsäule gedrückt. Sofortiges Loslassen und erneutes Drücken werden rhythmisch im Wechsel ausgeführt.

– Bei Säuglingen mit 2 Fingern	100 bis 120/min
– bei Kleinkindern mit dem Daumenballen	80 bis 100/min
– bei Schulkindern mit dem Handballen	60/min

Da bei einem Herzstillstand stets ein Atemstillstand besteht, ist die Herzdruckmassage immer mit der Atemspende zu kombinieren, und zwar im Verhältnis 5:1, d. h., auf 5 Herzdruckmassagen folgt 1 Atemstoß.

Die Atemspende und die Herzmassage sind bis zum Eintreffen des Arztes durchzuführen.

5.5.4. Allgemeine Verletzungslehre

Im Kindergarten sind Stürze die häufigste Ursache für Verletzungen. Dabei reicht die Skala der Verletzungen von einfachen Schürfwunden und Prellungen über Verstauchungen, Schnitt-, Stich-, Riß- und Quetschwunden, Knochenbrüche und Verrenkungen bis zu Organverletzungen am und im Kopf, im Bauchraum oder im Brustkorb.

Verletzungen entstehen als Folge *mechanischer Einwirkungen* und werden auch als traumatische Unfälle bezeichnet.

Wunden

Wunden sind die häufigsten Verletzungen im Kindergarten. Sie werden erst nach Einschätzung ihrer Ausdehnung versorgt.

Erste Hilfe

Bei verschmutzten Wunden ist nur die Umgebung der Wunde zu säubern. Dazu eignet sich durchaus Trinkwasser. Wunden dürfen weder ausgespült noch mit Jod oder Sepsotinktur betupft werden. Um das Eindringen von Krankheitserregern und Fremdkörpern zu verhindern, werden die Wundränder 5 mm vom Wundrand entfernt desinfiziert, danach wird die Wunde keimfrei abgedeckt. Bei kleinen Wunden genügt ein Wundschnellverband (Pflaster mit Gaze), bei größeren Wunden sind Verbandspäckchen angebracht. Als Notbehelf eignet sich ein gebügeltes Taschentuch. Niemals dürfen Watte oder Zellstoff, Puder und Salben auf Wunden aufgebracht werden. Bei stärkeren Blutungen legt man einen Druckverband über den sterilen Verband an und stellt dann das Kind einem Arzt vor.

> Jede Wunde über 1 cm Länge und jede tiefe Wunde ist innerhalb von 6 Stunden von einem Arzt zu versorgen, das Verletzungsgebiet ist ruhigzustellen und möglichst hochzulagern.
>
> Fremdkörper sind in jeder Wunde zu belassen, sie werden vom Arzt entfernt.

1. *Schürfwunden*
bluten nur gering und hören meist ohne zusätzliche Hilfe damit auf. Sie bedürfen keiner ärztlichen Behandlung, sondern werden 3 bis 4 Tage mit Wundschnellverband bedeckt.

2. *Schnittwunden*
gehören wie die folgenden zu den *offenen Wunden,* für deren Versorgung der o. g. Grundsatz gilt. Sie heilen in der Regel gut, da sie glatte Wundränder haben und zumeist wenig verschmutzt sind. Bei tieferen Wunden sollte der Arzt aufgesucht werden, weil die Gefahr besteht, daß darunterliegende Sehnen, Nerven und größere Blutgefäße durchtrennt sind.

3. *Stichwunden*
sehen harmlos aus, können aber gefährlich sein, weil sie oft sehr tief sind und demzufolge größere Arterien und Venen sowie Organe verletzt sein können. Zunächst wird ein steriler Verband angelegt, Fremdkörper werden in der Wunde belassen, und das Kind ist hinzulegen. Auf Grund der Gefahr innerer Verletzungen ist die SMH anzufordern.

4. *Riß-, Quetsch- und Platzwunden*
haben zerfetzte Wundränder, und auch das Gewebe in der Tiefe kann beschädigt sein. Sie sind oft sehr schmerzhaft, und die Infektionsgefahr ist besonders groß. Die Wundversorgung erfolgt wie geschildert, bei größeren Wunden ist ein Arzt aufzusuchen.

5. *Kratz- und Bißwunden*
kommen bei Kindern, die mit Tieren spielen, häufig vor. Verletzungen dieser Art können der Ausgangspunkt einer Infektion sein, die Tollwutgefahr ist nie auszuschließen, die Wunden werden steril verbunden und der Arzt ist zu konsultieren.

Verhütung

- Gegenstände, wie Scheren, Messer, Nadeln, Gabeln usw., mit denen sich Kinder Wunden zufügen können, dürfen nicht ohne Aufsicht und belehrende Hinweise in Kinderhand gegeben werden.
- Von Kindern dürfen nur Scheren mit abgerundeten Spitzen benutzt werden.
- Anweisungen und Regeln zum gefahrlosen Umgang mit solchen und anderen Gegenständen sind festzulegen und von allen pädagogischen Mitarbeitern in gleicher Weise von den Kindern zu fordern.
- Die Eßbestecke werden vom Tischdienst nur unter Aufsicht aufgelegt.
- Die Kinder sind auf mögliche Gefahren hinzuweisen, die zu Verletzungen führen können, z. B. wenn sie die Hand zwischen Tür und Türrahmen legen, Liegen aufstellen.

Blutungen

Blutungen aus Arterien (hellrotes Blut, spritzend), aus Venen (dunkelrotes Blut) oder Kapillaren (Sickerblutung) können eintreten, wenn sich die Kinder mit Messern, Gabeln, Scheren, Glasscherben usw. verletzen. Äußere Blutungen sind leicht erkennbar und werden durch einen sterilen Druckverband zum Stehen gebracht. Wenn aus der Wunde dunkelrotes Blut gleichmäßig fließt oder hellrotes spritzt, dann muß an eine ernstliche Verletzung gedacht werden.

Erste Hilfe

Nach dem sterilen Druckverband ist bei venösen Blutungen ein zweiter Druckverband darüber anzulegen. Bei arteriellen Blutungen wird ein Druckverband an den bekannten Druckpunkten angebracht.

Die *Blutsperre* kann bedenkenlos 2 Stunden belassen werden. In den meisten Fällen ist es in dieser Zeit möglich, entweder ärztliche Hilfe herbeizuholen oder den Verletzten ärztlicher Betreuung zuzuführen. Es ist auch nicht falsch, die Blutsperre nach 1 1/2 bis 2 Stunden vorsichtig zu lösen und sie nach Durchblutung des Gewebes erneut anzulegen. Richtiger ist es, den Druckverband (Abschnürung nur im Notfall bei Massenunfall) herzwärts der Arterienblutung so fest anzulegen, daß dadurch auch eine Blutsperre und kein Blutstau hervorgerufen wird. Bei regelgerechter Anlage muß in dem betreffenden Gliedmaßenabschnitt

– die Blutung in der Wunde zum Stehen kommen,

– kein Pulsschlag mehr tastbar sein,
– die Haut eine weißliche Farbe annehmen.

Großer Blutverlust, auch bei inneren Blutungen, führt zu einem Schock (↗ S. 198), deshalb ist das Anlegen von Druckverbänden und das Auffinden der Abdruckpunkte der Schlagadern in angemessenen Abständen zu üben.

Prellung, Verstauchung, Verrenkung

Prellungen entstehen zumeist nach einem Sturz aus geringer Höhe. Kleinere Kinder ziehen sich schneller eine Prellung zu, weil der relativ große und schwere Kopf sie nach unten zieht und sie durch die noch ungenügend ausgebildeten Abwehr- und Abstützreflexe häufig fallen. Sie schlagen meist mit dem Schädel zuerst auf. Als Folge bilden sich Blutergüsse, die unter dem bekannten Farbwechsel abheilen. Schmerzen, Schwellungen und Funktionsausfall sind weitere Symptome. Auch wenn Prellungen harmlose Verletzungen sind, sollten Vorschulkinder bei Kopfprellungen dem Arzt vorgestellt werden, vor allem, wenn Beschwerden wie Unruhe, Bewußtlosigkeit, Differenzen in der Größe beider Pupillen, Kopfschmerz und Brechreiz auftreten.

Erste Hilfe

Sie besteht im sofortigen Kühlen und Anlegen eines Druckverbands, später werden dann feuchtwarme Umschläge und, wenn es sich um Gelenkprellungen handelt, Bewegungsübungen gemacht.

Die *Verstauchung* ist ausschließlich eine Verletzung der Gelenke. Man erkennt sie an dem starken Schmerz, der auftretenden Schwellung und dem Bluterguß, der eintritt, weil die feinen Gelenkkapselblutgefäße zerrissen sind. Ein verstauchtes Gelenk ist in seiner Bewegungsfähigkeit eingeschränkt.

Erste Hilfe

Die absolute Ruhigstellung des Gelenks ist erforderlich. Sie wird durch das Anlegen eines elastischen Stützverbandes sowie durch Hochlagern des betreffendes Gelenks erreicht. Das Kind ist einem Arzt vorzustellen, damit die Mitverletzung von Sehnen, Knochen, Bändern u. a. vor der Behandlung ausgeschlossen wird.

Schematische Darstellung der Anatomie eines Gelenkes

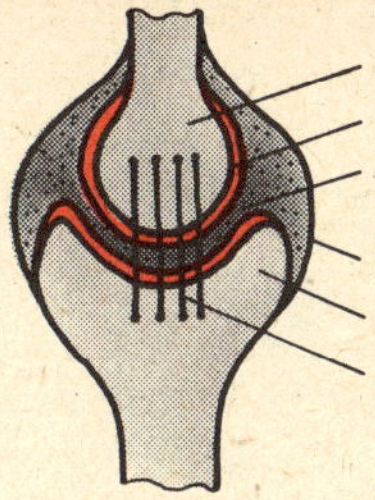

Gelenkverletzungen liegen dann vor, wenn die anatomische und funktionelle Einheit von Gelenkkopf und Gelenkpfanne gestört oder aufgehoben ist.

Auf Grund der anatomischen Gegebenheiten kommen Gelenkverletzungen als Prellung, Zerrung oder Überdehnung des Gelenks (oft mit Bänderriß), Verstauchung, Bänderriß, Verrenkung und Verrenkungsbruch vor.

Bei einer *Verrenkung* wird die Gelenkkapsel überdehnt oder zerrissen, und die das Gelenk bildenden Knochen verschieben sich. Für den Laien bietet sich eine ähnliche Symptomatik wie bei der Verstauchung. Im Kleinkind- und Vorschulalter kommt es mitunter zu einer *schmerzhaften Unterarmverrenkung.* Sie kann verursacht werden, wenn das Kind an der Hand eines Erwachsenen geht und stolpert, dann tritt durch den fast reflektorischen Zug am gestreckten Arm des Kindes das Speichenköpfchen aus dem Ringband, »wie eine Tür aus der Angel«. Das Kind nimmt dann eine typische Schonhaltung ein. Den Unterarm hält es infolge des Schmerzes krampfhaft vom Körper fern, er ist einwärts gedreht, so daß der Daumen nach innen und der Handrücken nach oben bzw. vorn zeigt.

Erste Hilfe

Bei jeder Verrenkung ist das betroffene Gelenk schonend ruhigzustellen, und so schnell wie möglich muß das Kind einem Chirurgen vorgestellt werden, damit der Arm (Gelenkkopf) wieder eingerenkt werden kann. Niemals darf ein Laie einen Einrenkungsversuch vornehmen.

Verhütung

- Beim Turnen an Geräten ist unbedingt Hilfestellung durch die Kindergärtnerin zu geben.
- Auf dem Spielplatz, insbesondere auf dem Spielgerätespielplatz ist die Aufsichtspflicht gewissenhaft wahrzunehmen.
- Den Kindern sind Folgen von Stuhlkippeln usw. vor Augen zu führen. Solches Verhalten sollte den Kindern untersagt werden. Sie sind anzuhalten, auch auf ihre Spielkameraden dahingehend einzuwirken.

Knochenbrüche

Zu einem Knochenbruch kommt es, wenn durch äußere Gewalteinwirkung das Knochengewebe vollständig durchtrennt wird. Der Arzt spricht von einer *Fraktur.* Es wird zwischen offenen und geschlossenen Brüchen unterschieden. Bei einer offenen Fraktur ist das zertrennte Knochengewebe über eine Wunde mit der Außenwelt verbunden und damit auch infektionsgefährdet. Zeichen eines Knochenbruchs:

- äußerlich sichtbare Verformung des betreffenden Körperteils durch Verschiebung der Bruchstücke gegeneinander,
- abnorme Beweglichkeit des Knochens an einer Stelle, die sonst völlig unbeweglich ist,
- Knochenknirschen oder Knochenreiben bei der durch das vorsichtige Betasten hervorgerufenen Bewegung der Bruchstücke gegeneinander,
- als unsichere Zeichen gelten: Schmerzen, Bluterguß, Schwellung und Behinderung in der Gebrauchsfähigkeit.

Erste Hilfe

Es ist daran zu denken, daß das Kind Schmerzen und Angst hat. Auch das Erlebnis, seine Gliedmaße nicht mehr uneingeschränkt bewegen zu können, beeindruckt ein Kind sehr. Eine wesentliche Erste-Hilfe-Aufgabe besteht deshalb darin, das Kind zu beruhigen, damit die Folgemaßnahmen zügig eingeleitet werden können. Zuerst ist die Gliedmaße provisorisch zu schienen. Es darf nicht versucht werden, die Bruchenden in die Normallage zu bringen, weil sonst eine zusätzliche Verletzung von Nerven und Blutgefäßen entstehen kann.

Das Schienen hat grundsätzlich über beide dem Knochenbruch benachbarte Gelenke zu erfolgen.

Die Schiene ist zu polstern und ausreichend zu befestigen. Bei einem offenen Knochenbruch ist vor dem Schienen ein steriler Wundverband anzulegen.

Während des schonenden Transportes muß die geschädigte Gliedmaße zusätzlich gesichert werden, denn jeder Stoß, jede abnorme Bewegung führt zu Schmerzen und zu weiteren Komplikationen (Schock).

Die übliche Reihenfolge der Ersten Hilfe beim Knochenbruch – Vorbereitung der Schiene – sachgemäßes Schienen – Transport zum Arzt – muß verändert werden, wenn Wunden, Blutungen oder lebensbedrohliche Zustände als Begleiterscheinungen festgestellt werden.

Da Unfälle plötzlich eintreten, müssen alle Mitarbeiter des Kindergartens darauf vorbereitet sein. Neben gründlichen Kenntnissen über die Erste Hilfe müssen die notwendigen Materialien zur Ersten Hilfe zur Verfügung stehen und jedem Erwachsenen zugänglich sein.

Die Leiterin hat dafür zu sorgen, daß der Inhalt der Hausapotheke regelmäßig vom betreuenden Arzt kontrolliert und seinen Hinweisen gemäß aufgefüllt, ergänzt bzw. erweitert wird (↗ S. 156).

Verläßt die Kindergärtnerin mit ihrer Gruppe das Gelände des Kindergartens, dann hat sie entsprechendes Material für die Erste-Hilfe-Leistung mitzunehmen (↗ Foto Nr. 39).

5.5.5. Straßenverkehrsunfälle

In der DDR ist zur Zeit trotz zunehmender Motorisierung ein Rückgang der Verkehrsunfälle im Kindesalter mit tödlichem Ausgang zu verzeichnen.

Im Straßenverkehr verletzte und getötete Kinder (bis zu 6 Jahren) je 100000 gleichen Alters – DDR 1972 bis 1981 ([11]; S. 172)

Jahr	Verletzte	Getötete
1972	99,6	4,4
1974	96,4	5,4
1977	98,6	4,7
1978	87,3	3,8
1979	82,5	3,3
1980	80,9	3,7
1981	80,1	2,8
1982	90,3	2,9

Möglicherweise ist das Ausdruck des Wirksamwerdens einer gezielten Verkehrserziehung im Kindergarten, im Elternhaus und in der Schule. Entsprechende Hinweise finden sich auch in der Literatur ([46]; S. 60–61). Andererseits wird von Untersuchungen berichtet, daß Eltern von Kindern im Alter zwischen drei und sieben Jahren der Verkehrserziehung gegenüber ihren anderen Erziehungspflichten nur geringe Bedeutung beimessen ([31]).

Ursachen für Verkehrsunfälle

Kinder unter sechs Jahren werden Opfer tödlicher Verkehrsunfälle vorwiegend infolge falschen bzw. unachtsamen Betretens oder Überquerens der Fahrbahn und als Insassen von Kraftfahrzeugen. Vor allem mangelnde Kenntnisse über das richtige Verhalten im Straßenverkehr und geringe Erfahrungen als Teilnehmer am Straßenverkehr (als Fußgänger auf dem Weg zum Kindergarten) führen dazu, daß Vorschulkinder einen Unfall verursachen oder selbst davon betroffen werden.

Entwicklungsphysiologische und -psychologische Besonderheiten des Vorschulkindes geben Aufschluß darüber, warum diese Altersgruppe im Straßenverkehr besonders gefährdet ist und welche Gesichtspunke bei der Erziehung zum verkehrsgerechten Verhalten zu berücksichtigen sind.

- Erst im vierten Lebensjahr sind dem Kind *kausale Denkansätze* möglich, und erst im sechsten bis achten Lebensjahr erfolgt das *Erfassen von Zusammenhängen* auf konkreter Grundlage ([49]; S. 23–30). Daraus folgt, daß Kindergartenkinder die Situation im Straßenverkehr noch nicht objektiv einschätzen und ihr Verhalten darauf einstellen können. Gefahrenquellen vermögen sie noch nicht ohne ausdrückliche Hilfe zu erkennen und zu begreifen. Jegliches Belehren der Kinder dieses Alters erscheint fragwürdig, wenn es nicht mit praktischem Üben im Straßenverkehr verbunden wird, also in der realen Situation erfolgt (↗ 5.4.3.).
- Das *Hörvermögen* ist bei Kindern etwa im siebenten Lebensjahr voll ausgebildet. Ein besonderer Anstieg desselben ist im vierten und fünften Lebensjahr zu beobachten, wobei Kinder Hörreize anders verarbeiten als Erwachsene und durch bestimmte Reize abgelenkt werden können. Diese Tatsache und die mangelnde Konzentrationsfähigkeit lassen das Kind oftmals Warnsignale im Straßenverkehr überhören, so daß es in Gefahr geraten kann. Starker Straßenverkehr führt auch zu einer akustischen Reizüberflutung der Kinder, in dessen Folge z. B. das Hupen eines Autos nicht mehr selektiv wahrgenommen wird. Aus dieser Sicht unterstützt die Herausbildung von Konzentration, Aufmerksamkeit und Differenzierungsfähigkeit auch verkehrserzieherische Aufgaben.
- Die *Sehschärfe* der Kinder gleicht sich in der Regel etwa im vierten/fünften Lebensjahr der der Erwachsenen an. Die Tiefenwahrnehmung ist noch nicht voll ausgebildet, und demzufolge verschätzen sich Vorschul-

kinder, wenn sie Entfernungen (z. B. die Breite der Straße) abwägen sollen. Hinzu kommt, daß sie noch nicht die Geschwindigkeit eines nahenden Fahrzeugs auf der Straße einschätzen können. Auch haben sie auf Grund ihrer Körpergröße einen anderen Blickwinkel und ein anderes Sehfeld. Ihre optische Orientierung im Straßenverkehr ist demnach begrenzt.

- Eine *mangelhafte Bewegungskoordination* führt dazu, daß die Kinder häufig stolpern oder stürzen. Sie ist nicht selten die Ursache von Straßenrand- und Gehwegunfällen.
- Die *Reaktionszeit* bei fünfjährigen Kindern ist im Vergleich zu der der Erwachsenen etwa doppelt so lang. Außerdem sind die Kinder noch nicht in der Lage, ebenso schnelle Bewegungen wie Erwachsene auszuführen. Nicht vor dem siebenten Lebensjahr ist damit zu rechnen, daß Kinder motorische und visuelle Handlungen zusammenfügen, koordinieren können. Dieses Unvermögen kann in einer Gefahrensituation zu ernsthaften Folgen führen.
- *Geschwindigkeiten,* z. B. die nahender Fahrzeuge, kann ein Vorschulkind noch nicht einschätzen. Das gleichzeitige Wahrnehmen zeitlicher und räumlicher Veränderungen auf der Straße entwickelt sich nur allmählich und setzt Erfahrungen voraus.

Zur Verhütung von Verkehrsunfällen

In der DDR wird den Kindern durch die »Verordnung über das Verhalten im Straßenverkehr« (Straßenverkehrsordnung – StVO –) Schutz gewährt. Dort heißt es im § 1 (2): »Gegenüber Kindern, hilfsbedürftigen und älteren Personen ist jeder Verkehrsteilnehmer zu besonderer Vorsicht und Rücksichtnahme verpflichtet« ([68]; S. 10). Der § 28 (2) »Mitnahme von Personen«, § 33 (1) »Mitnahme von Personen und Gegenständen auf Fahrrädern«, die §§ 2 (3) und 3 (2) der zweiten Durchführungsbestimmung zur StVO sowie Festlegungen im »Verkehrssicherheitsprogramm« ([68]; 138–153) sehen weitere Maßnahmen zum Schutz von Leben und Gesundheit der Kinder im Straßenverkehr vor.

Die Erziehung der Kinder zum verkehrssicheren Verhalten ist die beste Unfallprophylaxe (↗ 5.4.3.). Die Kindergartenordnung ([57]; § 14 ⟨15⟩) verpflichtet alle pädagogischen Mitarbeiter, die Kinder zum verkehrssicheren Verhalten zu erziehen und in allen Gruppen die sich bietenden Möglichkeiten zur Erziehung zum verkehrssicheren Verhalten zu nutzen.

5.5.6. Unfälle durch thermische, chemische und toxische Einwirkungen

Verbrühungen und Verbrennungen

Zu *Verbrühungen* kommt es bei kleinen Kindern häufiger als zu echten Verbrennungen. Sie verbrühen sich durch heiße Getränke oder Speisen, indem sie unachtsam damit umgehen oder an Tischdecken ziehen u. a. m. Verbrennungen werden durch offenes Feuer oder durch Anfassen heißer Gegenstände hervorgerufen. Nicht selten verlaufen Verbrühungen und Verbrennungen schwer, und die »Verbrennungskrankheit« kann in kürzester Frist zu lebensbedrohlichen Veränderungen im Flüssigkeitshaushalt und Stoffwechsel des Kindes führen. Bei jeder Verbrühung oder Verbrennung wird die Haut lokal thermisch, d. h. durch Wärme geschädigt, und je nach Grad der Wärmeeinwirkung und Ausdehnung der Verbrennungsfläche kommt es zu mehr oder weniger schwerwiegenden Auswirkungen auf den Organismus. In jedem Fall ist die Schutzfunktion der Haut aufgehoben.

Die Verbrennung wird in die vier bekannten Grade eingeteilt:

1. Grad: Rötung und Schwellung der Oberhaut, Schmerz.

2. Grad: Blasenbildung und sonst wie 1. Grad.

3. Grad: Gewebstod der drei Hautschichten (Ober-, Leder- und Unterhaut) und sonst wie 1. und 2. Grad.

„Neuner – Regel" zur Abschätzung der Größe der Verbrennungsfläche in Prozent der Körperoberfläche

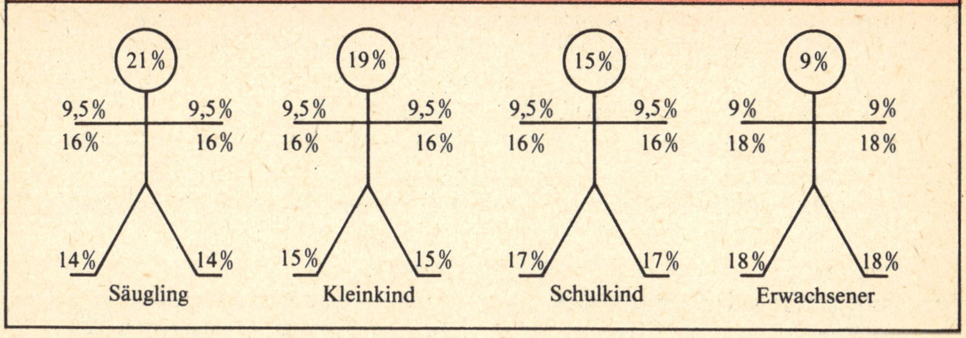

4. Grad: Verkohlung der Haut, der darunter liegenden Muskulatur und anderer Weichteile und auch des Knochens.

Das Ausmaß der Verbrennung wird nach der sogenannten »Neuner-Regel« berechnet, die für das Kindes- und Jugendalter andere Werte aufweist als für den Erwachsenen.

Bei Verbrennungen von 8 % der Körperoberfläche (als Richtwert kann angenommen werden: eine Handfläche des Verletzten = 1 % der Körperoberfläche) tritt ein Schock mit Apathie, Unruhe, Blässe, Blutdruckabfall und langsamere Blutzirkulation auf.

Verhütung

- Heiße Getränke oder Speisen werden nur im Beisein der Kindergärtnerin ausgegeben. Die erzieherischen Einwirkungen auf die Kinder sind darauf gerichtet, aufmerksam und rücksichtsvoll den Tischdienst zu versehen, den Tischdienst nicht zu behindern.
- Heizkörper müssen verkleidet sein. Vor Ofentüren sind Ofenschirme aufzustellen.
- Brennende Kerzen (zum Geburtstag, zu Weihnachten, an Pyramiden usw.) sollen im Kindergarten nicht aufgestellt werden.
- Streichhölzer sind unter Verschluß zu halten.

Erste Hilfe

Die lokale Erstbehandlung besteht in der *sofortigen* Kühlung der verbrannten Region mit kaltem Leitungswasser. Diese Maßnahme muß über 15 bis 20 Minuten innerhalb der ersten 30 Minuten nach dem Unfall erfolgen. Damit wird besonders das sogenannte »Nachbrennen«, d. h. der Übergang in eine Verbrennung 3. Grades, verhindert sowie eine Schmerzlinderung erreicht.

Danach sollte die Kleidung soweit wie mög-

Einteilung des örtlichen Verbrennungsschadens

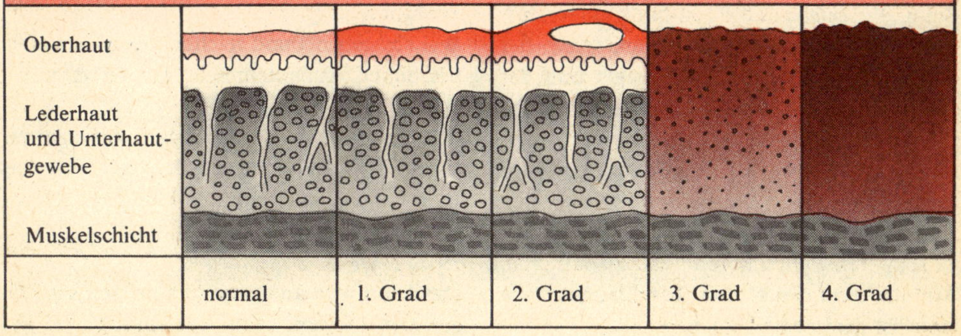

lich entfernt werden. Der betreffende Hautabschnitt wird locker und trocken mit sterilem Verbandmaterial abgedeckt. Brandwunden dürfen nicht mit Öl, Fett, Brandsalben, Puder oder Mehl bestrichen oder mit Brandbinden, die es schon lange nicht mehr in Apotheken oder Drogerien gibt, verbunden werden.
Alle Verbrühungen und Verbrennungen größeren Ausmaßes gehören in ärztliche Behandlung.

Sonnenstich, Hitzschlag, Hitzekollaps

Ein *Sonnenstich* entsteht dann, wenn die Sonnenstrahlen lange auf den unbedeckten Kopf und Nacken einwirken. Es kommt zu einer Reizung der Hirnhäute und zu einem Blutstau im Gehirn. Die Kinder haben ein hochrotes Gesicht und klagen über heftigen Kopfschmerz, Übelkeit und Schwindelgefühl. Schließlich zeigen sich Bewußtseinstrübungen, auch Bewußtlosigkeit kann eintreten.

Verhütung

● Bei starker Sonneneinstrahlung sollten sich die Kinder unter Schattenspendern (Sonnenschirme, schattenspendende Bäume, Sonnensegel, Hausschatten) aufhalten.

● Das Tragen von Sonnenhütchen, die an heißen Tagen vom Elternhaus mitgebracht werden, ist angebracht.

Erste Hilfe

Das Kind wird in den Schatten oder in einen kühlen Raum gebracht. Der Oberkörper wird hoch gelagert, auf den Kopf und im Nacken werden kühle Kompressen aufgelegt.

Beim *Hitzschlag* hat die zentrale Temperaturregelung versagt. Infolge Behinderung der Wärmeabgabe z. B. durch beengte und der Außentemperatur fehl angepaßte Kleidung kommt es zum Wärmestau im Körper. Kopfschmerzen, Schwäche- und Schwindelgefühl sowie Erbrechen, Schwarzwerden vor den Augen und auch Bewußtlosigkeit treten auf. In schweren Fällen kommt es zu Krämpfen, Atmung und Puls sind beschleunigt, die Haut ist gerötet und trocken.

Verhütung

● Es ist für luftige, zweckmäßige, den Außentemperaturen angepaßte Bekleidung zu sorgen.

● Von bewegungsintensiven Spielen in der heißen Sonne sollten die Kinder abgelenkt werden.

● Für Kühlung, z. B. durch die Wasserspielanlage, ist zu sorgen.

● Ausreichend Getränke müssen bereitstehen.

Erste Hilfe

Das Kind wird entkleidet und an kühler, schattiger Stelle flach gelagert, danach wird es mit kalten nassen Tüchern abgewaschen. Wadenwickel sind ebenfalls zur langsamen Abkühlung angebracht. Je nach Symptomatik ist das Kind einem Arzt vorzustellen.

Durch übermäßige Erhitzung kann es auch zum *Hitzekollaps* (»Hitzeerschöpfung«) kommen. Durch die starke Erweiterung der Hautgefäße reicht das Blut für die Versorgung lebenswichtiger Zentren, vor allem des Gehirns, nicht mehr aus. Als Vorboten sind eine gerötete, schweißbedeckte Haut und trockene Schleimhäute zu beobachten. Quälender Durst, Kopfschmerzen, Schwindelgefühl, Sehstörungen, Ohrensausen und Herzklopfen treten auf. Bei fortbestehender Hitzebelastung nimmt die allgemeine Schwäche zu, Übelkeit und Erbrechen setzen ein, der Puls ist erhöht, die Haut mit kaltem Schweiß bedeckt, Bewußtseinstrübungen, die sich bis zur Bewußtlosigkeit ausweiten können, sind die Folge.

Verhütung

● Leichte Kost und reichlich Getränke sind bei hohen Außentemperaturen zu verabreichen.

● Ausgedehnte Spaziergänge, bewegungsreiche Spiele sind zu unterlassen.

● Für Schatten und Abkühlung ist zu sorgen.

Erste Hilfe

Das Kind wird an einem kühlen und schattigen Ort gelagert, seine Bekleidung wird geöffnet. Für absolute Ruhe ist zu sorgen. Bei intaktem Bewußtsein gibt man dem Kind gesalzene Flüssigkeit zu trinken (Tee, Kaffee oder Wasser, 1 Teelöffel Kochsalz auf 1 Liter Wasser).

Zu dem beschriebenen Zustand kommt es bei genügender Umsicht im Normalfall nicht.

Generell ist zu beachten: Bewußtlose Kinder werden in eine stabile Seitenlage gebracht, der Arzt wird angefordert (SMH). Dem Kind darf keine Flüssigkeit eingeflößt werden, da sonst die Gefahr des Einatmens besteht.

Kälteschäden

Sie entstehen bei Störungen der Wärmeregulation, und es kann infolgedessen zum Abfall der Körpertemperatur kommen. Ist der ganze Organismus betroffen, so spricht man von einer *allgemeinen Unterkühlung*, die aber in unserer Region gewöhnlich bei Kindern nicht vorkommt. Waren nur einzelne Körperpartien der Kälte ausgesetzt, dann kommt es zu einem *örtlichen Kälteschaden*, zumeist an den Händen, Füßen, Ohren und der Nase. Ein feuchtes Milieu und nasse Bekleidung begünstigen seine Entwicklung.

Die Dauer des Wärmeentzugs entscheidet über die Reaktion des Gefäßnervensystems. Im Gegensatz zur Verbrennung entsteht hier die Schädigung erst nach der Wiedererwärmung. Durch die Erwärmung wird der Stoffwechsel des Gewebes gesteigert, und es besteht ein erhöhter Sauerstoffbedarf. Die Blutgefäße sind jedoch noch reflektorisch verengt, die notwendige Sauerstoffzufuhr ist dadurch nicht möglich, und ein Sauerstoffmangel tritt ein. Es kommt zur Anhäufung von Stoffwechselschlacken, die zu einer Gewebsschädigung und schließlich zum Gewebetod führen. Bei einem örtlichen Kälteschaden ersten Grades, er wird auch als *Erfrierung* bezeichnet, führt die Kontraktion (Zusammenziehung) der peripheren Blutgefäße in dem betreffenden Versorgungsgebiet zu einer Blutleere. So wird z. B. ein Finger blaß, taub und klamm. Bei Wiedererwärmung rötet sich der Finger, und es kommt zu Schmerzen, die Ausdruck des Sauerstoffmangels im Gewebe sind.

Verhütung

- In der kalten Jahreszeit erfolgt der Aufenthalt im Freien mehrmals am Tag kurzzeitig.
- Ausreichende Bewegung, Spiele und Körperübungen verhindern das Unterkühlen.
- Die Kinder müssen den Außentemperaturen angemessen bekleidet sein (Mützen, Handschuhe, Schal, warmes Schuhwerk); nasse Bekleidung darf nicht am Körper verbleiben.

Erste Hilfe

Das Kind ist rasch in eine warme Umgebung zu bringen, und die betreffenden Körperteile sind langsam und schrittweise wieder zu erwärmen (keine Wärmflasche, kein Heizkissen, nicht der Hitzeabstrahlung des Ofens aussetzen!). Das Einreiben mit Schnee ist nicht zweckmäßig. Die geschädigten Körperstellen sind locker in Tücher einzuhüllen und durch frottierende Bewegungen mit trockenen, rauhen Tüchern vom Körper zur Spitze der Gliedmaßen hin abzureiben.

Die Wiedererwärmung ist von innen durch alkohlfreie, reichlich zuckerhaltige heiße Getränke zu unterstützen.

Vergiftungen

Vergiftungen erfolgen, wenn sich das Kind selbst Zutritt zu Arzneimitteln oder Haushaltchemikalien verschafft oder Erwachsene Arzneimittel falsch dosieren oder verwechseln, weil das Etikett verlorenging. Auch das Abfüllen gifthaltiger Substanzen (z. B. Nitroverdünnung) in Brauseflaschen hat wiederholt zu Vergiftungen geführt.

Bei Vorschulkindern besteht die Gefahr, daß sie sich durch die Aufnahme pflanzlicher Gifte (z. B. die Früchte des Goldregens, der Tollkirsche oder durch Pilze) Vergiftungen zuziehen. Unbedachte und verantwortungslose Handlungsweisen Erwachsener sind begünstigende Momente für Vergiftungen, z. B. wenn

– Arzneimittel in unverschlossenen Nachttischen, Schubladen, Medikamentenschränken oder in Handtaschen, Schürzentaschen aufbewahrt werden,
– Putz-, Wasch-, Desinfektions-, Schädlingsbekämpfungs- und sonstige chemische Mittel nicht in ihren Originalbehältnissen und unter ständigem Verschluß sind,
– Arzneimittel und chemische Substanzen in Mülltonnen und auf Müllkippen geworfen werden,
– nicht mehr ganz einwandfreie Nahrungsmittel (Lebensmittelgifte haben sich gebildet) verabreicht werden.
Hinweise, die auf eine Vergiftung schließen lassen, sind Erbrechen, Durchfall, eigenartiger Mundgeruch, Schläfrigkeit, Halluzinationen, Krämpfe, Angst, Schmerzen, evtl. Fieber, Gesichtsrötung, große Pupillen und andere zumeist plötzlich auftretende unklare Symptome.

Verhütung

● Haushaltchemikalien sind nur in beschrifteten Originalbehältnissen aufzubewahren und stets unter Verschluß zu halten.

● Alle Arzneimittel, einschließlich der für den persönlichen Gebrauch der Erwachsenen, sind ständig unter Verschluß zu halten.

● Kindern verordnete Arzneimittel sind zu beschriften, damit Verwechslungen ausgeschlossen werden. Diese Arzneimittel übergeben die Eltern persönlich der Kindergärtnerin, keinesfalls dürfen Medikamente jemals in Kinderhände gelangen.

● Arbeiten Handwerker im Kindergarten, ist besondere Vorsicht geboten, damit die Kinder nicht mit giftigen Substanzen (Lötwasser, Verdünnungsmittel, Lacke usw.) in Berührung kommen.

● Auf Spaziergängen ist darauf zu achten, daß die Kinder keine Beeren, Samen, Pilze u. a. Früchte in den Mund nehmen, die Kinder sind zu belehren.

● Es ist darauf zu achten, daß keine Gewächse mit giftigen Pflanzenteilen auf dem Freigelände des Kindergartens stehen, z. B. Goldregen.

Erste Hilfe

Schon bei Verdacht auf eine Vergiftung ist unverzüglich eine ärztliche Behandlung notwendig! Der Arzt muß unbedingt wissen:
– was wurde vom Kind eingenommen,
– wie lange liegt die Einnahme zurück,
– welche Menge hat das Kind zu sich genommen,
– hat das Kind infolge einer Therapie bereits erbrochen,
– welche Maßnahmen der Ersten Hilfe wurden eingeleitet.

Ein sofortiges Erbrechen ist durch Reizen des Rachens mit einem Spatel, Löffelstiel oder auch dem Zeigefinger auszulösen (nicht bei Verätzungen oder Bewußtseinsstörungen!). Keine Getränke verabreichen – Milch nur bei innerlichen Verätzungen reichen! Zeigen sich lebensbedrohliche Zustände, wie Bewußtlosigkeit oder Schock, wird wie auf Seite 198 angegeben verfahren. Sind Giftstoffe auf die Haut geraten, werden diese mit Verbandsstoff oder einem Taschentuch abgetupft, anschließend wird die betroffene Stelle unter fließendem Wasser gründlich abgespült. Noch während der Ersten-Hilfe-Maßnahmen wird der Transport in das nächste Krankenhaus organisiert. Substanzen, welche die Vergiftung verursachten, und Erbrochenes werden dem Arzt übergeben.

Verätzungen

Sie werden oft den Vergiftungen zugeordnet. Weil die Erste-Hilfe-Maßnahmen sich von denen bei Vergiftungen unterscheiden, werden sie gesondert dargestellt.
Äußere Verätzungen: Die Substanz gelangt direkt auf die Haut oder indirekt über die Kleidung. Die Haut ist sofort mit viel Wasser abzuspülen. Mit Ätzmittel getränkte Bekleidung ist so schnell wie möglich von der Haut zu entfernen.

Verätzung des Auges: Das Auge wird sofort vom inneren zum äußeren Augenwinkel unter fließendem Wasser mindestens 10 Minuten, wenn möglich auch auf dem Transport zur nächsten Augenklinik, gespült.

Innerliche Verätzungen sind durch schärfere Chemikalien, insbesondere Säuren und Laugen, zustande gekommene Haut- und Schleimhautverletzungen. Sie sind u. U. gefährlich und zuweilen lebensbedrohlich.

Stark ätzende Stoffe wirken unmittelbar bei Kontakt, so daß das Kind nach einer Schrecksekunde aufschreit. Mundwinkel, Zunge, Gaumen und Rachen sehen weißlich belegt aus.

Erste Hilfe

Sie besteht darin, festzustellen, welche Substanz die Verätzung bewirkt hat (Säure? Lauge?). Die Substanz ist sicherzustellen. *Bei Verschlucken von Säure:* Gabe von Milch oder rohem Ei. Kein Erbrechen auslösen! *Bei Verschlucken von Lauge:* Gabe von verdünntem Speiseessig oder Zitronensaft. Kein Erbrechen auslösen!

Kinder mit Verätzungen bedürfen ohne Zeitverlust der Krankenhausbehandlung.

Insektenstiche

Insektenstiche sind in den seltensten Fällen lebensgefährlich. Die Giftmenge, die im Einzelfall bei Bienen-, Wespen- oder Hornissenstichen aufgenommen wird, ist sehr gering und verursacht kaum eine gesundheitliche Beeinträchtigung. Manche Kinder und auch Erwachsene haben eine Überempfindlichkeit für diese Gifte, sie sind allergisch gegen Insektenstiche. Bei ihnen kann ein einziger Stich schon einen Schock auslösen. Diese Menschen bedürfen sofort ärztlicher Hilfe. Im Vordergrund der Symptome stehen asthmatische Anfälle (Atemnot), Zittern am gesamten Körper. Bei einer Bienenstichallergie breitet sich ein roter quaddelartiger, juckender Ausschlag über den gesamten Körper aus.

Erste Hilfe

Befindet sich der Stachel noch im Stichkanal, so wird er mit einer Pinzette entfernt, die Einstichstelle wird ausgesaugt. Anschließend soll die Wunde gekühlt und mit einem Kühlgel behandelt werden (Vaopin-Kühlgel).

Klingen die Beschwerden nach einigen Stunden nicht ab oder kommt ein allgemeines körperliches Unwohlsein dazu, dann ist das Kind unverzüglich einem Arzt vorzustellen. Bei Stichen in die Oberlippe, Nase, in das Augenlid oder in den Mund muß das Kind ebenfalls dem Arzt vorgestellt werden, denn starke Schwellungen am Zungengrund und an der Schleimhaut der Stimmbänder können zum Ersticken führen.

Fremdkörperaspiration

Bei kleinen Kindern kann es schnell zur Verlegung der Atemwege, zu einer *Fremdkörperaspiration,* kommen, wenn Fremdkörper, wie Perlen, Kugeln oder auch Bonbons oder Nüsse, in die Luftröhre gelangen. Solche Unfälle treten meist auf die gleiche Weise ein: Das Kind lutscht einen Bonbon, es stößt sich und schreit infolge des Schmerzes auf. Die durch den Schmerzreiz ausgelöste Einatmung von Luft befördert den Bonbon in die Luftröhre.

Es tritt Atemnot, Blaufärbung des Gesichts und Hustenreiz auf. Es besteht die Gefahr des Erstickens.

Verhütung

- Nüsse und Nußschokolade sollten kleine Kinder nicht zu sich nehmen.
- Auf die Kinder ist einzuwirken, daß sie keine Spielmaterialien in den Mund nehmen, nicht mit vollem Mund sprechen und nicht beim Spielen essen.

Erste Hilfe

Der Oberkörper des Kindes wird stark nach vorn geneigt, und man läßt das Kind abhusten oder das Kind wird »auf den Kopf gestellt«, und man schlägt mit der flachen Hand zwischen die Schulterblätter. Auf jeden Fall wird das Kind einem Arzt vorgestellt, auch wenn die beschriebene Maßnahme Erfolg hatte.

5.5.7. Unfälle durch elektrischen Strom

Sie ereignen sich vorwiegend im häuslichen Milieu, wenn die Kinder Zugang zu elektrischen Geräten, Steckdosen u. ä. haben bzw. wenn elektrische Leitungen ungenügend gesichert und die Kinder über die Gefahren nicht aufgeklärt sind.
Zumeist wirken 220 Volt und 6 bis 10 Ampere auf den kindlichen Organismus ein, die sowohl Verbrennungen (Strommarken) als auch Funktionsstörungen am Herzen (Rhythmusstörungen, Herzstillstand) und im Gehirn (Krämpfe) bewirken.

Verhütung

- Vorschulkindern ist der Umgang mit elektrischen Geräten (Herde, Bügeleisen, Tauchsieder, Höhensonne usw.) zu untersagen.
- Steckdosen müssen mit einer Verschlußkappe versehen sein.
- Die Leiterin ist verpflichtet, für den technisch einwandfreien Zustand aller elektrischen Geräte und Anlagen zu sorgen.

Erste Hilfe

Der Stromkreis ist sofort unter Beachtung des Selbstschutzes zu unterbrechen. Gelingt das nicht, dann muß sich der Helfer isolieren, und das Kind wird nur an bedeckten Körperteilen angefaßt und aus dem Stromkreis herausgezogen. Sind Wiederbelebungsmaßnahmen notwendig, dann werden diese unverzüglich durchgeführt. Die Strommarken werden steril verbunden, und das Kind wird in jedem Fall nach einem solchen Unfall einem Arzt vorgestellt.

5.6. Die regelmäßige medizinische Betreuung der Kinder durch den betreuenden Arzt und Zahnarzt

Die pädagogische Arbeit der Kindergärtnerinnen und die medizinische Betreuung der Kinder durch den Arzt haben ein gemeinsames Ziel: alle Kinder gesund und leistungsfähig zu erhalten, die Gesundheit und Entwicklung der Jungen und Mädchen zu fördern und zu sichern, so daß sie zu allseitig gebildeten, harmonisch entwickelten Persönlichkeiten heranwachsen.
Es gehört zu den Vorzügen der sozialistischen Gesellschaft, daß alle Voraussetzungen gegeben sind, die harmonische körperliche und geistige Entwicklung der Kinder zu gewährleisten, ihre Gesundheit zu erhalten und zu fördern und durch eine gesunde Lebensweise die Kräftigung des kindlichen Organismus zu sichern.
Der Schutz der Gesundheit unserer Kinder ist ein gesellschaftliches Anliegen und muß sowohl von den Eltern, den Kindergärtnerinnen als auch von Ärzten und anderen Mitarbeitern des Gesundheitswesens wahrgenommen werden. Dabei hat jeder spezifische Aufgaben zu erfüllen.
Die regelmäßige medizinische Betreuung der Kindergartenkinder hat zum Ziel:
– Abweichungen von der normalen Entwicklung sowie Krankheiten frühzeitig zu erkennen,
– rechtzeitig Behandlungen einzuleiten,
– Risikofaktoren weitgehend auszuschalten,
– den kindlichen Organismus vor schädigenden Einflüssen zu schützen,
– die Anpassungsfähigkeit und Abwehrkraft des kindlichen Organismus zu erhöhen.

5.6.1. Aufgaben des betreuenden Arztes und Zahnarztes

> Die Hauptaufgaben der Ärzte zur regelmäßigen medizinischen Betreuung der Kinder im Kindergarten sind
> – die periodische Überwachung des Gesundheitszustandes und der Entwicklung der Kinder,
> – die Dispensairebetreuung und Rehabilitation,
> – die Beratung bei der gesundheitsfördernden Gestaltung des Tagesablaufs und der Gesundheitserziehung.

Die Aufgaben der Ärzte und der Fürsorgerinnen bei der Betreuung der Vorschulkinder sind gesetzlich geregelt und in der »Richtlinie für den Kinder- und Jugendgesundheitsschutz« [67] und in der »Anweisung über die medizinische Betreuung der Kinder in Kindereinrichtungen der Vorschulerziehung« [56] konkret festgelegt.

Im einzelnen übernimmt der betreuende Arzt des Kindergartens folgende Aufgaben:

- Reihenuntersuchungen
- Dispensairebetreuung
- Schutzimpfungen
- Beratung zu gesundheitlichen, hygienischen und sozialen Fragen
- Sprechstunden
- hygienische Kontrollen
- Hausbesuche

5.6.1.1. Untersuchung vor Aufnahme in den Kindergarten

Bevor die Jungen und Mädchen nach Vollendung des dritten Lebensjahres in den Kindergarten aufgenommen werden können, ist eine ärztliche Untersuchung notwendig.

Für Kinder, die aus der Kinderkrippe übernommen werden, gilt die Abschlußuntersuchung des Krippenarztes gleichzeitig als Aufnahmeuntersuchung für den Kindergarten. Kinder, die erstmalig eine Kindereinrichtung besuchen sollen und bisher im Elternhaus betreut wurden, sollten vom Arzt in der Sprechstunde der Abteilung Kinder- und Jugendgesundheitsschutz untersucht werden. Die Kindergartenleiterin bzw. die Mitarbeiter der Einweisungskommission sollten die Eltern auf diese Institution verweisen. Selbstverständlich kann auch der Kinderarzt bzw. der Hausarzt diese Untersuchung übernehmen.

Bei dieser Untersuchung werden der Gesundheitszustand und Entwicklungsstand beurteilt, der Impfschutz wird überprüft und das Freisein von ansteckenden Krankheiten bestätigt. Hinweise und Ratschläge des Arztes zu notwendigen Maßnahmen werden mit den Eltern besprochen. Die Eltern werden auf eventuelle Eingewöhnungsschwierigkeiten nach Aufnahme in den Kindergarten – Anpassungsphase – aufmerksam gemacht.

Die Kindergartenleiterin läßt sich die ärztliche Aufnahmebescheinigung vorlegen, sieht in den Impfausweis ein und prüft die Vollständigkeit der Pflichtimpfungen. Sie veranlaßt, daß fehlende Impfungen nachgeholt werden. Das Kind wird nur aufgenommen, wenn zum Zeitpunkt der Aufnahme in den Kindergarten keine übertragbaren Krankheiten in der Familie vorliegen. Die Leiterin sollte mit den Eltern Maßnahmen beraten, die dem Kind eine möglichst problemlose Eingewöhnung in den Kindergarten sichern (↗ S. 94ff.).

»Treten im Einzelfall hinsichtlich der vom Arzt vorgenommenen Beurteilung der gesundheitlichen Aufnahmeeignung des Kindes Bedenken auf, ist von der Leiterin die Entscheidung des Kreisschulrates über die Aufnahme zu veranlassen« ([57]; § 4). Grundsätzlich hat die Leiterin davon auszugehen:

Kinder, die vorübergehend besonderer medizinischer Maßnahmen bedürfen oder längerdauernd ärztlich betreut und kontrolliert werden müssen, wie z. B. Schielkinder, Schwerhörige, Diabetiker, körperlich Behinderte, auch Herzkranke oder Krampfkinder, brauchen ihr Kinderkollektiv ebenso wie die Gesunden, werden sie doch wie diese ihren Weg in die Schule, das Leben und die Gesellschaft gehen. Sie brauchen besondere Fürsorge und Beachtung durch die Kindergärtnerin – und die Hilfe durch die Kindergruppe. Sie werden lernen, mit ihrer Krankheit zu leben, und müssen in das Spiel, in den Lernprozeß und mit eventuellen Einschränkungen in die gesamte Lebensgestaltung der Kindergruppe einbezogen werden. Die enge Zusammenarbeit zwischen Eltern,

Erzieher und Arzt ist in solchen Fällen eine unerläßliche Voraussetzung für den Besuch des Kindergartens. Die Aufnahme solcher Kinder in den Kindergarten darf das Gruppenleben nicht beeinträchtigen.

5.6.1.2. Reihenuntersuchungen im Kindergarten

Reihenuntersuchungen werden in der Republik einheitlich nach einem *Standardprogramm* durchgeführt. Die Zielsetzung und das methodische Vorgehen ist für den Arzt in der »Arbeitsanleitung zur periodischen gesundheitlichen Überwachung von Kindern und Jugendlichen von 0 bis 18 Jahren« seit 1978 verbindlich festgelegt.

> Im Kindergarten soll jedes Kind einmal jährlich untersucht werden. Die kontinuierliche, regelmäßige – also periodische Überwachung von Gesundheit und Entwicklung der Jungen und Mädchen ist notwendig, um rechtzeitig Abweichungen, krankhafte Veränderungen und Entwicklungsverzögerungen zu erkennen und ggf. Förderungsmaßnahmen festzulegen.

In nachfolgenden Untersuchungen sind Kontrollen notwendig, um die Wirksamkeit eingeleiteter Maßnahmen einzuschätzen und den Entwicklungsfortschritt zu beurteilen.
Durch Reihenuntersuchungen wird jedes Kindergartenkind im Kindergarten mindestens dreimal, eventuell viermal erfaßt. Die Untersuchungen haben im vierten, fünften und sechsten Lebensjahr zu erfolgen. In der Regel untersucht der Arzt im Kindergarten immer alle Kinder einer Gruppe. Er bildet sich ein Urteil über den Gesundheitszustand und Entwicklungsstand eines jeden Kindes, gleichzeitig schätzt er die physische und psychische Entwicklung und die gesundheitliche Situation der gesamten Gruppe ein.

Die Kindergärtnerin sollte während der Untersuchung anwesend sein, weil sie die Kinder ihrer Gruppe genau kennt, sie beobachtet hat und ihr Wohlbefinden gut beurteilen kann.
Der betreuende Arzt wird gern ihre Hinweise über individuelle Besonderheiten der Kinder entgegennehmen. Sie erleichtert ihm die Entscheidung, wenn er individuelle Maßnahmen empfehlen soll. Andererseits wird der Arzt der Kindergärtnerin gern Ratschläge und Hinweise zur Förderung der Gesundheit des Kindes unter Berücksichtigung des Tagesablaufs im Kindergarten geben.

Reihenuntersuchung in der jüngsten Gruppe

> Die Untersuchungen der jüngsten Kinder (Drei- und Vierjährige) sollen spätestens ein halbes Jahr nach der letzten Untersuchung in der Krippe bzw. nach einer Neuaufnahme aus dem Elternhaus erfolgen.

Das ist notwendig, um zu beurteilen, wie die Kinder sich eingewöhnt haben. In dieser Zeit sind Anpassungsschwierigkeiten im allgemeinen schon überwunden, so daß bei Auffälligkeiten und Entwicklungsverzögerung besonders gründlich nach anderen Ursachen geforscht werden muß.
Wenn die Untersuchung im ersten Halbjahr nach der Aufnahme des Kindes erfolgt, ist auch gesichert, daß der Abstand zu den vorangegangenen Untersuchungen in der Kinderkrippe bzw. in der Mütterberatung, die im dritten Lebensjahr noch halbjährlich notwendig war, nicht zu groß wird. Ferner wird dadurch die Kontinuität der gesundheitlichen Betreuung gewährleistet. Die Überwachung und gründliche Untersuchung der Drei- und Vierjährigen gewinnt durch ihre Zielsetzung (Früherfassung, Frühförderung) zunehmend an Bedeutung und ist unbedingt durchzusetzen.

Je früher Entwicklungsrückstände und Auffälligkeiten im Gesundheitszustand erkannt werden, desto eher können Maßnahmen zur Stabilisierung der Gesundheit und Entwicklung eingeleitet werden.

Die erste Einschulungsuntersuchung

Die erste Einschulungsuntersuchung erfolgt im fünften Lebensjahr.

Diese Untersuchung im Vorschulalter ist im Hinblick auf die zu erreichende Schulfähigkeit besonders wichtig und in der Aufgabenstellung für Arzt und Fürsorgerin umfangreich. So werden neben der Ergänzung der Anamnese (Vorgeschichte) die möglichen Veränderungen in der Familie erfragt. Die Angaben über den Zeitpunkt des Laufen- und Sprechenlernens, über das Erreichen der Sauberkeit und über die Vorgeschichte von Krankheiten, Operationen u. a. werden überprüft und ergänzt. Neben der Kontrolle von Größe und Gewicht wird erstmalig das Seh- und Hörvermögen des Kindes durch die Fürsorgerin festgestellt. Der aktuelle Impfschutz wird geprüft.

Die ärztliche Untersuchung umfaßt alle Organsysteme, die Gesamtpersönlichkeit hinsichtlich ihrer psychischen und sozialen Entwicklung. Der Arzt orientiert sich auch in bezug auf Kenntnisse, Umweltwissen und das sprachliche Entwicklungsniveau.

Erfahrene, langjährig tätige Jugendärzte überzeugen sich davon, wenn sie während der Untersuchung mit den Kindern sprechen und sich die Arbeiten der Mädchen und Jungen ansehen.
Im Ergebnis der Untersuchung wird er sein ärztliches Urteil zur voraussichtlichen Schulfähigkeit, zur Teilnahme am Schwimm- und Sportunterricht abgeben. Mit den Eltern und der Kindergärtnerin werden, falls erforderlich, Maßnahmen der Diagnostik, Behandlung und Förderung beraten und festgelegt. Das können Überweisungen zu Fachärzten (Orthopädie, Psychologie) sein, aber auch Vorschläge für gezielte Gymnastik zur Verbesserung der Körperhaltung, für eine gesunde Ernährung, zur Überwindung von Sprachschwierigkeiten, zur Sauberkeitsgewöhnung bei Bettnässen, Vorschläge für Abhärtungsmaßnahmen oder auch Vorschläge für eine Kinderkur. Alle Hinweise und Maßnahmen sollen der Stabilisierung der Gesundheit und der Erlangung der Schulreife dienen. Weil diese Untersuchung große Bedeutung für den späteren Lebensweg des Kindes hat, sollte den Eltern der Wunsch, bei der Untersuchung anwesend zu sein, nicht verwehrt werden.
Die Kindergärtnerin bzw. die Leiterin unterstützt die Arbeit des Arztes, indem sie organisatorische Vorbereitungen trifft:

- Der Termin der Untersuchung wird mit der Fürsorgerin vereinbart und so gelegt, daß die Bildungs- und Erziehungsarbeit nicht gestört wird.
- Den Eltern wird der Termin der Untersuchung rechtzeitig mitgeteilt, damit alle Kinder zur Untersuchung erscheinen und die Eltern ggf. ihre Anwesenheit bei der Untersuchung ihres Kindes im Betrieb regeln (Haushaltstag) oder ihre Hinweise und Anfragen der Kindergärtnerin übergeben können.
- Für die Untersuchung wird ein Raum vorbereitet, in dem der Arzt und die Fürsorgerin arbeiten können (Waage, Meßlatte, Liege zur Untersuchung der Kinder, Sehtafel, Waschschüssel, Handtuch und Seife).

Sind die Eltern nicht anwesend, übermittelt die Kindergärtnerin Hinweise und Urteil des Arztes.
Die Zeit zwischen der ersten und zweiten Einschulungsuntersuchung muß intensiv genutzt werden, damit das Kind die zeitgerechte Schulfähigkeit erreicht.

Die zweite Einschulungsuntersuchung

> Sie erfolgt im sechsten Lebensjahr, in der Regel von Februar bis April des Jahres, in dem das Kind schulpflichtig ist. Sie läuft in ihrer Organisation und Methodik ähnlich wie die erste Einschulungsuntersuchung ab.

Der Arzt wird die Fortschritte des Kindes in der körperlichen und geistigen Entwicklung und seiner sozialen Reife einzuschätzen haben. Das kann er nur, wenn er die Befunde mit denen des Vorjahres vergleicht; sie sind im Gesundheitsbogen des Kindes vermerkt.

> Die Hinweise der Kindergärtnerin über ihre Beobachtungen und die Beratung mit ihr helfen dem Arzt, die Schulfähigkeit des Kindes zu beurteilen. Das Urteil wird dem Direktor der zukünftigen Schule des Kindes übermittelt. Dieser allein *entscheidet* über die Einschulung des Kindes, er bezieht das Urteil des Arztes in seine Entscheidung ein.

Oftmals werden Unterstufenlehrer (möglicherweise der künftige Klassenleiter) zur zweiten Einschulungsuntersuchung hinzugezogen, so daß der Arzt sich sach- und fachkundig beraten kann. Andererseits kann der Lehrer seinen künftigen Schüler nach erfolgten Hospitationen im Kindergarten auch aus ärztlicher Sicht noch besser kennenlernen.
Zur zweiten Einschulungsuntersuchung ist für jedes Kind ein Teilnehmerheft für die mögliche Beteiligung an einem Ferienlager vorzubereiten. Der Arzt bestätigt mit seinem Urteil zur Schulfähigkeit gleichzeitig die unbedenkliche Teilnahme am Schwimm- und Sportunterricht und am Ferienlager für die nächsten drei Jahre, weil die nächste Reihenuntersuchung erst für die 3. Klasse vorgeschrieben ist. Dieses Urteil des Arztes wird in der Regel durch einen Stempel im SV-Impfausweis bzw. im Teilnehmerheft zur Ferienbetreuung dokumentiert.
Der betreuende Arzt wird mit der Kindergärtnerin beraten, welche Kinder aus medizinischer oder sozialer Indikation für eine prophylaktische Kur vorzuschlagen sind. Der Kurantrag wird vom Arzt übergeben, dazu ist als Anlage eine Kurzbeurteilung des Kindes von der Kindergärtnerin anzufertigen.
Sind an die Eltern der Kinder Überweisungen zu anderen Fachärzten ausgegeben worden, sollte die Kindergärtnerin mit darauf achten, daß diese Arztbesuche von den Eltern wahrgenommen werden. Die Fürsorgerin wird die Befunde der Fachärzte bei ihren zwischenzeitlichen Besuchen mitnehmen, um sie in die Dokumentation des Kindes einzulegen. Dann stehen sie dem betreuenden Arzt jederzeit zur Verfügung und werden an den für den zukünftigen Schulbereich zuständigen Jugendarzt weitergegeben.
Bei Mädchen und Jungen, die in ihrer körperlichen, geistigen und sozialen Reife noch nicht termingemäß die Schulfähigkeit erreichen, empfiehlt der Arzt eine Zurückstellung vom Schulbesuch um ein Jahr bzw. die Teilnahme an Aufnahmeverfahren in Sonderschulen. Dazu ist eine genaue Diagnostik notwendig, zu der andere Fachärzte bzw. auch Psychologen hinzugezogen werden. Die betreffenden Kinder sollte der Psychologe auch in ihrem Kinderkollektiv beobachten, weil sie sich unter ihren Spielkameraden am natürlichsten verhalten.
Die Leiterin des Kindergartens erhält immer einen Befundbericht, der die psychologische Beurteilung zur Schulfähigkeit mit einschließt. Sie sollte darauf dringen, daß auch Empfehlungen zur individuellen Förderung gegeben werden. Sie sorgt dafür, daß diese Kinder zwischenzeitlich nachuntersucht werden, um den Erfolg der individuellen Maßnahmen einzuschätzen und die weitere Betreuung und Förderung zu beraten. Zurückgestellte Kinder werden bei der Reihenuntersuchung des nächsten Jahres wieder erfaßt.

5.6.1.3. Dispensairebetreuung und Rehabilitation

Unter *Dispensairebetreuung* wird im Kinder- und Jugendgesundheitsschutz die engmaschige aktive Gesundheitsüberwachung aus medizinischer und sozialer Indikation (Begründung) sowie die zeitweilige oder ständige ärztliche Kontrolle und Behandlung chronisch kranker bzw. geschädigter Kinder verstanden. Als *Rehabilitation* werden alle medizinischen, pädagogischen und sozialen Maßnahmen bezeichnet, die im Interesse der optimalen Betreuung der Behinderten und Geschädigten und deren Eingliederung in die Umwelt und das gesellschaftliche Leben notwendig sind und koordiniert werden müssen.

Bei Reihenuntersuchungen werden auch Kinder mit Auffälligkeiten und besonderen Befunden festgestellt. In Auswertung dieser Untersuchungen, nach Kenntnis der Befunde und vorliegenden Empfehlungen anderer Fachärzte und unter Berücksichtigung der Hinweise der Kindergärtnerin, legt der betreuende Arzt fest, für welche Kinder eine Dispensairebetreuung organisiert werden muß.

In der Kindergruppe fällt der Kindergärtnerin immer das eine oder andere Kind auf, weil es beständig müde aussieht, blaß oder krank wirkt und häufiger als die anderen Kinder fehlt. Sie weiß auch, welches Kind regelmäßig den Arzt aufsuchen muß. Solche Beobachtungen muß sie dem Arzt bei der Untersuchung mitteilen. Der betreuende Arzt wird prüfen und anordnen, in welchen Abständen das Kind *zwischenzeitlich* untersucht und kontrolliert wird und ob die Eltern beraten werden müssen. Die Intensität der Betreuungsmaßnahmen richtet sich nach dem Befund, nach dem Verlauf der Krankheit, den davon abhängenden möglichen Gefährdungen sowie den sich daraus ergebenden Maßnahmen für die Förderung von Gesundheit und Entwicklung der kindlichen Persönlichkeit. Je nach Betreuungsaufwand sind einzelne Gruppen für die Dispensairebetreuung vorgegeben, denen der Arzt die betreffenden Kinder zuordnet.

In der Dispensairegruppe D I befinden sich Kinder, für die *vorübergehend* Kontrolle und Überwachung notwendig ist. Das sind z. B. Kinder, die eine schlechte Haltung haben, die sehr anfällig, zeitweilig in ihrer Leistung beeinträchtigt sind oder in der Familie nicht die erforderliche Pflege und Zuwendung erfahren.

Der Dispensairegruppe D II werden alle Kinder, die *längerdauernd* der ärztlichen Behandlung und Kontrolle bedürfen, zugeordnet. Das sind z. B. Bettnässer, Ekzemkinder, Kinder mit chronischer Bronchitis, auch Diabetiker und Kinder mit Nahrungsmittelunverträglichkeit. Die Betreuung ist über das Vorschulalter hinaus notwendig.

Die in der Dispensairegruppe S betreuten Mädchen und Jungen sind von schweren bleibenden Gesundheitsschäden betroffen, die den Besuch von speziellen Bildungseinrichtungen erfordern (Hilfsschule, Schwerhörigen-, Sehschwachen-, Blindenschule, Schule für Körperbehinderte und deren Vorschulteile). Diese Kinder bedürfen einer *ständigen* Überwachung und müssen mit rehabilitativen Maßnahmen betreut werden. Für diese wenigen Kinder ist ein hoher Betreuungsaufwand und die Koordinierung aller Maßnahmen, welche die Gesundheit, die körperliche und geistige Leistung und Lebensfreude fördern und den ihnen angemessenen Platz im späteren Leben umfassend vorbereiten, notwendig.

Alle Kinder der Dispensairegruppe D I können ohne weiteres den Kindergarten im Wohngebiet besuchen. Diesen Mädchen und Jungen kann die Kindergärtnerin in der täglichen Bildungs- und Erziehungsarbeit gute Unterstützung geben, wenn sie z. B. gezielt Übungen zur Förderung einer guten Körperhaltung durchführt, mit interessanten Bewegungsspielen zur Kräftigung der Muskulatur beiträgt, bei der täglichen Körperhygiene auf abgestimmte Abhärtungsmaßnahmen achtet. Im Ausnahmefall wird bei chronischen Infekten die Verabreichung von Nasen- oder Hustentropfen oder anderen Medikamenten erforderlich sein.

Bei Kindern der Dispensairegruppe D II bedarf es einer genauen Klärung, unter welchen Bedingungen das Kind in den Kindergarten aufgenommen und dort bis zur Schulfähigkeit betreut, gebildet und erzogen wird. Dazu ist die Abstimmung zwischen dem behandelnden Arzt, dem die Einrichtung betreuenden Arzt, den Eltern und der Leiterin des Kindergartens notwendig. Die Kindergartenordnung legt fest: »Werden in Ausnahmefällen Kinder aufgenommen, für die spezielle medizinische Leistungen erforderlich sind, so kann ihre Aufnahme nur erfolgen, wenn die notwendigen Maßnahmen zur medizinischen Versorgung der Kinder durch Arzt und Eltern geregelt sind« ([57]; § 4).

Die Kindergärtnerin muß wissen, welche Besonderheiten zu beachten sind, z. B.:

– an welchen sportlichen Übungen darf das Kind nicht teilnehmen,
– braucht das Kind bei Spaziergängen längere Pausen,
– sind Spaziergänge vorübergehend überhaupt nicht gestattet,
– darf das Kind bestimmte Nahrungsmittel nicht zu sich nehmen, welche sind das, und werden deshalb Brot und Mittagessen von zu Hause mitgebracht,
– welche Maßnahmen können, welche müssen möglicherweise zusätzlich durchgeführt werden?

Bei wenigen chronisch kranken Kindern ist die zuverlässige tägliche Einnahme von Medikamenten auch während des Aufenthalts im Kindergarten notwendig. So kommt es insbesondere bei Kindern mit Epilepsie (Krampfleiden) darauf an, die Tabletten *wie vom Arzt verordnet* zu verabreichen, auch dann, wenn das Kind in der Vorschuleinrichtung völlig unauffällig ist.

> Medikamente sind unter Verschluß zu halten! Sie sind vor dem Zugriff der Kinder zu sichern (Vergiftungen und ihre Folgen)! Medikamente sind mit dem Namen des Kindes zu versehen. Die schriftliche Anweisung des Arztes zur Dosierung hat im Kindergarten vorzuliegen und ist strikt einzuhalten!

Im Einzelfall, bei schweren Krankheitsbildern, ist von der Leiterin des Kindergartens die Entscheidung des Kreisschulrates über die Aufnahme bzw. den weiteren Verbleib des Kindes in der Einrichtung zu veranlassen ([57]; § 4).

Alle Kinder der Dispensairegruppe S bedürfen einer besonderen medizinischen Betreuung und sonderpädagogischen Führung und Förderung, damit Schäden, Behinderungen und Rückstände in der Entwicklung nicht schwerer werden und nach Möglichkeit teilweise kompensiert werden können. Das setzt spezielle Kenntnisse, große Erfahrung, viel Einfühlungsvermögen, hohen Betreuungsaufwand und intensive Zuwendung voraus. In der DDR werden diese Kinder in Sonderkindergärten und Vorschulteilen an Sonderschulen betreut.

Für chronisch kranke Kinder (Dispensairegruppen D II und S) erfolgt die regelmäßige Vorstellung, medikamentöse Einstellung und fachspezifische Behandlung in der Sprechstunde je nach Notwendigkeit: beim Hausarzt, in der kinderärztlichen Sprechstunde, beim Facharzt für Orthopädie, Kinderneuropsychiatrie, auch in Spezialsprechstunden an Kliniken und großen Polikliniken. Der betreuende Arzt des Kindergartens stimmt sich mit diesen ab, sieht die Befunde ein und überwacht das Kind direkt im Kindergarten oder in seiner Sprechstunde, und zwar häufiger, in kürzeren Abständen zu den Reihenuntersuchungen.

Die Leiterin und Kindergärtnerin informieren den Arzt über die Fortschritte in der Entwicklung des Kindes und über dessen Stellung in der Kindergruppe. Der Arzt wird angeordnete Maßnahmen kontrollieren und Vorschläge zur weiteren Stabilisierung von Gesundheit und Entwicklung mit der Kindergärtnerin beraten und veranlassen. Das betrifft möglicherweise die Maßnahmen der Körperhygiene, zur Sauberkeitsgewöhnung, die zweckmäßige Bekleidung, die gezielte Gymnastik, Maßnahmen der sozialen Sicherheit und Einflußnahme auf die Familie u. ä.

5.6.1.4. Schutzimpfungen und andere Immunisierungsmaßnahmen

Schutzimpfungen sind wichtige Maßnahmen bei der Bekämpfung und Zurückdrängung von Infektionskrankheiten im Kindes- und Jugendalter.

In der DDR ist es gelungen, den Tetanus und die Dyphtherie im Kindesalter auszurotten. Ärzte und Eltern kennen bei Kindern kaum noch Keuchhusten und Tuberkulose; diese sind zu einem Ausnahmefall geworden. Dazu hat die konsequente Durchführung der Schutzimpfungen beigetragen. Alle Ärzte, die Kinder betreuen, bemühen sich in der Sprechstunde, in der Mütterberatung, in Krippen, Kindergärten und Schulen, das jährliche Impfprogramm zu erfüllen und die Kinder mit der Immunisierung vor Krankheiten zu schützen. Die meisten Impfungen sind durch Gesetz angeordnet und im Impfkalender, der nach neuesten wissenschaftlichen Erkenntnissen gestaltet ist, ausgewiesen (↗ S. 179).

Nach den gesetzlichen Bestimmungen ist lt. Impfkalender im Vorschulalter keine Impfung notwendig, wenn das Kind termin- und regelgerecht bis zur Vollendung des dritten Lebensjahres alle notwendigen Impfungen erhalten hat. Ist der Impfschutz unvollständig, weil vom Impfarzt zeitweilig eine Zurückstellung ausgesprochen wurde oder die Mutter die Termine versäumt hat, müssen diese »Restanten« ihre Impfungen im Vorschulalter nachholen.

Die Leiterin des Kindergartens hat deshalb das Recht und die Pflicht, die Impfausweise einzusehen. Fehlende Impfungen werden während der Reihenuntersuchungen nachgeholt. Die Impfausweise bzw. die kombinierten SV-Impfausweise haben also zum Untersuchungstag vorzuliegen. Die Kindergärtnerin sorgt dafür, daß die Eltern den Ausweis für diesen Termin bei ihr abgeben. Sie übergibt diese Dokumente für die Kinder ihrer Gruppe geschlossen an den Arzt oder seine Fürsorgerin zur Einsichtnahme und Kontrolle. Die pädagogischen Kräfte sollten den Eltern die Auskunft geben können, daß »Impfrestanten« auch in der Dauerimpfstelle der Kreise vorgestellt werden können, um die fehlende Impfung nachzuholen, die Abteilungen Kinder- und Jugendgesundheitsschutz gelten als Dauerimpfstelle; auch Kinderarztpraxen und kinderärztliche Abteilungen führen Impfungen durch.

Die Kindergärtnerin unterstützt den Arzt bei der Organisation der notwendigen Impf- und Immunisierungsmaßnahmen. Sie übermittelt den Eltern die Information über vorgesehene Maßnahmen und Termine. Sie sorgt für Ruhe, indem sie selbst umsichtig, ausgeglichen und beruhigend auf die Kinder eingeht und ihnen die Notwendigkeit der »Spritze« erklärt. Da alle diese Maßnahmen zum Schutze der Kinder durchgeführt werden, darf die Spritze niemals als angedrohtes Erziehungsmittel oder Strafe abgewertet werden. Redewendungen wie: »Ihr braucht keine Angst zu haben« oder »Es tut gar nicht weh« oder »Stell' dich nicht so an« sind fehl am Platz. Statt dessen sollte den Kindern Mut gemacht und beruhigend erklärt werden: »Wir wollen alle gesund bleiben und fröhlich sein« oder »Alle Kinder sind ganz tapfer, wenn es auch ein bißchen pikt«. Mutige Kinder sollte die Kindergärtnerin loben, ängstlichen muß sie liebevoll zur Seite stehen.

5.6.1.5. Beratung und Kontrolle durch den Arzt

Der betreuende Arzt ist zur Beratung der pädagogischen und technischen Kräfte des Kindergartens und zur Kontrolle der Einhaltung hygienischer Bedingungen im Kindergarten durch gesetzliche Bestimmungen [56] verpflichtet.
Nach Möglichkeit soll er an den einmal im Jahr stattfindenden Objektbegehungen teilnehmen. Wenn das nicht möglich ist, stimmt er sich mit dem zuständigen Hygieneinspektor ab, damit dieser nötige Forderungen geltend machen kann. Darüber hinaus wird er sich von Zeit zu Zeit davon überzeugen, daß die gesetzlichen Bestimmungen zur Hygiene, zum Schutze der Kinder eingehalten werden. So kontrolliert der Arzt oder in seinem Auftrag auch die Fürsorgerin die Sauberkeit und Ordnung und die Maßnahmen zur Desinfektion. Wenn der Arzt sich zu Reihenuntersuchungen im Kindergarten aufhält, sollte er einen Rundgang durch alle Räume machen, dabei die Toiletten und Waschräume besonders in Augenschein nehmen und auf Unfallquellen achten.
Es gehört zu den Pflichten des betreuenden Arztes, daß er sich von der gesundheitsfördernden Gestaltung des Tagesablaufs der Kinder überzeugt.
Des weiteren obliegt dem Arzt, die Leiterin bei der Aufstellung ernährungsphysiologischer Kostpläne, der Optimierung der Küchenhygiene sowie bei der Erziehung der Kinder zu kulturvollen Eßgewohnheiten zu beraten.
Arzt und Leiterin beraten gemeinsam alle Vorschläge, Hinweise und Maßnahmen und beziehen dabei, wenn erforderlich, auch alle anderen pädagogischen Kräfte des Kindergartens ein.
Sie erwägen, wenn es erforderlich ist, zu bestimmten Fragen (Abhärtung der Kinder, Zahnpflege) den Arzt oder Zahnarzt am Elternabend zu Wort kommen zu lassen.

5.6.1.6. Hausbesuche der Fürsorgerin und des Arztes

Im Gesundheitswesen und in der Volksbildung sind die Hausbesuche bewährte Ergänzungen der fürsorglichen Betreuung und Erziehung der Kinder.
Im allgemeinen werden Hausbesuche von der Fürsorgerin durchgeführt. Fürsorgerinnen sind sowohl in der Mütterberatung und in den Abteilungen Kinder- und Jugendgesundheitsschutz als auch in anderen Fürsorgebereichen und in gesellschaftlichen Gremien tätig (orthopädische Beratung, Kreisstelle für Rehabilitation, Kommission zur Förderung kinderreicher Familien, Jugendhilfekommission). Die Fürsorgerin, die in ihrem Betreuungsbereich auch für Vorschulkinder verantwortlich ist, besucht die Familien in ihrer Wohnung, um sich davon zu überzeugen, daß alles für das Kind getan wird, auch um mit den Eltern Probleme zu beraten und Hinweise zur weiteren Pflege und Gesundheitsförderung und zur Inanspruchnahme sozialpolitischer Maßnahmen zu geben. Sie besucht Familien, bei denen der Verdacht besteht, daß die Kinder vernachlässigt werden. Im Einzelfall vermittelt sie Kuranträge und Termine für einen ärztlichen Hausbesuch. Zwischen Fürsorgerinnen und Kindergärtnerinnen sollten im Bedarfsfall gemeinsame Hausbesuche vereinbart werden. Das hat viele Vorteile und ergänzt die beiderseitige Arbeit.
Der ärztliche Hausbesuch ist vorwiegend aus akutem Anlaß, also zur Behandlung des erkrankten Kindes notwendig. Bei chronisch kranken bzw. geschädigten Kindern ist eine genaue Kenntnis des Milieus, der Familiensituation, der Wohnbedingungen, sowie die Gestaltung der unmittelbaren Umwelt, in der das Kind aufwächst, wichtig. Fürsorge und Betreuung, Förderung und Erziehung des Kindes sind immer an seine Stellung und die zwischenmenschlichen Beziehungen in Familie und Gesellschaft geknüpft, also von sozialen Bedingungen abhängig. Wenn

diese Bedingungen dem Arzt bekannt sind, kann er seine Behandlung wesentlich besser festlegen und mit den Eltern zu Hause zu verwirklichende Maßnahmen beraten.

5.6.1.7. Zahnärztliche Betreuung

Die zahnärztliche Untersuchung gehört zur regelmäßigen medizinischen Betreuung der Vorschulkinder und ist als Reihenuntersuchung verbindlich angeordnet. Sie beginnt mit dem dritten Lebensjahr.

> Jedes Kindergartenkind muß einmal jährlich zahnärztlich untersucht werden. Diese Untersuchungen dienen der Früherkennung und Frühbehandlung von Kindern mit Karies und Gebißfehlbildungen.

Es erfolgt eine Beurteilung jedes einzelnen Zahnes sowohl beim Milchgebiß als auch bei den bleibenden Zähnen. Dabei werden Zahnfleisch und Kieferentwicklung mitbeurteilt. Während der Reihenuntersuchungen sind gleichzeitig Maßnahmen zur Verhütung der Karies durchzuführen. Das können sowohl Behandlungen mit Fluorid (Zahnpinselung oder Tablettengabe) als auch Unterweisungen zur richtigen Zahnpflege sein.
Nach der Reihenuntersuchung legt der Zahnarzt je nach festgestellten Zahnschäden, Zahnstellungsanomalien und Kieferverbildungen Behandlungsmaßnahmen fest. Er stellt die Überweisungsscheine aus, welche die Kindergärtnerin den Eltern übergibt, damit von ihnen die Termine für die Sprechstunde vereinbart und wahrgenommen werden.
Kinder mit erheblichen Kiefermißbildungen, mit Spaltbildungen (z. B. »Hasenscharte«) und stärkeren Zahnstellungsanomalien werden in die intensive, regelmäßige Kontrolle und Behandlung, also in die Dispensairebetreuung übernommen. Die Anweisung sieht vor, daß die zahnärztlichen Reihenuntersuchungen unter Verantwortung eines Fachzahnarztes für Kinderstomatologie auch durch Fachschwestern für Zahn- und Mundhygiene durchgeführt werden können.
Die Leiterin des Kindergartens sollte im Interesse der Gesunderhaltung der Kinder auf die Eltern einwirken, die angeordneten medizinischen Maßnahmen zu befolgen.
Sie sichert, daß die Zahnärzte oder die stomatologische Schwester, die in der Richtlinie zur zahnmedizinischen Betreuung der Kinder und Jugendlichen festgelegten »Mundhygieneaktionen« (mindestens zweimal jährlich) durchführen. So sollte die stomatologische Schwester z. B.
- den Kindern das richtige Zähneputzen demonstrieren,
- Färbetests durchführen,
- und den Kindern Kenntnisse zur Erhaltung der Zahngesundheit vermitteln.

Für diese Aktion bringen die Kinder Zahnbürste, Zahnbecher und Zahncreme von zu Hause mit.

5.6.2. Zur Organisation der regelmäßigen gesundheitlichen Betreuung der Kinder im Kindergarten

Zwischen den Abteilungen Kinder- und Jugendgesundheitsschutz und den Referaten für Vorschulerziehung der Kreise und Städte werden einmal jährlich die Betreuungsbereiche abgestimmt. Das bedeutet, daß *für jeden Kindergarten ein Arzt, ein Zahnarzt und eine Fürsorgerin* benannt werden. Wo Jugendärzte und Fürsorgerinnen noch nicht ausreichend zur Verfügung stehen oder langjährig eine bewährte Zusammenarbeit die gute, zielgerichtete medizinische Betreuung der Kindergartenkinder gewährleistet, werden auch Kinderärzte und Fachärzte für Allgemeinmedizin (Hausärzte) mit der ständigen regelmäßigen Betreuung eines Kindergartens beauftragt. Die Festlegungen dazu trifft der Kreisarzt.

Zur Planung der Reihenuntersuchungen

Für den Ablauf des Schuljahres wird zwischen dem Kreisarzt und dem Kreisschulrat auf Vorschlag des Kreisjugendarztes und des Kreisjugendzahnarztes ein *Rahmenarbeitsplan* vereinbart. Er enthält die notwendigen Maßnahmen der gesundheitlichen Überwachung für Vorschul- und Schulkinder und berücksichtigt die verbindlichen Termine, z. B. Anmeldung der Schulanfänger, Einschulungstermin.

Die Untersuchung der jüngsten Gruppen sollte im Herbst des laufenden Schuljahres stattfinden, unmittelbar nach der Aufnahme der meisten Krippenkinder in den Kindergarten. Damit wird gewährleistet, daß zwischen der letzten Untersuchung in der Krippe und der ersten im Kindergarten nicht mehr als ein halbes Jahr vergangen ist. Für Kinder, die später im Kindergarten aufgenommen werden, ist ebenfalls eine Untersuchung nach sechs Monaten zu organisieren.

Die erste Einschulungsuntersuchung wird im Frühjahr durchgeführt.

Mit der zweiten Einschulungsuntersuchung wird im Februar begonnen; das ist etwa ein halbes Jahr vor Schulbeginn. Die Schulfähigkeitsbeurteilungen der Ärzte können dann mit entsprechenden Facharztbefunden spätestens bis 31. Mai, beim Direktor der Schule vorliegen. Eine solche Planung der Reihenuntersuchungen garantiert die Anwesenheit des betreuenden Arztes im Kindergarten mindestens viermal im Jahr.

Die Organisation der Untersuchung im Kindergarten

Alle Reihenuntersuchungen sollten im Kindergarten durchgeführt werden. Das Kind wird somit im ihm bekannten Milieu, in seiner Kindergruppe und in Anwesenheit der ihm vertrauten Kindergärtnerin untersucht. Es ist dann aufgeschlossener und zugewandter und wird besser auf alle Fragen des Arztes antworten, weil es sich sicher fühlt.

Die Untersuchung im Kindergarten ist an bestimmte materiell-sanitärhygienische Bedingungen gebunden. So muß ein Raum mit Liege, Waage, Meßlatte und möglichst fließendem Wasser zur Verfügung stehen. Zur Überprüfung des Sehvermögens mit der Sehtafel muß ein Abstand von mindestens 5 m gewährleistet sein.

Die Termine der Untersuchungen müssen mit der Leiterin vereinbart werden, damit sie die kontinuierliche Bildungs- und Erziehungsarbeit absichern und organisatorische Vorbereitungen treffen kann. Da in großen Einrichtungen viele Kinder zu untersuchen sind, werden mehrere Tage eingeplant. Der Arzt wird an einem Tag mindestens die Kinder einer Gruppe untersuchen. Er benötigt für die erste und zweite Einschulungsuntersuchung etwa 10 bis 20 Minuten für jedes Kind. Für »Problemfälle« sollten von vornherein 20 Minuten für die Untersuchung vorgesehen werden. Diese Absprachen werden meistens mit der Fürsorgerin getroffen.

Im Anschluß an Reihenuntersuchungen sollte erwirkt werden, daß der Arzt »Dispensairekinder« zwischenzeitlich untersucht und akut kranke Kinder ansieht.

Der betreuende Arzt ist verpflichtet, die Ergebnisse der Untersuchungen mit der Leiterin auszuwerten und schlußfolgernd Maßnahmen vorzuschlagen. Es ist darauf zu verweisen, daß die Mitarbeiter des Gesundheitswesens an die Schweigepflicht gebunden sind und nicht über alle Befunde des Kindes Auskunft geben können, andererseits muß die Aufklärungspflicht von ihnen wahrgenommen werden. In einzelnen Fällen wird der Arzt der Leiterin bestimmte Befunde anvertrauen, er muß erwarten können, daß der Vertraulichkeitscharakter gewahrt bleibt.

> Aus der Sorge um die Gesundheit der Kinder erwächst die Pflicht einer vertrauensvollen Zusammenarbeit, die von den Mitarbeitern des Gesundheitswesens und der Vorschulerziehung mit einheitlichen Standpunkten wahrgenommen werden muß.

6. Zur Hygiene in der beruflichen Tätigkeit der Kindergärtnerin

6.1. Bedeutung des Gesundheitsverhaltens der Kindergärtnerin

Der gesellschaftliche Auftrag unseres sozialistischen Staates an die Kindergärtnerin, eine Kindergruppe vom dritten bis zum sechsten Lebensjahr fürsorglich zu betreuen, die Kinder sozialistisch zu erziehen, gut auf die Schule vorzubereiten und deren Sicherheit stets zu gewährleisten, stellt hohe Anforderungen an ihr Berufsethos als sozialistische Erzieherpersönlichkeit und an ihren Gesundheitszustand.

Für die tägliche engagierte pädagogische Arbeit, für ihre ständige Einsatzbereitschaft, ihre optimistische Grundhaltung und ihren liebevollen Umgang mit jedem Kind sind die Gesundheit und das Wohlbefinden der Kindergärtnerin bedeutsam.

Aus dem eigenen Wohlbefinden resultieren Optimismus und jene Ausgeglichenheit, die sie braucht, um den Kindern ihrer Gruppe stets freundlich zu begegnen, ihnen geduldig zuzuhören, ruhig und ausgeglichen auf die Gestaltung ihrer sozialen Beziehungen untereinander und ihr moralisches Verhalten Einfluß zu nehmen, besonnen und entschlossen Gefahren von ihnen abzuwenden und alle Betreuungsaufgaben und die anspruchsvollen Aufgaben der sozialistischen Bildung und Erziehung optimal zu erfüllen.

> Hygienische Lebensgewohnheiten und gesundheitsförderndes Verhalten gehören zum Persönlichkeitsbild einer Kindergärtnerin; sie fördern ihre Gesundheit, prägen ihren Stil und üben auf die Erziehungssituation einen positiven Einfluß aus.

Die Kindergärtnerin muß sich um die Erhaltung und Festigung ihrer Gesundheit und die Steigerung ihrer Leistungsfähigkeit bemühen, denn ihr geistiges, körperliches und soziales Wohlbefinden hat Auswirkungen auf eine ungestörte kontinuierliche Bildungs- und Erziehungsarbeit, die im Interesse der harmonischen Entwicklung eines jeden Kindes zu fordern ist.

Häufiges Fehlen der Kindergärtnerin wegen Krankheit wirkt sich hemmend auf die optimale Entwicklung der Kinder aus und hat auch negative Auswirkungen auf das Kollektiv der pädagogischen Mitarbeiter. Es ist vielfach bewiesen, daß sich die Kinder in der Obhut stabiler Pädgogenkollektive am besten entwickeln können.

Die Wirksamkeit der Erziehung der Kinder zur gesunden Lebensführung wird wesentlich vom Verhalten der Kindergärtnerin, von ihrem Vorbild bestimmt. Die Kinder im Vorschulalter beobachten sie schon sehr genau und übernehmen positives wie auch negatives Verhalten und vollziehen es in ihrem Handeln, im Spiel, bei ihren Arbeitstätigkeiten, bei der Körperpflege, aber auch im Umgang mit ihren Spielkameraden nach. Stellt die Kindergärtnerin hygienische Forderungen an die Kinder (z. B. vor dem Essen und nach Benutzen der Toilette die Hände zu waschen, Arbeitsgeräte zu säubern und ordnungsgemäß wegzustellen, langsam zu essen und das Brot gründlich zu kauen), verstößt aber selbst dagegen, so ist sie den Kindern nicht das erstrebenswerte Vorbild. Sie beeinträchtigt damit ihre gesundheitserzieherischen Bemühungen und erschwert den Kindern das Aneignen hygienischer Fertigkeiten und Gewohnheiten.

> Von jeder Kindergärtnerin muß erwartet werden können, daß ihr Wort und ihre Tat, ihr Wissen über die gesunde Lebensführung und ihr tatsächliches Gesundheitsverhalten übereinstimmen.

Das betrifft alle Fragen der persönlichen Hygiene, die kulturvollen Eßgewohnheiten und Tischsitten, die Bekleidungshygiene, die Sauberkeit und Ordnung in ihrem Tätigkeitsbereich, die ästhetische und hygienische Gestaltung des Gruppenraumes u. a. m.

> Die Gesundheit und Leistungsfähigkeit der Kindergärtnerin, ihr Wohlbefinden und ihre Vorbildrolle wirken indirekt auf die gesunde allseitige Entwicklung der Vorschulkinder, insofern ist die Kindergärtnerin zur gesunden Lebensführung persönlich und gesellschaftlich verpflichtet.

Die Vorzüge unserer entwickelten sozialistischen Gesellschaft, die günstigen sozialpolitischen Bedingungen und prophylaktischen Maßnahmen des Gesundheitswesens bieten alle Voraussetzungen, daß die Kindergärtnerin ihre Gesundheit und Leistungsfähigkeit durch gesunde Lebensführung erhalten und fördern kann. Darum muß sie sich im beruflichen wie auch im persönlichen Bereich bemühen. Beides läßt sich nicht voneinander trennen, denn die Lebensweise insgesamt wirkt auf den Gesundheitzustand und das Wohlbefinden des Menschen.

6.2. Gesundheitliche Anforderungen in der beruflichen Tätigkeit der Kindergärtnerin

Die pädagogische Tätigkeit beansprucht mit ihren körperlichen, geistigen und sozialen Anforderungen den gesamten Organismus der Kindergärtnerin, wobei eine berufsspezifische Gefährdung der Gesundheit durch Überbeanspruchung aus medizinischer Sicht nicht besteht ([21]; S. 389). Die von der Gesellschaft geschaffenen Voraussetzungen (Gruppenstärke, Anzahl der Wochenstunden, hygienische, räumliche und materielle Voraussetzungen usw.) bieten der Kindergärtnerin günstige Arbeits- und Lebensbedingungen.

Mit der Ausübung der pädagogischen Tätigkeit sind einige spezifische Beanspruchungen verbunden, die aus arbeitshygienischer Sicht an den Gesundheitszustand und an die physische und psychonervale Belastbarkeit der Kindergärtnerin gewisse Mindestanforderungen stellen.

Die physische Beanspruchung bezieht sich zunächst auf die *Sinnes- und Sprechorgane.* Ihre volle Funktionstüchtigkeit ist eine generelle gesundheitliche Voraussetzung für den Beruf der Kindergärtnerin. Augen, Ohren und Stimme – also die wesentlichsten Kommunikationswerkzeuge – müssen ausreichend funktionsfähig sein, denn jede Tätigkeit wird von den Augen gesteuert und alle Gedankenaustausche sind mit Hören und Sprechen verbunden. Nur auf dieser Grundlage vermag die Kindergärtnerin die Betreuung und Erziehung der Kinder, die umfassende Wahrnehmung ihrer Aufsichtspflicht optimal zu gewährleisten. Volles *Sehvermögen* bewirkt, daß sie ihre Umwelt genau wahrnimmt, Personen und Gegenstände deutlich erkennt und so das pädagogische Geschehen in ihrer Kindergruppe allseitig überblickt.

Ebenso benötigt die Kindergärtnerin ein intaktes *Gehör,* damit sie die Kinder gut versteht. Vorschulkinder, die ihre Muttersprache im Verlaufe der Kindergartenzeit erst vollständig erwerben, sprechen – vor allem in jüngeren Gruppen – undeutlich, artikulieren viele Worte ungenau, beherrschen noch nicht die zusammenhängende Rede, so daß die Kindergärtnerin nur bei voller Hörfähigkeit ohne Mühe die Kinder versteht, der Kommunikation folgen kann und ihre sprecherzieherischen Aufgaben zu erfüllen vermag.

Auf Spazier- und Beobachtungsgängen ist die Sicherheit der Kindergruppe nur gewährleistet, wenn die Kindergärtnerin akustische Signale (Autohupe, Fahrradklingel, Hilferufe u. a.) hören kann.

Der ständige sprachliche Kontakt mit den Kindern führt – wie in jedem Sprechberuf – zu einer intensiven Beanspruchung der *Stimm- und Sprechorgane.*

Die Kindergärtnerin spricht über längere Zeit, eigentlich fortwährend – wenn nicht mit der gesamten Gruppe, dann mit einzelnen Kindern oder mit kleineren Gruppen. Je nach Situation muß sie ihre Stimme heben oder senken, leise oder lauter sprechen, z. B. beim Märchenerzählen oder um einer Aussage, einer Forderung besonderen Nachdruck zu verleihen.

Singt sie mit den Kindern, muß sie sich der erforderlichen Tonlage der Kinder, die höher liegt als ihre eigene, anpassen. Nur die Kindergärtnerin mit gesunden Sprechorganen wird diesen stimmlichen Anforderungen gerecht. Überanstrengte Sprechorgane, die an einer heiseren und belegten Stimme erkennbar sind, können sich ungünstig auf die Arbeit mit der Kindergruppe auswirken.

Bei Stimm- und Sprachstörungen, wie das Lispeln, Stammeln oder Stottern, kann der Beruf der Kindergärtnerin nicht ausgeübt werden, weil dann der Erwerb der Muttersprache durch die Kinder nicht gewährleistet wäre.

Die Führung einer Kindergruppe ist auch mit physischer Anstrengung verbunden, die den *Halte- und Bewegungsapparat* der Kindergärtnerin belastet. Die umfangreichen körperlichen Arbeiten, welche die Kindergärtnerin täglich zur Betreuung der Kinder ausführt (Liegen aufstellen, Geschirr tragen, Zimmer für bestimmte Tätigkeiten umräumen, Sportgeräte transportieren u. a.), vermag sie auf Dauer nur zu leisten, wenn ihr Halte- und Bewegungsapparat gesund und belastbar ist.

Eine Rolle spielt für die Kindergärtnerin auch die *Widerstandsfähigkeit gegenüber Infektionen,* besonders der oberen Luftwege, denen sie – wie jeder andere Kontaktberuf – verstärkt im geschlossenen Raum ausgesetzt ist.

Die Führung des ganztägigen pädagogischen Prozesses ist für die Kindergärtnerin mit *psychonervaler Anspannung* verbunden, denn sie muß sich auf ständig wechselnde, sehr unterschiedliche Anforderungen einstellen. Diese ergeben sich aus den zahlreichen und differenziert vorzubereitenden und zu führenden Organisationsformen, aus den unterschiedlich zu führenden Tätigkeiten der Kinder sowie aus der Notwendigkeit, Besonderheiten der Altersgruppe und einzelner Kinder durchgängig, während des ganzen Tages zu berücksichtigen.

Bestimmte Tätigkeiten, wie z. B. das Spiel oder die Beschäftigung, erfordern umfangreiche methodische Überlegungen und damit verbunden materielle und organisatorische Vorbereitungen.

Die Konzentration auf die Vielfalt der Sachgebiete, auf die verschiedenen Inhalte und ihre wesentlichen Schwerpunkte sowie deren spezifische pädagogisch-methodische Umsetzung erfordern von der Kindergärtnerin

geistige Beweglichkeit und die Fähigkeit, die Bildungs- und Erziehungsarbeit langfristig zu planen.
Unter diesen Bedingungen hat die Kindergärtnerin ihre geplanten Erziehungsabsichten ständig zu verfolgen und liebevoll auf die Wünsche, Kümmernisse und Fragen aller Kinder einzugehen sowie an ihren Freuden und Erlebnissen emotional Anteil zu nehmen, und sie vermag das um so besser, je konzentrierter und engagierter sie ihre pädagogische Arbeit ausübt.
Der fortwährende Umgang mit den Kindern ist also mit einer sich ständig wiederholenden und länger anhaltenden psychonervalen Anspannung verbunden, die bei der Kindergärtnerin ein stabiles Nervensystem voraussetzt.
Aus den beruflichen Anforderungen an die Gesundheit der Kindergärtnerin leitet sich die Konsequenz ab, bereits vor Aufnahme des Studiums an der pädagogischen Schule den Gesundheitszustand der Bewerberinnen medizinisch zu untersuchen und die Berufseignung ärztlich zu beurteilen.
Kriterien für die berufliche Eignung als Kindergärtnerin sind vor allem:

- volle Funktionstüchtigkeit der Organsysteme, speziell der Sinnesorgane,
- uneingeschränkte Stimmtauglichkeit (sie muß durch ein logopädisches Gutachten belegt werden),
- voll belastbarer Halte- und Bewegungsapparat,
- volle Sporttauglichkeit und der
- Nachweis einer Stufe des Schwimmabzeichens.

Eine weitere Konsequenz besteht darin, daß die Kindergärtnerin den vorbeugenden Gesundheitsschutz in ihrer beruflichen Tätigkeit einhält.
Das Wissen um die gesundheitlichen Anforderungen in der beruflichen Tätigkeit ermöglicht der Kindergärtnerin, ihre Lebensführung darauf einzustellen und sich um eine berufsspezifische Hygiene und Prophylaxe zu bemühen.

6.3. Berufsspezifische Prophylaxe

Die Gesundheit zu festigen und sich für die berufliche Tätigkeit leistungsfähig zu halten ist persönliches Anliegen der Kindergärtnerin und gesellschaftliche Aufgabenstellung zugleich, um die anspruchsvollen und schönen Aufgaben bei der Erziehung der Kinder optimal und über die ganze Dauer der Berufsausübung zu meistern, aber auch um Erholung und Entspannung aktiv zu gestalten und unbeschwert genießen zu können. Dazu gehört, daß jede Kindergärtnerin ihre Verantwortung für die eigene Gesundheit erkennt, aktiv an deren Erhaltung und Förderung mitwirkt, indem die sie notwendigen Konsequenzen für die hygienische Gestaltung ihrer pädagogischen Arbeit und für ihre gesundheitsfördernde Lebensführung im beruflichen und persönlichen Leben ableitet und danach handelt.

> »Die berufsspezifische Prophylaxe muß vor allem auf die Entwicklung des Gesundheitsbewußtseins und -verhaltens der Pädagogen gerichtet sein, insbesondere auf die Herausbildung gesundheitsfördernder Lebensgewohnheiten und die systematische Verringerung gesundheitsschädigender Faktoren in ihren Arbeits- und Lebensbedingungen« ([21]; S. 400).

Spätestens mit der Aufnahme ihrer Tätigkeit im Kindergarten muß sich die Kindergärtnerin auf die Arbeits- und Lebensbedingungen und auf die physischen und psychonervalen Anforderungen einstellen. Sie hat davon auszugehen, daß das Tun aller Mitarbeiter des Kindergartens auf die allseitige, gesunde und harmonische Entwicklung der Kinder gerichtet ist. In diese Verpflichtung, in dieses dafür Verantwortung tragende Kollektiv, in das gesamte Bedingungsgefüge der pädagogischen Arbeit ist sie eingebunden, und in diesem Rahmen bemüht sie sich um gesundheitsbewußtes Verhalten zur Erhaltung und Förderung ihrer Leistungsfähigkeit und ihres Wohlbefindens.

Die Kindergärtnerin beachtet in ihrer beruflichen Tätigkeit die bekannten Regeln für den Schutz und die Pflege der Sinnesorgane und der Stimme. Sie achtet beispielsweise darauf, daß sie beim Lesen und Schreiben den erforderlichen Augenabstand zum Buch von etwa 30 cm einhält und die Belichtung bzw. Beleuchtung stets ausreicht. Beeinträchtigungen des Sehvermögens werden in der Regel durch das Tragen einer Brille behoben. Die Kindergärtnerin sollte vor den Kindern aus falscher Eitelkeit nicht darauf verzichten. Die Mädchen und Jungen gewöhnen sich erfahrungsgemäß sehr schnell an Brillenträger. Der Verzicht auf das Tragen einer Brille kann das Wohlbefinden der Kindergärtnerin erheblich beeinträchtigen. Anfängliche Augen- und Kopfschmerzen ziehen oft noch weitere Beschwerden, wie z. B. verstärkten Tränenfluß, vorzeitige Konzentrationsschwäche, nach sich ([21]; S. 390). Mangelndes Sehvermögen ergibt zwangsläufig Probleme im Umgang mit den Kindern und deren Beaufsichtigung. Die Unfallgefahren erhöhen sich für die Kindergruppe. Das Tragen einer notwendigen Brille ist also im Interesse des Gesundheits- und Arbeitsschutzes für die Kindergärtnerin moralische Pflicht.

Zur Gesunderhaltung ihrer Stimme muß die Kindergärtnerin lernen, Sprechhygiene und Stimmpflege zu betreiben und ihre Sprechorgane schonend zu gebrauchen. Ihre Stimm- und Sprechorgane belastet die Kindergärtnerin häufig noch zusätzlich, wenn sie z. B. durch lautes Sprechen oder gar durch Schreien die Kindergruppe zu übertönen versucht. Dabei überschreitet sie ihre Normalsprechlage (Indifferenzlage) und überanstrengt ihre Stimme. Es kommt zu unökonomischen Bewegungsabläufen beim Sprechen, in deren Folge Verspannungen im Bereich der Atmug, des Kehlkopfes, des Mund- und Rachenraumes sowie im Bereich der mimischen und Halsmuskulatur eintreten [51].

»Die physiologische Normalsprechlage ist jene Stimmlage im Sprechbereich, die normalerweise mit dem geringsten Aufwand an Muskelkraft (Stimmlippen, Kehlkopfhaltemuskulatur und Sprechwerkzeuge) erzielt wird. Sie liegt im unteren Drittel des Sprechbereiches« ([51]; S. 50).

»Ständige Über-, aber auch Unterschreitungen der Normalsprechlage können Ursachen für Stimmstörungen sein« ([21]; S. 391). Manche Kindergärtnerin hat darüber hinaus erfahren müssen, wie selbst eine vorübergehende stimmliche Indisposition sich erschwerend auf die gesamte Bildungs- und Erziehungsarbeit auswirkt. Es ist nicht selten, daß bei ständig forciert eingesetzter und dazu heiserer Erzieherstimme die Disziplinlosigkeiten zunehmen, was wiederum der geschädigten Stimme neue Belastungen abverlangt. Die künftige Kindergärtnerin muß bereits üben, ihre Stimme funktionell einwandfrei zu gebrauchen und ästhetisch zu entwikkeln, um sie gesund zu erhalten und den Kindern sprachliches Vorbild zu sein. Eine belegte heisere Stimme, verbunden mit Trockenheit im Munde und Reizhusten, sollte für die Kindergärtnerin Anlaß sein, einen Hals-Nasen-Ohren-Arzt zu konsultieren. Liegt keine organisch bedingte Störung vor, muß eine stimmtherapeutische Behandlung durch einen Logopäden einsetzen. Stimmpflege beschränkt sich nicht auf die eine oder andere Einzelmaßnahme wie etwa die Durchführung von Übungen oder das Bemühen um die Einhaltung von Tonarten beim Singen. Erst die Gesamtheit aller stimmhygienischen und stimmpflegerischen Maßnahmen sichert die Gesunderhaltung der Stimme.

- Es muß Vorsorge getroffen werden, Infektionen der oberen Luftwege zu verhüten. Unbeherrschter wie auch lange anhaltender Stimmgebrauch während und nach entzündlichen Prozessen im Kehlkopf-Rachenbereich kann zu Schädigungen führen.

- Alle Maßnahmen der Abhärtung (zweckmäßige Kleidung, Training des Wärmehaushaltes) unterstützen die Stimmhygiene.
- Gesunde raumklimatische Bedingungen (Raumtemperatur, Luftfeuchtigkeit) müssen gesichert werden. Warme, trockene Luft trocknet die Schleimhäute aus, greift die Sprechorgane an.
- Die Kindergärtnerin muß sich bemühen, vorrangig in der Indifferenzsprechlage zu sprechen und diese nicht zu über- bzw. zu unterschreiten.
- Regeln der Stimmpflege (Atmung, Körperhaltung, Artikulation der Laute, Stimmübungen, Lockerungsübungen, Beweglichkeitsübungen u. a.) sollen von der Kindergärtnerin bewußt eingehalten werden.
- Reizungen des Kehlkopfes durch Rauchen, scharfe Speisen und Getränke, kalte oder heiße Speisen sollen unbedingt vermieden werden.

Der nach hygienischen Kriterien gestaltete Tagesablauf im Kindergarten wirkt sich auch auf das körperliche und geistige Wohlbefinden der Kindergärtnerin positiv aus.

Von konditionsförderndem Wert ist, daß sie sich mit den Kindern mehrmals täglich (im Sommer sogar ganztägig) im Freien aufhalten kann. Indem sie sich aktiv z. B. an den Bewegungsspielen der Kinder beteiligt, kommt sie nicht nur ihrer pädagogischen Aufgabe nach, sondern trainiert zugleich, wenn auch nicht optimal, ihren Halte- und Bewegungsapparat sowie ihr Herz-Kreislaufsystem.

Die regelmäßigen körperpflegerischen Maßnahmen, ihre Teilnahme an Abhärtungsmaßnahmen, die regelmäßige Beteiligung an Körperübungen am Morgen und während des gesamten Tages, an anderen sportlichen Betätigungen und Bewegungsspielen, die pünktliche Einnahme der Mahlzeiten mit den Kindern fördern auch die Widerstandsfähigkeit ihres Organismus. Auch normgerechte raumklimatische Bedingungen (Raumtemperatur, Luftfeuchtigkeit, Sauerstoffzufuhr) und ausreichende Beleuchtung im Zimmer entsprechen den gesundheitlichen Erfordernissen der Kindergärtnerin.

Der Schutz und die Pflege des Nervensystems ist eine wesentliche Seite der berufsspezifischen Prophylaxe. »Dabei ist zu beachten, daß es keine Psychohygiene an sich gibt. Hygiene des Psychischen hängt aufs engste mit der Gesamthygiene zusammen« ([21]; S. 407). Wer für frische Luft, für gute Lichtverhältnisse und raumklimatische Bedingungen, für vitaminreiche und joulegerechte Ernährung, für ausreichende Bewegung im Freien und für Schlaf sorgt, sorgt zugleich auch für die Hygiene des Nervensystems ([21]; S. 407).

Jede Kindergärtnerin empfindet die psychischen Anforderungen in ihrem Beruf anders. Von Bedeutung dafür, wie sie diese Beanspruchung kompensiert, ist ihre Einstellung zum Kind und ihre innere Verbundenheit mit ihrem Beruf. Bereitet ihr die Arbeit mit den Kindern Freude, empfindet sie Befriedigung, wenn ihre Kinder im Kindergarten glücklich sind, sich gut entwickeln, dann wirkt die psychische Anspannung weniger anstrengend für sie. Erziehungserfolge steigern ihr Wohlbefinden, optimieren ihr Leistungsvermögen und sichern ihr soziale Anerkennung im Pädagogenkollektiv und bei den Eltern.

Die Kindergärtnerin kann ihr psychonervales und soziales Wohlbefinden steigern, indem sie durch solide, disziplinierte Arbeit ganz im Sinne unserer Erziehungskonzeption dafür sorgt, daß in ihrer Kindergruppe Ruhe und Stetigkeit die Lebensordnung der Kinder bestimmen. Wo jedes einzelne Kind Zuneigung erfährt, wo die gesamte Atmosphäre und das geistig-kulturelle Niveau die Kinder zu schöpferischen Aktivitäten anregen, wo die Kinder ihrem Bedürfnis nach fröhlichem Spiel und interessanten Beschäftigungen nachkommen können, dort gibt es Ordnung und Disziplin. In solcher Atmosphäre werden belastende Faktoren wie Lärm oder Hektik kaum auftreten.

Lärm wirkt sich schädigend auf den menschlichen Organismus, vor allem auf das Nervensystem aus. Da alle Organe des menschlichen Körpers in Wechselwirkung stehen, zieht ein beeinträchtigtes Nervensystem alle übrigen Körperfunktionen in Mitleidenschaft, so z. B. auch das Herz-Kreislaufsystem. Aus gesundheitlichen Gründen muß jeglicher Lärm im Gruppenraum, im Gelände des Kindergartens bekämpft werden. Kinder lärmen oft unbewußt, sie lärmen aus Übermut, Ausgelassenheit und auch aus Freude am Lärm selbst. Lärmende Kinder sind aber auch oft nicht ausgelastet, ihnen sind keine Bedingungen für inhaltsreiches Spiel und Tätigsein gegeben. Auch sind sie durch Lärm gefährdet, sie ermüden schneller, Ausdauer und Konzentration lassen vorzeitig nach. Zur Gesunderhaltung der Kinder und der Kindergärtnerin sowie zur Steigerung der Leistungsfähigkeit beider muß Lärm bekämpft werden.

Die Atmosphäre im Kollektiv der Mitarbeiter trägt ebenfalls zum umfassenden psychischen Wohlbefinden bei. Leistungsbereitschaft und Leistungsfähigkeit werden wesentlich durch das Arbeitsklima stimuliert, was sich letztlich in guten Bildungs- und Erziehungsergebnissen niederschlägt. Es ist bewiesen, daß in einer kollegialen, wohltuenden Arbeitsatmosphäre der Krankenstand der Mitarbeiter niedriger ist als in anderen Kollektiven. Jeder Mitarbeiter muß zur Entwicklung einer optimistischen schöpferisch-aktiven Grundstimmung seinen spezifischen Beitrag leisten. Vertrauen, Anerkennung der Leistungen anderer, gegenseitige Hilfe, verständnisvolles Umgehen miteinander, Kritik und Selbstkritik sind bewährte sozialistische Umgangsformen.

Die Leiterin des Kindergartens trägt eine besondere Verantwortung. Sie sollte immer um ein gutes Arbeitsklima bemüht sein und für gute Arbeits- und Lebensbedingungen der Mitarbeiter im Kindergarten sorgen. Sie

- sichert einen optimalen Einsatz der pädagogischen Kräfte und technischen Mitarbeiter,
- sorgt für einen kontinuierlichen Arbeitsablauf,
- durchdenkt jede Leitungsmaßnahme gut und plant die politisch-pädagogische Arbeit voraus,
- sorgt für die Anerkennung pädagogischer Erfolge,
- hält störende Einflüsse von ihren Mitarbeitern fern,
- setzt sich für die ständige Verbesserung der Arbeits- und Lebensbedingungen ein,
- unterstützt die volle Entfaltung der Persönlichkeit eines jeden.

Die Erhaltung und Förderung der Gesundheit erfordert, daß die Kindergärtnerin auch im persönlichen Bereich ihre gesunde Lebensführung bewußt fortsetzt.

6.4. Medizinische Betreuung der Pädagogen

Die Kindergärtnerin gehört wie alle Pädagogen zu den Berufsgruppen, denen besondere staatliche Fürsorge zum Schutz ihrer Gesundheit zuteil wird. In der Anordnung über die Verbesserung der medizinischen Betreuung der Lehrer und Erzieher an den Bildungseinrichtungen im Bereich Volksbildung vom 26. März 1974 (GBl. I Nr. 20 S. 195) sind die wesentlichen Vorbeugungsmaßnahmen festgelegt.

Sie umfassen Einstellungsuntersuchungen, Reihenuntersuchungen, fachärztliche Vorsorgeuntersuchungen, regelmäßige ärztliche Konsultationen zur Kontrolle des Gesundheitszustandes und gegebenenfalls Einleitung erforderlicher medizinischer bzw. gesundheitsfördernder Maßnahmen. Für die Kindergärtnerin erwächst daraus die Verpflichtung, diese ärztlichen Untersuchungen und Konsultationen gewissenhaft wahrzunehmen.

Für Lehrer und Erzieher vergibt die Gewerkschaft Unterricht und Erziehung auf Vorschlag des Arztes Genesungs- und Erholungskuren. Sie sind Bestandteil der Dispensairebetreuung der Pädagogen.

Literaturverzeichnis

1 Arkin, E. A.: Die Hygiene des psychischen Lebens des Kindes. In: »Fragen der sowjetischen Vorschulerziehung«. Volk und Wissen Volkseigener Verlag, Berlin 1952.

2 Autorenkollektiv: Beiträge zur Hygiene des Unterrichts. Volk und Wissen Volkseigener Verlag, Berlin 1973.

3 Autorenkollektiv: Der Spielplatz im Kindergarten. Volk und Wissen Volkseigener Verlag, Berlin 1972.

4 Autorenkollektiv: Der Kindergarten zweckmäßig und schön. Volk und Wissen Volkseigener Verlag, Berlin 1978.

5 Autorenkollektiv: Gesundheitserziehung des Kindes im Vorschulalter. Volk und Wissen Volkseigener Verlag, Berlin 1976.

6 Autorenkollektiv: Kommt herbei zum großen Kreis – Bewegungsspiele für Vorschulkinder. Volk und Wissen Volkseigener Verlag, Berlin 1982.

7 Autorenkollektiv: Pädagogische Studientexte zur Vorschulerziehung. Volk und Wissen Volkseigener Verlag, Berlin 1968.

8 Autorenkollektiv: Wörterbuch der Psychologie. VEB Bibliographisches Institut, Leipzig 1981.

9 Autorenkollektiv: Zur Gesundheit und Leistungsfähigkeit des Schulkindes. Teil 1. In: »Informations- und Argumentationsmaterial zur Gesundheitserziehung«. Folge III, Nr. 5, Dresden 1980.

10 Becker, F. W.: Basteln im Vorschulalter. Volk und Wissen Volkseigener Verlag, Berlin 1970.

11 Berndt, J.; Casper, W.: Verletzungen und Vergiftungen. In: »Das Gesundheitswesen der Deutschen Demokratischen Republik«. 17. Jahrgang 1982.

12 Böck, G.; Presber, W.: Haltungserziehung. Volk und Wissen Volkseigener Verlag, Berlin 1967.

13 Brückner, H.: Bevor ein Kind geboren wird. Der Kinderbuchverlag, Berlin 1980.

14 Brückner, H.; Schallnau, T.: Mutter, Vater, Kind. Der Kinderbuchverlag, Berlin 1980.

15 Burmeister, G.: Die Bedeutung des Aufenthalts im Freien und die hygienischen Anforderungen an die Freiflächen im Kindergarten. In: »Neue Erziehung im Kindergarten«, Heft 7/8/1983.

16 Burmeister, G.: Zum Einfluß der Raumtemperaturen im Kindergarten auf das körperliche und geistige Leistungsvermögen der Kinder und zur Wirksamkeit von Abhärtungsmaßnahmen. In: »Neue Erziehung im Kindergarten«, Heft 7/8/1975.

17 Bykowa, A. J.: Methoden der Körpererziehung im Kindergarten. Volk und Wissen Volkseigener Verlag, Berlin 1962.

18 Die Erziehung der Kinder zum sicheren Verhalten im Straßenverkehr. In: »Neue Erziehung im Kindergarten«, Heft 9/1983.

19 Fljorina, I. A.: Ästhetische Erziehung des Vorschulkindes. Volk und Wissen Volkseigener Verlag, Berlin 1967.
20 Gerike, E.; Kirchner, W.; Pöhle, W.; Fischer, A.: Untersuchungen zur Frage der Wiederimpfung gegen Masern. In: »Zeitschrift für die gesamte Hygiene und ihre Grenzgebiete«. Berlin Jg. 29, Heft 2/1983.
21 Gesundheitserziehung. Hrsg. von Karsdorf, G.; Kneist, W.; Taubert, E. Volk und Wissen Volkseigener Verlag, Berlin 1976.
22 Grassel, H.; Bach, K.: Kinder- und Jugendsexualität. VEB Deutscher Verlag der Wissenschaften, Berlin 1979.
23 Grassel, H.: Probleme der geschlechtlichen Erziehung. Manuskriptdruck der Universität Rostock, Heft 4 o. J.
24 Grassel, H.: Sagst du es deinem Kind? Zur Geschlechtserziehung im Kindes- und Jugendalter. Volk und Wissen Volkseigener Verlag, Berlin 1979.
25 Grassel, H.: Wie sagen wir es unserem Kinde. In: »Kleine Gesundheitsbücherei«. VEB Volk und Gesundheit, Berlin 1968.
26 Hepke, E.: Der Minister für Volksbildung bestätigte die Kindergartenordnung. In: »Neue Erziehung im Kindergarten«, Heft 9/1983.
27 Herzen, A. I.; Leskova, G. P.: Die körperliche Erziehung der Kinder. Unveröffentlichtes Material, Übersetzung aus dem Russischen. Leningrad 1972.
28 Honecker, M.: Schlußwort des Ministers. In: Konferenz der Vorschulerziehung der DDR vom 17. und 18. November 1977 in Neubrandenburg.
Volk und Wissen Volkseigener Verlag, Berlin 1979.
29 Ihlefeld, U.: Zur didaktisch-methodischen Auffassung von Biologischem und Sozialem bei der Entwicklung und Erziehung des sozialistischen Menschen. In: »Deutsche Lehrerzeitung« Nr. 44/1970.
30 Jadeschko, W. I.; Sochin, F. A.: Vorschulpädagogik. Volk und Wissen Volkseigener Verlag, Berlin 1981.
31 Jensch, F.; Baumann, M.: Kinder vor Schaden bewahren. Volk und Wissen Volkseigener Verlag, Berlin 1983.
32 Jermolajew, J. A.: Grundlegende Gesetzmäßigkeiten der höheren Nerventätigkeit bei Kindern und Jugendlichen. Als Manuskript herausgegeben vom Ministerium für Volksbildung 1975.
33 Kettler, L.-H.: Gesundheit und Krankheit. In: Mikrokosmos – Makrokosmos. Akademie-Verlag, Berlin 1966.
34 Klima-Fügnerowa, M.: Wie wir die Fragen der Kleinsten beantworten. Über die sexuelle Erziehung des Kindes im Kindergarten. VEB Verlag Volk und Gesundheit, Berlin 1960.
35 Konferenz der Vorschulerziehung der Deutschen Demokratischen Republik vom 17. und 18. November 1977 in Neubrandenburg. Protokoll. Referat des Ministeriums für Volksbildung, Abteilung Vorschulerziehung.
36 Krupskaja, N. K.: Pädagogische Werke. Bd. 5. Hrsg.: APW der RSFSR, Moskau 1959 (russ.).
Vgl. auch: Markosjan, A. A.: Probleme der Entwicklungsphysiologie. Verlag MIR Moskau/Volk und Wissen Volkseigener Verlag, Berlin 1982, S. 13.
37 Lämmel, R.: Zur kulturell-erzieherischen Funktion der Gesundheitserziehung. In: »Pädagogik«, 2. Beiheft 1977.
38 Lewitow, N. D.: Kinderpsychologie und Pädagogische Psychologie. Volk und Wissen Volkseigener Verlag, Berlin 1963, Bd. II.
39 Ljublinskaja, A. A.: Die psychische Entwicklung des Kindes. Volk und Wissen Volkseigener Verlag, Berlin 1961.
40 Pädagogische Studientexte zur Vorschulerziehung. Volk und Wissen Volkseigener Verlag, Berlin 1967.
41 Mecklinger, L.: Der Beitrag der Gesundheitserziehung zur weiteren Gestaltung der sozialistischen Lebensweise. Hauptreferat auf der VII. Nationalen Konferenz für Gesundheitserziehung 1983.
42 Ocklitz, H. W.: Röteln – die exanthemische Krankheit des Kindes und angeborene Röteln. In: »Heilberufe«, Heft 32/1980.

43 Rubinstein, S. L.: Grundlagen der Allgemeinen Psychologie. Volk und Wissen Volkseigener Verlag, Berlin 1984.
44 Schmidt-Kolmer, E. (Hrsg.): Die soziale Adaptation der Kinder bei der Aufnahme in Einrichtungen der Vorschulerziehung. VEB Verlag Volk und Gesundheit, Berlin 1979.
45 Schuster, K.: Schutzreflexe. In: »Elternhaus und Schule«, Heft 2/1983.
46 Sick, K.: Das Kind und seine Umwelt. Volk und Wissen Volkseigener Verlag, Berlin 1979.
47 Sorokina, A. J.: Vorschulpädagogik. Volk und Wissen Volkseigener Verlag, Berlin 1961.
48 Strauch, E.; Schneider, H.-J.; Schröder, R.: Einführung in die Unfallheilkunde. VEB Verlag Volk und Gesundheit, Berlin 1979.
49 Uschakow, G. R.; Göllnitz, G.; Eggers, H.: Beiträge zur somatopsychischen Entwicklung im Kindesalter. Gustav Fischer Verlag, Jena 1983.
50 Ussowa, A. P.: Unterricht im Kindergarten. Volk und Wissen Volkseigener Verlag, Berlin 1979.
51 Zacharias, Ch.: Sprecherziehung. Ein Leitfaden für Pädagogen.
Volk und Wissen Volkseigener Verlag, Berlin 1971.
52 Zimmer, I.: Jedes Kind erreichen. In: »Neue Erziehung im Kindergarten«, Heft 3/1982.

Dokumente

53 Anordnung Nr. 1 zur Verhütung und Bekämpfung übertragbarer Krankheiten in den Einrichtungen zur Betreuung von Kindern vom 13. Januar 1970. In: GBl. II, Nr. 10; in der Fassung der Anordnung Nr. 2. vom 1. März 1979. In: GBl. I, Nr. 8.
54 Anordnung Nr. 2 zur Verhütung und Bekämpfung übertragbarer Krankheiten in den Einrichtungen zur Betreuung von Kindern vom 1. März 1979. In: GBl. I, Nr. 8.
55 Anordnung über Schutzimpfungen im Kindes- und Jugendalter vom 3. August 1984. In: GBl. I, Nr. 25.
56 Anweisung über die medizinische Betreuung der Kinder in Kindereinrichtungen der Vorschulerziehung.
In: VuM des Ministeriums für Volksbildung, Nr. 5/1977.
57 Anweisung zu den Aufgaben der sozialistischen Bildung und Erziehung und zur Gewährleistung einer festen Ordnung in den Kindergärten – Kindergartenordnung – vom 23. Juni 1983.
In: VuM des Ministeriums für Volksbildung (Sonderdruck), siehe auch Anhang.
58 Bekanntmachung der Liste der Desinfektionsmittel vom 2. Januar 1984. In: VuM des Ministeriums für Gesundheitswesen, Nr. 1/1984.
59 Erste Durchführungsbestimmung zur Verordnung über Kindereinrichtungen der Vorschulerziehung vom 30. März 1977. In: GBl. I, Nr. 7.
60 Gesetz zur Verhütung und Bekämpfung übertragbarer Krankheiten beim Menschen vom 3. Dezember 1982. In: GBl. I, Nr. 40.
61 Gesundheitserziehung im Kindergarten. Studienanleitung für die 1 1/2 jährige Ausbildung von Erziehungshelfern für Kindergärten.
Volk und Wissen Volkseigener Verlag, Berlin 1982.
62 Methodische Handreichung für Gruppenelternversammlungen im Kindergarten. Hrsg.: APW der DDR, Berlin 1974.
63 Mitteilungen für den Gesundheitserzieher. (Hrsg.): Deutsches Hygiene-Museum Dresden, Institut Gesundheitserziehung (o. J.).
64 Programm der Sozialistischen Einheitspartei Deutschlands. Dietz Verlag, Berlin 1976.
65 Projektierungsrichtlinie für Vorschuleinrichtungen, Gemeinschaftseinrichtungen im komplexen Wohnungsbau vom September 1981 (Katalog HG 8101 REX) – Bauakademie der DDR –.
66 Rahmenausstattungsplan für Vorschuleinrichtungen vom Juni 1983 (AG Nr. 124/93/83). Ministerium für Volksbildung.

67 Richtlinie für den Kinder- und Jugendgesundheitsschutz vom 26. April 1979. In: VuM des Ministeriums für Gesundheitswesen, Nr. 5/1979.

68 Straßenverkehrsordnung – StVO und Straßenverkehrszulassungsordnung – StVZO – mit Durchführungsbestimmungen. Textausgabe mit Sachregister. Herausgegeben vom Ministerium des Innern. Staatsverlag der Deutschen Demokratischen Republik, Berlin 1982.

69 Verordnung über die Schüler- und Kinderspeisung vom 16. Oktober 1975. In: GBl. I, Nr. 44 und Dritte Durchführungsbestimmung zur Verordnung über die Schul- und Kinderspeisung vom 1. Februar 1985. In: GBl. I, Nr. 5.

Anhang

Anweisung zu den Aufgaben der sozialistischen Bildung und Erziehung und zur Gewährleistung einer festen Ordnung in den Kindergärten

Kindergartenordnung
vom 23. Juni 1983
Aus: Verfügungen und Mitteilungen des Ministeriums für Volksbildung (Sonderdruck)

In Verwirklichung der im Gesetz vom 25. Februar 1965 über das einheitliche sozialistische Bildungssystem (GBl. I Nr. 6 S. 83) für den Kindergarten festgelegten Aufgaben, der Verordnung vom 22. April 1976 über Kindereinrichtungen der Vorschulerziehung (GBl. I Nr. 14 S. 201) wird zur Sicherung einer hohen Qualität der Bildungs- und Erziehungsarbeit in den Kindergärten folgendes angewiesen:

§ 1
Geltungsbereich
Die Kindergartenordnung gilt für alle staatlichen Kindergärten /1/ und Kinderwochenheime, Vorschulteile an Sonderschulen, Vorschulinternate und selbständige Kindergärten des Sonderschulwesens unabhängig von ihrer Unterstellung – nachfolgend Kindergarten genannt.

Grundsätze
§ 2
(1) Der Kindergarten ist Bestandteil des einheitlichen sozialistischen Bildungssystems.
(2) Die Kindergärten sind Stätten frohen Kinderlebens. Sie nehmen Kinder vom vollendeten 3. Lebensjahr bis zum Beginn der Oberschulpflicht auf. In den Kindergärten lernen die Kinder, in zunehmendem Maße selbständig in der Gemeinschaft tätig zu sein. Sie sind in einer ihren Kräften und Fähigkeiten angemessenen Weise auf das Lernen in der Schule vorzubereiten und mit dem sozialistischen Leben und Schaffen der werktätigen Menschen bekannt zu machen.

§ 3
Alle Kindergärten unterliegen der staatlichen Aufsicht gemäß § 4 Abs. 1 der Verordnung vom 22. April 1976 über Kindereinrichtungen der Vorschulerziehung. Sie wird von den Kreis- bzw. Bezirksschulräten über alle Kindergärten in ihrem Territorium ausgeübt. Die Eröffnung, Erweiterung oder Schließung von Kindergärten bedarf der Genehmigung der Räte der Kreise.

§ 4
Entscheidung über Besuch und Aufnahme der Kinder
(1) Alle Kinder, die das 3. Lebensjahr voll-

endet haben, können einen Kindergarten besuchen.

(2) Der Besuch des Kindergartens ist freiwillig. Die Entscheidung über den Besuch und die Aufenthaltsdauer des Kindes im Kindergarten obliegt den Eltern.

(3) Die Aufnahme der Kinder erfolgt entsprechend den Rechtsvorschriften /2/ nur nach Vorlage einer ärztlichen Aufnahmebescheinigung sowie des Impfausweises. Die Leiterin prüft die Vollständigkeit der Pflichtimpfungen und veranlaßt, daß fehlende Impfungen nachgeholt werden. Sie informiert sich darüber, daß es zum Zeitpunkt der Aufnahme des Kindes in den Kindergarten in der Familie keine übertragbaren Krankheiten gibt. Treten im Einzelfall hinsichtlich der vom Arzt vorgenommenen Beurteilung der gesundheitlichen Aufnahmeeignung des Kindes Bedenken auf, ist von der Leiterin die Entscheidung des Kreisschulrates über die Aufnahme zu veranlassen.

(4) Werden in Ausnahmefällen Kinder aufgenommen, für die spezielle medizinische Leistungen erforderlich sind, so kann ihre Aufnahme nur erfolgen, wenn die notwendigen Maßnahmen zur medizinischen Versorgung der Kinder durch Eltern und Arzt geregelt sind.

(5) Die Leiterin gewährleistet, daß der Kindergarten entsprechend der gesetzlichen Öffnungszeit /3/ geöffnet ist.

(6) Die Leiterin vereinbart bei der Aufnahme des Kindes mit den Eltern im Rahmen der gesetzlich festgelegten Öffnungszeit die Zeit der täglichen Anwesenheit des Kindes im Kindergarten bzw. im Kinderwochenheim die wöchentliche Zeit für das Bringen und Abholen der Kinder. Sie sichert auf Wunsch der Eltern, die an Sonnabenden arbeiten, an Qualifizierungsmaßnahmen teilnehmen oder gesellschaftliche Aufgaben wahrnehmen, die ordnungsgemäße Erziehung der Kinder an diesem Tag. Die Leiterin informiert die Eltern über Ziel und Inhalt der pädagogischen Arbeit im Kindergarten sowie über die Festlegungen der Hausordnung.

(7) Die Leiterin weist die Eltern auf ihre volle Verantwortung für den Weg vom und zum Kindergarten einschließlich der Übergabe ihrer Kinder an die pädagogischen Mitarbeiter hin. Das Kommen in den Kindergarten bzw. das Verlassen ohne Begleitung bedarf schriftlicher Mitteilung durch die Eltern. Das gilt auch für das Abholen der Kinder durch Dritte. Die Leiterin informiert die Eltern, wie die Fürsorge und Aufsicht der Kinder beim Betreten und Verlassen des Grundstückes wahrgenommen wird und welche Festlegungen getroffen wurden, um Ein- und Ausgänge unter Verschluß bzw. Aufsicht zu halten.

(8) Zur Verhütung und Bekämpfung übertragbarer Krankheiten ist zu sichern, daß bei Neu- und Wiederaufnahme der Kinder die Regelsperrzeiten /4/ eingehalten werden. Die Eltern sind in regelmäßigen Abständen darauf aufmerksam zu machen, daß über aufgetretene Infektionskrankheiten oder darauf verdächtige Krankheiten in der Familie die Leiterin umgehend zu informieren ist.

§ 5

Gruppenbildung

(1) Die Kinder werden in Altersgruppen zusammengefaßt. Es gibt jüngere Gruppen, mittlere Gruppen und ältere Gruppen. Wenn es die Anzahl und die Altersstruktur der gemeldeten Kinder erfordern, sind gemischte Gruppen zu bilden. In Kindergärten mit mehreren jüngeren Gruppen können ausgehend von dem Einschulungstermin Gruppen gebildet werden, in denen die Kinder erfaßt sind, die den Kindergarten länger als drei Jahre besuchen.

(2) In den Kindergärten sind in der Regel 18 Kinder in eine Gruppe aufzunehmen. Die Gruppenstärke kann um 2 bis 3 Kinder überschritten, sie darf nur unterschritten werden, wenn

– auch bei Bildung von gemischten Grup-

pen aufgrund geringen Bedarfs die Gruppenstärke nicht erreicht wird,
– die Gruppenstärke in einem unvertretbaren Maße überschritten wird und deshalb die Bildung einer weiteren Gruppe erforderlich ist,
– erst im Laufe des Kindergartenjahres die erforderliche Gruppenstärke erreicht wird,
– Gruppen in Räumen untergebracht sind, die die Flächennorm pro Kind unterschreiten.
(3) In Kinderwochenheimen sind in der Regel 15 Kinder in eine Gruppe aufzunehmen.

Gestaltung des Lebens
§ 6

(1) Das Leben in der Kindergruppe ist so zu gestalten, daß die allseitige und gesunde Entwicklung eines jeden Kindes, seine sozialistische Erziehung gesichert wird. Dabei sind enge Beziehungen der Kinder zur sozialistischen Umwelt herzustellen, ist zu gewährleisten, daß die Kinder im Gruppenkollektiv soziale Erfahrungen erwerben und bei ihnen kulturvolle, hygienische und disziplinierte Verhaltensweisen und Gewohnheiten herausgebildet werden. Der Tagesrhythmus muß den Anforderungen an die Gesundheit der Kinder, an die physische und psychische Leistungsfähigkeit und ihrer Entwicklung entsprechen. Es ist ein sinnvoller Wechsel von Spiel, Beschäftigungen, Arbeitstätigkeiten und anderen Betätigungen, von Anspannung und Erholung, von gemeinsamem und individuellem Tätigsein zu gewährleisten und der Bewegungsaktivität der Vorschulkinder Rechnung zu tragen. Einseitige Belastung, Untätigkeit, Überanstrengung durch unangemessene Wegstrecken und Lärm sind zu vermeiden. Während des gesamten Tagesablaufes ist für Ruhe und Ordnung sowie eine anregende musisch-geistige Atmosphäre zu sorgen.
(2) Das Spiel hat bei der Erziehung der Kinder einen entscheidenden Platz einzunehmen. Im inhaltsreichen Spiel sind der Charakter der Kinder, ihr Wille, ihre kollektiven Beziehungen, ihre geistigen und sittlichen Kräfte sowie Interessen und Neigungen herauszubilden. Die Kinder sind zu vielfältigen, individuellen und gemeinsamen Spielen zu befähigen. Während des gesamten Tages ist ausreichend Zeit für das Spiel einzuräumen.
(3) In den täglich durchzuführenden Beschäftigungen sind in faßlicher und anschaulicher Weise die Vorstellungen der Kinder zu erweitern, Kenntnisse zu vermitteln, Fähigkeiten und Fertigkeiten auszubilden und moralisch Haltungen zu entwickeln. Dabei ist an die Erfahrungen der Kinder anzuknüpfen. Die Kinder sind zu befähigen, sich zu konzentrieren, gestellte Aufgaben in der geforderten Art und Weise zu lösen und in vorgegebener Zeit das Ergebnis zu erreichen. Bei den Kindern sollen Interesse und Freude am Lernen geweckt und herausgebildet werden. Die im Bildungs- und Erziehungsplan für die Gruppen festgelegten Beschäftigungszeiten sind einzuhalten.
(4) Die Kinder sind in angemessener Weise an die Übernahme von Pflichten und die Verrichtung einfacher Arbeitsaufträge zu gewöhnen sowie zu ihrer gewissenhaften Ausübung zu erziehen. Sie sind zu befähigen, im Interesse der Kindergartengemeinschaft Nützliches zu tun, mit für Ordnung und Sauberkeit im Kindergarten zu sorgen und die Tätigkeiten selbständig auszuführen, die zur Befriedigung persönlicher Bedürfnisse notwendig sind. Die pädagogische Führung ist darauf zu richten, daß die Kinder lernen, sorgsam mit dem Spielzeug und Beschäftigungsmaterial umzugehen, Arbeitsmittel richtig zu benutzen und ihre Tätigkeit sinnvoll zu organisieren. Dabei sollen die Kinder dazu erzogen werden, die Arbeit gern und freudig zu verrichten und die Arbeit anderer zu achten. Die Arbeitsgeräte müssen den Kräften der Kinder entsprechen, handhabbar sein, eine einwandfreie Beschaffenheit aufweisen und ordnungsgemäß aufbewahrt werden.
(5) Für die sportliche Betätigung der Kinder sind während des gesamten Tagesablaufes

vielfältige Möglichkeiten zu schaffen. Dabei ist für eine interessante, abwechslungsreiche und freudbetonte Gestaltung von Bewegungsspielen und -übungen zu sorgen. Die regelmäßige Durchführung der Beschäftigungen, der Körperübungen am Morgen und während des gesamten Tages ist zu sichern.

(6) Täglich sind ein ausreichender Aufenthalt und eine sinnvolle Betätigung der Kinder im Freien zu gewährleisten. Der Aufenthalt im Freien beträgt mindestens 3 Stunden. Bei regnerischem Wetter und starkem Frost ist mehrmals täglich ein kurzzeitiger Aufenthalt im Freien zu sichern. Überhitzung und Unterkühlung sind zu vermeiden. Es ist gemeinsam mit den Eltern dafür zu sorgen, daß die Kinder der Witterung entsprechende Kleidung tragen und vor intensiver Sonneneinstrahlung geschützt werden.

§ 7

(1) Die Gesundheitskontrolle ist bei der Annahme der Kinder von der anwesenden pädagogischen Mitarbeiterin täglich vorzunehmen.
Sie hat die Eltern bzw. die Kinder selbst über das Befinden zu befragen, besonders auf Frühsymptome von Infektionskrankheiten (Fieber, Halsschmerzen, Durchfälle, Hautausschläge usw.) zu achten und bei Krankheitsanzeichen verantwortungsbewußt über den Verbleib des Kindes im Kindergarten zu entscheiden.

(2) Bei während des Tages auftretenden Krankheitsanzeichen ist die Leiterin zu informieren und das Kind zu isolieren. Erforderlichenfalls sind der betreuende Arzt zu verständigen und die Eltern zu benachrichtigen.

(3) Bei Auffälligkeiten im Befinden der Kinder sind die pädagogischen Mitarbeiter verpflichtet, die Eltern bei der Übergabe der Kinder darüber zu informieren.

§ 8

(1) Die Einnahme der Mahlzeiten ist regelmäßig zu bestimmten Zeiten zu gewährleisten, zwischen denen jeweils ein Abstand von 3 1/2 Stunden liegen muß.

(2) Bei der Herstellung der Hauptmahlzeit sind die ernährungsphysiologischen Richtlinien strikt einzuhalten sowie die gültigen Speiseplanempfehlungen und Musterrezepturen für Schüler- und Kinderspeisung [5] zu beachten.

(3) Es ist zu sichern, daß die Kinder täglich Trinkmilch erhalten und darüber hinaus ausreichend zusätzliche Getränke bereitstehen.

(4) Die Leiterin und Gruppenerzieherinnen nehmen Einfluß darauf, daß die Eltern eine gesundheitsfördernde Frühstücks- und Vesperversorgung ihrer Kinder sichern, und beraten sie dabei.
Sie sind dafür verantwortlich, daß die Aufbewahrung in der Einrichtung zweckmäßig erfolgt.

(5) Den Kindern sind kulturvolle Eßgewohnheiten anzuerziehen.
Bei der Einnahme des Essens ist eine richtige Körperhaltung zu sichern. Die Kinder sind an den zweckmäßigen Gebrauch des Bestecks zu gewöhnen.

§ 9

(1) Für alle Kinder ist täglich ein erholsamer Mittagsschlaf zu sichern. Es ist zu gewährleisten, daß die Kinder während des Schlafes ständig beaufsichtigt und alle Störungen vermieden werden.

(2) Der Mittagsschlaf umfaßt in der jüngeren und mittleren Gruppe 2 Stunden und in der älteren Gruppe 1 1/2 Stunden. Bei der Planung des Mittagsschlafes ist zu berücksichtigen, daß die Wachzeit für die Kinder zwischen zwei Schlafzeiten nicht mehr als 6 1/2 Stunden betragen darf.

(3) Zur Vermeidung von Erkältungskrankheiten ist darauf hinzuwirken, daß die Kinder Schlafbekleidung tragen, sich zügig aus- und anziehen, nicht ohne Fußbekleidung auf dem Fußboden stehen und Zugluft vermieden wird.

Planung der pädagogischen Arbeit

§ 10

Die sozialistische Erziehung der Kinder erfolgt auf der Grundlage des vom Ministerium für Volksbildung herausgegebenen Bildungs- und Erziehungsplanes sowie der dazu erlassenen inhaltlichen Orientierungen.

§ 11

Die Bildungs- und Erziehungsarbeit ist sorgfältig zu planen. Es sind folgende Pläne in zweckmäßiger Form auszuarbeiten:

- der Arbeitsplan des Kindergartens
- die Pläne der pädagogischen Arbeit in den Gruppen.

§ 12

(1) Die Arbeitsplanung muß darauf gerichtet sein, die einheitliche politische und pädagogische Tätigkeit aller pädagogischen Mitarbeiter zu sichern.

(2) Der Arbeitsplan ist von der Leiterin auf der Grundlage der zentralen staatlichen Dokumente sowie der Analyse der erreichten Erziehungsergebnisse zu erarbeiten. Dabei stützt sie sich auf die aktive Mitarbeit der Pädagogen und die Grundorganisation der Gewerkschaft. Er ist für den Zeitraum eines Kindergartenjahres aufzustellen.

(3) Die Planung der Arbeit enthält notwendige Festlegungen zur Verwirklichung der Bildungs- und Erziehungsaufgaben im Kindergarten und bestimmt die dafür erforderlichen Maßnahmen, vor allem

- zur politisch-ideologischen und pädagogisch-methodischen Befähigung der pädagogischen Mitarbeiter sowie zur Gestaltung der Weiterbildung im Prozeß der Arbeit
- zur Sicherung der sozialistischen Erziehung und der allseitigen Entwicklung der Kinder sowie zu einer pädagogisch durchdachten Gestaltung des Lebens
- zur gesundheitlichen Betreuung der Kinder, zur Einhaltung der Rechtsvorschriften über die materiell-hygienischen Anforderungen und den Arbeits- und Brandschutz sowie zur Erhöhung des Schutzes der Kinder in außergewöhnlichen Situationen
- zur Zusammenarbeit mit Eltern, Oberschule und Kinderkrippe sowie den gesellschaftlichen Kräften im Wohngebiet
- zur Sicherung der erforderlichen materiellen Bedingungen, der Ausstattung mit Spielzeug und Beschäftigungsmaterial auf der Grundlage des Gesamtausstattungsplanes und zur sparsamen Verwendung der dem Kindergarten zur Verfügung stehenden finanziellen und materiellen Fonds.

(4) Der Arbeitsplan ist in der Pädagogischen Beratung zur Diskussion zu stellen und durch die Leiterin als verbindliche Arbeitsgrundlage in Kraft zu setzen.

§ 13

(1) Bei der Planung der pädagogischen Arbeit in den Gruppen ist vom Bildungs- und Erziehungsplan auszugehen, der die langfristig zu lösenden Bildungs- und Erziehungsaufgaben enthält.

(2) Jede Gruppenerzieherin legt für den Zeitraum von 14 Tagen bis 4 Wochen jene konkreten Aufgaben und Maßnahmen fest, die im Interesse der Entwicklung eines jeden Kindes und des ganzen Kollektivs den Inhalt und Ablauf des Gruppenlebens und die Tätigkeit der Kinder bestimmen. Dabei berücksichtigt sie die im § 6 dieser Anweisung enthaltenen Anforderungen.

(3) Jede pädagogische Mitarbeiterin ist verpflichtet, sich auf die tägliche Arbeit mit den Kindern vorzubereiten.

(4) Art und Weise der schriftlichen Aufzeichnungen zur Planung und Vorbereitung der Arbeit der Kindergärtnerinnen bzw. Erziehungshelferinnen sind abhängig von ihren Kenntnissen und Erfahrungen sowie von den jeweiligen pädagogischen Aufgaben. Sie können durch die Leiterin in Abhängigkeit von der Qualität und den Ergebnissen der Bildungs- und Erziehungsarbeit näher bestimmt werden.

(5) Für jede Gruppe ist ein Tagesablaufplan auszuarbeiten, der die zeitlichen Festlegun-

gen zum Ablauf des Tages auf der Grundlage der in den §§ 6, 8 und 9 festgelegten pädagogisch-hygienischen Grundsätze enthält. Die Leiterin koordiniert die Festlegungen in den Tagesablaufplänen der Einrichtung. Sie gewährleistet, daß die Tagesablaufpläne der Gruppen sichtbar angebracht sind, konsequent eingehalten und den jahreszeitlichen Erfordernissen angepaßt werden.

Die Leitung des Kindergartens und die Mitwirkung der Pädagogen

§ 14

(1) Der Kindergarten wird bei umfassender Mitwirkung aller Pädagogen und der übrigen Mitarbeiter nach dem Prinzip der Einzelleitung durch die Leiterin geleitet. Die Leiterin ist für die politisch-pädagogische und organisatorische Leitung des Kindergartens verantwortlich. Sie ist verpflichtet, ihre Leitungstätigkeit auf der Grundlage der Beschlüsse der Sozialistischen Einheitspartei Deutschlands, der Gesetze und anderer Rechtsvorschriften der Deutschen Demokratischen Republik durchzuführen.

(2) Die Leiterin ist Dienstvorgesetzte aller Mitarbeiter des Kindergartens. In kombinierten Kindereinrichtungen ist die Leiterin Dienstvorgesetzte der pädagogischen Mitarbeiter des Kindergartens sowie aller Arbeiter und technischen Angestellten. Sie kann ihnen unter Beachtung der im Arbeitsvertrag vereinbarten Aufgaben, Pflichten und Rechte Weisungen erteilen und zeitweilige Aufgaben übertragen. Sie sichert den effektiven Einsatz der pädagogischen Mitarbeiter und ist für deren ständige Qualifizierung verantwortlich.

(3) Aufgabe der Leiterin ist es, die pädagogischen Mitarbeiter zu befähigen, die Bildungs- und Erziehungsaufgaben auf hohem politisch-ideologischem und pädagogisch-methodischem Niveau zu verwirklichen. Sie kontrolliert und analysiert regelmäßig und sachkundig die Ergebnisse der Arbeit der pädagogischen Mitarbeiter und wertet sie aus.

(4) Die Leiterin sorgt für eine ständige Erhöhung des Verantwortungsbewußtseins der pädagogischen Mitarbeiter bei der Lösung der Bildungs- und Erziehungsaufgaben sowie für eine schöpferische Arbeitsatmosphäre und fördert die gegenseitige Hilfe innerhalb des Kollektivs. Die Leiterin wertet die Erfahrungen, Vorschläge und Hinweise der pädagogischen Mitarbeiter sorgfältig aus und gewährleistet die Verbreitung und Anwendung fortgeschrittener Erfahrungen. Sie ist verpflichtet, vor dem Arbeitskollektiv bzw. vor der Leitung der Grundorganisation der Gewerkschaft des Kindergartens auf der Grundlage der staatlichen Pläne über den Stand der Erfüllung der Aufgaben zu berichten.

(5) Die Leiterin ist verpflichtet, sich für die erfolgreiche Ausübung ihrer Funktion ständig weiterzubilden.

(6) Die Leiterin hat durch unmittelbare Anleitung im Prozeß der Arbeit jeden Pädagogen zu fördern. Sie hat ihre Verantwortung für die Entwicklung des Kadernachwuchses wahrzunehmen.

(7) Die Leiterin sichert auf der Grundlage der inhaltlichen und organisatorischen Konzeption der Ausbildungseinrichtungen die Durchführung der berufspraktischen Ausbildung in ihrem Kindergarten und sorgt für eine verantwortungsbewußte Auswahl von Mentorinnen.

(8) Zur Sicherung einer kontinuierlichen Arbeit führt die Leiterin entsprechend den Erfordernissen Dienstberatungen mit Gruppen von Mitarbeitern oder mit dem gesamten Kollektiv durch. Diese Beratungen dienen dazu, sich über inhaltliche und organisatorische Fragen der Tätigkeit zu verständigen, die zu lösenden Aufgaben zu koordinieren und deren Erfüllung zu kontrollieren. In kombinierten Kindereinrichtungen sind die Wirtschaftsleiterin und bei Bedarf die Leiterin der Kinderkrippe einzubeziehen.

(9) Die Leiterin ist verpflichtet, zur Sicherung der Betreuung und Erziehung der Kinder mit dem örtlichen Rat zusammenzuar-

beiten. Sie hat das Recht und die Pflicht, dem örtlichen Rat bzw. Trägerbetrieb Vorschläge für die Durchsetzung der gesetzlichen Regelungen /6/ in ihrem Kindergarten sowie für die Aufstellung und ordnungsgemäße Realisierung des ihren Kindergarten betreffenden Teils des Volkswirtschafts- und Haushaltsplanes zu unterbreiten. Sie sichert den effektiven Einsatz der zur Verfügung stehenden materiellen und finanziellen Fonds und gewährleistet den Schutz und den sorgsamen Umgang mit dem dem Kindergarten anvertrauten staatlichen Eigentum.

(10) Die Leiterin nimmt in Zusammenarbeit mit dem örtlichen Rat bzw. dem Trägerbetrieb darauf Einfluß, daß die materiellen Bedingungen im Kindergarten planmäßig vervollkommnet und die Funktionssicherheit der installierten Spielanlagen entsprechend den Rechtsvorschriften /7/ gewährleistet und vorhandene Unfallquellen sofort beseitigt werden.

(11) Die Leiterin ist verpflichtet, auf der Grundlage der Rechtsvorschriften /8/ die Versorgung der Kinder mit Kinderspeisung zu kontrollieren und bei Beanstandungen vom örtlichen Rat Abhilfe zu erwirken.

(12) Die Leiterin übt das Hausrecht aus und vertritt den Kindergarten in der Öffentlichkeit.

(13) Die Leiterin erläßt die mit allen Mitarbeitern und dem Elternaktiv beratene Hausordnung. Die Hausordnung umfaßt die wichtigsten Regeln des Lebens im Kindergarten, der Einhaltung von Stetigkeit und Ordnung, der Gewährleistung der Sicherheit sowie des Schutzes der Gesundheit und des Lebens der Kinder. Zugleich enthält sie erforderliche Festlegungen für Eltern und Besucher des Kindergartens. In kombinierten Kindereinrichtungen ist die Hausordnung mit der Leiterin der Kinderkrippe abzustimmen.

(14) Die Leiterin ist für Ordnung und Sicherheit, für Sauberkeit und die Ausgestaltung des Kindergartens verantwortlich. Sie sichert die konsequente Einhaltung der Hygiene, des Schutzes vor Infektionskrankheiten sowie der Fürsorge- und Aufsichtspflicht während des gesamten Tages und die Durchführung regelmäßiger Belehrungen der Mitarbeiter zum Gesundheits-, Arbeits- und Brandschutz sowie zur Zivilverteidigung. Sie ist verpflichtet, regelmäßig Übungen zum Verhalten bei Katastrophengefahr und für Erste Hilfe bei Unfällen durchzuführen.

(15) Die Leiterin gewährleistet, daß die pädagogischen Mitarbeiter die Verantwortung für die Erziehung der Kinder zum sicheren Verhalten im Straßenverkehr voll wahrnehmen. Sie sichert, daß in allen Gruppen die sich im Tagesablauf bietenden Möglichkeiten zur Erziehung der Kinder zum verkehrssicheren Verhalten wirksam genutzt werden. Die Maßnahmen zur Verkehrserziehung sind mit den Eltern abzustimmen und zu beraten.

(16) Die Leiterin ist verpflichtet, Einwirkungen, die einen geregelten Tagesablauf im Kindergarten stören, zu unterbinden. Sie sichert, daß die Räume und die Freifläche des Kindergartens nicht für öffentliche Veranstaltungen benutzt werden. Die Durchführung von Elternversammlungen in den Räumen des Kindergartens ist statthaft.

(17) Für die Zeit ihrer Abwesenheit überträgt die Leiterin die Verantwortung für die Leitung des Kindergartens ihrer Stellvertreterin. In Kindergärten, für die keine stellvertretende Leiterin vorgesehen ist, wird mit dieser Aufgabe eine pädagogische Mitarbeiterin beauftragt und entprechend angeleitet.

§ 15

(1) Die Berufung und Abberufung der Leiterin und stellvertretenden Leiterin erfolgt auf der Grundlage der Rechtsvorschriften. /9/

(2) Die Anleitung und Kontrolle der Leiterin erfolgt durch den Kreisschulrat. Die Leiterin ist dem Schulrat gegenüber rechenschaftspflichtig.

§ 16

(1) Die stellvertretende Leiterin hat die Auf-

gabe, die Leiterin bei der Anleitung und Kontrolle der Bildungs- und Erziehungsarbeit zu unterstützen.

(2) Der stellvertretenden Leiterin sind durch die Leiterin festumrissene Aufgaben zu übertragen, deren Erfüllung im Interesse der Arbeit des Kindergartens notwendig ist, und die sie eigenverantwortlich zu lösen hat. Es sind insbesondere Aufgaben festzulegen zur Mitwirkung

- bei der politisch-pädagogischen Anleitung der pädagogischen Mitarbeiter,
- bei der Auswertung und Verbreitung fortgeschrittener Erfahrungen,
- bei der gründlichen Einschätzung der Bildungs- und Erziehungsarbeit,
- bei der Sicherung des effektiven Einsatzes der pädagogischen Mitarbeiter durch die Ausarbeitung des Dienstplanes und die Kontrolle seiner Einhaltung.

(3) Die stellvertretende Leiterin ist der Leiterin für die Erfüllung der ihr übertragenen Aufgaben rechenschaftspflichtig. Im Rahmen dieser Aufgaben ist sie den pädagogischen Mitarbeitern gegenüber weisungsberechtigt.

§ 17

Pädagogische Beratungen

(1) Die pädagogischen Beratungen dienen der Qualifizierung der Mitarbeiter im Prozeß der Arbeit und der ständigen Festigung des einheitlichen politisch-pädagogischen Handelns des Pädagogenkollektivs. In ihren vielfältigen Formen sind sie darauf zu richten, das politisch-ideologische, pädagogische und methodische Wissen und Können der pädagogischen Mitarbeiter zu vervollkommnen, die bei der Bildung und Erziehung erreichten Ergebnisse einzuschätzen und Maßnahmen zur Erhöhung der Qualität der pädagogischen Arbeit zu beraten,
Erfahrungen zur Gestaltung eines inhaltsreichen, die gesunde allseitige Entwicklung fördernden Lebens in der Kindergruppe auszutauschen.

(2) Die Pädagogische Beratung als Vollversammlung ist entsprechend den schulpolitischen und pädagogischen Erfordernissen von der Leiterin einzuberufen. Die Leiterin sichert eine langfristige Planung des Termins und eine gründliche Vorbereitung. Sie gewährleistet, daß alle pädagogischen Mitarbeiter teilnehmen können, ohne daß der Bildungs- und Erziehungsprozeß gestört wird. Der Vorsitzende des Elternaktivs hat das Recht der Teilnahme. In kombinierten Kindereinrichtungen kann die Leiterin der Kinderkrippe und in betrieblichen Kindergärten ein bevollmächtigter Vertreter des Trägerbetriebes eingeladen werden.

(3) Die Ergebnisse der Beratungen können als Empfehlung zusammengefaßt werden. Sie können von der Leiterin für verbindlich erklärt werden.

Verantwortung der pädagogischen Mitarbeiter

§ 18

(1) Jede Kindergärtnerin bzw. Erziehungshelferin hat die Aufgabe, die ihr anvertrauten Kinder allseitig zu entwickeln, sozialistisch zu erziehen, fürsorglich zu betreuen und ihre Sicherheit zu gewährleisten.

(2) Die Kindergärtnerin bzw. Erziehungshelferin hat gegenüber den ihr anvertrauten Kindern die Fürsorge- und Aufsichtspflicht gemäß der Fürsorge- und Aufsichtsordnung /10/ gewissenhaft zu erfüllen und ist verpflichtet, die Entwicklung eines jeden Kindes ständig zu verfolgen.

(3) Die Kindergärtnerin bzw. Erziehungshelferin trägt die Verantwortung für die Sicherung der Ordnung im Gruppenraum und im Kindergarten sowie für einen sorgsamen Umgang mit dem Eigentum der Einrichtung.

(4) Die Kindergärtnerin bzw. Erziehungshelferin ist verpflichtet, sich politisch-pädagogisch kontinuierlich weiterzubilden.

(5) Die Gruppenerzieherin trägt in Wahrnehmung der in den Absätzen 1 bis 3 festgelegten Aufgaben die Verantwortung für die Führung der ihr anvertrauten Kindergruppe und berät sich regelmäßig mit den Eltern.

(6) Sie leistet die für die Führung ihrer Kindergruppe notwendigen technisch-organisatorischen Arbeiten und führt regelmäßig das Gruppenbuch.
(7) Die Gruppenerzieherin ist verpflichtet, den pädagogischen Mitarbeitern für die Arbeit mit den Kindern ihrer Gruppe Hinweise und Anregungen zu geben.
(8) Als Gruppenerzieherin können Erziehungshelferinnen eingesetzt werden.

§ 19

(1) Die Helferin gewährleistet als pädagogische Mitarbeiterin die Erziehung und Betreuung der Kinder vor und nach der Gruppenarbeit und sichert in dieser Zeit das Wohlbefinden und die Sicherheit der Kinder. Sie regt zu sinnvollen Spielen und Tätigkeiten in der Kindergemeinschaft an und trägt den Bedürfnissen und Interessen eines jeden Kindes durch individuelles Eingehen Rechnung.
(2) Gemäß der Fürsorge- und Aufsichtsordnung /10/ trägt die Helferin für das Leben und die Gesundheit der ihr anvertrauten Kinder die volle Verantwortung.
(3) Die Helferin arbeitet eng mit den Gruppenerzieherinnen zusammen und erhält durch sie Hinweise für die pädagogische Arbeit mit den Kindern.
(4) Die Helferin ist verpflichtet, die bei Kindern beobachteten Auffälligkeiten der jeweiligen Gruppenerzieherin mitzuteilen.
(5) Die Helferin kann bei Ausfall von Gruppenerzieherinnen zeitweilig mit der Führung einer Kindergruppe betraut werden und übernimmt die damit verbundenen Aufgaben. Sie ist durch die Leiterin in die Wahrnehmung der Verantwortung für die Führung einer Kindergruppe einzuweisen.

§ 20

Effektiver Einsatz der pädagogischen Mitarbeiter

(1) Grundlage für einen geordneten Ablauf der Bildungs- und Erziehungsarbeit ist der planmäßige Einsatz aller Mitarbeiter. Die Leiterin setzt die pädagogischen Mitarbeiter so ein, daß eine feste Lebensordnung für die Kinder während der gesamten Öffnungszeit und eine kontinuierliche Bildungs- und Erziehungsarbeit in den Gruppen gesichert wird. Dabei ist zu berücksichtigen, daß sich die Kinder unterschiedlich lange im Kindergarten aufhalten, zu unterschiedlichen Zeiten eintreffen und ihn verlassen. Der Einsatz der Mitarbeiter erfolgt nach einem Dienstplan, der auf der Grundlage des Stundennachweises und Stellenplanes zu erarbeiten ist.
(2) Mit der Gruppenarbeit ist zu beginnen, wenn die Mehrheit der Kinder der Gruppe anwesend ist.
(3) Der Einsatz der Leiterin und stellvertretenden Leiterin ist so zu planen, daß während der gesamten Öffnungszeit des Kindergartens eine Leitungskraft anwesend ist. In Kindergärten, für die der Einsatz einer stellvertretenden Leiterin nicht vorgesehen ist, ist durch einen wechselnden Dienstrhythmus der Leiterin im Rahmen der Öffnungszeit die Führung des Gesamtprozesses der politisch-pädagogischen und organisatorischen Arbeit zu gewährleisten.

§ 21

Zusammenarbeit mit den Eltern

(1) Die Zusammenarbeit von Kindergarten und Eltern ergibt sich aus der gemeinsamen Verantwortung für die allseitige Entwicklung und die sozialistische Erziehung der Vorschulkinder.
(2) Die Leiterin trägt die Verantwortung für den politisch-pädagogischen Inhalt der Arbeit mit den Eltern. Sie gewährleistet ein vertrauensvolles Zusammenwirken aller pädagogischen Mitarbeiter mit den Eltern. Sie sichert die regelmäßige Durchführung und sorgfältige Vorbereitung der Gruppen- und Gesamtelternabende, hält Elternsprechstunden ab, veranlaßt, daß Hausbesuche und eine individuelle Beratung der Eltern erfolgen. Dabei ist den Absolventinnen besondere Anleitung und Unterstützung zu geben.

(3) Die Gruppenerzieherinnen arbeiten im Interesse der harmonischen Entwicklung eines jeden Kindes eng mit den Eltern zusammen. Sie werten die Erfahrungen, Vorschläge und Hinweise der Eltern gründlich aus, beziehen sie in ihre Arbeit ein und beraten die Eltern bei der Erziehung der Kinder in der Familie.

(4) Zur Verwirklichung eines vertrauensvollen Zusammenwirkens mit den Eltern arbeitet die Leiterin besonders eng mit dem Elternaktiv zusammen und sichert, daß es über wichtige Maßnahmen zur Bildung, Erziehung und Betreuung der Kinder sowie zur Gewährleistung von Ordnung und Sicherheit informiert wird, bei deren Durchsetzung mithilft und die Eltern bei der Erziehung ihrer Kinder in der Familie berät.

Zusammenarbeit mit dem betreuenden Arzt und Zahnarzt sowie der Kreis-Hygieneinspektion

§ 22

(1) Entsprechend den Rechtsvorschriften /11/ zur Gewährleistung der medizinischen Betreuung arbeitet die Leiterin eng mit dem die Einrichtung betreuenden Arzt und Zahnarzt zusammen. Sie vereinbart mit ihnen die regelmäßige Einschätzung der Wirksamkeit der medizinischen Betreuung.

(2) Die Leiterin sichert die notwendige Information an den betreuenden Arzt und Zahnarzt über Auffälligkeiten bei Kindern sowie über die Ergebnisse der gesundheitserzieherischen Arbeit in den Kindergruppen.

(3) Sie berät sich über gesundheitsfördernde Maßnahmen zur Gestaltung des Tagesablaufes sowie die Sicherung einer gesunden Ernährung der Kinder mit dem für die Einrichtung zuständigen Arzt.

(4) Sie unterbreitet Vorschläge zur Teilnahme des Arztes an Elternversammlungen.

(5) Sie nimmt darauf Einfluß, daß die Untersuchungen und nachzuholenden Impfungen zeitlich so festgelegt werden, daß sie den Rhythmus des Tagesablaufes der Kinder nicht ungerechtfertigt beeinträchtigen.

(6) Die Gruppenerzieherin ist verpflichtet, vor Reihenuntersuchungen den Arzt über Auffälligkeiten im Gesundheitszustand der Kinder zu informieren.

(7) Zur Verhütung und Bekämpfung von Infektionskrankheiten arbeitet die Leiterin eng mit der zuständigen Kreis-Hygieneinspektion zusammen.

§ 23

(1) Ist es in Ausnahmefällen notwendig, einem Kind zur Prophylaxe oder Nachbehandlung von Erkrankungen Arzneimittel zu verabreichen, so ist der Aufenthalt im Kindergarten nur gestattet, wenn durch die verabreichten Medikamente keine Beeinträchtigung der Teilnahme des Kindes am Gruppenleben erfolgt. In Zweifelsfällen berät sich die Leiterin mit dem zuständigen Arzt.

(2) Die Leiterin des Kindergartens trägt die Verantwortung für die Sicherheit im Umgang mit Arzneimitteln. Sie weist die pädagogischen Mitarbeiter an, die Arzneimittel – einschließlich der für den persönlichen Gebrauch – ständig unter Verschluß zu halten. Sie sichert, daß Arzneimittel für Kinder beschriftet sind und nur von den Eltern selbst bzw. vom betreuenden Arzt übergeben und nicht verausgabte Arzneimittel ebenfalls nur den Eltern ausgehändigt werden.

Zusammenarbeit mit Kinderkrippe und Oberschule sowie mit Einrichtungen des Sonderschulwesens

§ 24

Die Leiterin hat im Interesse eines kontinuierlichen Übergangs der Kinder von einer pädagogischen Einrichtung zur anderen eng mit Kinderkrippe und Oberschule sowie erforderlichenfalls mit Einrichtungen des Sonderschulwesens zusammenzuarbeiten. Sie stimmt alle Maßnahmen des Zusammenwirkens mit den Direktoren bzw. Leitern o. g. Einrichtungen ab.

§ 25

(1) Die inhaltliche Zusammenarbeit mit der

Kinderkrippe ist darauf zu richten, über den Stand der gesunden Entwicklung, der Selbständigkeit und des Verhaltens der Kinder in der Gruppe sowie über Besonderheiten ihrer Gesamtentwicklung zu beraten. Es sind Maßnahmen zur Gestaltung der Übernahme der Kinder festzulegen.
(2) In kombinierten Kindereinrichtungen wird die Zusammenarbeit auf der Grundlage der Rechtsvorschriften /12/ gestaltet.

§ 26
(1) Die inhaltliche Zusammenarbeit mit der Oberschule ist auf die Mitwirkung bei der Vorbereitung der Kinder auf die Schulaufnahme zu richten.
(2) Den Oberschulen sind bis Mai jedes Jahres von den Leiterinnen schriftliche Hinweise zu übergeben, die Entwicklungstendenzen und individuelle Besonderheiten der einzuschulenden Kinder charakterisieren und deutlich machen, was in der weiteren Entwicklung der Kinder zu berücksichtigen ist. Die Leiterin sichert, daß alle die Entwicklung der Kinder betreffenden Fragen vertrauensvoll mit den Eltern beraten werden.
(3) Bestehen in Einzelfällen hinsichtlich der Schulfähigkeit Bedenken, hat die Leiterin diese gegenüber dem Direktor der zuständigen Oberschule zu begründen und ihn recht zeitig zu informieren.
(4) Die Ergebnisse der ersten und zweiten Einschulungsuntersuchung sind von der Leiterin gemeinsam mit der verantwortlichen Gruppenerzieherin gründlich auszuwerten. Für Kinder, bei deren Gesamtentwicklung Probleme auftreten, sind in Verständigung mit den Eltern, der Oberschule und dem Arzt erforderliche Maßnahmen zur Förderung festzulegen.
(5) Für Kinder, die vom Schulbesuch zurückgestellt werden und noch ein Jahr im Kindergarten verbleiben, sind in Abstimmung mit der Oberschule und den Eltern erforderliche Maßnahmen zur Erreichung der Schulfähigkeit festzulegen.
(6) Die Leiterin gewährleistet, daß Lehrer und Horterzieher der künftigen ersten Klassen Möglichkeiten erhalten, die Kinder unter den Bedingungen des Lebens in der Kindergruppe kennenzulernen.

§ 27
(1) Im Interesse einer gezielten Förderung der im Kindergarten befindlichen Kinder mit leichten Schädigungen des Gehörs, der Sprache, des Bewegungsapparates, des Sehvermögens oder mit Entwicklungsverzögerungen ist die Zusammenarbeit mit Einrichtungen des Sonderschulwesens darauf zu richten, spezifische Maßnahmen mit Sonderpädagogen zu beraten und einzuleiten.
(2) Die Leiterin ist verpflichtet, entsprechend den Rechtsvorschriften /13/ Kinder mit wesentlichen physischen oder psychischen Schädigungen, die im Laufe der Kindergartenzeit auftreten, an die zuständige Abteilung Volksbildung des Rates des Kreises zu melden.

§ 28
Kindergarten und Wohngebiet
Im Interesse der Erziehung und Betreuung der Kinder ist eng mit den gesellschaftlichen Kräften des Wohngebietes zusammenzuarbeiten. Das Zusammenwirken ist darauf zu richten, daß der Kindergarten in das politisch-kulturelle Leben einbezogen ist und bei der Sicherung der erforderlichen materiellen Bedingungen durch die gesellschaftlichen Kräfte unterstützt wird.

Materielle und hygienische Grundanforderungen zur Sicherung der Bildungs- und Erziehungsarbeit
§ 29
(1) In allen Kindergärten sind die materiell-hygienischen Grundanforderungen durchzusetzen, damit die Kinder gesund aufwachsen, sich wohl fühlen, ihre Sicherheit garantiert ist und eine erfolgreiche Bildungs- und Erziehungsarbeit geleistet werden kann.
(2) Alle Gruppenräume sind ästhetisch und

zweckmäßig einzurichten und zu gestalten. Die Ausstattung mit Spielzeug und Beschäftigungsmaterial erfolgt auf der Grundlage des Gesamtausstattungsplanes. Für die Ausstattung mit Möbeln ist vorrangig das Sortiment des Staatlichen Kontors für Unterrichtsmittel und Schulmöbel zu verwenden.

§ 30

Bei der Ausstattung der Gruppenräume mit Tischen, Stühlen und Liegen ist zu sichern, daß sie die gesunde körperliche Entwicklung, insbesondere die Herausbildung einer richtigen Körperhaltung unterstützen. Es ist zu sichern, daß die Oberbekleidung in Garderoben untergebracht wird.

§ 31

(1) In jedem Kindergarten ist dafür Sorge zu tragen, daß die Ausstattungsnormen /14/ für Sanitäreinrichtungen in Toiletten und Waschräumen eingehalten werden.

(2) In Kindergärten sind in geeigneten Räumen Isoliermöglichkeiten für krankheitsverdächtige Kinder vorzusehen.

(3) Jeder Kindergarten ist mit Material für Erste-Hilfe-Leistungen auszustatten. Es ist ständig unter Verschluß zu halten und darf für Kinder nicht erreichbar sein. Pädagogische Mitarbeiter müssen jederzeit Zugang haben. Bei Spaziergängen ist Material für Erste-Hilfe-Leistungen mitzunehmen.

(4) In allen von Kindern benutzten Räumen müssen Beleuchtung und Raumlufttemperatur den Normativen entsprechen.

(5) Die Raumlufttemperatur für Gruppenräume, Garderoben, Isolierräume, Mehrzweckräume beträgt 20 °C. Für Waschräume und Duschräume sowie WC gilt der Richtwert 22 °C, für sonstige Verkehrsflächen sind 18 °C ausreichend.

§ 32

(1) In jedem Kindergarten ist dafür Sorge zu tragen, daß die Sauberkeit aller Räume und Materialien täglich garantiert und die hygienischen Forderungen erfüllt werden. Die Reinigung der Gruppenräume, Garderoben, Waschräume und Toiletten ist so zu organisieren, daß die pädagogische Arbeit mit den Kindern nicht beeinträchtigt sowie Ordnung und Sicherheit gewährleistet werden. Desinfektionsmittel sind für Kinder nicht erreichbar aufzubewahren.

(2) In den Küchen sind die Hygienevorschriften sorgfältig zu beachten. Es ist Hygienekleidung zu tragen. Die Küchen dürfen von betriebsfremden Personen nicht betreten werden.

§ 33

(1) Jeder Kindergarten muß entsprechend den örtlichen Bedingungen über eine funktionsbedingte Freifläche verfügen. Sie ist so zu gestalten, daß Bedingungen für die Förderung und Erhaltung der Gesundheit der Kinder, für sinnvolle und vielfältige Betätigung an frischer Luft während des gesamten Tages gewährleistet werden.

(2) Die Freifläche ist zu umzäunen und so anzulegen, daß zu jeder Jahreszeit Spiele und Beschäftigungen möglich sind und die Aufsichtspflicht gewährleistet ist.

§ 34

Die in der Anweisung festgelegten pädagogisch-hygienischen und materiell-hygienischen Grundanforderungen sowie die in der Anlage 1 getroffenen Festlegungen haben den Charakter einer Rahmenhygieneordnung, die entsprechend den konkreten Bedingungen des jeweiligen Kindergartens durchzusetzen sind.

§ 35

Sonderregelungen

Für Vorschulteile an Sonderschulen, Vorschulinternate und selbständige Kindergärten des Sonderschulwesens gelten zusätzlich die Festlegungen der Anlage 2.

Schlußbestimmungen

§ 36

Zur Sicherung gesamtstaatlicher Belange, in

Katastrophenfällen u. ä. Gefahrensituationen werden von dieser Anweisung abweichende Regelungen vom Minister für Volksbildung getroffen.

§ 37
(1) Diese Anweisung tritt am 1. Januar 1984 in Kraft. /15/
(2) Gleichzeitig tritt die Ergänzung der Anweisung vom 27. Juli 1963 zur Durchsetzung schulhygienischer und sanitärer Mindestforderungen an den allgemeinbildenden polytechnischen Oberschulen (VuM Nr. 14 S. 119) außer Kraft.

Berlin, den 23. Juni 1983

Der Minister für Volksbildung
M. Honecker

Anlage 1

Für die pädagogisch-hygienischen und materiell-hygienischen Grundanforderungen gelten folgende zusätzliche Festlegungen:

Zu § 5 Abs. 2 vierter Anstrich
Die Mindestflächennorm im Gruppenraum beträgt pro Kind 2,1 m^2.

Zu § 30
Bei der Ausstattung mit Kinderstühlen und Kindertischen ist der unterschiedlichen Körpergröße der Kinder in den Altersgruppen Rechnung zu tragen. Bei normaler, aufrechter Haltung muß das Kind die Möglichkeit haben, sich anzulehnen und die Füße aufzustellen. Die Übereinstimmung der Stuhl- und Tischhöhe mit der Körpergröße der Kinder ist in den Gruppen mindestens ein- bis zweimal jährlich zu überprüfen und zu sichern, daß Stühle und Tische in der erforderlichen Größe zur Verfügung stehen. Für jedes Kind ist eine Liege mit fester Liegefläche, wärmender Unterlage und eine Decke mit Kissen, die immer vom gleichen Kind benutzt werden, bereitzustellen.
Kissen und Decken müssen für jedes Kind getrennt und luftig aufbewahrt werden. Die Verwendung von Schlafsäcken ist statthaft, wenn diese beziehbar sind. Bezüge und Laken sind alle 3 Wochen zu wechseln. Die Schlafsäcke bzw. Decken sind jährlich einmal gründlich zu reinigen.
Die Garderoben sind so auszustatten, daß sie die Ablage von Mützen, Turnbeuteln und Schuhen für jedes Kind getrennt sowie die hygienische und übersichtliche Unterbringung der Oberbekleidung ermöglichen.
Für jedes Kind sind Schuhe zum Wechseln unterzubringen, die nur in den Räumen des Kindergartens getragen werden.
Die Garderobenregale sind mit einem Vorhang zu versehen. In den Garderoben ist für Sitzgelegenheit zu sorgen.

Zu § 31 Abs. 1
Für jeden Waschraum ist Kalt- und Warmwasserversorgung zu gewährleisten. Die Wassertemperatur darf an den Auslaufarmaturen 45 °C nicht überschreiten. Beim Gebrauch von Waschschüsseln, Fußwaschbecken und Badewannen ist darauf zu achten, daß nur jeweils ein Kind das Wasser benutzt und das Gefäß beim Wasserwechsel gereinigt wird.
Für jedes Kind ist im Waschraum die Möglichkeit für das Aufhängen von Handtuch und Kamm vorzusehen. Die nebeneinander hängenden Handtücher dürfen sich nicht berühren.
Die Handtücher sind wöchentlich zu wechseln. Die Kämme sind wöchentlich zu reinigen und zu desinfizieren. In Kinderwochenheimen sind darüber hinaus für jedes Kind Badetuch, Seiflappen sowie Zahnputzbecher und Zahnbürste vorzusehen und so aufzubewahren, daß Luftzufuhr möglich ist.

Zu § 31 Abs. 2
In Kindergärten ab 4 Gruppen ist bei vorhandenen räumlichen Bedingungen ein Isolierraum einzurichten. In kleineren Einrichtungen müssen vorübergehende Isoliermöglichkeiten für krankheitsverdächtige Kinder

bestehen. Hier müssen eine Liege bzw. Bett mit der notwendigen Bettwäsche, Waschgelegenheit, etwas leicht abwaschbares Spielzeug vorhanden sein. Nach Benutzungen des Isolierraumes durch ein infektionsverdächtiges Kind ist eine sofortige umfassende Desinfektion vorzunehmen.

Zu § 31 Abs. 3
Jeder Kindergarten muß über folgendes Material für Erste-Hilfe-Leistungen verfügen: Wund- und Rollpflaster verschiedener Breiten, Verbandmull, sterile Mullkompressen, Mull- und elastische Binden verschiedener Breiten, Watte, Zellstoff, Fieberthermometer, Holzspatel, Splitterpinzette, Schere, Sicherheitsnadeln, Nierenschale, Einnehmeglas, Armtragetuch, Augenklappe. Das Material ist regelmäßig vom Arzt zu kontrollieren. Er kann ergänzende Mittel festlegen. Bei Spaziergängen ist eine Mullbinde und Heftpflaster mitzuführen.

Zu § 31 Abs. 4
Alle von Kindern benutzten Räume müssen Tageslichtbeleuchtung haben. Die Beleuchtungsstärke muß in Gruppenräumen, Mehrzweckräumen, Garderoben, Waschräumen und WC-Anlagen zu jeder Tageszeit 300 LUX betragen. Die Ausstattung mit verkleideten Leuchtstofflampen ist vorzusehen.
Sämtliche von Kindern benutzten Räume müssen natürlich zu belüften sein. In den Gruppenräumen ist ein- bis zweimal stündlich ein vollständiger Luftaustausch zu garantieren. Dabei ist Zugluft zu verhindern. Zur Vermeidung eines Kaltluftstaus im Fußbodenbereich ist keine Dauerlüftung vorzunehmen. Bei der Öffnung von Fenstern ist dafür Sorge zu tragen, daß die Sicherheit der Kinder nicht gefährdet ist.
In jedem Gruppenraum ist ein Thermometer unfallsicher anzubringen. Die Temperatur ist täglich zu kontrollieren. Werden Raumlufttemperaturen unterschritten bzw. überschritten, sind durch die Leiterin Maßnahmen einzuleiten und erforderlichenfalls mit dem Kreisschulrat und dem zuständigen Arzt abzustimmen.

Zu § 32 Abs. 1
Die Räume des Kindergartens sind grundsätzlich feucht zu reinigen. In den Gruppenräumen, Garderoben, Waschräumen und Toiletten hat die tägliche Reinigung unter Zusatz der festgelegten Desinfektionsmittel zu erfolgen. Die Desinfektionslösung ist in der geforderten Konzentration, entsprechend den Gebrauchshinweisen zu verwenden. Die Wasch- und Toilettenbecken sind täglich einmal gründlich zu reinigen und zu desinfizieren. Die Schränke, Heizung und Fensterbretter sind feucht zu reinigen. Das Spiel- und Beschäftigungsmaterial ist regelmäßig (auch mit Hilfe der Kinder) zu reinigen. Die Fenster der Gruppenräume und anderer Funktionsräume müssen mindestens zweimal jährlich geputzt werden. In Gebieten mit stärkerer Verschmutzung, Industriegebieten, Hauptverkehrsstraßen u. a., ist eine häufigere Reinigung erforderlich.

Zu § 33
Die Freifläche ist mit einem stabilen Zaun von mindestens 1 m Höhe zu umgeben, der ein Durchkriechen der Kinder nicht ermöglicht. Bei senkrechten Zaunstreben dürfen die Zwischenräume maximal 100 mm betragen. Ein Teil der Freifläche ist so anzulegen, daß sie schnell abtrocknet, bei jeder Witterung nutzbar ist und einen Anschluß an andere befestigte Wege besitzt.
Durch Bäume und Sträucher bzw. durch das Anbringen zusätzlicher Schattenspender ist zu gewährleisten, daß sich die Kinder auch im Schatten aufhalten können. Nach Möglichkeit sind Sitzplätze und ortsfeste Tische zu installieren und Materialablagen vorzusehen. Die Freifläche ist so zu gestalten, daß Bedingungen für Gartenarbeiten der Kinder gesichert werden.
Gehölze mit giftigen Pflanzenteilen dürfen auf dem Gelände des Kindergartens nicht gepflanzt werden. Es ist zu kontrollieren,

daß sich keine Giftpflanzen auf der Freifläche ausbreiten. Jede Freifläche muß über Sandspielflächen verfügen. Sie sind so anzulegen, daß sie an den Vormittagsstunden der Sonneneinstrahlung ausgesetzt sind. An Sandspielflächen ohne natürliche Schattenspender sind Steckhülsen zum Aufstellen von Sonnenschirmen fest und unfallsicher einzubauen. Der Sand ist regelmäßig umzuwälzen, den Erfordernissen entsprechend aufzufüllen und innerhalb von 3 Jahren völlig zu erneuern. Das Wasser muß sofort abfließen können. Ordnung und Sauberkeit auf der Freifläche sind zu gewährleisten.

Anlage 2

Für Vorschulteile an Sonderschulen, Vorschulinternate und selbständige Kindergärten des Sonderschulwesens – nachfolgend Vorschuleinrichtungen des Sonderschulwesens genannt – gelten zusätzlich zur Kindergartenordnung folgende Regelungen:

1. In Vorschuleinrichtungen des Sonderschulwesens sind prinzipiell nur solche Kinder aufzunehmen, bei denen durch gezielte sonderpädagogische Einflußnahme Schulfähigkeit erwartet werden kann und deren Persönlichkeitsentwicklung wegen einer von Sonderpädagogen, Fachärzten und Psychologen nachgewiesenen wesentlichen physisch-psychischen Schädigung unter den Bedingungen des Kindergartens auf Dauer nicht zu gewährleisten ist. Da die Aufnahme in eine Vorschuleinrichtung des Sonderschulwesens den weiteren Entwicklungsweg eines Kindes entscheidend beeinflußt, ist in jedem Einzelfall vom zuständigen Schulrat in Auswertung des Aufnahmeantrages, der sonderpädagogischen, medizinischen und psychologischen Gutachten sowie des Elterngespräches eine Entscheidung zu treffen.

2. In Verwirklichung der in der Kindergartenordnung genannten Grundsätze für die Planung und Gestaltung der Bildung und Erziehung der Kinder sind die Leiterinnen von Vorschuleinrichtungen des Sonderschulwesens für die Durchsetzung folgender defektspezifischer Aufgaben verantwortlich:

– Auf der Grundlage der in den Vorschuleinrichtungen des Sonderschulwesens gültigen Bildungs- und Erziehungspläne sind zielgerichtet alle Möglichkeiten zu nutzen, die schädigungsbedingten Unzulänglichkeiten in der Persönlichkeitsentwicklung der Kinder zu korrigieren bzw. zu mindern und weitere Fehlentwicklungen zu verhindern.

– Die Entwicklungsfortschritte bzw. -probleme der Kinder sind kontinuierlich einzuschätzen. Auf dieser Grundlage sind die erforderlichen korrektiv-erzieherischen Maßnahmen einzuleiten bzw. zu präzisieren. Zur Abklärung besonders komplizierter Schädigungsformen können einzelne Kinder zeitweilig zur Diagnostik in die bestehenden Gruppen aufgenommen bzw. in besonderen Diagnostikgruppen zusammengefaßt werden.

Im Ergebnis dieser diagnostischen Abklärung ist eine Entscheidung über den weiteren Entwicklungsweg der Kinder zu treffen.

– Durch eine vertrauensvolle Zusammenarbeit mit den Eltern ist kontinuierlich zu gewährleisten, daß sie über die Entwicklung ihrer Kinder informiert und notwendige Entscheidungen zum weiteren Entwicklungsweg rechtzeitig mit ihnen beraten werden. Zugleich sind die Eltern durch geeignete Maßnahmen zu befähigen, die sich aus der Spezifik der Schädigung ergebenden sonderpädagogischen Erfordernisse auch unter den Bedingungen der Familienerziehung weiterzuführen.

– Über die Schulaufnahme von physisch-psychisch geschädigten Kindern bzw. deren Übergang in Einrichtungen für Förderungsfähige im Bereich des Gesundheitswesens ist spätestens bis zum vollendeten 9. Lebensjahr die vom Schulrat zu bestätigende Entscheidung herbeizuführen.

3. In Vorschuleinrichtungen des Sonderschulwesens erfolgt die Zuordnung der geschädigten Kinder in der Regel in Alters-

gruppen bei besonderer Beachtung ihres erreichten Entwicklungsstandes. Die Gruppenstärke beträgt in Gruppen im Vorschulteil an Hilfs-, Körperbehinderten-, Blinden-, Sehschwachen-, Gehörlosen-, Schwerhörigen- und Sprachheilschulen durchschnittlich 8 Kinder und in Gruppen im Vorschulteil an Körperbehindertenhilfs-, Blindenhilfs-, Sehschwachenhilfs-, Gehörlosenhilfs- und Schwerhörigenhilfsschulen mindestens 6, maximal 8 Kinder.

4. Unter Berücksichtigung der Tatsache, daß die in Vorschulteilen bzw. -internaten des Sonderschulwesens und in selbständigen Kindergärten erfaßten physisch-psychisch geschädigten Kinder in der Regel der Dispensairegruppe 2 oder 5 angehören, sind alle sich daraus ergebenden spezifischen medizinischen Behandlungs- bzw. Überwachungsmaßnahmen (z. B. kinderneuropsychiatrische, orthopädische, physiotherapeutische und kinderärztliche Behandlung) im direkten Kontakt der Leiterin der Einrichtung bzw. des Direktors der Sonderschule mit der Abteilung Kinder- und Jugendgesundheitsschutz abzustimmen und durch die Organe des Gesundheitswesens auf der Grundlage der dazu vom Minister für Gesundheitswesen erlassenen Rechtsvorschriften – Richtlinie für den Kinder- und Jugendgesundheitsschutz vom 26. 4. 1979 in Verfügungen und Mitteilungen des Ministeriums für Gesundheitswesen Nr. 5 S. 73 – zu gewährleisten.

Die Erzieherinnen sind durch die medizinischen Fachkräfte ständig darüber zu informieren, welche Kinder Medikamente einnehmen müssen. Dabei ist ihnen der therapeutische Zweck dieser Maßnahme zu erläutern. Die Erzieher tragen Verantwortung dafür, daß die ärztlich verordneten Medikamente und andere Maßnahmen (z. B. der Physiotherapie) der Vorschrift entsprechend angewandt bzw. verordnete Gesundheitshilfen getragen werden.

Die Leiterin sowie jeder Erzieher ist verpflichtet, bei erkennbarer Gefahr für die Gesundheit oder das Leben eines Kindes unverzüglich medizinische Hilfe in Anspruch zu nehmen.

5. In Vorschulteilen bzw. Vorschulinternaten an Sonderschulen ist der Direktor der Sonderschule Dienstvorgesetzter aller Mitarbeiter. Im Rahmen ihrer Aufgaben hat die Leiterin des Vorschulteils, die dem Direktor der Sonderschule unterstellt ist, gegenüber den Mitarbeitern Weisungsrecht. Die Kindergärtnerinnen nehmen an den Sitzungen des Pädagogischen Rates teil. Darüber hinaus sind von der Leiterin, entsprechend den Erfordernissen, pädagogische Beratungen durchzuführen.

6. In Vorschulinternaten des Sonderschulwesens vereinbaren die Leiterinnen mit den Erziehungsberechtigten die Zeiten für das Bringen und Abholen der Kinder.

7. Vorschulteile bzw. -internate des Sonderschulwesens sind haushaltsplanmäßig der Sonderschule zugeordnet. Die Leiterin nimmt in Abstimmung mit dem Direktor der Sonderschule auf die Gewährleistung bzw. Vervollkommnung der erforderlichen materiellen Bedingungen Einfluß.

---

1 Die Kindergartenordnung gilt auch sinngemäß für die noch vorhandenen Saisoneinrichtungen.

2 – Gesetz vom 3. Dezember 1982 zur Verhütung und Bekämpfung übertragbarer Krankheiten (GBl. I Nr. 40 S. 631).

– Erste Durchführungsbestimmung vom 20. Januar 1983 zum Gesetz zur Verhütung und Bekämpfung übertragbarer Krankheiten beim Menschen – Meldepflichtige übertragbare Krankheiten und spezielle Schutzmaßnahmen – (GBl. I Nr. 4 S. 29).

– Zweite Durchführungsbestimmung vom 20. Januar 1983 zum Gesetz zur Verhütung und Bekämpfung übertragbarer Krankheiten beim Menschen – Schutzimpfungen und andere Schutzanwendungen – (GBl. I Nr. 4 S. 33).

– Anordnung vom 13. Januar 1970 zur Verhütung und Bekämpfung übertragbarer Krankheiten in Einrichtungen zur Betreuung von Kindern (GBl. II Nr. 10 S. 49).

– Anordnung Nr. 2 vom 1. März 1979 zur Verhütung und Bekämpfung übertragbarer Krankheiten in Einrichtungen zur Betreuung von Kindern (GBl. I Nr. 8 S. 75).

3 Vgl. § 6 Abs. 2 der o. g. Verordnung: »Staatliche Kindereinrichtungen gemäß § 3 Abs. 1 Buchstaben a und b können von morgens 6.00 Uhr bis abends 19.00 Uhr geöffnet werden. Eine Erweiterung der Öffnungszeit ist nicht statthaft«.

4 Anordnung vom 13. Januar 1970 zur Verhütung und Bekämpfung übertragbarer Krankheiten in Einrichtungen zur Betreuung von Kindern (GBl. II Nr. 10 S. 49) und Anordnung Nr. 2 vom 1. März 1979 zur Verhütung und Bekämpfung übertragbarer Krankheiten in Einrichtungen zur Betreuung von Kindern (GBl. I Nr. 8 S. 75).

5 Z. Z. gelten die
Verordnung über die Schüler- und Kinderspeisung vom 16. Oktober 1975. In: GBl. I, Nr. 44 und Dritte Durchführungsbestimmung zur Verordnung über die Schul- und Kinderspeisung vom 1. Februar 1985. In: GBl. I, Nr. 5. Rezepturenkatalog Nr. 2 für die Schüler- und Kinderspeisung, Staatsverlag der DDR, Berlin 1986.

6 Vgl. Gesetz vom 25. Februar 1965 über das einheitliche sozialistische Bildungssystem (GBl. I Nr. 6 S. 83) sowie die o. g. Verordnung.

7 Z. Z. gelten
die TGL 34303/01; 34303/02; 34303/03.

8 Vgl. Verordnung vom 16. Oktober 1975 über die Schüler- und Kinderspeisung (GBl. I Nr. 44 S. 713) sowie die dazu erlassene Erste Durchführungsbestimmung vom 16. Oktober 1975 (GBl. I Nr. 44 S. 717).

9 Vgl. Arbeitsordnung für pädagogische Kräfte vom 29. November 1979 § 10 Abs. 3 (GBl. I Nr. 44 S. 444).

10 Vgl. Fürsorge- und Aufsichtsordnung vom 5. Januar 1966 (GBl. II Nr. 5 S. 19).

11 Vgl. o. g. Verordnung vom 22. April 1976 sowie Anweisung vom 14. März 1977 über die medizinische Betreuung der Kinder in Kindereinrichtungen der Vorschulerziehung (VuM Nr. 5 S. 40).

12 Vgl. Erste Durchführungsbestimmung vom 9. März 1977 zur Verordnung über Kindereinrichtungen der Vorschulerziehung (GBl. I Nr. 7 S. 53).

13 Vgl. Fünfte Durchführungsbestimmung vom 20. Dezember 1968 zum Gesetz über das einheitliche sozialistische Bildungssystem (GBl. II 1969 Nr. 3 S. 36).

14 Z. Z. gilt
die Projektierungsrichtlinie Vorschuleinrichtungen der Bauakademie (Katalog G 8101 REX vom August 1981).

15 Durch die Anordnung vom 23. Juni 1983 über die Aufhebung einer Rechtsvorschrift auf dem Gebiet der Volksbildung wurde die Kindergartenordnung vom 16. August 1968 (GBl. II Nr. 93 S. 754) außer Kraft gesetzt.

Anweisung über die medizinische Betreuung der Kinder in Kindereinrichtungen der Vorschulerziehung

vom 14. März 1977

Aus: Verfügungen und Mitteilungen des Ministeriums für Volksbildung vom 6. Juli 1977

Zur Durchführung des § 7 der Verordnung vom 22. April 1976 über Kindereinrichtungen der Vorschulerziehung (GBl. I Nr. 14 S. 201) wird im Einvernehmen mit dem Minister für Volksbildung folgendes angewiesen:

1. Geltungsbereich

Diese Anweisung gilt für die medizinische Betreuung der Kinder in allen Kindereinrichtungen der Vorschulerziehung. Hierzu bereits bestehende Anweisungen bleiben unberührt.[1)]

2. Sicherung der medizinischen Betreuung

2.1. Der Kreisarzt legt die ambulanten Gesundheitseinrichtungen fest, die die regelmäßige ärztliche bzw. zahnärztliche Betreuung der Kinder in den Kindereinrichtungen durchzuführen haben, insbesondere solche Einrichtungen, die über Abteilungen für Pädiatrie, Kinderstomatologie sowie Kinder und Jugendgesundheitsschutz verfügen.

2.2. Sind im Kreisgebiet Gesundheitseinrichtungen, entsprechend Ziffer 2.1. nicht oder noch nicht ausreichend vorhanden, beauftragt der Kreisarzt bis zur Schaffung entsprechender Voraussetzungen andere ambulante Einrichtungen mit der Wahrnehmung der ärztlichen bzw. zahnärztlichen Betreuung. Dabei ist eine günstige Verkehrslage zur Kindereinrichtung zu beachten.

3. Aufgaben der Leiter der Gesundheitseinrichtungen

3.1. Die Leiter der in Ziffer 2 genannten Gesundheitseinrichtungen
– bestimmen die Abteilungen, welche die ärztliche bzw. zahnärztliche Betreuung in den Kindereinrichtungen durchzuführen haben;
– sichern, daß Kinderkombinationen (Kinderkrippe/Kindergarten) vom gleichen Arzt/Zahnarzt betreut werden;
– regeln in einem Funktions- und Dienstplan die Einzelheiten der unter Ziffer 4 und 5 genannten Tätigkeit der Ärzte/Zahnärzte;
– sind für die spezifische Weiterbildung der Ärzte/Zahnärzte verantwortlich. Sie organisieren die Vertretung des Arztes/Zahnarztes bei Krankheit, Urlaub und sonstiger Verhinderung.

4. Aufgaben des Arztes

4.1. Der Arzt
– berät den Leiter der Kindereinrichtung bei der gesundheitsfördernden Gestaltung des Tagesablaufes, bei der Aufstellung ernährungsphysiologischer Kostpläne, der Optimierung der Küchenhygiene sowie bei der Erziehung der Kinder zu gesunden Eßgewohnheiten;
– überprüft regelmäßig den Impfschutz und führt die angeordneten Schutzimpfungen der Kinder durch;
– sichert bei akuter Erkrankung eines Kindes während des Aufenthaltes in der Einrichtung die ärztliche Erstversorgung und vermittelt erforderlichenfalls die ärztliche Behandlung in anderen Fachdisziplinen.
Er trifft die Entscheidung über einzuleitende erste infektionsverhütende Maßnahmen;
– nimmt in regelmäßigen, mit dem Leiter der Einrichtung festzulegenden Zeitabständen an Elternversammlungen teil, um die Eltern in Fragen der gesundheitsfördernden Lebensweise der Kinder zu beraten. Er steht den Eltern zur Beantwortung von Fragen zur Verfügung, die den Gesundheits- und Entwicklungsstand ihrer Kinder betreffen.

4.2. Der Arzt trägt die Verantwortung für die ständige gesundheitliche Überwachung der Kinder und die Durchführung prophylaktischer Maßnahmen. Er diagnostiziert frühzeitig Gesundheitsgefährdungen, Entwicklungsstörungen und Krankheiten und veranlaßt ggf. deren Mitbehandlung durch Fachärzte anderer Disziplinen. Er dokumentiert die durchgeführten Untersuchungen, deren Ergebnisse, die prophylaktischen und therapeutischen Maßnahmen.

4.3. Bei der Übernahme von Kindern aus der Krippe bzw. dem Heim in den Kindergarten ist die Gesundheitsdokumentation dem Arzt zu übermitteln, der die Betreuung fortsetzt. Der Arzt führt im Verlaufe des ersten Halbjahres des Aufenthaltes der Kinder im Kindergarten eine Untersuchung durch. Die weitere gesundheitliche Betreuung der Kinder in Kindergärten umfaßt mindestens einmal jährlich eine Untersuchung aller Kinder. Die 1. und 2. Einschulungsuntersuchung gelten als Jahres- bzw. Entlassungsuntersuchungen.

4.4. Die Wochenheime werden monatlich einmal vom zuständigen Arzt aufgesucht und alle Kinder dieser Einrichtungen halbjährlich untersucht.

5. Aufgaben des Zahnarztes

5.1. Der Zahnarzt
– berät den Leiter der Kindereinrichtung in allen Fragen der Zahn- und Mundhygiene, insbesondere einer frühzeitigen Kariesprophylaxe im Rahmen der präventiven Stomatologie;
– organisiert und überwacht gemeinsam mit Fachschwestern für Zahn- und Mundhygiene Maßnahmen zur Gesunderhaltung und Pflege der Zähne.

5.2. Im Interesse der Früherkennung von Gebißanomalien werden Kinder vom 2. Lebensjahr an regelmäßig, mindestens einmal jährlich, stomatologisch betreut.

5.3. Unter Verantwortung eines Fachzahnarztes für Kinderstomatologie können die zahnärztlichen Reihenuntersuchungen auch durch Fachschwestern für Zahn- und Mundhygiene durchgeführt werden.

6. In regelmäßigen Zeitabständen (etwa halbjährlich) werten die betreuenden Ärzte/Zahnärzte mit den Leitern der Kindereinrichtungen die Wirksamkeit der medizinischen Betreuung aus. Sie vereinbaren erforderliche Maßnahmen bzw. unterbreiten den zuständigen staatlichen Leitern entsprechende Vorschläge.

7. Diese Anweisung tritt am 15. Mai 1977 in Kraft.

Ministerium für Gesundheitswesen
OMR Prof. Dr. sc. med. Mecklinger
Der Minister

---

1 Dies sind insbesondere:
1. Anweisung vom 8. August 1973 zur Gewährleistung der sozialistischen Erziehung, der Betreuung und des Gesundheitsschutzes der Kinder in Krippen und Heimen (VuM Nr. 16 S. 141) i. d. F. der Anweisung Nr. 2 vom 30. August 1974 (VuM Nr. 17 S. 129; Ber. VuM 1975 Nr. 6 S. 43) und der Anweisung Nr. 3 vom 22. August 1975 (VuM Nr. 15 S. 115)
Mit Anlage 4 – Arbeitsordnung für Krippen und Heime – Anlage 2 – Ordnung für die Arbeit der Ärzte in Krippen und Heimen – Anlage 4 – Hygiene-Ordnung für Krippen und Heime –
Anlage 5 – Ordnung zur Verhütung von Unfällen bei Kindern in Krippen und Heimen –
2. Anweisung vom 14. Februar 1963 zur Durchsetzung schulhygienischer und sanitärer Mindestforderungen an den allgemeinbildenden Oberschulen (VuM des Ministeriums für Volksbildung Nr. 4 S. 49); Ergänzung vom 27. Juni 1963 der Anweisung zur Durchsetzung schulhygienischer und sanitärer Mindestforderungen an den allgemeinbildenden Oberschulen – Hygienische und sanitäre Mindestforderungen für Kindergärten – (VuM des Ministeriums für Gesundheitswesen Nr. 9 S. 108, VuM des Ministeriums für Volksbildung Nr. 14 S. 119).

Verordnung über Kindereinrichtungen der Vorschulerziehung
vom 22. April 1976

Aus: Gesetzblatt der Deutschen Demokratischen Republik, Teil I Nr. 14 vom 22. April 1976

Auf der Grundlage des Gesetzes vom 25. Februar 1965 über das einheitliche sozialistische Bildungssystem (GBl. I Nr. 6 S. 83) wird folgendes verordnet:

Auszüge

§ 1

Geltungsbereich

(1) Die Bestimmungen dieser Verordnung gelten für alle staatlichen
Krippen mit Tagesbelegung
Kindergärten
Saisonkrippen und -kindergärten
Krippen mit Wochenbelegung
Kinderwochenheime (nachfolgend staatliche Kindereinrichtungen genannt) unabhängig von deren Unterstellung.

(2) Für spezielle Einrichtungen im Bereich der Jugendhilfe, des Sonderschul-, Gesundheits- und Sozialwesens gelten spezifische Bestimmungen.

Grundsätze

§ 2

(1) Die staatlichen Kindereinrichtungen tragen eine hohe Verantwortung für die allseitige Entwicklung und sozialistische Erziehung der Kinder. Sie gewährleisten eine harmonische körperliche, geistige und sprachliche Entwicklung der Kinder sowie die Herausbildung sozialistischer Charaktereigenschaften und Verhaltensweisen, der Selbständigkeit und Aktivität. Die staatlichen Kindereinrichtungen sorgen für die Gestaltung eines inhaltsreichen und frohen Kinderlebens. Besonderen Wert legen sie auf die Gesunderhaltung und das körperliche Wohlbefinden der Kinder, auf die Gewährleistung einer gesunden Lebensweise sowie auf die

Kräftigung des kindlichen Organismus. Das erfordert Stabilität und Regelmäßigkeit im Lebensrhythmus, einen gesundheits- und entwicklungsfördernden Tagesablauf sowie Spiel und sportliche Betätigung an frischer Luft.

(2) Die staatlichen Kindereinrichtungen arbeiten zur Sicherung der gesamten Entwicklung und der sozialistischen Erziehung der Kinder eng mit der Familie zusammen.

(3) Die staatlichen Kindereinrichtungen unterstützen insbesondere die berufstätigen und studierenden Mütter bei der Gestaltung günstiger Bedingungen für die Erziehung und Entwicklung der Kinder.

§ 4

(1) Alle Kindereinrichtungen unterstehen der staatlichen Aufsicht.

(2) Die Eröffnung, Erweiterung oder Schließung von Kindereinrichtungen bedarf der Genehmigung durch die Räte der Kreise.

§ 5

(1) Staatliche Kindereinrichtungen sind Einrichtungen der Räte der Stadtbezirke, Städte und Gemeinden (nachfolgend kommunale Träger genannt) sowie der Kombinate, Betriebe, Genossenschaften und Einrichtungen (nachfolgend betriebliche Träger genannt).

(2) Die staatlichen Kindereinrichtungen leisten die pädagogische Arbeit und die Betreuung der Kinder in Einrichtungen des Volksbildungswesens auf der Grundlage eines staatlichen Erziehungsprogramms mit pädagogischen Kräften, die von den Räten der Kreise bzw. Stadtbezirke (nachfolgend Räte der Kreise genannt) eingesetzt werden. Staatliche Kindereinrichtungen des Gesundheitswesens arbeiten auf der Grundlage staatlicher Empfehlungen mit pädagogischen Kräften und Pflegekräften, für deren Einsatz die Räte der Stadtbezirke, Städte und Gemeinden verantwortlich sind.

(3) In kombinierten staatlichen Kindereinrichtungen (Kinderkrippen und -gärten) ist ein enges Zusammenwirken in bezug auf die Gewährleistung der gesundheitlichen Betreuung und kontinuierlichen Erziehung der Krippen- und Kindergartenkinder zu sichern.

§ 7

(1) Zur Gewährleistung der gesunden Entwicklung und medizinischen Betreuung aller Vorschulkinder benennt der Kreisarzt eine ambulante Gesundheitseinrichtung – einschließlich solcher des Betriebsgesundheitswesens –, deren Leiter die Verantwortung für die regelmäßige ärztliche Betreuung der Kinder in der Kindereinrichtung trägt.

(2) Die Gesundheitseinrichtung gewährleistet die

– regelmäßige Untersuchung der Kinder;

– Einleitung und Kontrolle prophylaktischer Maßnahmen, insbesondere zur Verhütung von Atemwegserkrankungen sowie Haltungs- und Fußschäden;

– erste medizinische Versorgung bei akuten Erkrankungen und Unfällen;

– Kontrolle der Einhaltung hygienischer und ernährungswissenschaftlicher Normative;

– Mitwirkung bei der medizinischen und hygienischen Beratung der Mitarbeiter der Kindereinrichtung sowie bei der Propagierung medizinisch-hygienischer Fragen unter den Eltern.

(3) Der Kreisarzt sichert die zahnmedizinische Betreuung der Vorschulkinder.

§ 11

(1) Bei der Schaffung von Plätzen sichern die Räte der Kreise die gesetzlichen Anforderungen an den Bau, die Hygiene, die Ausstattung und die personelle Besetzung der Kindereinrichtungen. Dabei ist zu gewährleisten, daß

a) das Raumprogramm und die sanitär-hygienischen Anforderungen erfüllt und ausreichende Freiflächen mit entsprechenden Anlagen für das Spiel und die Betätigung der Kinder an der frischen Luft bereitgestellt werden;

b) die erforderliche Ausstattung mit Möbeln sowie mit Spielzeug und Beschäftigungsmaterial erfolgt;
c) das notwendige Fachpersonal und die technischen Mitarbeiter eingesetzt werden.
(2) Zur Gewährleistung günstiger Lebens- und Arbeitsbedingungen für Kinder und Familien sorgen die Räte der Kreise entsprechend dem Bedarf und den ökonomischen Möglichkeiten dafür, daß
a) der Standort der kommunalen und betrieblichen Kindereinrichtungen in Wohnnähe der aufzunehmenden Kinder liegt;
b) beim Neubau nach Möglichkeit kombinierte Kindereinrichtungen geschaffen bzw. die Standorte der Kindereinrichtungen so ausgewählt werden, daß Geschwisterkinder in Krippe und Kindergarten nahe gelegener Objekte Aufnahme finden können.

§ 13
Die Aufnahme der Kinder in staatliche Kindereinrichtungen erfolgt nur nach Vorlage einer ärztlichen Aufnahmebescheinigung sowie des Impfausweises.

§ 14
Während des Schwangeren- und Wochenurlaubs können Mütter ihre in staatlichen Kindereinrichtungen betreuten Kinder in den Einrichtungen belassen. Für Kinder von Müttern, die die Berufstätigkeit infolge Inanspruchnahme unbezahlter Freizeit nach § 131 Abs. 4 des Gesetzesbuches der Arbeit der Deutschen Demokratischen Republik in der Neufassung vom 23. November 1966 (GBl. I Nr. 15 S. 127) unterbrechen, ist die Wiederaufnahme sowie die Aufnahme des letztgeborenen Kindes zu sichern. Ferner ist die Wiederaufnahme von Geschwistern zu gewährleisten, wenn alleinstehende Mütter nach häuslicher Betreuung eines Kindes (infolge fehlenden Platzes) die Berufstätigkeit wieder aufnehmen.

Schlußbestimmungen
§ 15
Durchführungsbestimmungen zu dieser Verordnung erlassen die Minister für Gesundheitswesen und für Volksbildung.

§ 16
(1) Diese Verordnung tritt mit ihrer Veröffentlichung in Kraft.
(2) Gleichzeitig treten außer Kraft:
– § 2 Abs. 4 der Verordnung vom 22. März 1973 über die Einweisung und Aufnahme von Säuglingen und Kleinkindern in Kinderkrippen und Dauerheime (GBl. I Nr. 20 S. 181);
– § 4 Abs. 1 der Anordnung vom 25. Juli 1973 über Aufgaben und Arbeitsweise der Kinderkrippen und Dauerheime für Säuglinge und Kleinkinder (GBl. I Nr. 36 S. 381);
– § 2 der Anordnung vom 16. August 1968 über die Sicherung einer festen Ordnung in den Einrichtungen der Vorschulerziehung – Kindergartenordnung – (GBl. II Nr. 93 S. 754).

Berlin, den 22. April 1976

Der Ministerrat
der Deutschen Demokratischen Republik
Sindermann
Vorsitzender

Erste Durchführungsbestimmung zur Verordnung über Kindereinrichtungen der Vorschulerziehung vom 9. März 1977

Aus: Gesetzblatt der Deutschen Demokratischen Republik, Teil I Nr. 7 vom 30. März 1977

Auszüge
Zu § 5 Abs. 3 der Verordnung:
§ 8
(1) In kombinierten Kindereinrichtungen ist die inhaltliche Zusammenarbeit der Fachkräfte vor allem auf die Sicherung eines kontinuierlichen Übergangs der Krippenkinder in den Kindergarten zu richten. Das bezieht sich insbesondere auf

– einen gut aufeinander abgestimmten Tagesablauf der Kinder der ältesten Gruppe der Krippe und der jüngsten Gruppe im Kindergarten,
– die gesunde körperliche Entwicklung und das Wohlbefinden der Kinder in den Vorschuleinrichtungen,
– die Erziehung der Kinder zur Selbständigkeit bei körperhygienischen Verrichtungen und bei gemeinsamer Betätigung in der Gruppe,
– die Herausbildung sprachlicher und geistiger Fähigkeiten, die die Verständigung der Kinder untereinander sowie ihr Interesse an der Umwelt fördern.
(2) Die Leiterinnen des Kindergartens und der Krippe stimmen die inhaltliche Zusammenarbeit ab. Sie fördern einen regelmäßigen Erfahrungsaustausch und gewährleisten im Zusammenwirken mit den Kindergärtnerinnen der jüngeren Gruppe sowie mit den Krippenerzieherinnen der zweiten Kleinkindgruppe den kontinuierlichen Übergang der Krippenkinder in den Kindergarten.

Zu § 14 der Verordnung:
§ 18
Bei Inanspruchnahme der Freistellung von der Arbeit gemäß Verordnung vom 27. Mai 1976 über die Verlängerung des Wochenurlaubs und die Verbesserung von Leistungen bei Mutterschaft (GBl. I Nr. 19 S. 269) entscheiden die Eltern, ob sie ihr bisher in der Kindereinrichtung befindliches Kind dort belassen. Sie haben weiterhin Anspruch auf den Platz in der Kindereinrichtung.

§ 19
Inkrafttreten
Diese Durchführungsbestimmung tritt mit ihrer Veröffentlichung in Kraft.

Berlin, den 9. März 1977

Der Minister für Gesundheitswesen OMR Prof. Dr. sc. med. Mecklinger	Der Minister für Volksbildung M. Honecker

Bildnachweis:
Annerose Matter, Fotos Nr. 1, 2, 3, 4, 5, 18, 19, 20, 22, 23, 24, 25, 26, 27, 28, 29, 30, 31, 39, 40
Klaus Fischer, Fotos Nr. 6, 7, 8, 9, 10, 11, 12, 13, 14, 15, 16, 17, 21
Ursula Pendorf, Fotos Nr. 32, 33, 34, 35
Ursula Erler, Fotos Nr. 36, 37, 38

Gesundheitserziehung im Kindergarten. –
2. Aufl. – Berlin : Volk u. Wissen, 1987. –
254 S. : Ill.; graph. Darst.

ISBN 3-06-262653-4

Lizenz-Nr. 203 · 1000/87 (DN 26 26 53-2)
LSV 0633
Einband und grafische Darstellungen: Winfried Turnhofer
Typografische Gestaltung: Atelier vwv, Frank Schneider
Printed in the German Democratic Republic
Gesamtherstellung: Grafischer Großbetrieb Völkerfreundschaft Dresden
Schrift: 9/9/11 p Timeless, TVS
Redaktionsschluß: 15. August 1986
Bestell-Nr.: 707 892 1
01050